现代药物学基础与实践

主　编　贾　茜　张庆霞　杨青青　董　健
　　　　丁　路　时淑芳　刘维峥　许　娜

中国海洋大学出版社
·青岛·

图书在版编目(CIP)数据

现代药物学基础与实践 / 贾茜等主编. —青岛：
中国海洋大学出版社,2023.2
ISBN 978-7-5670-3448-8

Ⅰ.①现… Ⅱ.①贾… Ⅲ.①药物学
Ⅳ.①R9

中国国家版本馆 CIP 数据核字(2023)第 029252 号

出版发行	中国海洋大学出版社	
社　　址	青岛市香港东路 23 号	**邮政编码** 266071
出 版 人	刘文菁	
网　　址	http://pub.ouc.edu.cn	
电子信箱	369839221@qq.com	
订购电话	0532—82032573(传真)	
策划编辑	韩玉堂	
责任编辑	韩玉堂	**电　　话** 0532—85902349
印　　制	蓬莱利华印刷有限公司	
版　　次	2023 年 2 月第 1 版	
印　　次	2023 年 2 月第 1 次印刷	
成品尺寸	185 mm×260 mm	
印　　张	26.50	
字　　数	665 千	
印　　数	1～1000	
定　　价	168.00 元	

《现代药物学基础与实践》编委会

前　言

　　随着药物研发在安全应用、提高疗效、方便使用等方面的不断创新，越来越多的药物被广泛应用于临床，为临床医师、药师和患者提供了越来越多的选择，如何安全合理地应用药物，已经成为备受关注的焦点。为了提高临床用药水平，保证患者用药安全有效，编者结合临床用药现状和实践经验，参考有关文献，编写了本书。

　　本书重点介绍了临床药学的基础知识和基本实践，包括神经系统药物、心血管系统药物、呼吸系统药物、消化系统药物、血液系统药物、抗寄生虫病药、中药等内容。全面系统地介绍了药物的药理作用、适应证、用法用量、不良反应、禁忌、注意事项等内容。其内容的深度、广度适宜，力求达到科学性、实用性的原则，适合各级药学专业同仁及临床医生阅读参考。

　　本书编写设置：主编贾茜编写了第四章第一节至第六节、第九章第四节，共 42.31 千字；主编张庆霞编写了第五章第一节至第四节、第十章第一节至第三节，共 32.18 千字；主编杨青青编写了第九章第五节至第八节，共 22.85 千字；主编董健编写了第二十章第二节、第二十一章，共 22.57 千字；主编丁路编写了第十六章，共 22.37 千字；主编时淑芳编写了第二十二章、第二十四章第四节，共 22.48 千字；主编刘维峥编写了第三章，共 21.84 千字；主编许娜编写了第二十四章第一节至第二节，共 27.57 千字；副主编张楠编写了第六章第一节至第三节、第六章第五节、第七章第一节，共 21.48 千字；副主编高建荣编写了第二章第二节至第四节，共 13.98 千字；副主编王利霞编写了第十七章第二节至第三节、第二十章第一节、第二十章第三节，共 20.97 千字；副主编尹永宇编写了第十四章，共 23.84 千字；副主编杨胜强编写了第十七章第六节、第十八章、第十九章、第二十三章，共 83.79 千字；副主编贾晓艳编写了第十二章，共 11.67 千字；副主编黄芬编写了第十七章第四节、第二十四章第三节，共 11.63 千字；副主编杨先贵编写了第十一章，共 11.57 千字；副主编吴晓娇编写了第一章第一节至第二节、第二十六章第八节至第十节，共 53.47 千字；副主编贾晓红编写了第六章第四节，共 5.78 千字；副主编赵莹编写了第二章第一节，共 5.64 千字；副主编王海霞编写了第二章第七节，共 5.59 千字；副主编曲艳春编写了第十三章、第十五章第四节至第八节、第二十六章第一节至第七节，共 59.17 千字；副主编张嫱编写了第二十五章，共 5.52 千字；副主编齐蕊编写了第二十六章第十一节，共 5.48 千字；副主编郭翠编写了第一章第三节至第四节、第二章第五节至第六节、第九章第一节至第三节，共 50.31 千字；副主编李江编写了第十五章第一节至第二节，共 6.17 千字；副主编马鑫编写了第十五章第三节，共 7.79 千字；副主编唐艳萍编写了第八章，共 5.42 千字；副主编逄帅编写了第四章第七节、第七章第二节，共 5.37 千字；编委孙萍编写了第五章第五节，共 2.34 千字；编委陈江编写了第十七章第一节，共 3.42 千字；编委张艳利编写了第五章第六节，共 3.38 千字；编委刘静编写了第十章第四节，共 3.34 千字；编委张石宇编写了第十七章第五节，共 2.31 千字；编委丛旭珍编写了第一章第五节，共 5.27 千字。

本书虽经反复讨论、修改和审阅，但是，由于我们的水平和能力有限，书中不足之处在所难免，敬请广大读者批评指正。

编者

2023 年 2 月

目　录

第一章 神经系统常用药物

第一节 拟胆碱药

拟胆碱药(cholinomimetic drugs)是一类作用与 Ach 相似的药物。按其作用原理可分为胆碱受体激动剂和胆碱酯酶(ChE)抑制剂。

一、胆碱受体激动剂

乙酰胆碱(Ach)是胆碱能神经的递质,胆碱能神经兴奋时,Ach 从囊泡中释放出来,并作用于突触后膜上的胆碱受体,产生效应。之后,Ach 被 ChE 催化水解为胆碱和乙酸而失活。

Ach 的作用靶点是 M 胆碱受体和 N 胆碱受体,分别产生 M 样及 N 样作用,是胆碱受体激动剂。M 受体兴奋时出现心脏抑制、血管扩张、平滑肌(胃、肠、支气管)收缩、瞳孔缩小、腺体分泌等。N_1 受体兴奋时神经节兴奋,肾上腺髓质释放肾上腺素;N_2 受体兴奋时,骨骼肌收缩。而兴奋中枢 M 受体、N 受体时,出现兴奋、不安、震颤,甚至惊厥。

但 Ach 一般只作为药理学研究的工具药,无临床使用价值。原因如下:

(1)Ach 对所有的胆碱能受体无选择性,导致不良反应发生。

(2)Ach 为季铵化合物,不易通过生物膜,因而生物利用度极低。

(3)Ach 的化学稳定性差,易水解,在体内易被 ChE 水解失活。

乙酰胆碱分子可分解为季铵基、亚乙基桥、乙酰氧基 3 个部分,通过对各个部分的结构改造,总结出以下构效关系。

(一)季铵基部分

三甲铵基阳离子对拟胆碱活性是必需的,若改换成乙基等较大的基团,则拟胆碱作用明显减弱。

(二)乙酰氧基部分

乙酰氧基部分的乙酰基被丙酰基、丁酰基等高级同系物取代时,活性下降。当乙酰基上的氢原子被芳环或较大分子量的基团取代后,其生物活性则由拟胆碱作用转变为抗胆碱作用。以氨甲酰基取代乙酰基,稳定性增加,不易被水解,作用时间延长。如卡巴胆碱可以口服,作用强而持久,但兼具 M 样作用和 N 样作用,因而不良反应较多,临床仅用于青光眼的治疗。

(三)亚乙基桥部分

亚乙基桥部分的主链长度改变时,活性随链长度增加而迅速下降,即季铵氮原子和氧原子之间的距离以相隔两个碳原子为最合适。亚乙基桥上的氢原子若被乙基或含碳更多的烷基取代则导致活性下降。若为一个甲基取代时,由于空间位阻,在体内不易被胆碱酯酶破坏,因此作用较持久。若甲基取代在季铵的氮原子的 α 位,则其 N 样作用大于 M 样作用。若甲基取代在季铵氮原子的 β 位,则 N 样作用大大减弱,M 样作用与乙酰胆碱相同,成为选择性 M 受体激动剂,而且 S 构型对胆碱受体的亲和力比 R 构型大。氯醋甲胆碱(Methacholine Chloride)的 S 构型对胆碱受体的亲和力比 R 构型大 20 倍。此药在临床上主要用于防治心动过速,也可以用于外周血管痉挛性疾病。

硝酸毛果芸香碱,化学名:(3S,4R)-3-乙基-4(1-甲基咪唑基-5)甲基-3H-二氢呋喃-2 硝酸盐,又名硝酸匹鲁卡品。

1. 性状

本品是从芸香科植物毛果芸香的叶子中提取出的生物碱,为无色结晶或白色结晶性粉末,无臭,遇光易变质。在水中易溶,在乙醇中微溶,在三氯甲烷或乙醚中不溶。熔点 174℃~178℃,熔融时同时分解。

2. 化学性质

本品分子中有两个手性碳原子,因而有 4 个光学异构体。在天然产物中主要存在两种异构体,异毛果芸香碱的药理活性仅为毛果芸香碱的 1/20~1/6。

五元内酯环中的两个氢处于顺式构型,不稳定,受热或在碱性条件下可迅速发生差向异构化,生成异毛果芸香碱而使作用减弱。

本品在 pH 为 4.0~5.5 时较稳定,在碱性溶液中内酯环易水解而失效。若将其制成双酯前体药物,进入体内后双酯水解即环合发挥药效,不仅增加药物稳定性,也可提高生物利用度。

3. 药理作用

本品能直接作用于副交感神经(包括支配汗腺交感神经)节后纤维支配的效应器的 M 胆碱受体,尤其对眼和腺体作用较明显。

(1)眼:滴眼后可引起缩瞳、降低眼内压和调节痉挛(只适合于视近物,而难以看清远物)等作用。

(2)腺体:毛果芸香碱(10~15 mg 皮下注射)可使汗腺、唾液腺分泌明显增加。

4. 临床用途

(1)青光眼的治疗:青光眼为常见的眼科疾病,患者以进行性视神经盘凹陷及视力减退为主要特征,并伴有眼内压增高症状,严重者可致失明。青光眼有闭角型青光眼及开角型青光眼两种。前者为急性或慢性充血性青光眼,主要是前房角狭窄,妨碍房水回流。后者为慢性单纯性青光眼,主要由于巩膜静脉窦发生变性或硬化,阻塞房水循环。毛果芸香碱可使前房角间隙扩大,房水回流畅通,眼内压下降,用于治疗闭角型青光眼。也可能通过扩张巩膜静脉窦周围小血管及收缩睫状肌,使滤帘结构发生改变,对早期开角型青光眼也有一定疗效。常用 1%~2% 溶液滴眼,用药后数分钟即可见眼内压下降,并可持续 4~8 h 之久,其调节痉挛作用可在 2 h 左右消失。滴眼时应压迫内眦,避免药液吸收产生不良反应。高浓度药物可造成患者症状加重,故不宜使用。

(2)虹膜炎的治疗:与扩瞳药交替使用,使瞳孔时扩时缩,以防止虹膜与晶状体粘连。

5. 不良反应

眼刺痛,烧灼感,结膜充血引起睫状体痉挛,浅表角膜炎,颞侧或眼周疼痛,诱发近视。局部用药后出现全身性不良反应的情况罕见,但偶见特别敏感的患者。过量可出现 M 胆碱受体过度兴奋症状,可用阿托品对症处理。

6. 制剂规格

滴眼剂:0.5%;1%;2%。

二、胆碱酯酶抑制剂

胆碱酯酶(ChE)有真性胆碱酯酶和假性胆碱酯酶两类。前一类主要存在于胆碱能神经末梢突触间隙,对生理浓度的 Ach 作用最强,特异性也较高。后者分布广泛,对 Ach 特异性较低。本书所提及的胆碱酯酶主要指真性胆碱酯酶。ChE 可在胆碱能神经末梢与效应器接头或突触间隙终止 Ach 的作用。

抗胆碱酯酶药可分为易逆性和难逆性两种。

(一)易逆性抗胆碱酯酶药——溴新斯的明

化学名:溴化-N,N,N-三甲基-3-[(二甲氨基)甲酰氧基]苯胺,又名普洛斯的明、普洛色林。

1.性状

本品为白色结晶性粉末,无臭,味苦。极易溶于水(1:1),水溶液呈中性,易溶于乙醇和三氯甲烷(1:10);几乎不溶于乙醚。熔点 171℃～176℃,熔融时分解。

2.化学性质

本品为一含酯类结构的季铵盐,加氢氧化钠溶液,加热即水解生成间二甲氨基苯酚钠,加入重氮苯磺酸试液后,偶合成偶氮化合物而显红色。

3.药理作用

本品为季铵类化合物,不易透过生物膜,口服胃肠道难以吸收,一般口服剂量为皮下注射量的 10 倍以上。不易透过血-脑屏障,无明显的中枢作用。滴眼时不易透过角膜进入前房,故对眼睛的作用较弱。临床常用溴新斯的明供口服,甲硫酸新斯的明供注射。

新斯的明可与 Ach 竞争抑制 ChE,使胆碱能神经末梢释放的 Ach 破坏减少,突触间隙 Ach 积聚,表现出 M 样作用和 N 样作用。对腺体、眼、心血管及支气管平滑肌作用弱,对胃肠道和膀胱平滑肌兴奋作用较强,对骨骼肌的兴奋作用最强,这是由于其除了抑制 ChE 外,还能直接兴奋骨骼肌运动终板膜上 N_2 受体,加强骨骼肌收缩作用。

4.临床用途

(1)重症肌无力:重症肌无力为神经肌肉接头传递障碍所致慢性疾病,受累骨骼肌极易疲劳,表现为眼睑下垂、肌体无力、咀嚼和吞咽困难,严重者可出现呼吸困难。这是一种自身免疫性疾病,主要为机体对自身突触后运动终板的 Ach 受体产生免疫反应,在患者血清中可见抗 Ach 受体的抗体,从而导致 Ach 受体数目减少。可口服给药,也可皮下或肌内注射给药。要防止剂量过大引起过度兴奋而转入抑制,即重症肌无力加重,称胆碱能危象。

(2)腹胀气和尿潴留:新斯的明可增加肠蠕动和膀胱张力,从而促进排气排尿,用于手术后或其他原因引起的腹胀气及尿潴留,效果良好。

(3)阵发性室上性心动过速:在压迫眼球或颈动脉窦等兴奋迷走神经的措施无效时,可用新斯的明通过拟胆碱作用使心室频率减慢。

(4)解救肌松药中毒:竞争性神经肌肉松弛药过量时解毒,主要用新斯的明、加兰他敏治疗。

5.不良反应

大剂量时可引起恶心、呕吐、腹泻、流泪、流涎、出汗、心动过缓、肌肉震颤等,大部分症状可用阿托品对抗。禁用于机械性肠梗阻、泌尿道梗阻、支气管哮喘、癫痫及心绞痛等患者。本品也是运动员禁用药品之一。

6. 药物相互作用

本品能抑制血浆胆碱酯酶（假性）的活性,可使酯类局麻药在体内水解缓慢,因而出现中毒反应,故在使用本品期间,若需局麻宜采用酰胺类局麻药。

7. 制剂规格

片剂:每片 15 mg。注射剂:每支 0.5 mg(1 mL);1 mg(2 mL)。

(二)难逆性抗胆碱酯酶药——有机磷酸酯类

1. 中毒机制

本类毒物作用机制与易逆性抗胆碱酯酶药相似,但其与 ChE 结合更为牢固,形成难以水解的磷酰化胆碱酯酶,使 ChE 失去水解 Ach 的能力,造成体内 Ach 大量积聚而引起一系列中毒症状。若不及时抢救,ChE 可在几分钟或几小时内"老化"。此时即使用胆碱酯酶复活药,也不能恢复酶的活性,必须等待新生的 ChE 出现,才可水解 Ach,此过程可能需要几周时间,所以急性中毒时应及时抢救。

2. 中毒表现

有机磷酸酯类在消化道、呼吸道、皮肤及黏膜均可吸收。职业性中毒最常见经皮肤或呼吸道进入,由口摄入中毒多为非职业性中毒。

(1)急性中毒:主要表现为对胆碱能神经突触(包括胆碱能节后神经末梢及自主神经节部位)、胆碱能神经肌肉接头和中枢神经系统影响。急性中毒死亡可发生在 5 min～24 h 间,取决于摄入体内的毒物的种类、量、途径及其他因素等,死亡的主要原因为呼吸衰竭及继发性心血管功能障碍。急性中毒的临床表现可归纳为 3 个方面。

A. 轻度中毒:ChE 被抑制达 30%,出现 M 样作用。症状为兴奋虹膜括约肌、增加腺体分泌、兴奋平滑肌,出现瞳孔缩小、视力模糊、流涎、出汗、支气管分泌增加和支气管痉挛,引起呼吸困难,严重者出现肺水肿、恶心、呕吐、腹痛、腹泻、大小便失禁、血压下降及心动过缓。

B. 中度中毒:ChE 被抑制达 50%,出现 N 样作用。症状为兴奋 N_1 及 N_2 受体,出现肌肉震颤、抽搐,严重者出现肌无力甚至麻痹,心动过速,血压先升高后下降。

C. 重度中毒:ChE 被抑制达 70%,除 M 和 N 样作用外,还出现中枢神经系统症状。由于 Ach 对中枢神经系统的作用是先兴奋后抑制,中毒者出现不安、失眠、震颤、谵妄、昏迷、呼吸抑制及循环衰竭。

(2)慢性中毒:多发生于长期接触农药的人员,主要表现为血中 ChE 活性持续明显下降。临床体征为神经衰弱综合征、腹胀、多汗、偶见肌束颤动及瞳孔缩小。

3. 解救原则

(1)迅速消除毒物以免继续吸收:发现中毒时,应立即把患者移出现场。由皮肤吸收者,应用温水和肥皂清洗皮肤。经口中毒者,应首先抽出胃液和毒物,并用微温的 2% 碳酸氢钠溶液或 1% 氯化钠溶液反复洗胃,直至洗出液中无农药味,然后给予硫酸镁导泻。敌百虫口服中毒时不宜用碱性溶液洗胃,因其在碱性溶液中可转化为毒性更强的敌敌畏。眼部染毒,可用 2% 碳酸氢钠溶液或 0.9% 氯化钠溶液冲洗数分钟。

(2)尽快使用解毒药物:阿托品为急性有机磷酸酯类中毒的特异性、高效能解毒药物,应尽量早期给药,并根据中毒情况采用较大剂量。一般开始治疗时可用 2～4 mg 静脉注射,亦可肌内注射。如无效,可每隔 5～10 min 注射 2 mg,直至 M 胆碱受体兴奋症状消失或出现阿托品轻度中毒症状(阿托品化)。阿托品第一天用量常超过 200 mg,即达到阿托品化,并维持 48 h。对中度或重度中毒患者,必须采用阿托品与胆碱酯酶复活剂合并应用的治疗措施。

(三)胆碱酯酶复活剂

胆碱酯酶复活剂是一类能使已被有机磷酸酯类抑制的 ChE 恢复活性的药物,用于单用阿托品所不能控制的严重中毒病例,显著地缩短一般中毒的治疗时间。常用的药物有碘解磷定和氯解磷定(氯磷定),二者均为肟类化合物。

碘解磷定,化学名:1-甲基-2-吡啶甲醛肟碘化物,又称派姆,PAM。

1.性状

本品为黄色颗粒状结晶或结晶性粉末,极臭,味苦。在水或热乙醇中溶解,在乙醇中微溶,在乙醚中不溶。熔点 220℃~227℃,熔融时同时分解。

2.化学性质

本品水溶液 pH 在 4~5 时最稳定,pH 偏高或偏低均促进其分解,温度升高也加速分解。

本品水溶液不稳定,久置可释放出碘,故以其结晶封存于安瓿中备用。

3.药理作用

本品进入体内后,与磷酰化胆碱酯酶的磷酰基进行共价键结合,生成磷酰化胆碱酯酶和碘解磷定的复合物,后者进一步裂解为无毒的磷酰化碘解磷定由尿排出,同时使 ChE 游离出来,恢复其水解 Ach 的活性。

此外,碘解磷定也能与体内游离的有机磷酸酯类直接结合,成为磷酰化碘解磷定,无毒的磷酰化碘解磷定由尿排出,从而阻止游离的毒物继续抑制 ChE 活性。

但是应注意,过量的碘解磷定可与 ChE 结合,使之失活,使有机磷中毒症状加重。

碘解磷定在肝中代谢,代谢物与原药均能很快从肾脏排出,静脉注射时半衰期小于 1 h,故必须重复给药,才能达到预期治疗效果。

碘解磷定为季铵盐,口服吸收不好,不能通过血-脑屏障,对中枢的解毒作用不明显,对已老化的 ChE 无作用,对体内已蓄积的 Ach 无解救作用,故在治疗时应用抗胆碱药如硫酸阿托品等解除各种中毒症状。本品对不同有机磷酸酯类中毒的疗效存在差异,如对内吸磷、马拉硫磷和对硫磷中毒的疗效较好,对敌百虫、敌敌畏中毒的疗效稍差,而对乐果中毒则无效。

4.临床用途

碘解磷定对骨骼肌的作用最为明显,能迅速控制肌束颤动,对自主神经功能的恢复较差。对中毒患者,可采用本品 0.5~2 mg 缓慢静脉注射给药,并可根据患者中毒情况反复给药。

5.不良反应

一般治疗量时,不良反应少见,但剂量超过 2 g 或静脉注射速度过快(每分钟超过500 mg)时,由于药物本身的神经肌肉阻滞作用和抑制 ChE 的作用,可产生轻度乏力、视力模糊、复视、眩晕、头痛、恶心、呕吐和心率加快等症状。在碱性溶液中易水解成氰化物,故忌与碱性药物配伍。

6.制剂规格

注射剂:每支 0.4 g(10 mL);0.5 g(20 mL)。粉针剂:0.4 g。

氯解磷定(Pralidoxime Chloride,PAM-Cl)的药理作用和用途与碘解磷定相似,但水溶性好,水溶液较稳定,可肌内注射或静脉给药。

不良反应较碘解磷定小,偶见轻度头痛、头晕、恶心、呕吐等。由于其使用方便,不良反应较小,故临床上较为常用。

7.制剂规格

注射剂:每支 0.25 g(2 mL);0.5 g(5 mL)。

(吴晓娇)

第二节 抗胆碱药

胆碱受体阻断药(cholinoceptor blocking drugs)能与胆碱受体结合而不产生或极少产生拟胆碱作用,却能妨碍 Ach 或胆碱受体激动药与胆碱受体结合,从而产生抗胆碱作用。按其作用选择性不同,可分为 M_1、M_2、M_3 受体阻断药和 N_1、N_2 受体阻断药。按其用途不同,可分为平滑肌解痉药、神经节阻断药、骨骼肌松弛药和中枢抗胆碱药。

一、茄科生物碱类 M 胆碱受体拮抗剂

本类药物包括阿托品、东莨菪碱、山莨菪碱和樟柳碱等,均为茄科植物中提取的生物碱。

阿托品是托品酸和莨菪醇构成的酯。天然存在的生物碱为不稳定的左旋莨菪碱,在提取过程中可得到稳定的消旋莨菪碱,即为阿托品。

硫酸阿托品,化学名:(±)-α-(羟甲基)苯乙酸-8-甲基-8-氮杂双环[3,2,1]-3-辛酯硫酸盐—水合物。

(一)性状

本品为无色结晶或白色结晶性粉末,无臭,味苦。极易溶于水,易溶于乙醇,不溶于乙醚或三氯甲烷。熔点 190℃～194℃,熔融时同时分解。

(二)化学性质

本品分子中有 4 个手性碳原子,莨菪酸部分的手性碳能产生光学活性,莨菪醇部分为特定的光学异构体。

阿托品碱性较强,PK_b 4.35,在水溶液中能使酚酞呈红色。阿托品结构中含有酯键,在弱酸性、近中性条件下较稳定,pH 3.5～4.0 最稳定,在碱性溶液中易水解,生成莨菪醇和消旋莨菪酸。在制备注射液时,应注意调整溶液的 pH(我国药典规定 pH 3.5～5.5),加入适量氯化钠稳定剂,采用中性硬质玻璃安瓿,注意灭菌温度。

本品水解产物莨菪酸与发烟硝酸加热发生硝化反应,生成三硝基取代衍生物;再加入氢氧化钾溶液和一小粒固体氢氧化钾,初显深蓝色,后转暗红色,最后颜色消失。此反应称为 Vitali 反应,是莨菪酸的专属反应,也用于托品类生物碱的含量测定。

阿托品能与多数生物碱显色剂及沉淀剂反应。

(三)药动学

口服吸收快,1 h 血药浓度达峰值,生物利用度为 50%。半衰期为 4 h,作用可维持 3～4 h。吸收后分布到全身组织,也能迅速通过血-脑屏障及胎盘屏障。肌内注射后 12 h 内有 85%～88% 经尿排出,其中 13%～50% 以原形出现,其余为通过水解和与葡糖醛酸结合的形式,在各种分泌物及粪便中仅有少量排出。

(四)药理作用

阿托品对外源性给予的 Ach 的拮抗作用强,对内源性释放的 Ach 的拮抗作用弱。尽管阿托品对 M 受体有相当高的选择性,但很大剂量时还可阻断神经节的 N_1 受体。阿托品对各种 M 胆碱受体亚型的选择性较低,对 M_1、M_2、M_3 受体都有阻断作用。

1.内脏平滑肌

阿托品对胆碱能神经支配的内脏平滑肌均有松弛作用,在平滑肌处于痉挛状态时,松弛作用更明显。

2.腺体分泌

阿托品阻断 M 受体而抑制腺体分泌。唾液腺和汗腺最敏感,其次可抑制泪腺与呼吸道腺体的分泌。较大剂量虽可抑制胃液分泌,但对胃酸分泌的影响较小,因胃酸分泌尚受组胺、促胃泌素等体液因素的影响。

3.眼

阿托品阻断 M 受体,因而使瞳孔括约肌和睫状肌松弛,出现散瞳、眼内压升高和调节麻痹(视近物模糊,只适于看远物),导致畏光。这些作用在局部滴眼和全身给药时均可出现。

4.心血管系统

注射治疗量(0.5 mg)的阿托品,可使部分人的心率短暂地轻度减慢,较大剂量(1~2 mg)时,由于阿托品阻断窦房结的 M_2 受体,因而解除了迷走神经对心脏的抑制作用,使心率加速。心率加速的程度取决于迷走神经控制心脏的张力高低,在迷走控制张力较高的青壮年,心率加速较明显。

阿托品也能对抗迷走神经过度兴奋所致的房室交界和心房的传导阻滞,促进房室和心房的传导。

治疗量阿托品对血管与血压无明显影响,较大剂量阿托品能引起血管扩张而出现皮肤潮红与温热,大剂量的阿托品对微循环的小血管有明显的解痉作用而改善微循环,尤其是微循环处于痉挛状态时更为明显。

5.中枢神经系统

治疗量阿托品对中枢神经系统作用不明显,较大剂量(1~2 mg)可兴奋延脑呼吸中枢,更大剂量则能兴奋大脑,出现烦躁不安、多言、谵妄等反应;中毒剂量(如 10 mg 以上)常致幻觉、定向障碍、运动失调和惊厥等。严重中毒时,可由兴奋转入抑制,出现昏迷及呼吸麻痹。

(五)临床用途

1.解除平滑肌痉挛

解除平滑肌痉挛可用于各种内脏绞痛。能迅速缓解胃肠绞痛,对膀胱刺激症状,如尿频、尿急等也有效。治疗胆绞痛及肾绞痛时常与镇痛药哌替啶合用,以增强疗效。阿托品能松弛膀胱逼尿肌及增加括约肌张力,可用于治疗遗尿症。

2.抑制腺体分泌

抑制腺体分泌用于麻醉前给药,以减少呼吸道分泌,防止分泌物阻塞呼吸道及吸入性肺炎的发生,也可用于严重盗汗和流涎症。

3.用于眼科

(1)用于虹膜睫状体炎:用 0.5%~1%阿托品溶液滴眼,松弛虹膜括约肌和睫状肌,使之充分休息,有利于炎症消退,同时还可预防虹膜与晶状体粘连。

（2）用于验光：阿托品使虹膜环状肌和睫状肌松弛、晶状体固定，便于较好测定晶状体的屈光度。但阿托品作用持续时间过长，现已少用。只有儿童验光时用，因儿童的睫状肌调节功能较强，需用阿托品以发挥充分的调节麻痹作用。

（3）用于眼底检查：常用托品扩瞳，作用维持1～2周，调节麻痹作用维持2～3 d，视力恢复较慢，目前常用作用持续较短的后马托品代替阿托品。

4.抗心律失常

可用于迷走神经过度兴奋所致的窦房传导阻滞、房室阻滞等缓慢型心律失常，还可用于继发于窦房结功能低下而出现的室性异位节律，如用于强心苷中毒所引起的心脏反应。

5.抗休克

抗休克可用于多种感染引起的中毒性休克，如中毒性菌痢、暴发型流行性脑脊髓膜炎、中毒性肺炎等。

大剂量阿托品能解除血管痉挛、舒张外周血管、改善微循环及组织缺氧状态，增加回心血量，使血压回升，从而使休克好转。不宜用于休克伴有心动过速或高热者。

（六）不良反应

常见的不良反应有口干、视力模糊、心悸、皮肤干燥潮红、眩晕、排尿困难等。通常在停药后逐渐消失，无须特殊处理。服用过量引起中毒时，除上述症状加重外，还可以出现高热、呼吸加快、烦躁不安、谵妄、幻觉、惊厥等症。严重中毒时，可由中枢兴奋转入抑制，出现昏迷和呼吸麻痹等现象。青光眼及前列腺肥大者禁用。

（七）制剂规格

片剂：每片0.3 mg。注射剂：每支0.5 mg（1 mL）；1 mg（2 mL）；5 mg（1 mL）。滴眼剂：0.5%～1%。

二、合成类M胆碱受体拮抗剂——溴丙胺太林

化学名：溴化N-甲基-N-(1-甲基乙基)-N-[2-(9H-呫吨-9-甲酰氧基)乙基]-2-丙胺，又名普鲁本辛。

（一）性状

本品为白色或类白色结晶性粉末，无臭，味极苦，微有引湿性。在水、乙醇或三氯甲烷中极易溶解，在乙醚中不溶。熔点157℃～164℃，熔融时分解。

（二）化学性质

本品与NaOH试液煮沸，酯键水解后用稀盐酸中和，生成呫吨酸。呫吨酸遇硫酸显黄色或橙黄色，并微显绿色荧光。

（三）药理作用和临床用途

本品对胃肠道M胆碱受体的选择性较高，对胃肠道平滑肌解痉作用较强，并能减少胃液分泌。

可用于胃、十二指肠溃疡，胃肠痉挛和泌尿道痉挛，也可用于遗尿症及妊娠呕吐。口服吸收不完全，食物可妨碍其吸收，故宜在饭前0.5～1 h服用，作用时间约为6 h。

（四）不良反应

可引起口干、视力模糊、尿潴留、便秘、头痛及心悸等。手术前忌用。青光眼患者和心脏病患者慎用。

（五）制剂规格

片剂：每片 15 mg。

三、N 胆碱受体拮抗剂

N 胆碱受体拮抗剂按照对受体的选择性不同，可分为 N_1 胆碱受体拮抗剂和 N_2 胆碱受体拮抗剂。N_1 胆碱受体拮抗剂常被称为神经节阻断药，在交感和副交感神经节选择性拮抗 N_1 胆碱受体，稳定突触后膜，阻断神经冲动在神经节中的传递，主要呈现降低血压的作用，临床用于治疗重症高血压。胆碱受体拮抗剂也被称为神经肌肉阻断药，与骨骼运动终板膜上的 N_2 胆碱受体结合，阻断神经冲动在神经肌肉接头处的传递，可使骨骼肌松弛，临床作为肌松药，用于辅助麻醉，与全麻药合用可减少全麻药用量，在较浅的全身麻醉状态下使肌肉松弛，便于手术进行。

（一）神经节阻断药

神经节阻断药能选择性地与神经节细胞的 N_1 胆碱受体结合，竞争性地阻滞 Ach 与受体结合，使 Ach 不能引起神经节细胞除极化，从而阻滞了神经冲动在神经节的传递。

这类药物对交感神经节和副交感神经节都有阻滞作用，因此其综合效应常视两类神经对该器官支配以何者占优势而定。例如，交感神经对血管支配占优势，故用药后对血管主要为舒张作用，尤其是对小动脉，结果使血压明显下降，尤其是以坐位或立位时血压下降显著。又如，在胃肠、眼、膀胱等平滑肌和腺体则以副交感神经占优势，因此，用药后常出现便秘、扩瞳、口干、尿潴留及胃肠分泌减少等。神经节阻断药曾用于抗高血压，但现在已被其他降压药所取代。可用于麻醉时控制血压，以减少手术区出血；也可用于主动脉瘤手术，此时应用神经节阻断药不仅能降压，而且能有效地防止因手术剥离而撕拉组织造成交感神经反射，使患者血压不致明显升高。除美卡拉明（美加明）和樟磺咪芬外，其他药物已基本不用。

（二）神经肌肉阻断药

神经肌肉阻断药按作用机制可分为非去极化型和去极化型两大类。

1. 去极化型肌松药（非竞争性）

去极化型肌松药与 Ach 相似，可与神经肌肉接头后膜的 N_2 胆碱受体结合，激动受体。但该类药物不易被胆碱酯酶破坏，故类似于超量 Ach 作用于受体，使后膜及邻近的骨骼肌细胞膜产生较持久的去极化作用。除在去极化开始时骨骼肌有短暂的肌束颤动外，其后即处于不应期状态，对 Ach 不敏感，在较短时间内阻断神经肌肉接头处的化学传递，从而使骨骼肌松弛。其特点如下。

（1）最初可出现短时肌束颤动。

（2）肌松作用出现快、短，易于控制。

（3）连续用药可产生快速耐受性。

（4）治疗剂量并无神经节阻滞作用，无促组胺释放作用。

（5）抗胆碱酯酶药不仅不能拮抗其肌松作用，反能加强之。去极化型肌松药较常用的有氯琥珀胆碱，由于起效快，易被胆碱酯酶水解失活，故作用时间短，约为 2 min，易于控制，适用于气管插管术，也可缓解破伤风的肌肉痉挛。

2. 非去极化型肌松药（竞争性）

非去极化型肌松药能竞争性地与运动终板膜上的 N_2 受体结合，因无内在活性，不能激动受体产生去极化,反而阻断 Ach 与受体结合,使骨骼肌松弛。本类药物的特点如下。

(1)肌松前无短时肌束颤动。

(2)起效慢,持效时间长。

(3)在同类肌松药之间有相加作用。

(4)吸入性全麻药和氨基糖苷类药能增强或延长此类药物的肌松作用。

(5)与胆碱酯酶抑制药之间有拮抗作用,故过量中毒时可用适量的新斯的明解毒。

(6)兼有不同程度的神经节阻断作用和促组胺释放作用,可有血压下降、支气管痉挛、心律失常等不良反应。

非去极化型肌松药临床使用的第一个药物是右旋氯筒箭毒碱(d-TubScurarine Chloride),临床上曾用于治疗震颤麻痹、破伤风、狂犬病、士的宁中毒等,但有麻痹呼吸肌的危险,已少用。现多用于腹部外科手术时肌松。其他较好的有多库氯铵(Doxacurium Chloride)和米库氯铵(Mivacurium Chloride),前者起效稍快(4~6 min),维持时间长(90~120 min),为一长效药物;后者起效快(2~4 min),维持时间短(12~18 min),为一短效药物。

(吴晓娇)

第三节　拟肾上腺素药

肾上腺素受体激动药(adrenergic agonists)是一类化学结构与药理作用和肾上腺素、去甲肾上腺素相似的药物,与肾上腺素受体结合后可激动受体,产生肾上腺素样的作用,又称拟肾上腺素药(adrenergic drugs)。它们都是胺类,且部分药物又具有儿茶酚(1,2-苯二酚)结构部分,故又称为拟交感胺类(sympathomimetic amines)或儿茶酚胺类(catacholamines)药物。

肾上腺素受体激动药的基本化学结构是 β-苯乙胺,当苯环 α 位或 β 位碳原子的氢及末端氨基被不同基团取代时,可人工合成多种肾上腺素受体激动药。这些基团可影响药物对 α、β 受体的亲和力及激动受体的能力,而且会影响药物的体内过程。

按对不同肾上腺素受体亚型的选择性将拟肾上腺素药分为三大类:①α 受体激动药;②α、β 受体激动药;③β 受体激动药。

一、α 受体激动药——去甲肾上腺素

化学名:(R)-4-[2-氨基-1-羟基乙基]-1,2-苯二酚。

(一)化学性质

去甲肾上腺素(NA)是哺乳类动物去甲肾上腺素能神经末梢释放的主要递质,也可由肾上腺髓质少量分泌。药用的是人工合成品,化学性质不稳定,见光易失效;在中性尤其是碱性溶液中迅速被氧化变为粉红色乃至棕色而失效。在酸性溶液中较稳定。常用其重酒石酸盐。

(二)体内过程

在胃内因局部作用使胃黏膜血管收缩而影响其吸收,在肠内易被碱性肠液破坏,余者又在肠黏膜及肝脏代谢,故不宜口服给药。皮下注射时,因血管剧烈收缩,吸收很少,且易发生局部组织坏死。静脉注射后,很快自血中消失,较多分布于受去甲肾上腺素能神经支配的心脏等脏

器以及肾上腺髓质中。一般采用静脉滴注给药。由于 NA 进入体内后迅速被摄取和代谢,故作用短暂。

(三)药理作用

对 α 受体具有强大激动作用,对心脏 $β_1$ 受体作用较弱,对 $β_2$ 受体几乎无作用。

1.血管

激动血管的 α 受体,除冠状血管外,几乎可致所有小动脉和小静脉收缩。皮肤黏膜血管收缩最明显,其次是对肾脏血管的收缩作用。此外,脑、肝、肠系膜甚至骨骼肌的血管也都呈收缩反应。

2.心脏

激动心脏的 $β_1$ 受体,作用较肾上腺素弱。使心肌收缩性加强,心率加快,传导加速。在整体情况下,心率可由于血压升高而反射性减慢。另外,由于药物的强烈血管收缩作用,总外周阻力增高,增加了心脏的射血阻力,会使心排出量不变或反而下降。

3.血压

小剂量静脉滴注血管收缩作用尚不十分剧烈时,由于心脏兴奋使收缩压升高,而舒张压升高不明显,故脉压加大。

较大剂量时,因血管强烈收缩使外周阻力明显增高,故收缩压升高的同时舒张压也明显升高,脉压变小。

(四)临床用途

1.抗休克

主要用于各种休克(出血性休克禁用)早期血压骤降时,用小剂量 NA 短时间静脉滴注,使收缩压维持在 90 mmHg① 左右时,心排出量及冠脉血流量增加,以保证心、脑等重要器官的血液供应。

2.药物中毒性低血压

中枢抑制药中毒可引起低血压,用 NA 静脉滴注,可使血压回升,维持于正常水平。特别是氯丙嗪中毒时应选用 NA,而不宜选用肾上腺素。

3.上消化道出血

取本品 1~3 mg,适当稀释后口服,在食管或胃内因局部收缩黏膜血管,产生止血效果。

(五)不良反应

1.局部组织缺血坏死

静脉滴注时间过长、浓度过高或药液漏出血管,可引起局部缺血性坏死,如发现外漏或注射部位皮肤苍白,应停止注射或更换注射部位,进行热敷,并用普鲁卡因或 α 受体阻断药(如酚妥拉明)局部浸润注射,以扩张血管。

2.急性肾衰竭

滴注时间过长或剂量过大,可使肾脏血管剧烈收缩,产生少尿、无尿和肾实质损伤,故用药期间尿量应至少保持在每小时 25 mL 以上。高血压、动脉硬化、器质性心脏病及少尿、无尿、严重微循环障碍者禁用。

---

①临床上仍习惯用毫米汞柱(mmHg)来表示血压单位,1 mmHg≈0.133 kPa,1 kPa=7.5 mmHg。全书同。

(六)制剂规格

注射剂:每支 2 mg(1 mL);10 mg(2 mL)(以重酒石酸盐计)。

二、α、β 受体激动药

(一)肾上腺素

化学名:(R)-4-[2-(甲氨基)-1-羟基乙基]-1,2-苯二酚,又名副肾素。

肾上腺素是肾上腺髓质的主要神经递质,其生物合成主要是在髓质嗜铬细胞中先形成 NA,然后进一步经苯乙醇胺-N-甲基转移酶(PNMT)的作用,使 NA 甲基化而形成。药用肾上腺素可从家畜肾上腺提取或人工合成。理化性质与 NA 相似。

1. 性状

本品为白色或类白色结晶粉末,无臭,味苦。熔点 206℃～212℃,熔融时同时分解。在水中极微溶解,在乙醇、三氯甲烷、乙醚、脂肪油和挥发油中不溶,在无机酸和氢氧化钠溶液中易溶,在弱碱氨溶液和碳酸钠溶液中不溶。在中性或碱性水溶液中不稳定,饱和水溶液显弱碱性。

2. 化学性质

本品具有邻苯二酚结构,遇空气中的氧、其他弱氧化剂或某些金属离子易氧化变质,生成红色的肾上腺素红,继而聚合成棕色多聚体。

日光、热及微量金属离子可以引发或催化其氧化反应。露置于空气及日光中的本品水溶液会氧化变色。常加入焦亚硫酸钠等抗氧剂以防氧化。贮存时应避光并避免与空气接触。

3. 药理作用

肾上腺素能激动 α 和 β 受体,产生较强的 α 型和 β 型作用。

(1)心脏:激动心肌、传导系统和窦房结的 β_1 受体,使心肌收缩加强,传导加速,心率加快,心排出量增加。肾上腺素激动 β_2 受体,舒张冠状血管,改善心肌的血液供应,且作用迅速。但由于提高心肌代谢,使心肌耗氧量增加,加之心肌兴奋性提高,如剂量过大或静脉注射过快,可引起心律失常,出现期前收缩,甚至引起心室纤颤。

(2)血管:肾上腺素主要作用于小动脉及毛细血管前括约肌,因为这些小血管壁的肾上腺素受体密度高;而静脉和大动脉的肾上腺素受体密度低,故作用较弱。此外,体内各部位血管的肾上腺素受体的种类和密度各不相同,所以肾上腺素对血管的作用取决于各器官血管平滑肌上 α 和 β 受体的分布密度以及给药剂量的大小。皮肤、肾和胃肠道等器官的血管平滑肌 α 受体在数量上占优势,故以皮肤黏膜血管收缩为最强烈;内脏血管,尤其是肾血管,也显著收缩;对脑和肺血管收缩作用十分微弱,有时会由于血压升高而被动地舒张;而在骨骼肌和肝脏的血管平滑肌上 β_2 受体占优势,故小剂量的肾上腺素往往使这些血管舒张。

(3)血压:肾上腺素对血压的影响常因剂量和给药途径而异。在皮下注射治疗量(0.5～1 mg)或低浓度静脉滴注(10 μg/min)时,由于心脏兴奋,心排出量增加,故收缩压升高;β_2 受体对低剂量肾上腺素更敏感,由于骨骼肌血管(在全身血管中占相当大比例)舒张作用,抵消或超过了皮肤、黏膜及内脏血管收缩作用对血压的影响,故舒张压不变或下降。较大剂量或快速静脉滴注时,收缩血管反应使收缩压和舒张压均升高。静脉注射较大剂量肾上腺素时立即出现血压急剧上升。此外,肾上腺素尚能作用于肾小球旁器细胞的 β_1 受体,促进肾素的分泌而升高血压。

α 受体阻断药能选择性地与 α 受体结合,产生抗肾上腺素作用。它们能将肾上腺素的升压作用翻转为降压作用,这个现象称为"肾上腺素作用的翻转"。这可解释为 α 受体阻断药选择性地阻断了与血管收缩有关的 α 受体,与血管舒张有关的 β 受体未被阻断,所以肾上腺素激动 α 受体的血管收缩作用被取消,而激动 $β_2$ 受体的血管舒张作用得以充分地表现出来。

(4)平滑肌:肾上腺素对平滑肌的作用主要取决于器官组织上的肾上腺素受体的类型。能激动支气管平滑肌的 $β_2$ 受体,发挥强大的舒张作用。并能抑制肥大细胞释放过敏性物质如组胺等,还可使支气管黏膜血管收缩,降低毛细血管的通透性,有利于消除支气管黏膜水肿。使 $β_1$ 受体占优势的胃肠平滑肌张力降低、自发性收缩频率和幅度减少。肾上腺素的 β 激动作用可使膀胱逼尿肌舒张,α 受体的激动作用使三角肌和括约肌收缩,由此可引起排尿困难和尿潴留。

(5)代谢:能提高机体代谢,治疗剂量下,可使耗氧量升高 20%～30%,在人体,由于 α 受体和 $β_2$ 受体的激动都可能致肝糖原分解,故肾上腺素升高血糖作用较 NA 显著。此外,肾上腺素尚具降低外周组织对葡萄糖摄取的作用,部分原因与抑制胰岛素的释放有关。肾上腺素还能激活三酰甘油酶加速脂肪分解,使血液中游离脂肪酸升高。

4.临床用途

(1)心搏骤停:用于溺水、麻醉和手术过程中的意外、药物中毒、传染病和心脏传导阻滞等所致的心搏骤停。对电击所致的心搏骤停也可用肾上腺素配合心脏除颤器或利多卡因等除颤,一般用心室内注射,同时必须进行有效的人工呼吸、心脏按压和纠正酸中毒等。

(2)过敏性休克:某些药物可引起过敏性休克,表现为小血管扩张和毛细血管通透性增强,引起循环血量降低,血压下降,同时伴有支气管平滑肌痉挛,出现呼吸困难等症状。肾上腺素激动 α 受体,收缩小动脉和毛细血管前括约肌,降低毛细血管的通透性;激动 β 受体可改善心功能,缓解支气管痉挛,减少过敏介质释放,扩张冠状动脉,可迅速缓解过敏性休克的临床症状,为治疗过敏性休克的首选药。应用时一般肌内或皮下注射给药,严重病例亦可用 0.9% 氯化钠注射液稀释为原来浓度的 1/10 后缓慢静脉注射,但必须控制注射速度和用量,以免引起血压剧升及心律失常等不良反应。

(3)支气管哮喘:控制支气管哮喘的急性发作,皮下或肌内注射数分钟内奏效。

(4)与局麻药配伍及局部止血:肾上腺素加入局麻药注射液中,可延缓局麻药的吸收,减少吸收中毒的可能性,同时又可延长局麻药的麻醉时间。将浸有 0.1% 肾上腺素的纱布或棉球填塞于出血处可治疗鼻腔黏膜和牙龈出血。

5.不良反应

本品主要不良反应为心悸、烦躁、头痛和血压升高等。在剂量过大时,α 受体兴奋过强使血压剧升,有发生脑出血的危险,故老年人慎用。当 $β_1$ 受体兴奋过强时,可使心肌耗氧量增加,能引起心肌缺血和心律失常,甚至心室纤颤,故应严格掌握剂量。

禁用于高血压、脑动脉硬化、器质性心脏病、糖尿病和甲状腺功能亢进患者。

6.制剂规格

注射剂:1 mg(1 mL)。

(二)盐酸麻黄碱

化学名:(1R,2S)-2-甲氨基-苯丙烷-1-醇盐酸盐,又名麻黄素。

1.性状

本品为白色针状结晶或结晶性粉末,无臭,味苦。在水中易溶,在乙醇中溶解,在三氯甲烷和乙醚中不溶。水溶液呈左旋性。熔点 217℃～220℃。

2. 化学性质

常温下在空气中较稳定,遇空气、日光、热等不易被破坏。麻黄碱结构中有两个手性碳原子,有 4 个光学异构体,分别为(1R,2S)-(−)麻黄碱、(1R,2R)-(−)伪麻黄碱、(1S,2S)-(+)麻黄碱、(1S,2S)-(+)伪麻黄碱。其中(1R,2S)-(−)麻黄碱能直接兴奋 α 和 β 受体,也能促进去甲肾上腺素能神经末梢释放递质,间接地发挥拟肾上腺素作用,为主要药用异构体。而伪麻黄碱的作用比较弱,没有直接作用,但中枢不良反应也小,常用于复方感冒药中,减轻鼻黏膜充血等。本品具有 α-氨基-β-羟基化合物的特征反应,如被高锰酸钾、铁氰化钾等氧化生成苯甲醛和甲胺,前者极臭,后者可使红色石蕊试纸变蓝。

3. 药理作用

麻黄碱的拟肾上腺素作用兼具直接和间接作用。它的直接作用在不同组织可表现为激动 α_1、α_2、β_1 和 β_2 受体。另外,可促进 NA 释放而发挥间接作用。与肾上腺素比较,麻黄碱具有下列特点:①化学性质稳定,口服有效;②拟肾上腺素作用弱但持久;③中枢兴奋作用较显著;④易产生快速耐受性。

4. 体内过程

本品是从麻黄中提取的生物碱,现已人工合成。口服易吸收,可通过血-脑屏障进入脑脊液。小部分在体内经脱胺氧化而被代谢,大部分以原形自尿排出。代谢和排泄都缓慢,故作用较肾上腺素持久。

5. 临床用途

(1)预防支气管哮喘发作和轻症的治疗,对于重症急性发作疗效较差。

(2)消除鼻黏膜充血所引起的鼻塞,常用 0.5%～1% 溶液滴鼻可明显改善黏膜肿胀。

(3)防治某些低血压状态,如用于防治硬膜外和蛛网膜下隙麻醉所引起的低血压。

(4)缓解荨麻疹和血管神经性水肿的皮肤黏膜症状。

6. 不良反应

大量长期使用可引起震颤、焦虑、失眠、头痛、心悸、发热感、出汗等。晚间服用时,常加服镇静催眠药如苯巴比妥以防失眠。短期反复使用可致快速耐受现象,作用减弱。

甲状腺功能亢进、高血压、动脉硬化、心绞痛等患者禁用。

7. 药物相互作用

与制酸药、钙或镁的碳酸盐、枸橼酸盐、碳酸氢钠等合用,影响本品在尿中的排泄,延长作用时间,特别是在尿中保持几日或更长时间,必致麻黄碱中毒,本品用量应调整。忌与帕吉林(优降宁)等单胺氧化酶抑制剂合用,以免引起血压过高。

8. 制剂规格

片剂:每片 15 mg;25 mg;30 mg。注射剂:每支 30 mg(1 mL);50 mg(1 mL)。滴眼剂:1%。滴鼻剂:0.5%。

本品和伪麻黄碱是制备甲基苯丙胺(冰毒)的原料,我国制订了《麻黄素管理办法》,对本品的生产和使用进行严格控制。

三、β 受体激动药

(一)异丙肾上腺素

化学名:(R)-4-[2-(异丙氨基)-1-羟基乙基]-1,2-苯二酚,又名喘息定、治喘灵。

异丙肾上腺素是人工合成品,药用其盐酸盐,化学结构是去甲肾上腺素氨基上的氢原子被异丙基所取代。是经典的 β_1、β_2 受体激动剂。

1.药理作用

对 β_1、β_2 受体均有很强的激动作用,对 α 受体几乎无作用。

(1)心脏:对心脏 β_1 受体具有强大的激动作用,表现为正性肌力和正性频率作用,缩短收缩期和舒张期。与肾上腺素相比,异丙肾上腺素加快心率、加速传导的作用较强,心肌耗氧量明显增加,对窦房结有显著兴奋作用,也能引起心律失常,但较少产生心室颤动。

(2)血管和血压:激动 β_2 受体使骨骼肌血管舒张,对肾血管和肠系膜血管舒张作用较弱,对冠状血管也有舒张作用。静脉滴注 $2\sim10$ $\mu g/min$,由于心脏兴奋和外周血管舒张,使收缩压升高而舒张压略下降,此时冠脉流量增加;但若静脉注射给药,则可引起舒张压明显下降,降低冠状血管的灌注压,冠脉有效血流量不增加。

(3)支气管平滑肌:激动 β_2 受体,舒张支气管平滑肌,作用比肾上腺素略强,也具有抑制组胺等过敏性物质释放的作用。但由于无 α 受体激动作用,对支气管黏膜的血管无收缩作用,故消除黏膜水肿的作用不如肾上腺素。

(4)其他:能增加组织的耗氧量。其升高血中游离脂肪酸作用与肾上腺素相似,而升高血糖作用较弱。不易透过血-脑屏障,中枢兴奋作用微弱。

2.体内过程

口服无效,气雾剂吸入给药吸收较快。舌下含服因能舒张局部血管,可从黏膜下的舌下静脉丛迅速吸收。吸收后主要是在肝及其他组织中被儿茶酚-O-甲基转移酶(COMT)所代谢。异丙肾上腺素较少被 MAO 代谢,也较少被去甲肾上腺素能神经所摄取,因此其作用维持时间较肾上腺素略长。

3.临床用途

(1)支气管哮喘:用于控制支气管哮喘急性发作,舌下或喷雾给药,疗效快而强。

(2)房室传导阻滞:治疗Ⅱ、Ⅲ度房室传导阻滞,舌下或静脉滴注给药。

(3)心搏骤停:适用于心室自身节律缓慢、高度房室传导阻滞或窦房结功能衰竭而并发的心搏骤停,常做心室内注射。

(4)感染性休克:适用于中心静脉压高、心排出量低的感染性休克,但已少用于抗休克。

4.不良反应

常见心悸、头痛、头晕、喉干、恶心、软弱无力及出汗等。用药过程中应注意控制心率。

对支气管哮喘患者,用量过大,易致心肌耗氧量增加,易致心律失常,甚至可致室性心动过速及心室颤动。成人心率超过每分钟 120 次,小儿心率每分钟达到 $140\sim160$ 次时,应慎用。冠心病、心绞痛、心肌梗死、嗜铬细胞瘤及甲状腺功能亢进患者禁用。

5.药物相互作用

与其他拟肾上腺素药有相加作用;三环类抗抑郁药可能增强本品的作用。

6.制剂规格

片剂:每片 10 mg。纸片:每片 5 mg。气雾剂:浓度为 0.25%,每瓶可喷吸 200 次左右。注射剂:每支 1 mg(2 mL)。

(二)沙丁胺醇

化学名:1-(4-羟基-3-羟甲基苯基)-2-(叔丁氨基)乙醇,又名舒喘灵、阿布叔醇。

1.性状

本品为白色结晶性粉末,无臭,几乎无味。熔点 154℃～158℃,熔融时分解。在水中略溶,在乙醇中溶解,在三氯甲烷和乙醚中几乎不溶。

2.化学性质

本品在弱碱性溶液中被铁氰化钾氧化,然后与 4-氨基安替比林生成橙红色缩合物,加三氯甲烷振摇,三氯甲烷层显橙红色。本品结构中具有酚羟基,加入 Fe^{3+} 发生配位反应而呈紫色,加碳酸氢钠试液产生橙黄色混浊。以上反应可作为鉴别本品的方法。

3.药理作用及临床用途

本品能选择性兴奋支气管平滑肌的 β_2 受体,有较强的支气管扩张作用,而且不易被酶代谢失活,口服 30 min 起效,维持 4～6 h。气雾吸入 5 min 起效,维持 3～4 h。近年来有缓释和控释剂型,可使作用时间延长。临床主要用于支气管哮喘、哮喘型支气管炎和肺气肿患者的支气管痉挛。适用于夜间哮喘发作。

4.不良反应

少数人可见恶心、头痛、头晕、心悸、手指震颤等。剂量过大时,可见心动过速和血压波动。一般减量即恢复,严重时应停药。长期用药亦可形成耐受性,不仅疗效降低,而且可能使哮喘加重。血管功能不全、高血压和甲状腺功能亢进患者慎用。

5.药物相互作用

同时应用其他肾上腺素受体激动剂作用增加,但不良反应也增加;合用茶碱类药物时,可增加舒张支气管平滑肌作用,但不良反应也增加;避免与单胺氧化酶抑制剂及三环类抗抑郁药同时应用。

6.制剂规格

片剂(胶囊):每片(粒)2 mg。气雾剂:溶液型,每瓶 14 g,含本药 28 mg,药液浓度为 0.2%(g/g),每揿本药 0.14 mg;混悬型,每瓶 14 g,含本药 28 mg,药液浓度 0.2%(g/g),每揿本药 0.1 mg。粉雾剂胶囊:每粒 0.2 mg;0.4 mg。注射剂:0.4 mg(2 mL)。

(郭　翠)

第四节　抗焦虑药

焦虑(anxiety)是一种担心发生威胁自身安全和其他不良后果的心境状态。患者在缺乏明显客观因素或充分根据的情况下,对其本身健康或其他问题感到忧虑不安,或认为病情严重,或认为问题复杂、无法解决等,以致坐立不安、惶惶不可终日,即使多方劝解也不能消除。有时常伴有自主神经功能紊乱和疑病观念,常在焦虑性神经症表现突出。焦虑障碍的治疗包括心理治疗和药物治疗。心理治疗可采取支持性心理治疗(倾听、理解、解释、宣泄、保证等)使患者对疾病本身有正确的认识,消除患者对疾病本身的错误认识和疑虑,增强其配合治疗和自我战胜疾病的信心并付之行动。对于急性发作或严重的病例应予以药物治疗。常用药物有抗焦虑药、抗抑郁药甚至某些抗精神病药。

一、苯二氮䓬类

（一）应用原则与注意事项

（1）苯二氮䓬类药短期使用可缓解严重的焦虑，但应避免长期使用，以防产生依赖性。

（2）持续性焦虑和躯体症状，则以血浆半衰期较长的药物为宜，如地西泮、氯氮䓬、阿普唑仑。

（3）如患者焦虑呈波动形式，应选择短半衰期的药物，如奥沙西泮、劳拉西泮等。

（二）药物各论

1. 劳拉西泮

（1）药理作用：本药为中效的苯二氮䓬类中枢神经抑制药，可引起中枢神经系统不同部位的抑制，随着用量的增加，可引起自轻度的镇静到催眠，甚至昏迷。

（2）药动学：本药口服吸收良好、迅速；肌内注射吸收迅速、完全。血药浓度达峰时间口服为1～6 h，肌内注射为1～1.5 h。口服5 mg后1～6 h血浆中含原形药4.5 μg/L。本药在血浆中及脑中有效浓度可维持数小时，作用较地西泮持久。血药浓度达稳态时间为2～3 d。本药易通过胎盘屏障，但胎儿的血药浓度并不更高。本药的血浆蛋白结合率约为85%。经肝脏代谢，代谢产物无药理活性，与葡糖醛酸结合后经过肾脏由尿排出。半衰期为10～18 h。重复给药蓄积少。

（3）适应证：抗焦虑，包括伴有精神抑郁的焦虑；镇静催眠；缓解由于激动诱导的自主症状，如头痛、心悸、胃肠不适、失眠等。

（4）用法用量。①口服：用于抗焦虑，成人一次为1～2 mg，一日2～3次；用于镇静催眠，睡前服2 mg。年老体弱者应减量。12岁以下儿童安全性与剂量尚未确定。②肌内注射：抗焦虑、镇静催眠，按体质量0.05 mg/kg，总量不超过4 mg。③静脉注射：用于癌症化疗止吐，在化疗前30 min注射2～4 mg，与奋乃静合用效果更佳，必要时重复给药；癫痫持续状态，按体质量0.05 mg/kg，一次不超过4 mg，如10～15 min后发作仍继续或再发，可重复注射0.05 mg/kg，如再经10～15 min仍无效，需采用其他措施，12 h内用量一般不超过8 mg。

（5）不良反应：①常见镇静、眩晕、乏力、步态不稳；②少见头痛、恶心、激越、皮肤症状，一过性遗忘，一般发生在治疗之初，随着治疗的继续而逐渐减轻或消失。③静脉注射可发生静脉炎或形成静脉血栓。

（6）禁忌证：对苯二氮䓬类药物过敏者、青光眼患者、重症肌无力者禁用。

（7）药物相互作用：①丙磺舒、丙戊酸可影响本药与葡糖醛酸的结合，使本药的清除率降低，清除半衰期延长，血药浓度升高；②本药可增强洛沙平、氯氮平的镇静作用，引起流涎和共济失调；③口服避孕药可增加本药的代谢，使本药疗效降低；④本药和乙胺嘧啶合用可能导致肝毒性。

（8）注意事项：①本品不推荐用于原发性抑郁障碍的精神病患者；②服用本品者不能驾车或操纵精密机器；③服用本品对酒精及其他中枢神经抑制药的耐受性降低；④连续服用的患者突然停药，会出现戒断综合征（抽搐、震颤、腹部和肌肉痉挛、呕吐、多汗），故应先减量后再逐渐停药；⑤有药物或酒精依赖倾向的患者服用本品时应严密监测，防止产生依赖性；⑥对体弱的患者应酌情减少用量；⑦肝功能不全者偶可引起本品清除半衰期的延长。

（9）特殊人群用药：①12岁以下儿童使用本药的安全性与剂量尚未确立；②老年人用药应谨慎；③除用于抗癫痫外，妊娠期间应避免使用本药，哺乳妇女应慎用。

2.奥沙西泮

(1)药理作用:本药作用于中枢神经系统的苯二氮䓬受体(BZR),加强中枢抑制性神经递质 γ-氨基丁酸(GABA)与 GABA 受体的结合,从而增强 GABA 系统的活性。

(2)药动学:本药口服吸收较慢,口服后 45～90 min 起效,2～4 h 血药浓度达峰值,数日后血药浓度达稳态。本药能通过胎盘屏障。血浆蛋白结合率为 86%～89%。主要经肝脏代谢,经肾脏排泄,停止用药后排出迅速,乳汁中也能检出。半衰期通常为 5～12 h。

(3)适应证:主要用于短期缓解焦虑、紧张、激动,也可用于神经官能症、失眠、癫痫及焦虑伴抑郁的辅助治疗,并能缓解急性酒精戒断症状。

(4)用法用量:口服。用于抗焦虑,成人一次 15～30 mg,一日 3～4 次;镇静催眠、急性酒精戒断症状,一次 15～30 mg,一日 3～4 次;一般性失眠,15 mg,睡前服;老年或体弱患者抗焦虑时开始用小量,一次 7.5 mg,一日 3 次,按需增至 15 mg,一日 3～4 次。儿童常用量:6～12 岁量尚未有具体规定。

(5)禁忌证:妊娠及哺乳期妇女、新生儿及 6 岁以下儿童禁用。

(6)特殊人群用药:孕妇、哺乳期妇女应避免使用。

3.艾司唑仑

(1)药理作用:艾司唑仑为高效的苯二氮䓬类镇静催眠药,作用于大脑边缘系统和脑干网状结构,能降低大脑组织氧化过程,加强大脑保护性抑制作用。有较强的镇静、催眠、抗惊厥、抗焦虑作用,以及较弱的中枢性骨骼肌松弛作用。

(2)药动学:本药口服吸收良好,1～2 h 血药浓度达峰值。可迅速分布于全身各组织,以肝、脑中的药物浓度最高,可透过胎盘屏障。在肝脏代谢,代谢物经肾排泄,也可泌入乳汁。半衰期 β 相约为 2 h,其代谢物的半衰期 β 相为 4 h。本药注射剂的半衰期为 17 h。

(3)适应证:用于失眠、焦虑、紧张、恐惧,也可用于抗癫痫和抗惊厥。

(4)用法用量:口服。成人用于镇静,一次 1～2 mg,一日 3 次;用于失眠,1～2 mg,睡前服;用于抗癫痫、抗惊厥,一次 2～4 mg,一日 3 次。

(5)不良反应:服用量过大可出现轻微乏力、口干、嗜睡。持续服用后亦可出现依赖,但程度较轻。

(6)禁忌证:对本药过敏者、重症肌无力患者。

(7)药物相互作用:①与全麻药、镇痛药、单胺氧化酶抑制药、三环类抗抑郁药、可乐定等合用,可相互增效;②与西咪替丁、酮康唑合用,本药血药浓度升高;③与钙通道阻滞药合用,可使血压下降加重;④与卡马西平合用,由于卡马西平诱导肝微粒体酶,使卡马西平和(或)本药的血药浓度下降,清除半衰期缩短;⑤本药可降低左旋多巴的疗效;⑥与普萘洛尔合用,可导致癫痫发作的类型和(或)频率改变,应及时调整剂量,合用时两者的血药浓度均可能明显降低。

(8)注意事项:见地西泮。

(9)特殊人群用药:①儿童应慎用本药;②老年患者应慎用本药;③孕妇、哺乳期妇女应慎用本药。

4.阿普唑仑

(1)药理作用:本药为苯二氮䓬类的中枢神经抑制药,可引起中枢神经系统不同部位的抑制。

本药的作用部位与作用机制尚未完全阐明,目前认为可加强或促进 γ-氨基丁酸(GABA)

的抑制性神经传递作用,主要在中枢神经各个部位,起突触前和突触后的抑制作用。

(2)药动学:本药口服吸收迅速、完全,血药浓度达峰时间为 $1\sim2$ h,血药浓度达稳态时间为 $2\sim3$ d。吸收后分布全身,可透过胎盘屏障,并可泌入乳汁。血浆蛋白结合率为 80%。经肝脏代谢,经肾脏排泄,半衰期通常为 $12\sim15$ h。

(3)适应证:①可用于抗焦虑、抗抑郁;②还可用于镇静催眠、抗恐惧及抗癫痫,并能缓解急性酒精戒断症状。

(4)用法用量:口服。

1)成人常用量:①抗焦虑,开始一次 0.4 mg,一日 3 次,用量按需递增,最大限量一日可达 4 mg;②镇静催眠,$0.4\sim0.8$ mg,睡前服。

2)老年和体弱患者:开始用小量,一次 0.2 mg,一日 3 次,逐渐递增至最大耐受量;抗恐惧,0.4 mg,一日 3 次,需要时逐渐增加剂量,一日最大量可达 10 mg。

3)儿童常用量:18 岁以下,用量尚未确定。

(5)不良反应:见地西泮。

(6)禁忌证:对本品及其他苯二氮䓬类药过敏者、青光眼者、睡眠呼吸暂停综合征患者、严重呼吸功能不全者、严重肝功能不全者,妊娠期妇女及哺乳期妇女禁用。

(7)药物相互作用:避免与全麻药、镇痛药、单胺氧化酶抑制药、三环类抗抑郁药、西咪替丁、异烟肼、西沙必利、抗高血压药(如钙离子通道阻滞药)或利尿降压药、地高辛、利福平、卡马西平、左旋多巴、普萘洛尔、扑米酮合用。

(8)注意事项:①精神抑郁者用本品时可出现躁狂或轻度躁狂;②停药和减药需逐渐进行;③在治疗恐惧症过程中发生晨起焦虑症状,表示有耐受性或两次间隔期的血药浓度不够,可考虑增加服药次数;④长期应用本品有明显的依赖性,应特别注意。

(9)特殊人群用药:①18 岁以下患者的用药剂量尚未确立;②老年人用药应谨慎;③孕妇、哺乳期妇女禁用。

(三)药物特征比较

苯二氮䓬类药物在抗焦虑药发展史上具有划时代的意义,是当代抗焦虑药物的首选,有抗焦虑作用的苯二氮䓬类药物之间略有差异。

二、阿扎哌隆类

阿扎哌隆类药物属于 5-羟色胺(5-HT)受体激动剂。对 5-HT$_1$A 受体有选择性亲和力,对 5-HT$_2$ 受体亲和力弱。通过与 5-HT$_1$A 受体选择性结合,降低焦虑状态过高的 5-HT 活动而发挥抗焦虑作用。

(一)应用原则与注意事项

(1)与苯二氮䓬类药物相似,对躯体焦虑均有效。对焦虑与抑郁共存的疗效较好。

(2)不与苯二氮䓬结合位点竞争或促进 GABA 的抑制作用,不产生依赖,无交叉耐药性,也无苯二氮䓬对呼吸的抑制作用。

(二)药物各论

1.丁螺环酮

(1)药理作用:本药为氮杂螺环癸烷二酮化合物。在脑中与 5-羟色胺(5-HT)受体高度结合,具有 5-HT$_1$A 受体激动作用,抗焦虑作用可能与此有关。本药不具有抗惊厥及肌肉松弛作用,无明显的镇静作用与依赖性。本药与苯二氮䓬受体无亲和性,也不对 γ-氨基丁酸(GA-BA)受体产生影响。

(2)药动学:本药经胃肠道吸收迅速、完全。口服 20 mg,经 40～90 min 血药浓度达峰值。有首关效应,蛋白结合率高达 95%。经肝脏代谢,肝、肾功能不全时可影响本药的代谢及清除率。单剂口服本药 24 h 以内,29%～63% 以代谢物的形式经肾排泄,18%～38% 随粪便排泄。口服 10～40 mg,半衰期为 2～3 h。

(3)适应证:用于治疗广泛性焦虑症及其他焦虑障碍。

(4)用法用量:口服。开始时一次 5 mg,一日 2～3 次。以后根据病情和耐受情况调整剂量,每隔 2～3 d 增加 5 mg 至一日 20～40 mg。

(5)不良反应:①常见头晕、头痛、恶心、不安、烦躁;②可见多汗、便秘、食欲减退;③少见视物模糊、注意涣散、精神萎靡、口干、肌痛、肌痉挛、肌强直、耳鸣、胃部不适、疲乏、梦魇、多梦、失眠、激动、神经过敏、腹泻、兴奋;④偶见心电图异常、血清丙氨酸氨基转移酶(ALT)轻度升高;⑤罕见胸痛、精神紊乱、抑郁、心动过速、肌无力、肌肉麻木。

(6)禁忌证:对本品过敏者,癫痫患者,重症肌无力患者,急性闭角型青光眼患者及儿童禁用。

(7)药物相互作用:应避免本药和其他中枢神经抑制药、西咪替丁、维拉帕米、地尔硫草、氟伏沙明、红霉素、磺胺异恶唑、伊曲康唑、洋地黄类药、氟哌啶醇、利福平、避孕药、降血糖药、氯氮平、单胺氧化酶抑制药、氟西汀、西酞普兰合用。

(8)注意事项:①治疗期间可出现头晕、萎靡、心动过速等不良反应,应注意观察;②本药显效时间约为 2 周(少数患者可能更长),故达到最大剂量后应继续治疗 2～3 周;③用药期间不宜驾驶车辆和操作机器。

(9)特殊人群用药:妊娠安全性分级为 B 级,哺乳期妇女禁用,儿童禁用。

2.坦度螺酮

(1)药理作用:本药为嘧啶哌嗪的氮杂螺酮衍生物,属 5-羟色胺 1A(5-HT$_1$A)受体的部分激动剂,对 5-HT$_1$A 受体有高亲和力,可激动海马锥体细胞突触后 5-HT$_1$A 受体和中缝核突触前 5-HT$_1$A 受体,从而产生抗焦虑效应。

(2)药动学:本药口服吸收良好,达峰时间为 0.8 h。在肝脏代谢为 1-嘧啶-哌嗪,后者的血药浓度为本药的 2～8 倍。肾排泄率为 70%,仅有 0.1% 以原形排出,约 20% 随粪便排出,半衰期为 12 h,1-嘧啶-哌嗪的半衰期为 3～5 h。

(3)适应证:①用于多种神经症所致的焦虑状态,如广泛性焦虑障碍;②用于原发性高血压、消化性溃疡等疾病伴发的焦虑状态。

(4)用法用量:口服。常用量一次 10 mg,一日 3 次。根据病情适当增减剂量,最大剂量一日 60 mg。

(5)不良反应:不良反应少而轻,较常见心动过速、头痛、头晕、嗜睡、乏力、口干、食欲缺乏、出汗。

(6)禁忌证:对本药过敏者。

(7)药物相互作用:①与钙通道阻滞药(如硝苯地平等)合用可增强降压作用;②与氟哌啶醇合用可增强锥体外系症状。

(8)注意事项:①本药一般不作为抗焦虑的首选药,且不得随意长期应用;②本药可能对催乳素、促性腺激素或睾酮有兴奋作用;③对病程较长(3 年以上),病情严重或 BDZ 无效的难治性焦虑患者,本药可能也难以产生疗效;④用药期间不得从事有危险性的机械性作业;⑤本药与 BDZ 无交叉依赖性,若立即将 BDZ 换为本药时,可能出现 BDZ 的戒断现象,加重精神症状,故在需要停用 BDZ 时,需缓慢减量,充分观察。

(9)特殊人群用药:药物对妊娠、哺乳的影响尚不明确。

(郭　翠)

第五节　镇静、催眠、抗惊厥药

本类药物小剂量对中枢神经系统有镇静作用,中剂量则有诱导近似生理性睡眠作用,而大剂量能抗惊厥,且能麻醉中枢神经系统。临床上主要用于治疗各种原因所致的睡眠障碍和用作麻醉辅助药及抗惊厥药。长期服用本类药物会产生依赖性,若停用会出现反跳现象,表现为失眠、烦躁、梦增加。因此要避免长期服用。本类药物有巴比妥类、苯二氮䓬类、咪唑吡啶类及其他类如甲丙氨酯、甲喹酮、格鲁米特、溴剂等。目前临床上应用最多的是苯二氮䓬类,几乎代替了原来广泛使用的巴比妥类。本节着重讨论巴比妥类及其他类镇静、催眠、抗惊厥药物。巴比妥类的镇静、催眠疗效不如苯二氮䓬类,且催眠次晨多有宿睡后遗不适现象,加之安全范围较苯二氮䓬类小,且易出现耐药性和依赖性,因此,现已很少用于镇静、催眠,多用于抗惊厥。

一、巴比妥类

巴比妥类为巴比妥酸的衍生物。作用性质和机制基本相同,但存在着明显的构效关系,以致作用强度、效应产生时间及持续时间各有不同。口服均易吸收,注射其钠盐也易被吸收。体内消除方式相同,均主要经肝脏代谢和以原形从尿排出。部分品种可经肾小管重吸收,作用持久。临床上常依据用药后睡眠持续时间的长短将本类药物分为长效类(6～8 h),如巴比妥、苯巴比妥;中效类(4～6 h),如异戊巴比妥、戊巴比妥;短效类(2～3 h),如司可巴比妥;超短效类(0.25 h),如硫喷妥钠。本类药物的作用机制主要是抑制脑干网状结构上行激活系统。

(一)长效类

1. 苯巴比妥

别名:鲁米那,卢米那尔,苯巴比通,迦地那。

(1)药理作用与应用:为长效镇静、催眠、抗惊厥药,较大剂量有麻醉作用。静脉注射 15 min 后或口服 0.5～1 h 产生作用。此外,本品能诱导肝微粒体葡糖醛酸转移酶活性,促进胆红素与葡糖醛酸结合,降低血液胆红素浓度,可用于治疗新生儿高胆红素血症及核黄疸。脑卒中患者应用本品能减轻脑水肿和脑血管痉挛。与罂粟碱联用能增强镇痛作用。

用于:①睡眠障碍;②眩晕、晕动病;③癫痫:对大发作、局限性发作、持续状态均有效,其钠盐是癫痫持续状态常用药物;④惊厥:如高热、脑炎、脑血管疾病等所致者;⑤新生儿脑核性黄疸;⑥麻醉前用药。

(2)用法用量。①镇静、催眠、抗惊厥、抗癫痫:每日 30～90 mg,分 3 次服,或 60 mg,睡前 0.5 h 服;抗癫痫持续状态:肌内注射钠盐,每次 0.1～0.2 g,每日极量 0.5 g;抗惊厥:肌内注射钠盐,每次 0.1～0.2 g,必要时 4～6 h 后重复一次。②麻醉前给药:术前 0.5～1 h,肌内注射钠盐 0.1～0.2 g。③眩晕、晕动病：使用晕动片，在旅行前 1 h 服 1～2 片；如有需要隔 4 h 再服 1 片，但 24 h 内不得超过 4 片。④功能性头痛、呕吐、震颤、胃肠功能紊乱：使用鲁米托品片。每日 3 片，分 3 次服，极量每日 5 片。

（3）不良反应：常见头晕、嗜睡、精神不振、关节疼痛、肌痛，偶见发热、皮疹、剥脱性皮炎，罕见呼吸抑制。

（4）注意事项。①严重肺、肝、肾功能不全者、昏迷者、休克者、间歇性卟啉症者禁用。②长期应用会产生耐药性和依赖性，大剂量连续应用会蓄积中毒，突然停药会出现戒断症状。因此，不宜长期、大剂量连续服用，停药时应逐渐减量。③要注意配伍禁忌。本品与酒精、镇静药、镇痛药、催眠药及抗组胺药等联用有增效作用，应适当减量；与氢化可的松、地高辛、氯霉素等联用能加速后者的代谢而减低疗效。

（5）制剂。①片剂：10 mg，30 mg，60 mg，100 mg；②晕动片：每片含苯巴比妥 30 mg、氢溴酸东莨菪碱 0.2 mg、硫酸阿托品 0.15 mg；③鲁米托品片：每片含苯巴比妥 15 mg、硫酸阿托品 0.15 mg；④注射液（苯巴比妥钠）：0.1 g/1 mL，0.2 g/2 mL；⑤粉针剂（苯巴比妥钠）：0.05 g，0.1 g。

2.巴比妥

别名佛罗拿，巴比通。

巴比妥钠：Barbital SODium，Barbitone SODium，Domfileno，SduNe Barbitone。

（1）药理作用与应用。为较早应用的长效巴比妥类催眠药，有镇静、催眠、抗惊厥、麻醉等不同程度的中枢抑制作用。其优点是作用缓慢，维持时间长。口服后 30～60 min 显效，维持 6～8 h。此外，本品与解热镇痛药合用时，能增强后者的镇痛作用。

用于：①睡眠障碍；②麻醉前给药；③各种原因所致的惊厥。

（2）用法用量。①催眠：0.3～0.6 g，睡前 0.5 h 服；②镇静：每日 0.3～0.9 g，分 2～3 次服；③麻醉前给药：0.3 g，术前 40～60 min 服；④抗惊厥：用巴比妥钠注射液肌内注射，每次 0.2 g，或用 5%溶液灌肠，每次 0.5 g。

（3）不良反应及注意事项。与苯巴比妥相似，催眠后次晨会有精神萎靡、头晕等反应；少数有皮疹、发热。久用可产生耐受性和依赖性。大剂量能抑制呼吸中枢，严重者可出现呼吸麻痹而死亡。肝、肺、肾功能严重损害者禁用。

（4）制剂。①片剂：0.3 g；②注射液（巴比妥钠）：0.5 g/5 mL。

（二）中效类

1.异戊巴比妥（阿米妥）

钠盐：异戊巴比妥钠，阿米妥钠，Barbamyl，Dorminal，Inmetal。

（1）药理作用与应用。药理作用同苯巴比妥，但作用较快，持续时间较短。钠盐注射后 15～30 min 起作用，持续 3～6 h。半衰期为 8～42 h，新生儿半衰期明显延长。

（2）用法用量。①催眠：0.05～0.2 g，睡前 0.5 h 服，极量为一次 0.2～0.6 g。②镇静、抗癫痫：成人每日 0.1～0.2 g，分 3 次服，极量每日 0.6 g；儿童每次 1～2 mg/kg。③抗惊厥、抗癫痫持续状态：用其钠盐，一次 0.1～0.5 g，肌内注射或静脉注射。静脉注射时以注射用水稀释为 5%～10%溶液缓慢注射。注射过程中要注意患者呼吸及肌肉松弛情况，以恰能控制抽搐为宜。注射过快可引起呼吸抑制。极量为 1.0 g，儿童每次 5 mg/kg。④麻醉前给药：不作为首选。一次 15～60 mg，一日 2～3 次。儿童每次 1～2 mg/kg。

（3）不良反应及注意事项：同苯巴比妥。

（4）制剂。①片剂：0.1 g；②粉针剂（异戊巴比妥钠）：0.1 g，0.25 g，0.5 g，1 g。

2.戊巴比妥

钠盐：戊巴比妥钠。

钙盐：Pentobarbital calcium。

（1）药理作用与应用：与异戊巴比妥相似。本药脂溶性高，易通过血脑屏障进入脑组织，起效快。服药后 15～20 min 即显效，维持 3～6 h，半衰期为 15～48 h。用于：①各种原因所致的睡眠障碍；②各种原因所致的惊厥发作；③基础麻醉。

（2）用法用量。①镇静：口服，每日 0.05～0.1 g，分 3～4 次服。②催眠：口服，0.05～0.1 g，睡前 0.5 h 服；儿童每次 3～6 mg/kg。③抗惊厥：直肠给药或静脉滴注给药，每次 0.1～0.5 g。初量：每小时 3～6 mg/kg；维持量：每小时 0.5～3 mg/kg。静脉滴注速度宜慢，并密切观察患者呼吸、血压变化情况，如出现呼吸抑制、血压下降等应立即停用。④基础麻醉：术前静脉注射 5％溶液 3～5 mL。

（3）不良反应及注意事项：与苯巴比妥相似。

（4）制剂。①片剂：0.05 g，0.1 g；②粉针剂（钠盐或钙盐）：0.1 g，0.5 g。

（三）短效类

1.司可巴比妥

别名：速可巴比妥，西可巴比妥，速可眠，舍可那，西康尔，丙烯巴比妥。

（1）药理作用与应用：药理作用同苯巴比妥，有镇静、催眠、抗惊厥、肌肉松弛作用，但作用起效快，维持时间短。给药后 15～20 min 显效，持续 2～3 h，脂溶性较苯巴比妥高。口服后迅速吸收，分布至全身各组织，易透过血脑屏障进入脑组织。主要在肝脏代谢，代谢产物主要由肾脏排泄。半衰期为 18～36 h。

用于：①各种原因所致的入睡困难；②麻醉前用药；③抗惊厥。

（2）用法用量：为一类精神药物，须严格控制使用。①镇静：每日 0.1～0.2 g，分 2～3 次服。用于儿童镇静：每次 2～3 mg/kg。②催眠：0.05～0.1 g 或钠盐 0.1 g，睡前 15～20 min 口服或肌内注射。③麻醉前用药：术前 30～60 min，肌内注射钠盐 0.1～0.2 g。静脉注射用于基础麻醉。④抗惊厥：静脉注射钠盐，每次 0.25～0.5 g。

（3）不良反应及注意事项：与苯巴比妥相似，能引起依赖性。肝功能严重损害者禁用。

（4）制剂。①胶囊剂：0.05 g；②片剂：0.1 g；③粉针剂：司可巴比妥钠 0.05 g。

2.海索比妥

别名：甲环己巴比妥，安眠朋，依维本，环己巴比妥（Citopan，Evipan，Enimal）。

钠盐：甲环己巴比妥钠，海索比妥钠。

本药作用、应用、不良反应及注意事项等与司可巴比妥相似。口服吸收快，在肝脏中去甲基化和氧化代谢，半衰期为 2.7～7 h，长期用药会产生乙醇—巴比妥躯体依赖性。可用于：①催眠，250～500 mg，睡前 20～30 min 口服；②镇静，500～750 mg，分 3 次服；③静脉麻醉，钠盐，常用剂量为 10 mg/kg。

二、咪唑吡啶类

咪唑吡啶类为新一代镇静、催眠药，对中枢神经系统的 GABA 受体有选择性激活作用，具有保持正常睡眠结构、疗效显著、不良反应少的优点。

(一)唑吡坦

别名：思诺思、酒石酸唑吡坦。

1. 药理作用与应用

唑吡坦为第一个咪唑吡啶类的镇静、催眠药，具有强而快速的镇静、催眠作用。能迅速地催眠，使入睡时间缩短，减少觉醒次数，增加总的睡眠时间并改善睡眠质量。脑电图显示，唑吡坦仅延长 Ⅱ 期、Ⅲ 期、Ⅳ 期的睡眠期，将异常深睡眠调节到生理水平。在催眠剂量时，本药相对没有肌肉松弛和抗惊厥作用。临床连续使用本品 6 个月，未发现有撤药问题，亦无反跳性失眠、戒断现象和耐药性等不良反应，其作用机制为激活中枢 GABA 受体，调节氯离子通道。

口服后迅速被吸收，0.5～2 h 血药浓度达高峰。分布于全身各组织，易通过血脑屏障，乳汁中亦有少量分泌。无蓄积现象。半衰期为 2.5～3 h。用于各种原因所致的睡眠障碍。

2. 用法用量

口服。65 岁以下患者：10 mg；65 岁以上患者：5 mg。睡前 0.5 h 服。每日剂量不超过 10 mg。

3. 不良反应

可见头晕、目眩(5.2%)、嗜睡(5.2%)、头痛(3.0%)、胃肠道反应。偶见情绪低落、反应迟钝、精神错乱、遗忘(几乎都发生在老年人)、复视、血压降低及猝倒。

4. 注意事项

对本药过敏者、重症肌无力患者、15 岁以下者、孕妇、哺乳期妇女禁用。严重肝、肾功能损害者、驾车或开机器者慎用。与其他镇静药合用时，中枢抑制作用增强。

5. 制剂

片剂：10 mg。

(二)阿吡坦

1. 药理作用与应用

本药是继唑吡坦之后的第二个咪唑吡啶类药物。具有镇静、催眠、抗焦虑作用，疗效好，不良反应少，可与苯二氮䓬类媲美。口服后吸收快，蛋白结合率高，半衰期为 18 h。用于各种原因所致的焦虑状态、睡眠障碍。

2. 用法用量

(1)抗焦虑：小量开始逐渐加量。开始每日 50～75 mg，分 3 次服；之后依据病情逐渐加至每日 100～150 mg，分 3 次服。体弱和高龄患者酌情减量。

(2)催眠：每次 50～100 mg，睡前 0.5 h 服。

3. 不良反应

可见失眠、乏力、头晕、头痛、恶心、呕吐、消化不良等。

4. 注意事项

过敏者、孕妇禁用。体弱和高龄者慎用。与其他镇静药合用，中枢抑制作用增强。

5. 制剂

片剂：50 mg。

(丛旭珍)

第二章　心血管系统常用药物

第一节　调血脂药

高脂血症是构成动脉粥样硬化的一个重要因素,是公认的高血压、冠心病、糖尿病和脑血管意外的主要危险因素。动脉粥样硬化主要表现为受累动脉内膜脂质积聚、平滑肌细胞增生、单核细胞和淋巴细胞浸润、大量胶原纤维和蛋白多糖等结缔组织基质形成,引起血管壁硬化、管腔狭窄和血栓形成。血脂即血浆或血清中所含的脂质,是以胆固醇酯(CE)和甘油三酯(TG)为核心,外包胆固醇(Ch)和磷脂(PL)构成球形颗粒。血脂不溶于水,与载脂蛋白(APO)相结合,形成亲水性脂蛋白溶于血浆进行转运与代谢。人体血浆中的脂蛋白可分为乳糜微粒(CM)、极低密度脂蛋白(VLDL)、中间密度脂蛋白(IDL)、低密度脂蛋白(LDL)、高密度脂蛋白(HDL),其中 IDL 为 VLDL 的血浆代谢产物。

血浆中各种脂蛋白浓度保持相对恒定并维持相对比例,若浓度或比例失调则为脂代谢异常或紊乱。当血脂或脂蛋白水平高于正常范围,则为高脂血症(高脂蛋白血症),主要包括 LDL、IDL、VLDL 升高或 HDL 降低和脂蛋白增加等。高脂血症依据发病原因可分为原发性(遗传性)和继发性两类,原发性者病因尚不清楚,多数是遗传性脂代谢紊乱疾病,继发性者多由高血压、甲状腺功能减退、糖尿病等疾病引起。而世界卫生组织将高脂血症分为五型六类。

动脉粥样硬化的形成和血浆脂蛋白的代谢密切相关。这些脂质异常容易在动脉中形成粥样硬化斑块,如果累及冠状动脉则发生冠心病。血脂异常尤其是 LDL、TC 增高是形成动脉粥样硬化斑块的主要原因。凡能使 LDL、VLDL、TC、TG 降低,或使 HDL 升高的药物,对动脉粥样硬化具有防治作用,统称为调血脂药。对血浆脂质代谢紊乱的患者,首先要采用饮食控制,食用低热卡、低脂肪、低胆固醇类食品,避免和纠正肥胖、吸烟等其他心血管疾病危险因素,并加强体育锻炼。如血脂仍不正常,或有动脉粥样硬化的症状,或患者有其他心血管疾病危险因素存在,则可采用药物治疗以降低血脂,减少冠心病及其他心脑血管事件的发生,并能降低病死率,提高生存率。

一、主要降低 TC 和 LDL 的药物

(一)3-羟基-3-甲基戊二酸单酰辅酶 A(HMG-CoA)还原酶抑制剂

HMG-CoA 还原酶抑制剂最早是从真菌培养液中提取,为目前治疗高胆固醇血症的新型药物。常用药物有洛伐他汀(美降之)、普伐他汀(普拉固)、辛伐他汀(舒降之)、氟伐他汀、阿托伐他汀、西伐他汀、匹伐他汀、瑞舒伐他汀等。

1. 药动学特点

洛伐他汀和辛伐他汀是无活性内酯类前药,经胃肠道羟基化为 β-羟化产物,而普伐他汀为活性羟酸型,氟伐他汀、阿托伐他汀和西伐他汀均为含氟的活性羟酸型。口服给药,除氟伐他汀几乎完全吸收外,其余他汀类生物利用度为 40%～70%。大多数药物主要经肝脏代谢消

除,少量经肾脏排泄。

2.药理作用与临床应用

竞争性抑制肝细胞合成胆固醇的限速酶——HMG-CoA 还原酶活性,减少内源性胆固醇合成,代偿性地增加肝细胞膜的 LDL 受体数量并提高其活性,摄取大量的 LDL,同时 VLDL 的合成及释放也减少。明显降低血浆 TC 和 LDL。患者每天服用 10~40 mg,血浆 TC 与 LDL 可下降 20%~40%。如与胆汁酸结合树脂合用,作用更强,也使 VLDL 明显下降,对 TG 作用较弱,可使 HDL 轻度上升。临床主要用于高胆固醇血症为主的高脂血症,是伴有胆固醇升高的 Ⅱ、Ⅲ 型高脂血症的首选药。

3.不良反应

不良反应较少。约 10% 的患者有轻度胃肠症状、头痛或皮疹。少数患者有血清氨基转移酶、碱性磷酸酶、肌磷酸激酶升高和肌肉触痛,故长期用药时应定期检查肝功能。

4.禁忌证

肝脏疾病者慎用,肾功能不全、孕妇及哺乳妇女禁用。

(二)胆汁酸结合树脂

1.药理作用与临床应用

胆固醇在肝内转化为胆汁酸,其中 95% 可被重吸收而形成肝肠循环。胆固醇生成胆汁酸的过程需 α-羟化酶催化,胆汁酸能反馈性抑制此酶从而减少胆汁酸的合成。胆汁酸结合树脂为一类大分子碱性阴离子交换树脂。包括考来烯胺和考来替泊等。此类药物不溶于水,口服后不易被消化酶破坏,进入肠道内与胆汁酸进行离子交换,形成胆汁酸螯合物,从而妨碍胆汁酸的重吸收。此外,本类药物还可与胆汁酸牢固结合阻滞胆汁酸的肝肠循环和反复利用。由于胆汁酸减少,促使肝中胆固醇向胆汁酸转化。由于大量消耗胆固醇而间接降低血浆和肝中胆固醇含量。同时肝细胞表面 LDL 受体数量增加,促进血浆中 LDL 向肝中转移,导致血浆 LDL 和 TC 浓度下降。适用于高胆固醇血症为主的高脂血症,主要用于治疗 Ⅱa 型高脂血症,可降低冠状动脉粥样硬化和心肌梗死的危险性,长期用药可使心肌梗死的病死率降低。

2.不良反应

常见的不良反应是胃肠道症状,如腹胀、便秘等。长期应用,可引起脂溶性维生素缺乏,应适当补充脂溶性维生素和钙盐。

3.药物相互作用

与 HMG-CoA 还原酶抑制剂合用,减弱肝脏合成胆固醇的能力,增强降脂作用。

二、主要降低 TG 和 VLDL 的药物

(一)苯氧酸类(贝特类)

最早应用的苯氧酸类药物为氯贝丁酯,其降脂作用明显,后因临床证实该药无预防动脉粥样硬化作用,不良反应多而严重,使其使用受限。新型的苯氧酸类药具有作用强、毒性低的特点,常用有吉非贝齐、苯扎贝特、非诺贝特和环丙贝特等。

1.药理作用与临床应用

明显降低患者血浆 TG、VLDL、IDL 含量,而使 HDL 升高。此外,本类药物也有抗血小板聚集、抗凝血和降低血浆黏滞度、增加纤溶酶活性等作用,这些与降脂作用无关,但有益于心血管疾病的防治。临床用于以 TG 或 VLDL 升高为主的高脂血症,如 Ⅱb、Ⅲ、Ⅳ 型高脂血症,

尤其对家族性Ⅲ型高脂血症效果更好。也可用于消退黄色瘤；对 HDL 下降的轻度高胆固醇血症也有较好疗效。

2.不良反应

有轻度腹痛、腹泻、恶心等胃肠道反应,饭后服用可减轻。偶有皮疹、脱发、视物模糊、血常规异常、血清谷丙转氨酶增高等,故用药期间嘱患者定期检查肝功能和血常规,若有异常应停药。

3.禁忌证

孕妇及哺乳期慎用,严重肝、肾功能不全患者禁用。

4.药物相互作用

(1)与 HMG-CoA 还原酶抑制剂,如普伐他汀、氟伐他汀等合用,可引起肌痛、横纹肌溶解、血肌酸磷酸激酶增高等,严重时应停药。

(2)与血浆蛋白结合率高的药物,如甲苯磺丁脲、苯妥英钠、呋塞米等合用时,可使它们的游离型增加,药效增强,故应调整药物剂量。

(二)烟酸与烟酸酯类

1.烟酸

(1)药理作用与临床应用:为水溶性维生素,是于 1955 年第一个广泛用于降低胆固醇水平的药物。大剂量烟酸能使 VLDL 和 TG 浓度下降,用药后 1～4 d 生效,作用强度与原 VLDL 水平有关;用药 5～7 d,LDL 也下降;也可使 HDL 浓度增高。降脂作用可能与抑制脂肪组织中脂肪分解、抑制肝脏 TG 酯化等因素有关。

本药能使细胞 cAMP 浓度升高,有抑制血小板和扩张血管作用,有抗动脉粥样硬化及冠心病的作用。烟酸为广谱降血脂药,除Ⅰ型以外的各型高脂血症均可应用,与胆汁酸结合树脂或苯氧酸类药物合用,可提高疗效。

(2)不良反应:口服可出现胃肠刺激症状如恶心、呕吐、腹泻等;皮肤血管扩张作用可引起皮肤潮红、瘙痒等;大剂量可引起血糖升高、尿酸增加、肝功异常。故长期应用应定期检查血糖、肝、肾功能。消化性溃疡、糖尿病患者禁用。

2.阿昔莫司

阿昔莫司为烟酸衍生物。具有良好的调脂作用,对血浆 TG 和 TC 均有降低作用,并可升高 HDL,抑制 VLDL 和 LDL 脂蛋白的合成。不良反应较烟酸少见,不易导致血糖和尿酸升高,可用于治疗伴有Ⅱ型糖尿病或伴有痛风的高脂血症患者。

三、抗氧化剂

过度氧化和氧自由基可以使内皮细胞损伤,在动脉粥样硬化的发生和发展中发挥重要作用。防止氧自由基脂蛋白的氧化修饰,已成为阻止动脉粥样硬化发生和发展的重要措施。维生素 C、维生素 E、β-胡萝卜素及黄酮类化合物等有抗氧化作用。目前临床上常用的代表药有普罗布考和维生素 E 等。

(一)普罗布考

1.药动学特点

口服吸收差,生物利用度为 5%～10%。吸收后主要蓄积于脂肪组织和肾上腺。由于其亲脂性明显,停药后可滞留于脂肪组织 6 个月以上,主要经胆道和粪便排泄。

2.药理作用与临床应用

普罗布考抗氧化作用强,进入体内后,本身被氧化为普罗布考自由基,阻断脂质过氧化,减少脂质过氧化物的产生,减缓动脉粥样硬化病变的一系列过程。同时也能抑制 HMG-CoA 还原酶,使胆固醇合成减少,并能增加 LDL 的清除,使血浆 LDL 水平降低。可使血浆 TC 和 LDL 下降,但对血浆 TG 和 VLDL 一般无影响。临床主要用于各型高胆固醇血症,包括纯合子和杂合子家族性高胆固醇血症。

3.不良反应

不良反应较少,主要表现为腹泻、腹胀、腹痛等胃肠道反应,偶有嗜酸性细胞增多、肝功异常、高尿酸血症、高血糖、血小板减少等。应用本药可引起心电图 Q-T 间期延长和严重室性心律失常。

(二)维生素 E

维生素 E 有很强的抗氧化作用,本身无降血脂作用。能抑制磷脂酶 A_2 和脂氧酶的活性,减少氧自由基的生成,从而清除自由基;还能防止脂质过氧化,减少其产物丙二醛(MDA)及 MDA-LDL 的生成。通过其抗氧化作用,阻止 OX-LDL 的形成,减少由 OX-LDL 介导的动脉粥样硬化的发生,保护了膜结构,减轻对动脉内皮的损伤。此外,还有抗血小板聚集的作用,大剂量能促进毛细血管和小血管再生。维生素 E 还可减少白三烯的合成,增加 PGI_2 的释放,从而抑制动脉粥样硬化的发展,降低缺血型心脏病的发生率和病死率。可作为抗动脉粥样硬化治疗的辅助用药。一般无不良反应,大剂量应用可引起胃肠功能紊乱和肌无力等。

(赵 莹)

第二节 抗动脉粥样硬化药

动脉粥样硬化是缺血性心脑血管病的病理基础。在我国,心脑血管病发病率与病死率近年也明显增加。因而,抗动脉粥样硬化药的研究日益受到重视。动脉粥样硬化病因、病理复杂,本类药物涉及面较广。

主要介绍调血脂药、抗氧化药、多烯脂肪酸类及保护动脉内皮药等。

一、HMG-CoA 还原酶抑制药

羟基甲基戊二酸单酰辅酶 A(HMG-CoA)还原酶抑制药,又称为他汀类药(statins),从真菌培养液中提取,用于临床的有洛伐他汀、普伐他汀、辛伐他汀以及人工合成的氟伐他汀、阿伐他汀等。

(一)体内过程

除氟伐他汀口服吸收完全而迅速,不受食物的影响外,其他药物口服均吸收不完全,且易受食物的影响。药物大部分经肝代谢灭活,小部分经肾原形排泄。

(二)药理作用

HMG-CoA 还原酶是合成胆固醇的限速酶,因此能在肝脏竞争抑制 HMG-CoA 还原酶,从而阻碍内源性胆固醇的合成,降低血浆总胆固醇水平。此外,他汀类药物还具有提高血管平滑肌对扩张血管物质的反应性、抑制血管平滑肌细胞增生、迁移和促进其凋亡、减少动脉壁泡沫细胞的形成、抑制巨噬细胞和单核细胞的黏附和分泌功能、抑制血小板聚集等作用。

（三）临床应用

此类药物是原发性高胆固醇血症、杂合子家族性高胆固醇血症，以及糖尿病和肾性高脂血症的首选药。

（四）不良反应

该类药物不良反应轻，少数患者可有：①轻度胃肠道反应、头痛和皮疹；②血清转氨酶升高，肝病患者慎用或禁用；③无力、肌痛、肌酸磷酸激酶（CPK）升高等骨骼肌溶解症状，普伐他汀不易进入骨骼肌细胞，此反应轻，与苯氧酸类、烟酸类、红霉素、环孢素合用则症状加重。

二、胆汁酸结合树脂

胆汁酸结合树脂是碱性阴离子交换树脂，不溶于水，不易被消化酶破坏，常用药物有考来烯胺（消胆胺）和考来替泊（降胆宁）。胆固醇在肝脏经 7-α 羟化酶转化为胆汁酸排入肠道，95％被肠道重吸收形成肝肠循环，胆汁酸可反馈抑制 7-α 羟化酶而减少胆汁酸的合成，肠道胆汁酸有利于胆固醇的吸收。这类药物与胆汁酸结合而妨碍胆固醇的吸收，达到降血脂的目的，主要用于治高胆固醇血症。常见的不良反应是恶心、腹胀、便秘等；长期使用可引起水溶性维生素缺乏；该药以氯化物形式出现，可引起高氯性酸中毒；可妨碍噻嗪类、香豆素类、洋地黄类药物吸收。

三、烟酸

烟酸是广谱调血脂药，用药 1～4 d 可使 VLDL 和 TG 下降，与考来烯胺合用作用增强。其调血脂作用可能与抑制脂肪酶活性，肝脏合成 TG 的原料减少而使 VLDL 合成减少，继而引起 LDL 生成较少有关。可用于高脂血症和心肌梗死的治疗。可引起皮肤潮红、瘙痒等，服药前 30 min 服用阿司匹林可缓解；也可引起恶心、呕吐、腹泻等胃肠道刺激症状；大剂量可引起高血糖和高尿酸血症及肝功能异常。

四、苯氧酸类

苯氧酸类常用药物有吉非罗齐（吉非贝齐）、苯扎贝特、非诺贝特、环丙贝特等。此类药物可明显降低血浆 TG、VLDL，中度降低 TC 和 LDL-C，升高 HDL。此外还具有抑制血小板聚集、抗凝血、降低血浆黏度、增加纤溶酶活性作用。该类药物主要用于高脂血症。不良反应有恶心、腹痛和腹泻等，偶见皮疹、脱发、视力模糊、血常规和肝功能异常等。

五、多烯不饱和脂肪酸类

多烯不饱和脂肪酸类（PUFAs），主要存在于玉米、葵花子等植物油中，也存在于海洋生物藻、鱼及贝壳类中。此类药物使血浆 TC 和 LDL-C 下降，TG、VLDL 明显下降，HDL-C 升高；也有抑制血小板聚集、使全血黏度下降、红细胞可变性增加、抑制血管平滑肌向内膜增生和舒张血管等作用。上述作用均有利于防治动脉粥样硬化。该类药物能竞争性地抑制花生四烯酸利用环氧酶，减少 TXA_2 的生成，其抗血小板作用可能与此有关。临床除用于降血脂外，也可用于预防血管再造术后的再梗阻。

六、抗氧化剂

氧自由基可对 LDL 进行氧化修饰，形成氧化修饰的 LDL，有细胞毒性，通过以下途径促进动脉粥样硬化形成：①抑制 LDL 与其受体结合和巨噬细胞游走，使 LDL 不能被清除而沉积在动脉内壁下；②可损伤血管内皮；③促进血小板、白细胞与内皮细胞黏附；④分泌生长因子，造成血管平滑肌过度生长。

（一）维生素 E

维生素 E 苯环的羟基失去电子或 H^+，可清除氧自由基和过氧化物，也可抑制磷脂酶 A_2 和脂氧酶，减少氧自由基的生成，中断过氧化物和丙二醛生成。本身生成的生育醌又可被维生素 C 或氧化还原系统复原而继续发挥作用。能防止动脉粥样硬化病变过程。

（二）普罗布考（丙丁酚）

普罗布考口服吸收率低于 10%，且不规则，餐后服用吸收增加。降血脂作用弱，抗氧化作用强。主要与其他调血脂药合用治疗高胆固醇血症。用药后少数患者有消化道反应和肝功能异常；偶见嗜酸性粒细胞增加、感觉异常、血管神经性水肿；个别患者心电图 Q-T 间期延长。禁用于 Q-T 间期延长、心肌损伤的患者。

七、保护动脉内皮药

在动脉粥样硬化的发病过程中，血管内皮损伤有重要意义。机械、化学、细菌毒素因素都可损伤血管内皮，改变其通透性，引起白细胞和血小板黏附，并释放各种活性因子，导致内皮进一步损伤，最终促使动脉粥样硬化斑块形成。所以保护血管内皮免受各种因子损伤，是抗动脉粥样硬化的重要措施。

硫酸多糖是一类含有硫酸基的多糖，从动物脏器或藻类中提取或半合成的硫酸多糖如肝素、硫酸类肝素、硫酸软骨素 A、硫酸葡聚糖等都有抗多种化学物质致动脉内皮损伤的作用。对血管再造术后再狭窄也有预防作用。这类物质具有大量阴电荷，结合在血管内皮表面，能防止白细胞、血小板以及有害因子的黏附，因而有保护作用，对平滑肌细胞增生也有抑制作用。

（高建荣）

第三节　抗慢性心功能不全药

慢性心功能不全又称充血性心力衰竭，是由于多因素导致慢性心肌损伤或心脏长期负荷过重，心肌收缩力减弱、功能障碍，使心脏不能泵出足够的血液满足全身组织器官代谢需要的一种病理状态。

临床表现为组织血液灌流不足，体循环和（或）肺循环淤血，可见呼吸困难、咳嗽、颈静脉怒张、下肢水肿、食欲减退、恶心呕吐及肝脾大等。

目前治疗慢性心功能不全的药主要有正性肌力药、血管紧张素转化酶抑制药和减负荷药，以提高和改善心脏的泵血功能，减轻或消除心功能不全的症状和体征。

一、正性肌力药

强心苷类:强心苷是一类选择性作用于心脏,增强心肌收缩力的药物。临床主要用于治疗慢性心功能不全。强心苷类药从含有强心苷的植物中提取,主要来源于毛花洋地黄、黄花夹竹桃、冰凉花、铃兰以及羊角拗等。

强心苷的化学结构由苷元及糖两部分结合而成。苷元由甾核和不饱和内酯环构成,其结构特征与强心作用活性密切相关,是产生正性肌力作用的基本结构;糖往往由三个洋地黄毒糖、糙麻糖等稀有糖组成,可增加苷元对心肌的亲和力和水溶性,延长苷元的作用时间,使其作用强而持久。各强心苷作用性质基本相同,只是甾核上羟基数目不同,使其作用有快慢、强弱、久暂之分。临床上常用的有洋地黄毒苷、地高辛、毛花苷丙(西地兰)。

1.体内过程

强心苷类药物药理作用相似,由于甾核上极性基团羟基数目的不同,导致体内过程特点的差异。甾核羟基少者脂溶性高、口服吸收率高,血浆蛋白结合率和被肝脏代谢的程度亦高,如洋地黄毒苷;甾核羟基多者脂溶性低、口服吸收率低,常采用静脉注射方式给药,如毒毛花苷K;地高辛甾核羟基数目居中,体内过程特点居于两者之间。

2.药理作用

(1)正性肌力作用(加强心肌收缩力):强心苷对心脏选择性高,在治疗剂量下,能直接加强心肌收缩力、增加心排血量,其正性肌力作用特点如以下两方面。

心肌收缩更加敏捷有力,使收缩期缩短,舒张期相对延长,有利于衰竭心脏充分休息、增加冠状动脉供血及静脉回流量。

降低衰竭心肌耗氧量,心肌耗氧量主要取决于心肌收缩力、心率和心室壁张力。心力衰竭时心肌收缩无力、心排血量降低、心室排空不全,使心率加快,心室容积增大,心室壁张力增高,而导致心肌耗氧量明显增高。应用强心苷后,增强了衰竭心肌的收缩力,虽可使部分耗氧量有所增加,但由于心排血量增加,心室排空完全,室壁张力降低,收缩时间缩短,则使耗氧量显著减少;同时心排血量增加反射性地使心率减慢,外周阻力降低,也能明显降低耗氧量,因而强心苷使慢性心功能不全患者心肌总耗氧量降低。

增加衰竭心脏的排血量,对正常心脏的心排血量并不增加,因对正常心脏,强心苷加强心肌收缩力,还有直接缩血管作用,外周阻力增加,抵消了心排出量的增加。衰竭心脏,强心苷增强衰竭心肌收缩力,使心室排空完全;反射性降低交感神经张力,外周血管阻力降低,超过强心苷的直接缩血管效应,外周血管扩张,故心排血量增加。

(2)负性频率作用(减慢心率):强心苷的负性频率作用,主要表现在由于慢性心功能不全反射性提高交感神经兴奋性引起心率加快的患者。负性频率作用是强心苷正性肌力效应的继发作用。强心苷增强心肌收缩力,增加心排血量,作用于颈动脉窦、主动脉弓压力感受器,反射性降低交感神经张力,提高迷走神经兴奋性而减慢心率,进一步延长舒张期。

(3)对心肌电生理特性的影响。①对传导组织的影响:治疗量强心苷反射性兴奋迷走神经,降低窦房结和心房的自律性;抑制房室结 Ca^{2+} 内流,而减慢房室传导速度;促进 K^+ 外流,扩大静息电位水平,提高除极速率,加快心房传导速度。中毒量强心苷严重抑制 Na^+-K^+-ATP 酶,使细胞内失钾,最大舒张电位减小而提高浦氏纤维自律性,缩短有效不应期。②对心电图的影响:主要表现为心率减慢的 P-P 间期延长;房室传导减慢的 P-R 间期延长;浦氏纤维和心室肌动作电位时程缩短的 Q-T 间期缩短；以及 T 波扁平，甚至倒置；S-T 段呈鱼钩状改变。

（4）利尿作用：强心苷加强心肌收缩力作用使肾血流量增加，还能直接抑制肾小管细胞膜 Na^+-K^+-ATP 酶，使肾小管对 Na^+ 的重吸收减少。因此，强心苷对慢性心功能不全患者有明显的利尿作用。

作用机制：Ca^{2+} 是心肌兴奋-收缩耦联中的关键物质，心肌细胞内 Ca^{2+} 量增加则心肌收缩力增强。强心苷选择性与心肌细胞膜上 Na^+-K^+-ATP 酶受体结合，抑制酶活性，使Na^+-K^+交换受阻，细胞内蓄积大量的 Na^+，而促使 Na^+ 更多地依靠 Na^+-Ca^{2+} 交换偶联，导致细胞内 Ca^{2+} 浓度升高，而使心肌收缩力增强。强心苷通过抑制心肌细胞膜上 Na^+-K^+-ATP 酶，增加心肌细胞内 Ca^{2+} 含量而产生正性肌力作用。

3. 临床应用

（1）慢性心功能不全：强心苷类药物可用于各种原因引起的慢性心功能不全，但疗效因病情不同而有差异。

对高血压、心瓣膜病、先天性心脏病、风湿性心脏病、动脉硬化所引起的心功能不全疗效好，对伴有室率加快或心房颤动者疗效更好。

对继发于严重贫血、维生素 B_1 缺乏、甲状腺功能亢进等心肌能量代谢障碍的心功能不全疗效较差。

对严重心肌损伤、活动性心肌炎和肺源性心脏病引起的心功能不全疗效差且易中毒。此时心肌不仅能量产生障碍，还因缺氧促使心肌细胞进一步缺钾，儿茶酚胺释放增多，浦氏纤维兴奋性增高诱发强心苷中毒。

对严重的二尖瓣狭窄、缩窄性心包炎等，因机械性阻塞引起的心功能不全无效，原因是机械性阻塞使心室充盈和舒张受阻，难以改善心功能不全症状。

（2）某些心律失常：①心房纤颤是指心房发生 400～600 次/分钟紊乱而细弱的纤维性颤动。房颤的主要危险并不是其本身，而在于心房的过多冲动传到心室，引起心室率过快，干扰心室泵血功能，导致严重的循环障碍。强心苷通过直接抑制房室结或兴奋迷走神经，增加房室结中隐匿性传导，阻止过多冲动传入心室，减慢心室率，从而改善循环障碍，增加心排血量。但对多数患者并不能消除房颤。强心苷是治疗心房纤颤的首选药。②心房扑动是指源于心房的 250～300 次/分钟快速而规则的异位节律。房扑的冲动比房颤频率强且慢，更易传入心室而难以控制。强心苷通过缩短心房不应期，使房扑转为房颤，然后再增加房室结隐匿性传导而减慢心室率，达到治疗目的。强心苷也是治疗房扑的首选药，其治疗意义在于保护心室，当心室率减慢停用强心苷后，取消缩短不应期作用，使心房不应期延长，有利于消除折返停止房颤，有恢复窦性心律的可能。③阵发性室上性心动过速：强心苷通过降低交感神经兴奋性，增强迷走神经对心脏的抑制作用，而达到治疗阵发性室上性心动过速的目的。

4. 不良反应

强心苷类药安全范围较小，治疗指数低，临床治疗量已达中毒量的 60%，且强心苷生物利用度个体差异大，有些中毒症状与心功能不全症状相似不易鉴别，使中毒发生率较高。

（1）胃肠道反应：强心苷直接兴奋延髓催吐化学感受区，表现为恶心、呕吐、厌食、腹泻等，是最常见的早期中毒反应。心功能不全未能控制时，由于胃肠静脉淤血也能引起胃肠道反应。应注意将强心苷中毒时与心功能不全未能控制时的胃肠道反应相区别。

(2)中枢神经系统反应:主要表现为失眠、眩晕、头痛、谵妄等症状,还有色觉障碍,如黄视症、绿视症、视物模糊等,与强心苷分布于视网膜有关。色视障碍也是强心苷中毒停药的先兆指征之一。

(3)心脏毒性是强心苷中毒最常见的不良反应,中毒量强心苷明显抑制 Na^+-K^+-ATP 酶,使心肌细胞内 Na^+ 剧增,Ca^{2+} 超负荷,严重缺 K^+,导致静息电位上移、最大舒张电位减小,自律性增高,传导减慢,导致各种心律失常。约 50% 的中毒病例发生各种快速型和缓慢型心律失常。

快速型心律失常,以单发性室性早搏多见且较早出现,约占心脏毒性发生率的 1/3。也可有二联律、三联律、阵发性室上性和室性心动过速。室性心动过速最严重,应立即停药抢救,以免发展为危及生命的室颤。

缓慢型心律失常,房室传导阻滞,大剂量强心苷可引起各种程度的房室传导阻滞。主要与强心苷增加迷走神经兴奋性,高度抑制 Na^+-K^+-ATP 酶,使细胞内失钾;窦性心动过缓,过量强心苷直接抑制窦房结、降低自律性,引起窦性心动过缓,严重者可致窦性停搏。心率低于60 次/分钟为中毒先兆,是停药指征之一。

5.用药方法

(1)传统给药法:先在短期内给予足量强心苷以发挥充分疗效,之后每日给予维持量。前者分缓给法和速给法。缓给法:口服地高辛、洋地黄毒苷,于 3~4 d 内给足全效量,适用于慢性轻症患者。速给法:选用毒毛花苷 K 在 24 h 内给足全效量,适于两周内未用过强心苷的重症患者。

(2)每日维持量给药法:对病情轻者,选用地高辛,逐日给予维持量,经 4~5 个 $t_{1/2}$ 达到稳态血药浓度而发挥治疗作用,并能明显降低中毒的发生率。强心苷肌内注射时应选择较大肌肉深部注射,并经常调换注射部位。静脉注射时速度应缓慢,不能与其他药液混合注射,注射后 1~2 h 要密切监视患者心脏情况。

二、非苷类正性肌力药

(一)儿茶酚胺类

多巴酚丁胺对心脏 β_1 受体选择性高,增强心肌收缩力,使心脏泵血功能改善;减轻心脏负荷,增加心排血量。心肌兴奋作用较温和,较少影响心率,不增加心肌耗氧量,较少引起心律失常。临床用于对强心苷反应不佳的严重左心室功能不全及心肌梗死所致心功能不全者,口服无效。静脉给药起效快,$t_{1/2}$ 与作用时间短暂,适用于心功能不全的紧急处理。

过大剂量易致血压升高、心动过速、诱发或加重心绞痛,易产生耐受性,持续静脉滴注不应超过 72 h。房颤患者不宜应用,因使房室传导加速。

(二)磷酸二酯酶抑制药

米力农和氨力农均为磷酸二酯酶抑制药,选择性抑制磷酸二酯酶,提高心肌细胞内 cAMP含量,使钙通道磷酸化、促进钙内流而增加心肌细胞内钙离子浓度,发挥正性肌力作用;另一方面抑制血管平滑肌细胞内磷酸二酯酶,使 cAMP 含量增加,胞浆内 Ca^{2+} 浓度降低,血管舒张。临床主要用于强心苷治疗无效的难治性慢性心功能不全。

氨力农不良反应较多,常见的有恶心、呕吐、心律失常等。米力农作用较氨力农强 20 倍,长期应用加快心率、增加耗氧量、缩短存活期,增加病死率,仅供短期重度心力衰竭强心苷不耐受或效果不佳者。

三、血管紧张素转化酶抑制药

血管紧张素转化酶抑制剂(ACEI)不仅能缓解心力衰竭的症状,且能降低 CHF 的病死率和改善预后,并能逆转左室肥厚,防止心室的重构,现是治疗 CHF 的主要药物。

常用药物:卡托普利、依那普利、贝那普利等。

卡托普利为血管紧张素转化酶抑制剂,是目前治疗慢性心功能不全的一线药物。

(一)抑制 Ang I 转化酶的活性而降低 Ang II 含量

卡托普利抑制血管紧张素 I 转化为血管紧张素 II,使血管平滑肌扩张,外周阻力减轻,从而降低心脏前后负荷,降低心肌耗氧量;也使醛固酮分泌减少,减轻水钠潴留,减少回心血量,减轻心脏前负荷。

(二)抑制 Ang II 所致的心肌及血管的肥厚、增生

逆转心室重构肥厚及已出现的纤维组织和肌层内冠脉壁的增厚,提高心肌及血管的顺应性。此作用与它们对血管、血压的作用无关。

卡托普利可明显改善心功能,减少并发症,降低病死率,明显降低高血压患者心力衰竭发生率,故对高血压并发心功能不全可作为首选药。常与利尿药、地高辛合用作为治疗慢性心功能不全的基础药物。治疗应从小剂量开始,逐步增至最大耐受量。

四、减负荷药

(一)利尿药

利尿药是治疗心功能不全的常规用药,主要通过增加 Na^+ 排出量,降低血管壁中 Na^+ 含量,减弱 Na^+/Ca^{2+} 交换,降低血管张力,从而减轻心脏负荷,改善心功能,增加心排血量。中效利尿药氢氯噻嗪单独应用,治疗轻度慢性心功能不全效果良好;口服强效利尿药或噻嗪类与留钾利尿药合用,治疗中度慢性心功能不全;对严重心功能不全、急性左心衰竭合并肺水肿,选用强效利尿药如呋塞米静脉注射,可迅速缓解症状,注意同时补钾或与留钾利尿药合用。

(二)血管扩张药

血管扩张药是治疗慢性心功能不全的辅助药物,不能代替强心苷和利尿药等作为常规治疗。临床主要用于对强心苷和利尿药无效的难治患者,即在常规治疗基础上加用扩血管药可提高疗效。血管扩张药用于慢性心功能不全的基本药理作用是:扩张静脉,减少回心血量,降低前负荷,使肺部淤血得以缓解;扩张小动脉,减少外周阻力,降低后负荷,改善心功能,增加心排血量,增加组织供血。

治疗慢性心功能不全选用血管扩张药,临床根据患者血流动力学效应选药,如静脉压明显升高,肺淤血症状显著者,宜选用以扩张静脉降低前负荷为主的硝酸甘油;对外周阻力升高,心排血量明显减少的后负荷升高明显者,宜选用扩张动脉为主的肼屈嗪;对前后负荷都升高,心排血量明显降低者,应选用对静脉、动脉均扩张、明显降低外周阻力、改善心功能的哌唑嗪、卡托普利;对顽固性、急性左心功能降低,心排血量明显减少者,宜选用硝普钠。

本类药物常见主要不良反应有水钠潴留、低血压、心动过速等。为减少不良反应,宜从小剂量开始逐渐增量,或采用扩血管药联合、交替使用。应用时要特别注意血压的变化。

(高建荣)

第四节　抗缺血药物

一、硝酸酯类药物

硝酸酯类药物为非内皮依赖性的血管扩张剂,通过释放一氧化氮(NO)刺激鸟苷酸环化酶,使环磷酸鸟苷(cGMP)增加而使冠状动脉及外周血管扩张。扩张静脉,减少回心血量,降低心脏前负荷;扩张动脉,降低心脏后负荷及需氧量;增加冠状动脉及侧支循环血流量,促进血流分布到缺血区域。是缓解缺血症状的基础用药。

(一)应用原则与注意事项

(1)下列情况禁止使用:如对硝酸酯过敏;急性下壁伴右室心肌梗死;收缩压<90 mmHg的严重低血压;梗阻性肥厚型心肌病;重度主动脉瓣和二尖瓣狭窄;心脏压塞或缩窄性心包;限制型心肌病;已使用磷酸二酯酶抑制剂(如西地那非等);颅内压增高。下列情况亦应慎用:如循环低灌注状态;心室率<50 次/分钟或>110 次/分钟;青光眼;肺源性心脏病合并动脉低氧血症;重度贫血。

(2)任何剂型的硝酸酯连续应用 24 h 后可发生耐药性,因此,长期使用必须采用"偏心"给药方法,保证提供每天 8~12 h 的无硝酸酯或低硝酸浓度期,期间可加用 β 受体拮抗药等预防心绞痛反跳的发生。

(3)硝酸甘油主要用于控制缺血发作,硝酸异山梨酯和单硝酸异山梨酯主要用于预防缺血发生。

(二)药物各论

1.硝酸甘油

(1)药理作用:本药通过释放一氧化氮(NO)刺激鸟苷酸环化酶,使环磷酸鸟苷(cGMP)增加而使血管扩张,扩张动静脉,以静脉为主,降低心脏前后负荷,降低心肌耗氧量,缓解心绞痛。

(2)药动学:自口腔黏膜及胃肠道吸收,也可从皮肤吸收。舌下给药吸收迅速而完全,生物利用度为 80%;口服因肝脏首关效应,生物利用度仅为 8%。舌下给药 2~3 min 起效,5 min 达最大效应。$t_{1/2}$ 为 1~4 min。血浆蛋白结合率约为 60%。主要在肝脏代谢,自肾脏排出。

(3)适应证:心绞痛的治疗及预防、降低血压、充血性心力衰竭。

(4)用法用量。①片剂:舌下含服,一次 0.25~0.5 mg,每 5 min 可重复 1 片;如 15 min 内总量达 3 片后疼痛持续存在,应立即就医;可在活动前 5~10 min 预防性使用。②控释口颊片剂:置于口颊犬齿龈上,一次 1 mg,一日 3~4 次;效果不佳时,可一次 2.5 mg,一日 3~4 次。勿置于舌下、咀嚼或吞服,避免睡前使用。③气雾剂:舌下喷雾,一次 0.4~0.8 mg(1~2 喷),效果不佳可在 10 min 内重复给药。④注射液:患者个体差异大,静脉滴注无固定适合剂量,根据血流动力学参数调整。推荐剂量范围 10~200 μg/min,在一些外科手术过程中用量可至 400 μg/min。⑤贴片:贴于左前胸皮肤,一次 1 片(32 mg/25 mg),一日 1 次。剂量可酌情增加。

(5)不良反应:头痛、眩晕、虚弱、心悸、心动过速、直立性低血压、口干、恶心、呕吐、虚弱、出汗、苍白、虚脱、昏厥、面部潮红、心动过缓、心绞痛加重、药疹和剥脱性皮炎。

(6)禁忌证:对硝酸酯类药过敏者、心肌梗死早期、严重贫血、青光眼、颅内压增高者、梗阻性肥厚型心肌病患者禁用;禁止与 5 型磷酸二酯酶抑制剂(西地那非)合用。

(7)药物相互作用:①中度或过量饮酒时使用本药可致低血压;②与降压药或血管扩张剂合用可增加发生低血压的风险;③阿司匹林可减少硝酸甘油的清除,增强其血流动力学效应;④使用长效硝酸盐可降低舌下用药的作用;⑤与乙酰胆碱、组胺及拟交感胺类药物合用可使疗效减弱;⑥不宜突然停药,防止反跳现象;⑦与乙酰半胱氨酸等含有巯基的药物合用可减缓其耐药性产生;⑧与肝素合用减弱肝素的抗凝作用。

(8)注意事项:①下列情况慎用,如血容量不足、收缩压低、严重的肝肾功能不全;②舌下给药应采取坐位,避免低血压而摔倒;③诱发低血压时可合并反常性心动过缓和心绞痛加重;④长期连续用药可产生耐药性。

(9)特殊人群用药:仅当确有必要时方可用于孕妇;哺乳期妇女应谨慎使用。

2. 硝酸异山梨酯

(1)药理作用:同硝酸甘油。

(2)药动学:口服的生物利用度为 22%,舌下含服的生物利用度为 59%。蛋白结合率低,主要在肝脏代谢生成单硝酸异山梨酯而起作用。注射、舌下含服、口服的半衰期分别为 20 min、1 h 和 4 h。主要经肾脏排泄,其次为胆汁。

(3)适应证:冠心病的长期治疗,心绞痛的预防,心肌梗死后持续心绞痛,与洋地黄、利尿药联合用于慢性心力衰竭,肺动脉高压。

(4)用法用量。

1)片剂:预防心绞痛,口服,一次 5～10 mg,一日 2～3 次,一日总量为 10～30 mg;缓解症状,舌下含服,一次 5 mg;治疗心力衰竭,一次 5～20 mg,每 6～8 h 1 次。

2)缓释片、缓释胶囊:口服,一次 20～40 mg,一日 2 次,需个体化调整剂量。本品不可掰开或嚼服。

3)气雾剂:舌下喷雾,一次 2.5 mg(4 喷)。喷药时避免吸气,10 s 内不得吞咽。

4)喷雾剂:舌下喷雾,根据发作程度一次 1.25～3.75 mg(1～3 喷)。

5)静脉注射或滴注:常用浓度为 50 或 100 μg/mL,需要限制液体摄入时浓度可为 200 μg/mL。初始剂量 30 μg/min,观察 0.5～1 h,如无不良反应可加倍,每日一次。

6)外用:乳膏剂涂于皮肤,从小剂量开始,每格相当于硝酸异山梨酯 0.2 g。将乳膏按刻度挤出所需长度,均匀涂布于所给印有刻度的纸上(即 5cm×5cm 的面积),贴在左胸前区,一日 1 次,必要时每 8 h 1 次,可睡前贴用。

3. 单硝酸异山梨酯

(1)药理作用:本药为长效硝酸酯类抗心绞痛药,作用机制同硝酸甘油。

(2)药动学:口服在胃肠道完全吸收,无肝脏首关效应,生物利用度可达 100%,蛋白结合率为 13%,$t_{1/2}$ 为 5～6 h。肾脏是主要的排泄途径,其次为胆汁排泄。缓释片的释药时间>10 h。

(3)适应证:同硝酸异山梨酯。

(4)用法用量。

1)片剂、分散片剂、胶囊剂、胶丸剂:口服,一次 10～20 mg,一日 2～3 次;严重病例可一次 40 mg,一日 2～3 次。

2)缓释片剂、缓释胶囊剂:晨服,初始剂量为一次 50 mg 或 60 mg,一日 1 次,需个体化给药。

3)注射剂:用氯化钠注射液或 5% 葡萄糖注射液溶解并稀释后静脉注射。初始剂量为每小时 1～2 mg,最大剂量为每小时 8～10 mg,需个体化调整剂量。

二、β 受体拮抗药

β 受体拮抗药为各类心肌梗死、心绞痛等临床诊疗指南的 Ⅰ 类推荐药物,可有效缓解并减少心绞痛发作,增加运动耐量,减小心肌梗死范围,预防恶性心律失常等。还可减缓心肌重构等,改善冠心病患者的长期预后,降低住院率及病死率。对于冠心病患者如无禁忌证,均应使用,并长期使用。

为更好地获益,使用 β 受体拮抗药时可从小剂量开始使用,逐步加量至目标剂量或患者的最大耐受剂量。最大耐受剂量一般以患者的心率和血压为监测目标,一般要求患者的清晨静息心率不低于 55 次/分钟、血压不低于 90/60 mmHg。β 受体拮抗药根据患者的耐受情况增加剂量,一般每 2～4 周剂量翻倍。

三、钙通道阻滞药

钙通道阻滞药(CCB)作用于冠心病主要有以下机制:降低心肌耗氧量,扩张血管,减轻心脏负荷;非二氢吡啶类 CCB 可抑制心肌收缩,减慢心率;抑制递质释放,拮抗交感神经活性;增加心肌血液供给,扩张冠状动脉,解除血管痉挛;促进侧支循环开放;抑制血小板聚集;保护心肌细胞,减轻细胞内"钙超载"。

(1)CCB 类药物对各型心绞痛均有疗效,但指南推荐级别相对低,特别对于 ACS 患者,一般作为持续或反复发作缺血及不耐受 β 受体拮抗药时的替代用药,推荐药物为非二氢吡啶类 CCB。

(2)速效 CCB 类药物(如硝苯地平片)可明显地反射性加快心率,增加心肌耗氧量及对血压造成较大波动,不推荐常规用于心绞痛及高血压的治疗。

(3)CCB 类药物缓解动脉痉挛,为冠状动脉痉挛所致的变异性心绞痛的首选用药。非二氢吡啶类 CCB 可抑制心肌收缩、降低自律性、抑制传导,谨慎与 β 受体拮抗药联用等。

(高建荣)

第五节　常用的抗高血压药

一、利尿降压药

利尿药作为基础降压药在 20 世纪 50 年代已广泛用于临床。该类药物价格低廉,小剂量时不良反应少,较为安全,对多数高血压患者有效且不易耐受,可单独使用治疗高血压,也可与其他降压药联用治疗中、重度高血压。利尿药包括高、中、低效利尿药,其中最常用的利尿降压药为中效能利尿药噻嗪类如氢氯噻嗪等。

(一)氢氯噻嗪

氢氯噻嗪又称双氢克尿塞,抗高血压作用温和持久,常作为基础降压药使用。

1. 药理作用

氢氯噻嗪确切的降压机制尚未阐明,但基本机制是排钠利尿。

(1)用药初期,因排钠利尿,使血容量变少,血压下降。

(2)长期用药,因利尿排钠,降低动脉壁细胞内 Na^+ 的含量,Na^+-Ca^{2+} 减少,细胞内 Ca^{2+} 减少,血管平滑肌对缩血管物质如去甲肾上腺素等的敏感性降低,血压下降。

(3)诱导动脉壁产生扩血管物质如激肽、前列腺素等,使血管扩张,血压下降。

2. 临床应用

氢氯噻嗪是治疗高血压的基础药物,单独使用或与其他抗高血压药物联合应用治疗各类高血压,单用适于轻、中度高血压。老年高血压患者,因肾单位减少,水钠容量增加,血浆肾素活性降低,因此对老年人高血压或并发心力衰竭者降压效果好。

3. 不良反应及用药监护

该类药物小剂量无明显不良反应,长期大剂量应用常致低血钾、低血镁、高血糖、高脂血症等,用药时注意补钾或与留钾利尿药合用并定期检测血糖、血脂、电解质等。糖尿病患者慎用,有痛风史者,应调整用量,并加服抗痛风药。氢氯噻嗪还能增高血浆肾素活性,使血管紧张素Ⅱ和醛固酮水平增高而不利于降压,如果配合 β 受体阻断药和 ACEI 可增加降压效果。

其他利尿药如呋塞米、螺内酯、氨苯蝶啶等也可用于高血压治疗。呋塞米降压作用强,但时间短暂,主要用于急性肺水肿或严重肾功能不全患者。

(二)吲达帕胺

吲达帕胺又称寿比山,为噻嗪类似物,具有轻度利尿和钙拮抗作用。其降压效应是利尿和血管舒张的共同作用的结果,不良反应少,不引起血脂改变,对伴有高脂血症的患者可用吲达帕胺替代噻嗪类利尿药。本药不减少肾血流量,无体位性低血压,对糖代谢也无明显影响。

(三)依普利酮

依普利酮(Eplerenone)为新一代醛固酮受体拮抗药,对醛固酮受体选择性较高,减少了螺内酯类常见的性激素样不良反应。

除轻度利尿外,依普利酮还具有抗心肌和血管肥厚、抗纤维化、保护终末器官等作用,用于高血压、充血性心力衰竭的治疗。主要不良反应为高血钾。

二、钙拮抗药

钙拮抗药也称钙通道阻滞药。按照化学结构可将其分为二氢吡啶类和非二氢吡啶类。前者对血管平滑肌具有选择性,较少影响心脏,作为抗高血压药常用的有硝苯地平、尼群地平和尼卡地平等。非二氢吡啶类包括维拉帕米等,对心脏和血管均有作用。

(一)硝苯地平

硝苯地平(Nifedipine)又称心痛定。对各类高血压均有降压作用,降压作用快、强、短,但对正常血压者影响不明显。

1. 药理作用

硝苯地平作用于细胞膜 L-型钙通道,通过抑制钙离子从细胞外进入细胞内,而使细胞内钙离子浓度降低,导致小动脉扩张,总外周血管阻力下降而降低血压。降压时能反射性引起心率加快,心排出量增加,血浆肾素活性增高,但并不能抵消其直接扩血管降压作用,加用 β 受体阻断药可对抗这些作用并增强降压效应。

2. 临床应用

硝苯地平对轻、中、重度高血压均有降压作用。尤以低肾素性高血压疗效好,可单用或与利尿药、β受体阻断药、血管紧张素转化酶抑制药合用。

硝苯地平普通片给药后血压波动大,且易引起交感神经反射性兴奋,因此除少数急需降压者外,已不常用。其缓释剂或控释剂使用方便,血压波动小,不良反应少,适用于高血压病长期治疗。硝苯地平由于能引起交感神经反射性活动增高,对伴有缺血性心脏病患者宜慎用,以免加剧缺血症状。

3. 不良反应及用药监护

常见的有眩晕、头痛、低血压、颜面潮红、心悸、踝部水肿等。

(二)尼群地平

尼群地平(Nitrendipine)为第二代二氢吡啶类。药理作用与硝苯地平相似,但降压作用较硝苯地平强,维持时间长,反射性心率加快等不良反应少。每日口服 1～2 次。肝功能不良者应慎用或减量,与地高辛合用可增加其血药浓度。

(三)拉西地平

拉西地平(Lacidipine)对血管的选择性强,扩张冠状动脉的作用强于外周血管。降压作用起效缓慢、温和,维持时间较长,不易引起反射性心动过速和心搏出量增加,用于轻、中度高血压。不良反应有心悸、头痛、面红、水肿等。

(四)氨氯地平

氨氯地平(AmLodipine)又名络活喜,作用与硝苯地平相似,降压作用平缓、温和,维持时间较长,每日口服 1 次。不良反应同拉西地平。

三、血管紧张素Ⅰ转化酶抑制药(ACEI)和血管紧张素Ⅱ受体(AT$_1$)阻断药

在高血压发病中,肾素血管紧张素系统(RAS)起着重要的作用。RAS 不仅存在于循环系统,也存在心脏、脑、肾及血管局部。循环与局部 RAS 以其关键产物血管紧张素Ⅱ(AngⅡ)为核心,与高血压、充血性心力衰竭等心血管疾病及肾脏病的发生、发展密切相关。血管紧张素原由肝脏及其组织合成后,在肾小球球旁细胞分泌的肾素(蛋白水解酶)的作用下转变为血管紧张素Ⅰ(AngⅠ),后者在血管紧张素酶(ACE)的作用下转变成 AngⅡ。血管紧张素Ⅱ作为关键的内分泌因素,在体内有多种重要的功能。在心血管方面,AngⅡ促进血管平滑肌及心肌细胞的生长与增生,促进胶原纤维的合成,因此在循环及组织水平干预 RAS 是治疗高血压的重要措施之一。目前临床上应用的药物主要是从抑制血管紧张素转化酶和阻断血管紧张素Ⅱ受体两方面对 RAS 进行干预。

(一)血管紧张素转化酶抑制药

1. 药理作用

ACEI 具有较强的降压作用,与其他降压药相比,具有以下特点。①降压时不伴有反射性心率加快,对心排出量无明显影响;②可预防和逆转心肌与血管构型重建;③增加肾血流量,保护肾脏;④不引起水钠潴留;⑤降压作用稳定,无耐受性,突然停药无反跳现象;⑥能改善胰岛素抵抗,不引起电解质紊乱和脂质代谢改变。

ACEI 的降压机制是通过抑制血管紧张素酶,降低循环与血管组织 RAS 活性,减少 AngⅡ

的生成和升高缓激肽水平而发挥作用。

（1）扩张血管作用。

1）高度选择性抑制 Ang I 转变为 Ang II，降低外周阻力。

2）抑制局部组织的 ACE 活性。

3）抑制缓激肽水解，促进血管内皮释放 NO 和前列环素生成，产生舒血管效应。

4）清除自由基，有效地减少超氧自由基产生，有助于保护组织免于缺血和再灌注损伤。

5）减少去甲肾上腺素释放，并能抑制 RAS，降低中枢交感神经活性，减弱外周交感神经张力，降低外周血管阻力。

（2）改善心脏的功能。

1）抑制和逆转心肌肥厚：由于抑制 Ang II 的生成，可使心肌细胞产生重构，长期应用可逆转已经肥厚的心肌细胞，保护心肌细胞，改善心脏的收缩和舒张功能。

2）降低心室壁的张力和降低心脏冠状动脉血管的阻力，增加冠脉血流量，改善心肌的供血和供氧水平。

（3）保护肾脏的功能：ACEI 具有明显的防止肾小球硬化和抑制肾衰竭进展的作用，对伴有肾衰竭的高血压患者有较好的疗效。

2. 临床应用

（1）治疗各型高血压。CEI 对肾性高血压和原发性高血压均有效，可治疗高肾素高血压，也能降低正常或低肾素高血压患者的血压。与其他药物合用，也可用于治疗重度或顽固性高血压。

（2）治疗充血性心力衰竭。

（3）治疗心肌梗死。该药物可以保护心肌细胞，改善重构，降低病死率。

（4）治疗糖尿病肾病和其他肾病。

3. 不良反应及用药监护

长期应用 ACEI，不良反应发生率较低，患者耐受良好。

（1）低血压：发生于肾素活性高、血容量低和合用利尿药治疗的心力衰竭患者。因此上述患者在用药前应注意水和电解质平衡，应从小剂量开始。

（2）咳嗽：5%～20%的患者可出现干咳。与剂量无关，女性多于男性，常在用药 1 周至 6 个月内出现，此反应可能与缓激肽、P 物质及前列腺素在肺内蓄积有关。有时需停药，通常在 4 d 内消失。

（3）高血钾：见于伴有肾功能不全或服用保钾利尿药、补钾及 β 肾上腺素受体阻断药的患者。

（4）对胎儿的影响：虽然对胎儿器官形成的早期（妊娠 3 个月内）无致畸作用，但持续用药可引起妊娠羊水减少、胎儿颅盖发育不全、肺发育不全、生长迟缓，甚至引起胎儿死亡。育龄妇女虽然不是本类药物的禁忌证，但一旦妊娠应尽快停药。

（5）其他：部分患者可出现皮疹、蛋白尿、急性肾衰竭、血管神经性水肿等。味觉异常多见于卡托普利，羧基类克服了巯基类味觉异常的不良反应。偶见中性粒细胞减少、糖尿、肝毒性。

4. 卡托普利

卡托普利（Captopril）又名开博通，是首次推出的口服有效的 ACEI。口服作用快，舌下含服作用更快、更强，具有轻至中等强度的降压作用，可降低外周阻力血管，增加肾血流量，不伴有反射性心率加快。

卡托普利适用于各类高血压,是抗高血压一线药物,60%～70%的患者单用卡托普利能使血压控制在理想水平,如加用利尿药则95%患者有效。卡托普利尤其适用于合并有糖尿病及胰岛素抵抗、左心室肥厚、心力衰竭、急性心肌梗死的高血压患者,可明显改善生活质量且无耐受性,连续用药一年以上疗效不会下降,而且停药不反跳。卡托普利与利尿药及β受体阻断药合用于重型及顽固性高血压疗效好。

卡托普利最突出的不良反应是缓激肽降解受阻而造成缓激肽含量升高并作用于呼吸道引起咳嗽。还可发生皮疹、心悸、心动过速、胸痛、味觉迟钝等。

5. 依那普利

依那普利(Enalapril)为前药。其基本作用与卡托普利相似,有以下特点:①缓释:因属于前体药物,体内水解后才有效,故起效慢,口服1～2 h起效;②长效:可维持24 h以上,口服1次即可;③强效:强于卡托普利5～10倍,剂量小;④不含巯基,故无卡托普利的青霉胺样反应,但高血钾、低血压等不良反应较卡托普利多见。

(二)血管紧张素Ⅱ受体(AT_1)阻断药

氯沙坦(Losartan)又名科索亚,为1995年美国FDA批准治疗高血压的第一个AT受体阻断药。每日服药一次,降压作用可维持24 h。

1. 药理作用

心血管效应主要与选择性地阻断AngⅡ的效应有关。表现为24 h平稳降压,日间和夜间血压均降低,基础血压越高,降压幅度越大。此外,当AT受体被阻断后,反馈性增加肾素活性,导致AngⅡ浓度升高,AngⅡ仅能激活AT_2受体,产生抗增生作用。氯沙坦对肾功能具有保护作用,在伴有高血压的肾病患者,该药降压的同时能维持肾小球滤过率,增加肾血流量与排钠,减少蛋白尿。还可增加尿酸、尿素排泄,这一作用为氯沙坦所特有。

2. 临床应用

用于治疗轻、中度高血压,适用于不同年龄的高血压患者,对伴有肾病和慢性心功能不全的患者有良好疗效。与利尿药或钙通道阻滞药合用,可增强降压疗效。不能改善胰岛素抵抗,可能因为其不影响缓激肽-NO途径。

3. 不良反应及用药监护

氯沙坦的耐受性良好,不良反应轻且短暂。极少发生干咳和血管神经性水肿。主要不良反应是体位性低血压,在血容量低或血浆肾素水平高的患者易发生。伴有肾脏疾病和应用保钾利尿药者在应用该药后可能出现高钾血症,必要时需监测血钾浓度。禁止用于妊娠患者,因胎儿从4个月起肾脏的灌注依赖于RAS的发育,应用氯沙坦会引起胎儿损伤或死亡。注意使用时需要从小剂量开始,逐渐增量。

其他沙坦类药物:这类药物还有缬沙坦、厄贝沙坦、坎替沙坦和替米沙坦等。其中坎替沙坦作用强大、应用剂量小、维持时间长、谷峰比值高(大于80%),是目前这类药物中最优者。

四、肾上腺素受体阻断药

肾上腺素受体(α和β受体)广泛分布于中枢神经与心血管组织,在血压的调节中起着重要作用。肾上腺素受体阻断药有α受体阻断药、β受体阻断药及兼有α与β受体阻断作用的药物。其中以β受体阻断药最为常用。

(一)β 受体阻断药

β 受体阻断药除用于治疗心绞痛及心律失常外,也是治疗高血压的一线药物。β 受体阻断药价格低廉,治疗高血压安全、有效,能降低心血管并发症(脑卒中、心肌梗死等)的发生率和病死率。用于治疗高血压的 β 受体阻断药有普萘洛尔、纳多洛尔、美托洛尔、阿替洛尔等。

1. 药理作用

β 受体阻断药品种很多,虽然各类药的药理性质和药动学特点不同,但所有的 β 受体阻断药均有不同程度的降压效果。β 受体阻断药的降压机制与下述因素有关。

(1)阻断心脏 β_1 受体,抑制心肌收缩,减慢心率,降低心排出量。

(2)阻断肾小球旁器的 β_1 受体,减少肾素分泌,从而抑制肾素-血管紧张素系统活性。但具有较强内在拟交感活性的药物在降压时并不影响肾素的分泌。

(3)β 受体阻断药能通过血脑屏障进入中枢,阻断中枢 β 受体,使外周交感活性降低,但索他洛尔、阿替洛尔等难以通过血脑屏障仍有良好降压作用。

(4)阻断外周去甲肾上腺素能神经末梢突出前膜 β_2 受体,抑制正反馈调节作用,减少去甲肾上腺素的释放。

(5)促进前列环素的生成。β 受体阻断药的降压机制可能是多环节综合作用的结果,不同药物的作用侧重点不同。

2. 临床应用

用于各类高血压,可单独应用治疗高血压,也可与其他抗高血压药(利尿药、钙通道阻滞药、ACEI 或扩血管药)合用治疗中、重度或顽固性高血压。对高肾素活性、高血流动力学的青年高血压患者疗效较好。尤其适用于心肌梗死后患者、伴有心绞痛(变异性心绞痛除外)、偏头痛、焦虑患者。其作用特点是不引起体位性低血压,较少引起心悸和头痛。

3. 不良反应及用药监护

长期应用该类药物突然停药,可加重冠心病症状,血压升高甚至超过治疗前水平,故宜逐渐减量(停药过程为 10~14 d)。糖尿病患者应用非选择性 β 受体阻断药能延缓胰岛素后血糖水平的恢复,不稳定型糖尿病和经常低血糖患者使用应十分谨慎,应避免血糖偏低现象。β 受体阻断药可致肾血流量和肾小球滤过率持续轻度降低,但一般不引起水钠潴留,长期应用很少引起肾功能受损,高血压伴有肾病患者注意定期监测肾功能。禁用于左室心功能不全、窦性心动过缓、房室传导阻滞及支气管哮喘患者。

3. 普萘洛尔

普萘洛尔(Propranolol)又名心得安,为非选择性 β 受体阻断药。口服吸收完全但生物利用度低,且个体差异大。

本药可通过多种机制产生降压作用,即减少心排血量、抑制肾素释放、在不同水平抑制交感神经活性(中枢部位、压力感受性反射及外周神经水平)和增加前列环素的合成等。该药可用于各种程度的原发性高血压,可作为抗高血压的首选药物单独应用,也可与其他抗高血压药合用。对心排血量及肾素活性偏高者疗效较好,高血压伴有心绞痛、偏头痛、焦虑症等选用 β 受体阻断药较为合适。

4. 美托洛尔

美托洛尔(Metoprolol)又名倍他洛克,为选择性阻断 β 受体。其缓释制剂 24 h 内维持血压恒定水平,可每日用药 1 次,能降低心肌梗死患者猝死率。不良反应少。

（二）α 受体阻断药

绝大多数高血压患者血浆儿茶酚胺浓度升高以及血管平滑肌 α 受体表达上调，α 受体阻断药能阻断血管平滑肌细胞 α_1 受体，抑制儿茶酚胺对血管平滑肌的收缩作用，使收缩状态的小动脉舒张，产生降压效应。

非选择性 α 受体阻断药（如酚妥拉明）除阻断 α_1 受体外，还能阻断突触前膜 α_2 受体，取消对去甲肾上腺素等神经递质释放的负反馈作用，可引起心率加快和肾素分泌增加，不良反应较多，长期降压效果差，除用于控制嗜铬细胞瘤患者的高血压危象外，不作为抗高血压药应用。选择性 α_1 受体阻断药不良反应少，可用于长期治疗高血压病。现在用于临床的该类药物有哌唑嗪、特拉唑嗪、多沙唑嗪等。以哌唑嗪为例，做如下介绍。

哌唑嗪（Prazosin）口服吸收良好，大部分经肝代谢，首关消除显著。

1. 药理作用

舒张小动脉和小静脉，降低外周阻力，心排出量略升或不变，对肾血流量和肾小球滤过率无影响，降压时心率加快不明显，不增高血浆肾素活性。

对立位和卧位均有降压作用。长期使用时，能改善脂质代谢，降低总胆固醇、三酰甘油、低密度脂蛋白，能升高高密度脂蛋白。还可使膀胱及尿道平滑肌松弛，可减轻前列腺增生患者排尿困难的症状。

2. 临床应用

适用于各类高血压，主要适用于治疗轻、中度高血压及伴有肾功能不全的高血压患者，尤其适用于高血压合并前列腺肥大的老年患者。

3. 不良反应及用药监护

常见有鼻塞、口干、嗜睡、头痛、腹泻等，主要的不良反应是部分患者首次应用后出现"首剂现象"，表现为严重的体位性低血压、眩晕、心悸、昏厥，一般在首次用药后 30～90 min 出现。若将首剂药量改为 0.5 mg 临睡前服用，可减轻或避免这种不良反应的发生。在服用哌唑嗪前一日停止使用利尿药，可减轻"首剂效应"。

（三）α 和 β 受体阻断药

1. 拉贝洛尔

拉贝洛尔（Labetalol）又名柳胺苄心定，能阻断 α_1 和 β 受体，其阻断 β 受体的作用比阻断 α_1 受体的作用强。本药通过阻断 α_1、β 受体，降低外周血管阻力而产生降压作用，对心排出量与心率影响较少。降压作用强、快，适用于各型高血压，静脉注射可治疗高血压危象。

2. 卡维地洛

卡维地洛（Carvedilol）能选择阻断 α_1、β 受体，降低外周血管阻力。可扩张冠状动脉和肾血管，还具有抗氧化作用。用于治疗轻度及中度高血压或伴有肾功能不全、糖尿病的高血压患者，还可用于治疗充血性心力衰竭。但严重肝功能损伤患者不宜使用。不良反应与普萘洛尔相似，但不影响血脂代谢。

（郭　翠）

第六节　抗心绞痛药

心绞痛(angina pectoris)是冠心病的常见症状,是因冠状动脉供血不足引起的心肌急剧的、暂时的缺血与缺氧综合征,其典型临床表现为阵发性的胸骨后压榨性疼痛并向左上肢放射。常发生在冠心病等患者情绪激动或活动过多时,此时交感神经兴奋,心肌收缩力增加,心率加快,以致心肌需氧供不应求,导致心肌缺氧而出现心绞痛。心绞痛持续发作得不到及时缓解则可能发展为急性心肌梗死。

目前临床上常用的抗心绞痛药物有硝酸酯类、β受体阻断药及钙拮抗药;此外,抗血小板药、抗血栓药也有助于心绞痛的防治。

一、硝酸酯类

硝酸甘油(Nitroglycerin)是硝酸酯类的代表药,由于起效快、疗效肯定、使用方便、经济等优点,成为防治心绞痛最常用的药物。硝酸甘油口服因受首关消除等的影响,生物利用度仅为8%,不宜口服给药,故临床上舌下含服吸收快而完全,外用(软膏或贴膜)也可经皮肤缓慢吸收而发挥治疗作用。舌下含化后1～3 min起效,作用维持10～30 min。血浆半衰期约为3 min。主要经肝脏代谢,代谢物经肾排泄。

(一)药理作用

1.舒张血管

扩张容量血管,减少回心血量,降低心脏前负荷,从而缩小心室容积,降低心室壁张力,结果减少心肌耗氧量;扩张阻力血管,降低外周血管阻力,减轻心脏后负荷,从而减少了心脏做功,又缩短了射血时间,最终减少耗氧量。

2.增加缺血心肌的血氧供应

小剂量硝酸甘油能解除冠状动脉痉挛、增加供血;能舒张较大的心外膜血管和动脉狭窄部位的侧支,促使血流从输送血管经侧支血管较多地流入缺血区,增加缺血区供血量。

3.增加心内膜下层的血氧供应

由于心内膜下血管是由心外膜血管垂直穿过心肌而来,所以心内膜的血流量易受心室壁张力和心室内压的影响,尤其以左心室为甚。当心室肌壁张力和心室内压增高时,心内膜的血流量会明显减少。心绞痛发作时,心室壁张力明显增高,所以心内膜下区域缺血最为严重。硝酸甘油通过舒张静脉而降低室壁张力,加上其扩张心内膜血管作用,使得心内膜下的血氧供应明显增加,从而减轻心肌缺血,缓解心绞痛。

(二)临床应用

1.心绞痛

舌下含化能迅速缓解各型心绞痛发作,效果确实、可靠,常作为首选药使用。必要时可采取静脉滴注。为预防晚间发作,可将2%硝酸甘油软膏涂于前臂或胸部或背部皮肤,这样吸收缓慢,作用可维持4～6 h。硝酸甘油与β受体阻断药合用能提高疗效。

2.急性心肌梗死

早期使用硝酸甘油可增加缺血区心肌的血流量,降低心肌耗氧量,减轻心肌损害,缩小梗死面积。

3.慢性心功能不全

硝酸甘油可作为减轻心脏负荷药用于治疗慢性心功能不全。还可舒张肺血管、降低肺血管阻力，改善肺通气，用于急性呼吸衰竭及肺动脉高压的患者。

（三）不良反应及用药监护

（1）血管舒张反应：主要是搏动性头痛及颜面潮红；颅内血管舒张可升高颅内压；外周血管舒张可致体位性低血压和昏厥；血压过度降低可反射性引起交感神经兴奋，心率加快，心肌耗氧量增加。

（2）高铁血红蛋白症：常发生于用量过大时或频繁使用药物时。

（3）快速耐受性：连续使用2～3周可产生耐受性，但停药1～2周耐受性可消失。采用小剂量、间歇给药法，即白天分次用药，夜间不用药，可避免产生耐受性。

（4）易挥发，静脉滴注时应现配现用。

（5）遇光后易分解，应避光。在输液时，输液瓶和莫菲氏管应使用黑纸或黑布包裹。

（6）静脉滴注过程中要准确测量血压、脉搏并详细记录，一般15～30 min测量一次，根据血压、脉搏及病情变化情况来调整点滴速度。

（7）掌握好静脉滴注速度，一般将硝酸甘油1～2 mg溶于5％葡萄糖溶液100 mL中，以每分钟10～20滴的速度为宜。

同类药还有硝酸异山梨酯和单硝酸异山梨酯，其作用及机制与硝酸甘油的相似，但作用较弱，起效较慢，作用维持时间较长。主要口服用于心绞痛的预防和心肌梗死后心力衰竭的长期治疗。

二、β受体阻断药

β受体阻断药如普萘洛尔、吲哚洛尔、噻马洛尔及选择性$β_1$受体阻断药如阿替洛尔、美托洛尔、醋丁洛尔等均可用于心绞痛的治疗。下面以普萘洛尔（又名心得安）为例介绍如下。

（一）药理作用

1.降低心肌耗氧量

阻断心肌$β_1$受体，使心肌收缩力减弱、心肌纤维缩短速度减慢、减慢心率及降低血压，可明显减少心肌耗氧量，缓解心绞痛。但它抑制心肌收缩力可增加心室容积，延长心室射血时间，导致心肌耗氧量增加，但总效应仍是减少心肌耗氧量。

2.改善缺血区心肌供血

阻断心肌$β_1$受体，可使心率减慢，舒张期延长，进而冠状动脉灌注时间延长，从而有利于血液从心外膜血管流向心内膜缺血区；同时降低心肌耗氧量，可使非缺血区血管阻力增加，迫使血液由非缺血区流向血管已扩张的缺血区，增加缺血区的供血。

3.改善心肌代谢

改善心肌缺血区对葡萄糖的摄取，保护缺血区线粒体的结构和功能，维持缺血区ATP和能量供应；促进组织中血红蛋白结合氧的分离，增加组织供氧，从而改善心肌代谢。

（二）临床应用

β受体阻断药对稳定型和不稳定型心绞痛均有效。对硝酸酯类不敏感的心绞痛或疗效差的稳定型心绞痛，β受体阻断药可使发作次数减少，因此β受体阻断药尤其适用于心绞痛伴有高血压或心律失常的患者。长期使用β受体阻断药能缩短仅有缺血心电改变而无症状的心绞痛患者的缺血时间。β受体阻断药还能降低近期有心肌梗死者心绞痛的发病率和病死率。β受体阻断药和硝酸酯类合用,宜选用作用时间相近的药物,通常以普萘洛尔与硝酸异山梨酯合用为佳,β受体阻断药能对抗硝酸酯类所引起的反射性心率加快和心肌收缩力增强,硝酸酯类可缩小β受体阻断药所致的心室容积增大和心室射血时间延长,二药合用能协同降低耗氧量,减少用量,减少不良反应。由于两类药物都可降压,影响冠脉流量,对心绞痛不利,所以合用时需注意调整剂量。

(三)不良反应及用药监护

不良反应有乏力、嗜睡、头晕、失眠等。β受体阻断药一般宜口服给药,因剂量的个体差异大,应从小量开始逐渐增加剂量。β受体阻断药停用时应逐渐减量,如突然停用可导致心绞痛加剧或诱发心肌梗死。对心功能不全、低血压、房室传导阻滞、支气管哮喘、哮喘既往史及心动过缓者不宜应用。长期应用后对血脂也有影响,本类药物禁用于血脂异常的患者。用药过程中应注意监测患者心率、血压、心电图变化等。

三、钙通道阻滞药

钙通道阻滞药是临床上用于预防和治疗心绞痛的常用药,特别是对变异型心绞痛疗效最佳,以硝苯地平(Nifedipine)为例介绍如下。

(一)药理作用

1.降低心肌耗氧量

阻滞钙离子内流,舒张阻力血管,降低心脏后负荷,并使心肌收缩力减弱,心率减慢,心脏做功减少,从而降低心肌耗氧量。

2.增加缺血区血流量

对冠脉中较大的输送血管及小阻力血管有扩张作用,特别是对处于痉挛状态的血管有显著的解除痉挛作用,从而增加缺血区的血液灌注。此外,还增加侧支循环血流量,增加缺血区血流量,改善缺血区的供血供氧。

3.保护心肌作用

心肌缺血时可使钙离子在细胞内聚集,导致细胞内钙超负荷,使线粒体肿胀而失去氧化磷酸化的功能。硝苯地平阻滞钙离子内流,保护线粒体的结构和功能,使缺血心肌得以存活。对急性心肌梗死者,能缩小梗死范围。

4.抑制血小板聚集

不稳定型心绞痛与血小板黏附和聚集、冠状动脉血流减少有关,大多数急性心肌梗死也是由动脉粥样硬化斑块破裂,局部形成血栓突然阻塞冠状动脉所致。钙通道阻滞药阻滞 Ca^{2+} 内流,降低血小板内 Ca^{2+} 浓度,抑制血小板聚集。

此外,有实验报道,钙通道阻滞药有促进血管内皮细胞产生及释放内源性 NO 的作用。

(二)临床应用

治疗各型心绞痛,尤其适用于变异型心绞痛。对稳定型心绞痛及急性心肌梗死等也有效。临床上常用于抗心绞痛的钙通道阻滞药有硝苯地平、维拉帕米、地尔硫䓬、哌克昔林及普尼拉明。

钙通道阻滞药与β受体阻断药联合应用,特别是硝苯地平与β受体阻断药合用更为安全,二者合用对降低心肌耗氧量起协同作用。β受体阻断药可消除钙通道阻滞药引起的反射性心动过速,后者可抵消前者收缩血管作用。临床也证明钙通道阻滞药对心绞痛伴高血压及运动时心率显著加快者最适宜。

(三)不良反应及用药监护

可引起头痛、心率加快、眩晕、面部潮红、体位性低血压等。与此药引起血管扩张有关。

四、其他抗心绞痛药物

(一)卡维地洛

卡维地洛(Carvedilol)是 β_1、β_2 和 α 受体阻断药,具有一定的抗氧化作用,故可用于心绞痛、心功能不全和高血压病的治疗。

(二)吗多明

吗多明(Molsidomine)作为 NO 的供体,释放 NO,发挥与硝酸酯类相似的作用。舌下含服或喷雾吸入用于稳定型心绞痛或心肌梗死伴高充盈压者疗效较好。

(三)尼可地尔

尼可地尔(Nicorandil)是 K^+ 通道激活剂,有激活血管平滑肌细胞膜 K^+ 通道,促进 K^+ 外流,抑制 Ca^{2+} 内流作用,还可释放 NO,增加血管平滑肌细胞内 cGMP 含量,使冠脉血管扩张。主要适用于变异型心绞痛和稳定型心绞痛,而且不易产生耐受性。同类药还有吡那地尔(Pinacidil)和克罗卡林(Cromakalim)。

五、抗心绞痛药的用药监护

(一)用药前

(1)熟悉抗心绞痛药的适应证和禁忌证,了解各种剂型和用法。

(2)告知患者心绞痛的防治知识,采取适当措施预防心绞痛发作,重视原发疾病的治疗。

(二)用药中

①保持患者处于半卧位;②硝酸甘油舌下含服作为首选,变异型心绞痛首选硝苯地平;③单个药物无法控制病情时,可联合给药;④静脉给药时,注意控制滴速。

(三)用药后

①密切观察用药后的疗效和不良反应;②指导患者饮食,并注意控制血脂;③注意观察患者的病情变化。

(郭　翠)

第七节　常用抗心律失常药

一、Ⅰ类——钠通道阻滞药

(一)ⅠA 类药物

1.奎尼丁

奎尼丁是由金鸡纳树皮中提取的一种生物碱,是奎宁的右旋体,但其抗疟作用较弱,而对心脏的作用较强。

(1)药动学特点:口服吸收快而完全,生物利用度为 70%～80%,心肌中的分布浓度较高。主要经肝代谢,10%～20%原形经肾排泄。

(2)药理作用与临床应用:奎尼丁与心肌细胞膜上的钠通道蛋白结合,适度阻滞 Na^+ 通道,同时还具有 M 受体、α 受体阻断作用。

1)降低自律性:治疗量的奎尼丁抑制 Na^+ 内流,降低心房、心室、浦肯野纤维的自律性,抑制异位冲动的发放。对病态窦房结综合征者明显降低其自律性,对正常窦房结则影响甚微。

2)减慢传导速度:抑制 Na^+ 内流,降低心房、心室、浦肯野纤维的 0 相上升速率和振幅,减慢传导速度,变单向传导阻滞为双向阻滞,取消折返。

3)延长有效不应期:抑制 K^+ 外流,延长心房、心室、希浦纤维的有效不应期(ERP)和动作电位间期(APD),以 ERP 的延长更为明显,从而有利于消除折返。

4)负性肌力作用:与减少 Ca^{2+} 内流有关。该类药为广谱抗心律失常药,可治疗各种快速型心律失常,但临床主要用于心房颤动和心房扑动的转复或电转复律后防止复发。

(3)不良反应:较多见,约 1/3 的患者出现各种不良反应。

1)胃肠道反应:较常见,包括恶心、呕吐、腹泻、腹痛等。

2)金鸡纳反应:表现为耳鸣、眩晕、头痛、视力模糊等。

3)心脏毒性:治疗浓度时减慢心室内传导,高浓度可致窦房传导阻滞、房室传导阻滞及室内传导阻滞等,也可引起室性心动过速。偶见"奎尼丁昏厥",发作时患者意识丧失四肢抽搐、呼吸停止,出现尖端扭转型室性心动过速甚至心室颤动。应立即进行人工呼吸、胸外按摩、电除颤等,同时用异丙肾上腺素及乳酸钠等药物治疗。

4)过敏反应:部分患者可出现皮疹、药热、血小板减少和血管神经性水肿等。

(4)禁忌证:肝肾功能不全、严重房室传导阻滞、心动过缓、低血压、强心苷中毒患者禁用。

(5)药物相互作用

1)与药酶诱导剂苯巴比妥、苯妥英钠等合用,可加速其代谢,使血药浓度降低。

2)与药酶抑制剂西咪替丁、钙通道阻滞药等合用,可抑制其在肝的代谢。

3)与地高辛合用,可使后者肾清除率降低而使血药浓度升高。

4)与双香豆素、华法林合用,可竞争与血浆蛋白结合,使后者抗凝作用增强。

2.普鲁卡因胺

普鲁卡因胺为局麻药普鲁卡因的衍生物。口服易吸收,生物利用度为 80%,也可注射给药。主要在肝中被代谢成 N-乙酰普鲁卡因胺,后者仍有抗心律失常作用。作用与奎尼丁相似而较弱,几乎无 M 受体和 α 受体阻断作用。能降低浦肯野纤维自律性,减慢传导速度,延长 ERP。以抑制房室结以下传导为主。主要用于室性期前收缩、室性心动过速;对室上性心动过速也有效。长期应用可出现胃肠道反应、皮疹、药热、粒细胞减少等;应用半年以上,20%～40%的患者可出现系统性红斑狼疮样综合征,停药后可逐渐恢复,必要时可用肾上腺皮质激素治疗。高浓度静脉注射可引起低血压、房室传导阻滞、窦性停搏、室性心动过速、心室颤动等。故注射给药时应连续监测血压和心电图的变化。

(二)ⅠB 类药物

1.利多卡因

利多卡因为常用的局麻药,也有抗心律失常作用。

(1)药动学特点:因首关消除明显,须静脉给药,静脉注射 $1\sim2$ min 后起效,作用维持 20 min 左右,半衰期($t_{1/2}$)约为 2 h。血浆蛋白结合率约 70%,主要在肝代谢,约 10%原形经肾排出。

(2)药理作用与临床应用

1)降低自律性,提高心室致颤阈:治疗浓度能选择性地作用于浦肯野纤维和心室肌,轻度抑制 4 相 Na^+ 内流,促进 K^+ 外流,降低希浦纤维的自律性,提高心室致颤阈。

2)改变传导速度:治疗浓度时对正常心肌的传导无明显影响。在心肌缺血时,缺血部位细胞外 K^+ 浓度升高,利多卡因可阻滞 Na^+ 内流,明显减慢传导速度,使单向阻滞变为双向阻滞而消除折返。当血中 K^+ 浓度较低时,利多卡因则促 K^+ 外流而加速传导。大剂量时则明显抑制 0 相上升速率而减慢传导。

3)相对延长有效不应期:通过促进 3 相 K^+ 外流,并抑制 2 相 Na^+ 内流而缩短希浦纤维及心室肌的 APD 和 ERP,且以缩短 APD 更为显著,相对延长 ERP,有利于消除折返。

临床主要用于各种原因引起的室性心律失常,尤其适用于急性心肌梗死引起的室性期前收缩、室性心动过速及心室颤动,可作为首选药。

(3)不良反应:主要表现为嗜睡、眩晕、头痛,静脉滴注过快或过量还可出现低血压、房室传导阻滞、语言障碍甚至惊厥、呼吸抑制、心脏停搏等,静脉滴注过程中应密切监测患者的血压和心电图,防止过量中毒。低钾时心肌细胞对 K^+ 的通透性降低影响利多卡因疗效,应先补钾。

(4)禁忌证:对局部麻醉药过敏者禁用,阿-斯综合征(急性心源性脑缺血综合征)、预激综合征、严重心脏传导阻滞(包括窦房、房室及心室内传导阻滞)患者禁用。

(5)药物相互作用:与 β 受体阻滞药合用,利多卡因肝脏代谢受抑制,血药浓度增加,可发生心脏和神经系统不良反应。应调整利多卡因剂量,并用心电图监护及监测其血药浓度。

2.苯妥英钠

苯妥英钠为抗癫痫药,也具有抗心律失常作用。抗心律失常作用与利多卡因相似,也是抑制 Na^+ 内流,促进 K^+ 外流,降低浦肯野纤维自律性;能与强心苷竞争 Na^+-K^+-ATP 酶,抑制强心苷中毒时迟后除极所引起的触发活动;缩短 APD,相对延长 ERP,有利于消除折返。对传导的影响与药物浓度、细胞外 K^+ 浓度等有关,低血钾时小剂量苯妥英钠能加快传导速度,强心苷中毒时多伴有低血 K^+,此作用更为明显。

用于治疗室性心律失常,尤其适用于低血钾或强心苷中毒所致的室性心律失常。对心肌梗死、麻醉、心胸手术等引起的室性心律失常,疗效不如利多卡因。

3.美西律

美西律的化学结构及作用与利多卡因相似。特点是:①可口服,生物利用度高,作用维持时间长达 $6\sim8$ h;②主要用于治疗各种室性心律失常,对急性心肌梗死诱发的快速型室性心律失常疗效好,常用于维持利多卡因的疗效;③不良反应有胃肠道反应,久用后可见神经症状,如震颤、眩晕、共济失调等。禁用于重度心功能不全、传导阻滞、缓慢型心律失常等。

(三)ⅠC 类药物

普罗帕酮(心律平)。

(1)药动学特点:口服吸收良好,但首关消除明显,生物利用度低,30 min 起效,$2\sim3$ h 作用达高峰,持续 $6\sim8$ h。主要在肝代谢,经肾排出。

(2)药理作用与临床应用:主要作用于浦肯野纤维和心室肌,明显抑制 Na^+ 内流,降低自律性,减慢传导速度,延长 APD 和 ERP,ERP 延长更明显,有利于消除折返。此外,具有较弱的 β 受体阻断作用和钙通道阻滞作用。为广谱抗心律失常药,适用于室上性和室性期前收缩、心动过速以及预激综合征伴有心动过速或心房颤动。

(3)不良反应:常见恶心、呕吐、味觉改变等消化系统症状。偶见粒细胞缺乏、红斑性狼疮样综合征。严重时可致心律失常如心动过缓、房室传导阻滞,也可加重充血性心力衰竭。故用药时须严密监测心电图,若心电图 QRS 波加宽超过 20% 或 Q-T 间期明显延长者宜减量或停药。

(4)禁忌证:严重房室传导阻滞、严重充血性心力衰竭、心源性休克、严重低血压及对该药过敏者禁用。

二、Ⅱ类——β 受体阻滞药

β 受体阻滞药主要通过 β 受体阻断作用来发挥作用,同时还有阻滞 Na^+ 内流,促进 K^+ 外流等作用,常用于抗心律失常的 β 受体阻滞药有美托洛尔、阿替洛尔、噻吗洛尔、比索洛尔、艾司洛尔等。

1.美托洛尔

本药口服吸收迅速完全,吸收率大于 90%,但肝脏代谢率达 95%,首过效应为 25%～60%,故生物利用度仅为 40%～75%,血浆浓度达峰时间一般为 1.5 h,最大作用时间为 1～2 h。

本药为选择性 β_1 受体阻滞药,作用与普萘洛尔相似而较弱,可降低窦房结、房室结的自律性,明显减慢传导,主要用于室上性心律失常。对快速型心律失常的患者,本药可阻断交感神经活性,使心率减慢。

2.阿替洛尔

阿替洛尔为非选择性 β 受体阻滞剂,对心脏 β_1 受体选择性较高,无内源性拟交感作用,无心肌抑制作用。口服吸收完全,服后 2～4 h 达血药峰浓度,$t_{1/2}$ 为 6～7 h。主要抑制窦房结及房室结自律性,可减慢窦性心律,减慢房室结传导,可用于室上性心律失常的治疗,减慢心房颤动和心房扑动的心室率,对室性心律失常亦有效。少数人有口干、胸闷、恶心、呕吐、腹胀、乏力、头晕、失眠、嗜睡、精神抑郁、手足冷、血压下降等,个别患者出现窦性心动过缓。

3.艾司洛尔

艾司洛尔为短效 β_1 受体阻滞药,抑制窦房结及房室结的自律性、传导性。主要用于室上性心律失常,减慢心房颤动和心房扑动时的心室率。静脉注射后数秒钟起效,t_{max} 为 9 min。不良反应有低血压、轻度抑制心肌收缩等。

三、Ⅲ类——延长 APD 的药物

本类药物能选择性地延长 APD 与 ERP,有利于消除折返,产生抗心律失常作用。

1.胺碘酮

(1)药动学特点:胺碘酮口服吸收缓慢而不完全,生物利用度约为 50%,血浆蛋白结合率约为 95%。4～7 h起效,主要在肝代谢,停药后作用可维持 1～3 个月。

(2)药理作用与临床应用:胺碘酮能明显阻滞 K^+ 通道,适度阻滞 Na^+ 通道和 Ca^{2+} 通道,可延长 APD 和 ERP,从而降低窦房结和浦肯野纤维的自律性,减慢房室结和浦肯野纤维的传导速度。还可非竞争性阻滞 α、β 受体,扩张冠脉和周围血管,增加冠脉血流量,降低外周血管阻力,有一定的保护缺血心肌作用。用于各种快速型室上性和室性心律失常,可使阵发性心房颤动、扑动及室上性心动过速转复并维持其窦性节律;对预激综合征并发心房颤动或室性心动过速者疗效好;静脉给药可抢救危及生命的室性心动过速及心室颤动。

(3)不良反应:口服有胃肠道反应,表现为食欲减退、恶心、呕吐、便秘;因含碘,久用约 9% 的患者可引起甲状腺功能亢进或低下;药物少量自泪腺排出,可在角膜发生黄色微粒沉着,一般不影响视力,停药后可自行恢复;少数患者可出现间质性肺炎、肺纤维化,一旦发现立即停药,并用肾上腺皮质激素治疗。静脉滴注过快可致心动过缓、房室传导阻滞、低血压和心功能不全等。因本药不良反应与剂量大小及用药时间长短成正比,故不宜长期连续应用。

(4)禁忌证:心功能不全、窦房结功能低下者慎用。房室传导阻滞、甲状腺功能异常及对碘过敏者禁用。

(5)药物相互作用

1)不宜与 β 受体阻滞药、钙通道阻滞药合用,以免加重心动过缓或房室传导阻滞,如需合用,则应将药物减量并密切观察。

2)胺碘酮能增加血清地高辛浓度,加强洋地黄类药对窦房结及房室结的抑制作用,使其易达中毒水平。必须合用时,洋地黄类药应减少 50%,并监测其血药浓度。

3)与排钾利尿药合用,可增加低血钾所致心律失常的发生率。低血钾状态应用胺碘酮可加重 Q-T 间期延长,引起尖端扭转型室速,应同时补钾治疗并密切监测血钾浓度。

2.索他洛尔

索他洛尔是具有延长复极过程作用的 β 受体阻滞药,能降低自律性,减慢房室结传导,明显延长心房肌、心室肌,尤其是浦肯野纤维的 APD 和 ERP,消除折返。临床用于各种心律失常,如心房扑动、心房颤动、室上性心动过速、室性期前收缩、室性心动过速及室颤等。不良反应较胺碘酮少。少数 Q-T 间期延长者偶可出现尖端扭转型室速。

（王海霞）

第三章 呼吸系统常用药物

第一节 镇咳药

咳嗽是一种保护性反射活动,可促进呼吸道痰液及异物的排出,有利于保持呼吸道的清洁与通畅。轻度的咳嗽不必使用镇咳药,剧烈而频繁的咳嗽不仅影响休息,给患者带来痛苦,甚至引起气胸、尿失禁和腹直肌撕裂等并发症,因此,在对因治疗的同时应适当使用镇咳药,以缓解症状。临床常用镇咳药根据其作用机制分为中枢性镇咳药和外周性镇咳药两类。

一、中枢性镇咳药

(一)可待因

可待因,又名甲基吗啡,属于阿片类生物碱。口服易吸收,约 20 min 起效,作用可维持 4～6 h,主要在肝脏代谢,约 15% 经脱甲基变为吗啡,其代谢产物主要经尿排泄。

1.作用和临床应用

作用与吗啡相似但较弱。对延髓咳嗽中枢有直接抑制作用,镇咳作用强而迅速。镇咳作用强度约为吗啡的 1/4,镇痛作用强度约为吗啡的 1/10,镇咳剂量不抑制呼吸。临床主要用于各种原因引起的剧烈干咳和中等程度的疼痛,对胸膜炎干咳伴有胸痛者尤为适宜。

2.不良反应和用药监护

长期应用可产生耐受性、依赖性。大剂量(60 mg)给药时明显抑制呼吸。有些患者可出现兴奋及烦躁不安。5 岁以下的儿童、哮喘、呼吸功能不足和多痰者禁用。属于麻醉药品,不可大量和长期使用。

(二)右美沙芬

右美沙芬为合成的吗啡衍生物。口服吸收良好,15～30 min 起效,作用可维持 3～6 h。

1.作用和临床应用

镇咳强度与可待因相似或略强,无镇痛作用,治疗量不抑制呼吸,长期应用无依赖性,是目前临床应用最广的镇咳药。临床主要用于感冒、急慢性支气管炎、支气管哮喘、咽喉炎、肺结核等所致的无痰性干咳。

2.不良反应和用药监护

安全范围大,偶有头晕、轻度嗜睡、口干、便秘等。孕妇、痰多者慎用。

(三)喷托维林

喷托维林,又名维静宁、咳必清。

1.作用和临床应用

具有中枢性和外周性双重镇咳作用,对延髓咳嗽中枢具有直接抑制作用,兼有轻度的局麻作用和阿托品样作用,大剂量可松弛支气管平滑肌,降低气道阻力。镇咳作用强度约为可待因的 1/3,无依赖性。临床主要用于上呼吸道感染引起的干咳、阵咳和百日咳等。

2.不良反应和用药监护

偶见轻度头晕、恶心、口干、便秘等不良反应,乃阿托品样作用所致。青光眼患者禁用,前列腺肥大、心功能不全者慎用。

(四)氯哌斯汀

氯哌斯汀,又名咳平,为苯海拉明的衍生物。口服 20～30 min 起效,作用可维持 3～4 h。

1.作用和临床应用

具有中枢性和外周性双重镇咳作用,对延髓咳嗽中枢具有直接抑制作用,兼有较弱的 H_1 受体阻滞作用,能轻度缓解支气管平滑肌痉挛,减轻支气管黏膜充血和水肿。镇咳作用较可待因弱,无依赖性。临床主要用于上呼吸道感染、急慢性支气管炎等引起的干咳。

2.不良反应和用药监护

偶有口干、嗜睡等。

二、外周性镇咳药

(一)苯丙哌林

苯丙哌林,又名咳快好。

1.作用和临床应用

其镇咳作用兼有中枢和外周双重机制,能直接抑制咳嗽中枢,对肺胸膜的牵张感受器有较强的局麻作用,并可解除支气管平滑肌痉挛。镇咳强度是可待因的 2～4 倍,不抑制呼吸,无依赖性。临床主要用于各种原因引起的刺激性干咳。

2.不良反应和用药监护

偶见嗜睡、乏力、眩晕、口干、皮疹等不良反应。口服时切勿嚼碎,以免引起口腔麻木。

(二)苯佐那酯

苯佐那酯,又名退嗽,为丁卡因的衍生物。

1.作用和临床应用

对肺脏的牵张感受器及感觉神经末梢有较强的局麻作用,从而消除或减弱局部刺激,抑制咳嗽反射的冲动传入。镇咳作用略低于可待因。临床主要用于急性支气管炎、肺炎、肺癌等引起的刺激性干咳、阵咳,也可用于支气管镜检查前预防咳嗽。

2.不良反应和用药监护

偶有轻度嗜睡、眩晕、鼻塞、皮疹等不良反应。口服时勿嚼碎药丸,以免引起口腔麻木。痰多者禁用。

(刘维峥)

第二节　祛痰药

祛痰药是能使痰液变稀、黏滞度降低而易于排出的药物。痰液清除后,可减轻其对支气管黏膜的刺激和对气道的阻塞作用,间接起到了镇咳和平喘作用,也有利于控制继发性感染。临床常用的祛痰药按作用机制可分为两类:痰液稀释药和黏痰溶解药。

一、痰液稀释药

本类药物口服后可刺激胃黏膜,引起轻度恶心,反射性增加呼吸道腺体分泌,使痰液稀释而易于咳出,又称黏液分泌促进药。常用的药物有氯化铵、愈创甘油醚、碘化钾、吐根糖浆、酒石酸锑钾、含皂苷成分的中药桔梗、远志等。

(一)氯化铵

氯化铵为无机盐。

1.作用和临床应用

(1)祛痰作用:口服后刺激胃黏膜迷走神经末梢,引起轻度恶心,反射性增加气管、支气管腺体分泌,产生恶心性祛痰作用。吸收后有部分氯化铵经呼吸道黏膜排出,可增高渗透压而带出水分,使痰液稀释,易于咳出。临床主要用于急性呼吸道炎症时,痰液黏稠难以咳出者,常与其他止咳祛痰药配成复方制剂应用。

(2)酸化体液、尿液:可用于治疗碱血症和酸化尿液。

2.不良反应和用药监护

可引起恶心、呕吐、胃痛等不良反应,宜餐后服。肝、肾功能不全及溃疡病患者慎用。

(二)愈创甘油醚

愈创甘油醚为恶心性祛痰药,并兼有轻度的镇咳、防腐作用,大剂量还有松弛平滑肌作用。常与其他镇咳祛痰药合用或配成复方制剂,用于慢性支气管炎、支气管扩张等痰液黏稠难以咳出者。

二、黏痰溶解药

痰液中的黏性成分主要是黏蛋白和 DNA。黏痰溶解药是使痰液中的黏性成分分解,降低痰液黏滞度,使之易于排出的药物。

(一)乙酰半胱氨酸

乙酰半胱氨酸(NAC),又名痰易净。

1.作用和临床应用

本药分子中含有巯基(—SH),能使痰液黏蛋白多肽链中的二硫键(—S—S—)断裂,或裂解脓痰中的 DNA 纤维,从而降低痰液黏滞度,使之液化,易于咳出;对白色黏痰和脓性痰均有效。临床采用雾化吸入,用于大量黏痰阻塞气道而引起的呼吸困难。急救时,可气管滴入或气管注入,因产生大量痰液,需用吸痰器吸引排痰,防止稀释的痰液阻塞气道。

2.不良反应和用药监护

(1)具有特殊蒜臭味,刺激性强,可引起呛咳、支气管痉挛、恶心、呕吐、胃炎等。如遇恶心、呕吐可暂停给药,加用异丙肾上腺素可缓解支气管痉挛。支气管哮喘患者禁用。

(2)因可降低青霉素类、头孢菌素类、四环素类抗生素的抗菌活性,故不宜与这些药物合用,必要时应间隔 4 h 交替使用。

(二)溴己新

溴己新又名必嗽平。

1.作用和临床应用

溴己新促使气管、支气管黏膜腺体的细胞产生黏液,分泌黏滞性较低的小分子黏蛋白,使痰液稀释易于咳出；也能使痰液中酸性黏蛋白纤维断裂，并抑制其合成，从而降低痰液黏滞度；兼有恶心性祛痰作用和促进呼吸道纤毛运动。临床主要用于急慢性支气管炎、哮喘、支气管扩张等有白色黏痰而又不易咳出者。脓性痰患者需加用抗生素。

2. 不良反应和用药监护

偶见恶心、胃部不适，减量或停药后可消失。消化性溃疡患者慎用。

（三）羧甲司坦

羧甲司坦又名羧甲半胱氨酸（S-CMC）。

1. 作用和临床应用

羧甲司坦能直接作用于支气管腺体，使低黏度的唾液黏蛋白分泌增加，高黏度的岩藻黏蛋白产生减少；也可使黏蛋白中的二硫键断裂，降低痰液黏滞度，使痰液易于咳出。临床主要用于各种呼吸道疾病引起的痰液黏稠、咳痰困难和痰堵气管者。

2. 不良反应和用药监护

偶有轻度头晕、恶心、胃部不适、腹泻、胃肠出血及皮疹等不良反应。消化性溃疡患者慎用。

（刘维峥）

第三节　平喘药

支气管哮喘是因过敏或在嗜酸性粒细胞、肥大细胞、T 淋巴细胞等多种炎性细胞参与下，导致支气管平滑肌痉挛、黏膜肿胀、分泌物增加，支气管管腔变窄，而出现喘息、呼吸困难、胸闷或咳嗽等症状为特征的疾病。平喘药是用于缓解或消除哮喘及其他呼吸系统疾病所致喘息症状的药物，分为支气管扩张药、抗过敏平喘药及抗感染平喘药三类。

一、支气管扩张药

支气管扩张药通过不同环节舒张支气管平滑肌，可有效控制哮喘症状，在哮喘治疗中有着重要的地位。临床应用的支气管扩张药包括 β 受体激动药、茶碱类药和抗胆碱药等三类。

（一）β 肾上腺素受体激动药

激动支气管 β_2 受体时能激活腺苷酸环化酶，增加细胞内 cAMP 水平，降低细胞内游离 Ca^{2+} 浓度，从而产生松弛平滑肌，发挥平喘作用。肾上腺素、麻黄素和异丙肾上腺素等因对 β_1 受体、β_2 受体的选择性不高，在激动 β_2 受体时扩张支气管。同时也激动 β_1 受体兴奋心脏，引起心悸等不良反应，临床已不常用。现主要应用对 β_2 受体选择性较高的药物。

1. 沙丁胺醇

沙丁胺醇，又名舒喘灵。

（1）作用和临床应用：为选择性 β_2 受体激动药，对心脏 β_1 受体作用弱，对 α 受体几乎无作用。其扩张支气管作用与异丙肾上腺素相似，而兴奋心脏作用仅为异丙肾上腺素的 1/10。口服、气雾吸入、静脉滴注等给药途径均有较强的支气管扩张作用，产生平喘疗效。临床用于防治支气管哮喘、喘息性支气管炎和肺气肿患者的支气管痉挛等。

（2）不良反应和用药监护：少数患者可出现头痛、心悸、骨骼肌震颤等，剂量过大可引起窦性心动过速、血压波动等。用药前后应注意监测患者心率、血压等，观察是否出现手指震颤，一旦出现上述症状则应减量或停药。高血压、心功能不全、甲状腺功能亢进患者慎用。

2.特布他林

特布他林，又名间羟舒喘灵，为选择性 β_2 受体激动剂。其支气管扩张作用与沙丁胺醇接近，而兴奋心脏作用更弱，仅为异丙肾上腺素的 1/100。口服、气雾吸入、皮下注射等多种途径给药均可产生疗效。气雾吸入给药方便，缓解喘息症状迅速，为临床常用给药途径。临床应用和不良反应与沙丁胺醇相似。

3.克伦特罗

克伦特罗，又名氨哮素，为强效选择性 β_2 受体激动药，其支气管舒张作用约为沙丁胺醇的 100 倍，特布他林的 170 倍，故用药量极小；具有明显增强纤毛运动、促进痰液排出的作用。有口服、气雾吸入、舌下含服、直肠给药等多种给药途径，其中直肠给药作用维持时间更久，可达 24 h，临睡前用药一次即可。

4.福莫特罗

福莫特罗为新型长效 β_2 受体激动药，舒张支气管作用较沙丁胺醇强而持久，可维持 12 h 左右，并有明显的抗感染作用，还能抑制人嗜碱性粒细胞、肥大细胞释放组胺。用于慢性哮喘、慢性阻塞性肺病的症状缓解，有效率在 70%～100%。因其为长效制剂，临睡前吸入本药对夜间哮喘患者疗效更佳。

5.沙美特罗

沙美特罗为沙丁胺醇的衍生物，新型选择性长效 β_2 受体激动药，作用可维持 12 h 以上。其平喘疗效优于沙丁胺醇、特布他林及茶碱类药物。并具有强大的抑制肺肥大细胞释放组胺、白三烯等过敏递质作用，抑制由吸入抗原诱发的速发型和迟发型过敏反应，降低气道高反应性。适用于需长期用药的慢性患者，对夜间哮喘的疗效更佳。

（二）茶碱类药

茶碱为甲基黄嘌呤类衍生物，难溶于水，常用其复盐或衍生物。临床常用药物有氨茶碱、胆茶碱和二羟丙茶碱等。

1.氨茶碱

氨茶碱为茶碱与乙二胺形成的复盐，含茶碱 77%～83%。其血浆 $t_{1/2}$ 个体差异性较大，成人平均为 8～9 h，儿童平均为 3.5 h。碱性较强，口服易引起胃肠道刺激症状。急性哮喘发作时常采取静脉注射给药，以迅速控制症状。

（1）临床应用。①支气管哮喘：口服主要用于慢性哮喘的预防和治疗；静脉给药可用于支气管哮喘急性发作、支气管哮喘持续状态的治疗。②慢性阻塞性肺病：具有扩张支气管、抗感染、增加纤毛清除功能、增强膈肌收缩力等综合作用，可明显改善慢性阻塞性肺病的通气功能。③其他应用：静脉滴注可治疗急性心功能不全或心源性哮喘；松弛胆道平滑肌，用于治疗胆绞痛。

（2）不良反应和用药监护。①局部刺激：因碱性较强，口服可致恶心、呕吐、上腹部疼痛等局部刺激症状，餐后服用可减轻。②兴奋中枢：治疗剂量时少数人出现烦躁不安、失眠、激动、震颤等中枢兴奋症状，必要时用镇静催眠药对抗；儿童对本药较敏感，易致惊厥，应慎用。③心血管系统反应：静脉滴注时药物浓度过高或速度过快，可致心悸、心律失常、血压骤降，甚至心搏停止而致死,故本药必须稀释后缓慢注射。④安全范围窄,个体差异大,要严格掌握剂量,密切观察不良反应的发生;有条件的要定时监测血浆药物浓度,及时调整用量,避免中毒反应的发生。

2.二羟丙茶碱

二羟丙茶碱为茶碱与甘油的缩合物,pH 接近中性,对胃肠刺激性较小,口服易耐受,可用较大剂量。但生物利用度低,$t_{1/2}$ 短,平喘疗效不及氨茶碱,对心脏兴奋作用较弱。用于不能耐受氨茶碱治疗或伴有心动过速的哮喘患者。

不良反应和用药监护:不良反应较小,少数患者吸入后有喉部不适、口干感。青光眼患者禁用。

3.氧托溴铵和噻托溴铵

氧托溴铵又名氧阿托品。作用和临床应用同异丙托溴铵,气雾吸入后对气道平滑肌有较强的松弛作用,维持时间长,达 8 h 以上。

噻托溴铵为新型长效选择性 M 胆碱受体阻滞药,平喘作用强,$t_{1/2}$ 约 5 d,作用可维持24 h。不良反应少,常见口干、声音嘶哑等。

二、抗过敏平喘药

本类药物主要通过阻止过敏反应、靶细胞释放过敏递质而发挥平喘作用,包括肥大细胞膜稳定剂和 H_1 受体阻滞剂两类,临床仅用于预防哮喘发作。

(一)色甘酸钠

色甘酸钠,又名咽泰。本药口服难吸收(仅 1%),也难溶于有机溶剂,一般制成细粉雾剂,采用特制的粉剂定量雾化吸入器(MDI)粉雾吸收。

1.作用

通过稳定肺组织的肥大细胞膜,阻止细胞外 Ca^{2+} 内流,抑制肥大细胞脱颗粒,减少组胺、白三烯等过敏递质的释放,起到预防哮喘发作的作用。

2.临床应用

主要用于预防各型哮喘的发作,对外源性哮喘的预防作用效果显著,尤其是季节性哮喘和已知抗原的青少年患者疗效更佳,对内源性和混合性哮喘也有一定疗效。对已发作的哮喘无效。对过敏性鼻炎、春季角膜炎、结膜炎、溃疡性结肠炎和直肠炎等有预防作用。

3.不良反应和用药监护

粉雾吸入时少数患者有咽喉刺激症状,出现咽痒、呛咳、气急、胸闷,甚至诱发哮喘,同时吸入少量异丙肾上腺素可以预防。

(二)酮替芬

酮替芬又名噻喘酮。

1.作用和临床应用

本药为强效抗组胺和过敏介质阻滞释剂,不仅能抑制抗原诱发的肺和支气管组织肥大细胞释放组胺和白三烯等炎症递质,还可抑制抗原、血清或钙离子介导的嗜碱性粒细胞和中性粒细胞释放组胺和白三烯,而且有强大的 H_1 受体拮抗作用。用于预防各型(外源性、内源性、混合性)支气管哮喘的发作,儿童疗效优于成人,也可用于过敏性鼻炎、慢性荨麻疹等过敏性疾病治疗。

2.不良反应和用药监护

有嗜睡、乏力、头晕、口干等不良反应。用药期间不宜高空作业、驾驶车辆、管理机器等。

三、抗感染平喘药

抗感染平喘药通过抑制气道炎症反应，达到防止哮喘发作的效果。

(一)糖皮质激素

糖皮质激素(GCs)类药物通过其强大的抗感染、抗免疫作用和提高β受体对儿茶酚胺的敏感性等作用产生良好的平喘的效果，是目前治疗哮喘最有效的抗感染药物。

(二)倍氯米松

倍氯米松为强效外用类糖皮质激素。

1.作用和临床应用

本药为地塞米松衍生物，具有强大的局部抗感染作用，强度是地塞米松的600倍。气雾吸入后，直接作用于气道而发挥平喘作用。一次吸入平喘作用可持续4~6 h。

主要用于对糖皮质激素依赖的哮喘患者，可部分或完全替代口服给药。因起效缓慢，需连续应用10 d左右才能发挥最大作用，故不宜用于控制哮喘急性发作和持续状态。

2.不良反应和用药监护

长期吸入可发生声音嘶哑，口腔、咽部白色念珠菌感染等不良反应。故喷药后应及时漱口，减少药液残留于咽部，可明显降低发生率。妊娠早期及婴儿慎用。

(三)布地萘德

布地萘德为不含卤素的吸入型糖皮质激素。局部抗感染作用与倍氯米松相似，用于控制和预防哮喘发作，对糖皮质激素依赖型患者，可有效减少口服激素用量，是较理想的激素替代药物。且肝脏内代谢较快，全身不良反应较倍氯米松小。

(刘维峥)

第四节　呼吸兴奋药

呼吸兴奋药是一类能够直接或间接地兴奋延脑呼吸中枢而兴奋呼吸的药物，这类药物可以使呼吸加深，改善通气质量，用以治疗呼吸衰竭。呼吸衰竭(respiratory failure，RF)是临床常见的重症和急症，其发病率和病死率均较高。

据统计，全世界每年死于肺炎的儿童约700万，其中很大一部分是死于呼吸衰竭。呼吸衰竭是指气体交换不能满足组织或细胞代谢需要的病理过程。它可由吸入空气的变化，肺内气体交换障碍，循环功能障碍，或气体输送系统障碍所致。按引起呼吸衰竭发生的始发部位，可以分为中枢性呼吸衰竭和外周性呼吸衰竭。

1.呼吸中枢抑制

中枢感染(脑膜炎、脑炎、败血症)，脑外伤(产伤、颅内肿瘤)。

2.中枢神经抑制药过量

吗啡、地西泮、巴比妥类药物过量，孕产妇镇静药过量。

3.肺弥散缺陷

肺水肿、肺纤维化、胶原性疾病。

4.红细胞与血红蛋白不足

贫血、出血。

5.动脉血的化学改变

严重窒息(高碳酸血症、低氧血症)等。

在临床上,呼吸衰竭的治疗包括用物理的方法—机械通气和化学药物—呼吸兴奋药的应用,此外还有给氧、抗感染等治疗措施。三十多年来,由于机械通气技术的迅速发展,其作用已经得到充分肯定,成为治疗呼吸衰竭的重要手段。而呼吸兴奋药因疗效不一,长期存在争论。但是呼吸兴奋药也有自己的优点,如使用方便、经济,便于普及推广,并且可以避免机械通气可能出现的一些严重并发症。另一方面,许多慢性呼吸衰竭失代偿患者经使用机械通气抢救挽回生命后,需要寻求简便的长期家庭治疗措施,因而呼吸兴奋药重新引起临床医生的注意。这类药物除了对呼吸中枢有一定兴奋作用外,一般对血管运动中枢也有一定的兴奋作用,并能使咳嗽加强而使分泌物易于咳出。但是,我们应当清楚地知道,这类药物对呼吸的兴奋作用是有限的,因此,对于急性呼吸衰竭的治疗,首先应保持呼吸道的通畅,同时采用机械通气、吸氧、输液、抗感染等综合治疗措施,并根据病情合理地使用呼吸兴奋药,以取得最佳疗效。

一、呼吸的中枢调节

正常的呼吸具有自动节律性,日夜不停。这种自动呼吸受到脑干网状结构中存在的具有自动节律性的呼吸中枢支配,呼吸中枢统一调节全部呼吸肌的活动,包括呼吸的深度和频率,呼吸中枢又受到身体内外的各种刺激反射和大脑皮质的调节。

呼吸肌肉是骨骼肌,因此,呼吸也接受大脑皮质的控制,可以进行随意呼吸。呼吸肌由膈肌和肋间肌组成。膈肌受膈神经支配,膈神经元在颈脊髓灰质前角;肋间肌受肋间神经支配,肋间神经元在脊髓灰质前角。单纯的脊髓神经元不能自动发放节律性神经冲动。

(一)延脑呼吸中枢

位于延脑脑干网状结构的呼吸中枢实际上是由一组吸气的神经元和一组呼气的神经元组成,每一组神经元之间在功能上互相联系,互相协同,两组神经元之间在功能上则相互拮抗。这两组神经元群也分别称为吸气中枢和呼气中枢,在 CO_2 或 H^+ 的刺激下,交替发生兴奋和抑制。

当吸气中枢兴奋时,一方面抑制呼气中枢的兴奋,同时传出下行冲动,刺激脊髓支配吸气的神经元,引起吸气活动。吸气中枢兴奋较弱时,吸气肌收缩也较弱,吸气中枢兴奋较强时,吸气肌的收缩较强,参加收缩的吸气肌也较多。吸气中枢兴奋一阵后,兴奋降低,同时呼气中枢发生兴奋。当呼气中枢兴奋较弱时,仅抑制吸气中枢的兴奋,使吸气肌松弛,引起被动性呼吸运动。当呼气中枢兴奋较强时,同时还传出下行冲动兴奋脊髓中支配呼气的神经元,使呼气肌收缩,引起主动呼气。呼气中枢兴奋一阵后,兴奋性降低,吸气中枢又发生兴奋,抑制呼气中枢,开始吸气,形成呼吸周期,周而复始,终生不停。

延脑的呼吸中枢能产生节律性的呼吸活动,但是这种呼吸活动是原始的和不规则的,还不能满足机体所需要的通气量。正常的节律性呼吸运动还要依靠延脑以上的神经中枢,特别是脑桥中的有关中枢参加。在脑桥上端有一呼吸调整中枢能调整呼吸节律,脑桥下端则有一长吸中枢,当失去调整中枢与迷走神经的控制时,长吸中枢能使中枢过度兴奋,引起长吸式呼吸。

呼气中枢兴奋时,会有冲动上传到脑桥的呼吸调整中枢,然后使后者发生兴奋,发出冲动下传到长吸中枢和吸气中枢,抑制它们的活动,从而引起呼气。呼气中枢抑制,则不传送冲动到调整中枢,调整中枢对吸气中枢的抑制作用也就停止,吸气中枢又可发生另一次兴奋。所以吸气中枢与调整中枢的这一负反馈关系可以加速吸气与呼气的转化过程。

(二)呼吸运动的调节

呼吸运动既受到来自呼吸器官自身的各种感受器传入冲动的反射性调节,也受到其他许多传入冲动的反射性调节以及高级神经活动的调节。

呼吸运动的反射调节可以分为呼吸器官的感受器反射调节和化学感受器反射调节。呼吸器官的感受器反射包括肺牵张感受器反射,肺毛细血管旁感受器反射,咳嗽反射,喷嚏反射以及呼吸肌肉的本体感受器反射。这些反射主要是当呼吸器官受到物理因素或机械刺激时引发的反射,以调节呼吸的频率和深度,或者排除呼吸道内的异物或分泌物。

化学感受器能感受血液中的 CO_2 过多、缺氧以及脑脊液中 H^+ 浓度升高等变化,引起动脉血压升高和呼吸增强等反射反应。外周化学感受器主要位于循环系统的颈动脉体和主动脉体中,在调节血压方面,颈动脉体及主动脉体的作用大致相等,对呼吸的调节作用方面,颈动脉体的作用要比主动脉体大。

当外周化学感受器受到刺激时会产生传入冲动,并通过发自颈动脉体的舌咽神经和发自主动脉体的迷走神经到达呼吸中枢。低氧血症对颈动脉体和主动脉体的负性作用会使化学感受器传出的冲动减少,在一些慢性缺氧的患者,其化学感受器对 CO_2 的敏感性会降低,低氧血症会降低化学感受器对低氧分压的反应性而可能导致呼吸衰竭。在吸氧治疗时,氧分压的升高会抵消 CO_2 分压升高的兴奋作用,在这种患者升高的氧分压会减少正常通气,又可能导致 CO_2 分压的进一步升高。

化学感受器对一些药物,如氰化钠(能引起细胞内缺氧)、烟碱、洛贝林、新斯的明等也较敏感,可以引起呼吸加强。

此外,中枢神经系统也有化学感受器,可以感受脑脊液中的 CO_2 分压升高和 pH 降低而引起呼吸活动加强,但是不引起血压升高。

大脑皮层高级神经活动能对呼吸活动进行自动调节。例如在人的日常生活中,讲话、唱歌时,除发声器官的活动外,还依靠呼吸肌活动的配合,这些都非常依赖于极精细的神经调节方能实现。其他活动如行走、运动,以及情绪变化、思维、注意力集中于某事物时,无不影响呼吸运动的幅度和频率,均反映高级神经系统对呼吸的调节作用。此外,大脑皮层还可以对呼吸运动进行随意调节。

健康成人在安静情况下的呼吸频率为每分钟十余次,在机体缺氧,或者体内二氧化碳增加,或者体温升高时,呼吸频率可以大为增加,甚至达每分钟 100 次左右(特别是小儿)。这是由于血液温度升高时能刺激下丘脑的体温调节中枢,同时也刺激外周化学感受器。呼吸频率的增加可以加速水汽蒸发,促进散热。

二、呼吸兴奋药的应用

呼吸兴奋药能直接或间接地兴奋延脑呼吸中枢,以增加通气量,用于防止或治疗肺泡低通气。用药后可以改善呼吸功能,提高动脉血中 O_2 分压和降低 CO_2 分压。呼吸兴奋药的主要适应证有：①早产儿无呼吸和新生儿先天性低通气综合征；②睡眠呼吸暂停综合征；③特发性肺泡低通气综合征；④在中枢神经抑制药过量时对抗药物对呼吸中枢的抑制；⑤预防在氧气疗法时由于解除缺氧刺激而发生的呼吸抑制与肺泡低通气现象。

在呼吸衰竭时，由于 CO_2 的持续增多，延脑呼吸中枢对 CO_2 的刺激已经麻痹（CO_2 麻醉），CO_2 不再是兴奋呼吸中枢的主要因素，机体主要靠缺氧对颈动脉体和主动脉体的化学感受器的刺激来维持呼吸，吸氧可以纠正缺氧，在 O_2 分压升高的同时也取消了缺氧对呼吸中枢的兴奋作用，结果使呼吸受到抑制，此时使用呼吸兴奋药可兴奋呼吸中枢而减少氧气疗法引起的呼吸抑制。

目前大多数中枢兴奋药对中枢神经的作用部位选择性不高。呼吸兴奋药也是如此，它们在兴奋呼吸中枢的同时也能使中枢神经兴奋，特别在剂量较大时。同样，许多中枢兴奋药也能引起呼吸中枢兴奋，一般呈剂量依赖关系。

呼吸兴奋药对呼吸的兴奋作用都比较短暂，一次静脉注射给药只能维持 5～10 min 的呼吸兴奋作用，为了能获得较长时间的兴奋作用，就必须反复给药。

呼吸兴奋药对于以下几种情况已经应用了许多年：①逆转由中枢抑制药（如巴比妥类）引起的呼吸抑制状态；②帮助克服酒精中毒后的呼吸抑制；③各种感染性疾病引起的呼吸抑制等。它们也偶尔用于治疗陈-施呼吸以及在休克时兴奋呼吸，但是没有证据证明它们对后面这些情况有明显的治疗效果。在上述临床用途中，它们用于治疗中枢抑制药过量引起的呼吸抑制可以说是相对安全和有效的。然而，这类药物对于慢性呼吸衰竭的疗效并不可靠，因为这类呼吸兴奋药既能兴奋呼吸以增加通气量，同时也能增加机体的耗氧量，在一定程度上抵消了兴奋呼吸的作用。

呼吸兴奋药还有一些不良反应。首先，所有的呼吸兴奋药都有兴奋中枢神经的作用，特别是剂量过大时，会引起一系列中枢神经系统方面的反应。兴奋中枢神经可能引起抽搐，甚至能引起惊厥，不过较安全的呼吸兴奋药对呼吸的兴奋作用一般均大于对中枢神经的兴奋作用。其次，呼吸兴奋药能够增加机体的代谢率，因而可能导致供氧的相对不足。此外，呼吸兴奋药还能引起烦躁不安、焦虑、出汗、发热、头痛、瞳孔扩大、汗毛竖立、定向障碍、幻觉等。使用呼吸兴奋药引起呼吸方面的反应还有咳嗽、喷嚏、过度通气、呼吸困难、喉头痉挛、气管痉挛和呃逆等。大多数兴奋药在高剂量时能引起高血压，心脏方面的不良反应有心动过缓、期间收缩以及其他心律失常和胸部不适。此外，呼吸兴奋药还可以引起流涎、恶心、呕吐、胃炎、尿潴留或尿失禁、面色潮红和瘙痒等不良反应。因此，正确使用呼吸兴奋药十分重要。

三、呼吸兴奋药的分类及常用药物

呼吸兴奋药是用于防治肺泡低通气的药物。导致肺泡低通气的原因一般可分为两类：

（1）因呼吸中枢及颈动脉体、主动脉体化学感受器反应性低下而引起的中枢性呼吸衰竭。

（2）因末梢神经、呼吸肌、肺实质及胸廓等异常而造成的末梢性呼吸衰竭。中枢性呼吸衰竭常见于早产儿无呼吸、睡眠呼吸暂停综合征、特发性肺泡低通气综合征及麻醉意外等疾病。慢性阻塞性肺疾病（COPD）既往认为属末梢性低通气。近年认为中枢性反应低下也是本类疾病肺泡低通气的重要原因。末梢性呼吸衰竭的常见病因包括肌萎缩性侧索硬化症、重症肌无力、气胸、胸腔积液、肺实质及间质性疾病和 COPD 等。我们将主要作用于呼吸中枢及外周化学感受器的使呼吸中枢兴奋性升高，呼吸运动增强的药物称为中枢性呼吸兴奋药；而将直接作用于呼吸神经末梢、呼吸肌,引起呼吸肌兴奋而使呼吸运动增强的药物称为外周性呼吸兴奋药,后者多直接引起呼吸肌兴奋,故也称呼吸肌兴奋药。

(一)中枢性呼吸兴奋药

众所周知,呼吸中枢是由位于大脑皮层、脑干及延脑的神经细胞区域或基团组成的。该中枢对来自呼吸器本身、颈动脉体及主动脉体化学感受器和中枢感受器的反馈性刺激进行整合后发出神经冲动,形成和支配呼吸的节律性运动。对上述感受器或传导神经的任何兴奋性刺激都可使呼吸运动增强,肺泡通气量增加。中枢性呼吸兴奋药主要作用于延脑腹外侧的中枢性化学感受器或颈动脉体、主动脉体的外周性化学感受器,直接刺激或通过窦神经及迷走神经的反馈刺激,引起呼吸中枢的兴奋,古典的呼吸兴奋药如尼可刹米、山梗菜碱及双吗啉胺在日本多作为麻醉科急救用药,在我国较多地应用于慢性呼吸衰竭患者。20世纪60年代初出现的回苏灵(二甲弗林)、吗乙苯吡酮(多沙普仑),近年问世的阿米脱林及纳洛酮等,为急、慢性呼吸衰竭的治疗增添了新的、较为有效的药物。

1.尼可刹米

(1)体内过程:口服或注射均易吸收,但临床上主要以静脉注射给药,也有用肌内注射给药。药物进入体内后迅速分布至全身各部位,因而作用时间短暂,一次静脉注射仅维持5～10 min。药物在体内部分地转变为烟酰胺,然后再被甲基化成为 N-甲基烟酰胺,经尿排出。

(2)临床应用:尼可刹米作用较温和,安全范围较宽,常用于各种原因引起的呼吸抑制。在对抗中枢抑制药中毒方面,一般认为对吗啡中毒者较好,对巴比妥类中毒效果较差。用于治疗呼吸衰竭评价不一,但仍是目前国内临床应用最广泛的呼吸兴奋药。

(3)剂型:注射液,0.375 g(1.5 mL),0.5 g(2 mL)。

(4)用法和用量:尼可刹米最适合的给药途径是静脉注射,用静脉注射间歇给药法较其他给药方法效果好;用20 mg/kg经稀释后15 min内注射完,每2 h一次,可连续注射7次;间隔12 h后根据病情再次给药。本品易产生快速耐受现象,连续注射7次后可见呼吸兴奋作用明显减弱,接着再次给药时,即使剂量加大到40 mL/kg,用药后 CO_2 分压无明显改变。亦可作为皮下或肌内注射,但是疗效较差,成人一次0.25～0.5 g,极量一次1.25 g。小儿剂量按成人剂量折算。

(5)不良反应及应用注意:治疗剂量尼可刹米不良反应较少,可有出汗和皮肤瘙痒等;大剂量时可出现高血压、心悸、心律失常、咳嗽、呕吐、震颤、肌强直和高热等。尼可刹米过量中毒时可引起惊厥,随后中枢抑制。出现上述反应应及时停药以防惊厥,对小儿高热而无呼吸衰竭时不宜使用。

2.洛贝林

(1)临床应用:主要用于各种原因引起的呼吸抑制或呼吸停止。临床上常用于新生儿窒息、小儿感染所致的呼吸衰竭和一氧化碳中毒、吸入麻醉药及其他中枢抑制(如阿片、巴比妥类)的中毒及肺炎、白喉等传染病引起的呼吸衰竭。静脉注射疗效显著。

(2)剂型。注射液:3 mg(1 mL),10 mg(1 mL)。

(3)用法和用量:成人静脉注射每次3～10 mg,必要时每30 min重复使用;新生儿窒息可注入脐静脉每次1～3 mg;也可以肌内或皮下注射,剂量与静脉注射相同。静脉注射必须缓慢。极量:皮下注射,每次20 mg,每日50 mg;静脉注射,每次6 mg,每日20 mg。

（4）不良反应及应用注意：本品安全范围大，常用剂量不易致惊厥，可有恶心、呕吐、呛咳、头痛、心悸等，剂量较大时能引起心动过缓、传导阻滞，有时可以出现明显的心动过速。特大剂量可致惊厥和呼吸抑制。使用本品必须严格掌握剂量，以免中毒。

3. 多沙普仑

（1）体内过程：多沙普仑经静脉注射进入体内后代谢迅速，血浆中药物浓度很快下降，在注射 1.5 mg/kg 盐酸多沙普仑 1 h 后，血药浓度均低于 2 μg/mL，主要经肾排泄。

（2）临床应用：主要用于解救麻醉药、中枢抑制药引起的中枢抑制。在手术后应用也很有价值，因为在手术中使用吗啡和其他麻醉性镇痛药会抑制呼吸，能促进深呼吸和咳嗽，进而减少手术后肺部并发症的发生率。对于手术后自发性换气不足及小儿中枢性肺换气不足综合征，在改善症状上也有一定的疗效。用于静脉全麻后催醒，几乎不再重新昏睡，并恢复咽喉反射。也可用于新生儿兴奋呼吸。静脉注射后 20～40 s 开始呼吸兴奋，1～2 min 作用达高峰，持续 5～12 min。

（3）剂型。注射液：20 mg(1 mL)，100 mg(5 mL)。

（4）用法和用量：对麻醉药引起的中枢抑制，一般用量为 0.5～1.0 mg/kg，不超过 1.5～2.0 mg/kg，稀释(用 5% 的葡萄糖注射液稀释至 1 mg/mL)后静脉滴注，开始滴速 1.5 mg/min，以后可酌情加速。对于其他药物引起的中枢抑制，静脉注射 2.0 mg/kg，每 1～2 h 可重复 1 次，直至患者苏醒。每日最高剂量应低于 2.4 g。

（5）不良反应及应用注意：剂量过大或滴速过快，可以引起脉搏加快、血压升高、心律失常，以及头痛、乏力、恶心、呕吐、腹泻、尿潴留和呼吸困难等。中毒时可出现惊厥，随后中枢抑制。有癫痫、惊厥、高血压、肺部疾患、冠心病者禁用，孕妇及 12 岁以下儿童慎用。长期应用可发生肝毒性和消化道溃疡穿孔，应予以注意。禁与碱性药物合用；慎与拟交感胺、单胺氧化酶抑制剂合用。

4. 二甲弗林

（1）药理作用：对呼吸中枢有直接兴奋作用，其作用比尼可刹米强 100 倍，苏醒率可达 90%～95%。能增强肺换气量，一次静脉注射 12～15 mg 可明显提高血氧饱和度，降低动脉血 CO_2 分压。亦有报道用二甲弗林治疗支气管炎、肺气肿等引起的呼吸衰竭，能改善这些患者血中 CO_2 滞留程度。本品安全范围宽，治疗指数为 2.1，较尼可刹米(1.7)大，但剂量过大亦可引起肌肉抽搐或惊厥。

（2）临床应用：可用于各种原因引起的中枢性呼吸抑制。临床上常用于中枢抑制药(麻醉药、催眠药)过量所致的中枢性呼吸衰竭，以及外伤、手术等引起的虚脱和休克。

（3）剂型。片剂：8 mg；注射剂：8 mg(2 mL)。

（4）用法和用量：口服，每次 8～16 mg，每日 2～3 次；肌内注射或静脉注射：每次 8 mg；静脉滴注，每次 8～16 mg，亦可将 16～32 mg 用 500 mL 生理盐水稀释后缓慢静脉滴注。

（5）不良反应及应用注意：有恶心、呕吐、皮肤烧灼感等。过量较易引起肌肉抽搐或惊厥等。剂量过大时易引起惊厥，应准备短效巴比妥类(异戊巴比妥)，出现惊厥时急救用。静脉滴注速度必须缓慢，并应随时注意病情，及时调整剂量。有惊厥史者、肝肾功能不全者、孕妇禁用。

5. 贝美格

（1）药理作用：能直接兴奋呼吸中枢，使呼吸增快，血压微升。对巴比妥类及其他催眠药有对抗作用。本品作用短暂,安全范围狭窄,如剂量过大或注射速度太快也兴奋大脑、脑干和脊髓,易引起惊厥。本品起效迅速,作用维持时间短,一次静脉注射其作用维持10～20 min。

(2)临床用途:用于各种原因引起的中枢性呼吸抑制,尤其适用于巴比妥类和水合氯醛等安眠药中毒的解救。

(3)剂型。注射液:50 mg(10 mL)。

(4)用法用量:因本品作用快,多采用静脉滴注。常用量,50 mg用5％葡萄糖注射液或生理盐水稀释后静脉滴注;也可静脉注射,每3～5 min可重复一次,直至症状改善。

(5)不良反应及应用注意:剂量过大或静脉注射速度过快可引起恶心、呕吐、腱反射亢进、肌肉抽搐,甚至惊厥。本品迟发性毒性表现为情绪不安、精神错乱、幻视等。注射时必须准备好短效巴比妥类药,以便惊厥时解救。

(二)外周性呼吸兴奋药

外周性呼吸兴奋药又称呼吸肌兴奋药。长期以来,对于慢性肺部疾病发生呼吸衰竭的原因几乎都归罪于肺部感染、通气障碍及治疗不当等,极少考虑到呼吸肌的影响。实际上呼吸肌对于通气就像心肌对于循环一样起着泵的作用。呼吸衰竭的重要原因之一即是呼吸肌疲劳。慢性肺部疾病进行性加重时,不可避免地会引起呼吸肌疲劳。

在临床上一般表现为呼吸频数及呼吸矛盾运动,即"摇椅样"呼吸,是判断呼吸肌疲劳的可靠指标。通过测量跨膈压(Pdi)及膈肌肌电图能够客观地评价膈肌的功能状态及肌力贮备。膈肌功能下降时,Pdi降低。膈肌张力时间指数$Ttdi \geqslant 0.14～0.16$时为膈肌疲劳阈值,可能会在45 min内出现明显的膈肌疲劳。

1979年,Gross等首次描述了膈肌疲劳时的肌电图特征:膈肌疲劳时其肌电图高频成分(H:150～350 Hz)下降,低频成分(L:20～46.7 Hz)增加,结果H/L比例下降。同时中位数频率(Fc)下降,H/L及Fc的下降幅度与膈肌疲劳程度呈显著相关性。在膈肌疲劳时,肌电图的改变先于跨膈压的降低。故有益于膈肌疲劳的早期诊断。呼吸肌疲劳的原因可能和以下因素有关:

(1)PaO_2降低使呼吸肌能量供应减少。

(2)气道阻力升高、胸廓和肺顺应性降低导致呼吸肌做功增加,能量消耗增多。

(3)肺气肿使膈肌纤维处于张力与长度的不正常状态,肌纤维收缩力减弱。

(4)随着患者病情恶化,消耗增多,负氮平衡严重,呼吸肌尤其是膈肌萎缩。有报道指出,当体质量降至理想体质量的70％时,膈肌重量将下降43％。

(5)电解质紊乱、酸中毒、低磷血症可降低呼吸肌收缩力。

(6)有研究认为,COPD患者呼吸中枢反应性低下,相对性中枢驱动不足也是造成呼吸肌疲劳的原因之一。对于呼吸肌疲劳的呼吸衰竭患者,除应加强原发病的治疗外,积极治疗并改善呼吸肌疲劳状态也颇为重要。

呼吸肌疲劳的治疗原则包括:①呼吸肌休息,使用呼吸机或护胸甲肺辅助呼吸,以达到生理学上的恢复;②营养支持;③疾病缓解期的呼吸肌训练。

临床应用的呼吸肌正性肌力药物有:茶碱类药物、咖啡因、磷酸盐制剂、洋地黄类药物、β受体激动药和新斯的明等,这些药物的作用和临床应用请参考有关药物学专著。

(刘维峥)

第四章 消化系统常用药物

第一节 抗酸药

抗酸药是一类能降低胃内酸度从而降低胃蛋白酶的活性和减弱胃液消化作用的弱碱性药物。口服适宜剂量的抗酸药，使胃液 pH 升高，能缓解因幽门痉挛引起的疼痛，又能降低胃蛋白酶的活性，对胃黏膜及溃疡面有保护和收敛作用。有些抗酸药可在溃疡面上形成一层保护膜，有益于溃疡的愈合。因此，抗酸药可用于消化道溃疡和胃食管反流病患者的治疗。

一、应用原则与注意事项

（1）溃疡引起的症状是否消失不能作为停止抗酸治疗的标准，否则可引起原有的溃疡疾病进一步加重。

（2）不推荐使用抗酸药来缓解非甾体抗炎药（NSAIDs）引起的相关症状及预防溃疡发生，因为两类药物同时服用虽可以缓解溃疡症状，但可能增加发生溃疡并发症的风险。

（3）尿毒症患者应禁用含镁抗酸药，以免发生高镁血症。

（4）抗酸药均会产生暂时性代偿性盐酸分泌增多，习惯性便秘者不宜使用。

（5）抗酸药的最佳服用时间是症状出现或将要出现时，如餐间和睡眠时间。

二、药物各论

1. 碳酸氢钠

（1）药理作用：本品口服后可迅速中和胃酸，解除胃酸过多或胃灼热感症状。但作用较弱，持续时间较短。

（2）药动学：本品以碳酸氢根的形式由肾脏排泄，以 CO_2 的形式由肺排出体外。

（3）适应证：用于缓解胃酸过多引起的胃痛、胃灼热感（烧心）、反酸。

（4）用法用量：口服，0.5～1.0 g/次，3 次/天，餐前服用。

（5）不良反应：中和胃酸时所产生的 CO_2 可能引起嗳气、继发性胃酸分泌增加。

（6）禁忌证：①可能发生穿孔的溃疡患者禁用；②阑尾炎或有类似症状而未确诊者及消化道出血原因不明者禁用；③禁用于吞食强酸中毒时的洗胃；④6 岁以下的小儿禁用。

（7）药物相互作用：本品可加速酸性药物的排泄，如阿司匹林；可降低胃蛋白酶、维生素 E 的疗效；可增强氨基糖苷类抗生素的疗效。

（8）注意事项：少尿或无尿者、肝硬化、充血性心力衰竭、肾功能不全、妊娠高血压综合征及高血压者慎用。

（9）特殊人群用药：6 岁以下的小儿禁用；孕妇慎用。

2. 氢氧化铝

（1）药理作用：本药有抗酸、吸附、局部止血、保护溃疡面等作用。可中和或缓冲胃酸，使胃内 pH 升高，从而使胃酸过多引起的症状得以缓解。

(2)药动学:极少量的本品在胃内转变成可溶性的氯化铝被吸收,并从尿中排泄,大部分铝离子在肠内结合成不溶解的铝盐自粪便排出。本品起效缓慢,在胃内作用时效的长短与胃排空快慢有关。空腹服药作用可持续 20~30 min,餐后 1~2 h 服药时效可能延长到 3 h。

(3)适应证:用于胃酸过多、胃及十二指肠溃疡、反流性食管炎的治疗。

(4)用法用量:口服,凝胶剂,5~8 mL/次,3 次/天,餐前 1 h 服,病情严重时剂量可加倍;片剂,0.6~0.9 g/次,3 次/天,餐前 1 h 服;复方氢氧化铝片,2~4 片/次,3~4 次/天,餐前 0.5 h 或胃痛发作时嚼碎后服用。

(5)不良反应:便秘、肠梗阻;长期服用能引起低磷血症,导致骨软化、骨质疏松;铝中毒;透析性痴呆。

(6)禁忌证:对本品过敏者禁用。阑尾炎、急腹症时服用本品可使病情加重,可增加阑尾穿孔的危险。早产儿和婴幼儿禁用。

(7)药物相互作用:①服药后 1 h 内应避免服用其他药物,因本品可与其他药物结合而降低吸收,影响疗效;②本品与肠溶片同服可使肠溶衣加快溶解,不宜合用。

(8)注意事项:①肾功能不全、长期便秘、低磷血症者慎用;②骨折患者不宜服用,这是由于不溶性磷酸铝复合物的形成导致血清磷酸盐浓度降低及磷自骨内移出。

(9)特殊人群用药:早产儿和婴幼儿禁用;孕妇及哺乳期妇女慎用。

3.三硅酸镁

(1)药理作用:本品含有 MgO 和 SiO_2,每片 0.3 g。本品对胃酸起中和或缓冲作用。在中和胃酸时产生的胶状二氧化硅可覆盖于溃疡表面,在起保护作用的同时还能吸附游离酸。

(2)药动学:本品口服吸收少而缓慢,约 10% 的镁自肠道吸收。作用时效一般在服药后 2~8 h 开始,持续时间较长。

(3)适应证:用于胃及十二指肠溃疡。

(4)用法用量:口服,3 片/次,3~4 次/天,餐前服,嚼碎后用温开水吞服。

(5)不良反应:长期服用偶见肾硅酸盐结石。肾功能不全的患者服用可出现眩晕、昏厥、心律失常、疲乏无力等。本品有轻泻作用。

(6)禁忌证:严重的肾功能不全、阑尾炎、急腹症、肠梗阻、溃疡性结肠炎、慢性腹泻患者禁用。

(7)药物相互作用:①与阿托品类药物合用时,后者的吸收可能降低而影响疗效;②与地高辛合用时,后者的吸收可被抑制,血药浓度降低;③与苯二氮䓬类药物(如地西泮)合用时,后者的吸收率降低;④与异烟肼合用时,后者的吸收可能延迟与减少,一般异烟肼应于制酸药摄入前 1 h 服用;⑤与左旋多巴合用时吸收可能增加,胃排空缓慢者尤其明显;⑥与氯丙嗪类药物合用时可抑制后者的吸收。

(8)注意事项:①本品有轻泻作用;②骨折患者、低磷血症患者不宜服用,否则导致骨质疏松;③阑尾炎或急腹症患者服用本品可使症情加重,有增加阑尾穿孔的危险;④肾功能不全者或长期大剂量服用者可出现眩晕、惊厥、心律失常或精神症状,以及异常疲乏无力。

(9)特殊人群用药:妊娠期前 3 个月慎用。

4.铝碳酸镁

(1)药理作用:本品是一个抗酸、抗胆汁的胃黏膜保护剂。直接作用于病变部位,能迅速中和胃酸并持续很长时间,可逆性、选择性地结合胆酸,持续阻止胃蛋白酶对胃的损伤及增强胃黏膜保护因子的作用,能迅速改善和缓解胃部疾病的症状。

（2）药动学：治疗剂量的铝碳酸镁在胃肠道几乎不吸收。血浆和尿液中的镁及铝浓度保持在正常范围内。

（3）适应证：用于急、慢性胃炎，胃和十二指肠溃疡及胆酸相关性疾病。用于与酸相关的胃部不适，如胃痛、胃灼热感(烧心)、酸性嗳气、饱胀等。可预防非甾体类药物的胃黏膜损伤。

（4）用法用量：口服，0.5～1.0 g/次，4 次/天，两餐之间或胃部不适或睡前嚼服。在症状缓解后，至少维持 4 周。

（5）不良反应：可见胃肠不适、消化不良、呕吐、腹泻；长期服用可致血清电解质变化。

（6）禁忌证：对本品过敏者、胃酸缺乏者、结肠或回肠造口术、低磷血症、不明原因的胃肠出血、阑尾炎、溃疡性结肠炎、憩室炎、慢性腹泻、肠梗阻者禁用。

（7）药物相互作用：本品含有铝，在胃肠道内可与下列药物结合并影响这些药物的吸收，因此不宜同时服用。

1）四环素、铁制剂、地高辛、脱氧胆酸、法莫替丁、雷尼替丁、西咪替丁和香豆素衍生物等，这些药物可提前或推后 1～2 h 服用。

2）铝剂可吸附胆盐而减少脂溶性维生素的吸收，特别是维生素 A。

3）与苯二氮䓬类合用时吸收率降低。

4）与异烟肼类合用时后者的吸收可能延迟与减少，与左旋多巴合用时吸收可能增加。

（8）注意事项：心功能不全、肾功能不全、胃肠蠕动功能不良、高镁血症、高钙血症患者慎用。

（9）特殊人群用药：孕妇、哺乳期妇女慎用。

5.海藻酸铝镁

（1）药理作用：本品为复方制剂，每片含三硅酸镁 8.3 mg、氢氧化铝 33.3 mg、海藻酸 0.167 g。海藻酸可在胃表面形成充满气体的泡沫层，阻止胃食管的酸反流，从而对下段食管黏膜起保护作用。抗酸成分(三硅酸镁、氢氧化铝)可通过保护胃和食管黏膜而避免胃酸的侵袭，起到辅助治疗的作用。

（2）药动学：口服后绝大部分随粪便排出。

（3）适应证：用于缓解胃酸过多引起的胃痛、胃灼热感(烧心)、反酸，也可用于慢性胃炎。

（4）用法用量：口服，片剂应完全嚼碎后以温水送服，幼儿服药可用水溶解后服用。成人 3～6 片/次，3 次/天，饭后、睡前或发病时嚼碎服用；颗粒剂 1/2～1 袋/次，用温水送服，饭后或睡前服用。

（5）不良反应：极少数人可出现恶心；偶可出现便秘。

（6）禁忌证：严重的肾功能不全、阑尾炎、急腹症或肠梗阻、溃疡性结肠炎、慢性腹泻者禁用。

（7）药物相互作用：①本品与阿托品类药物、地高辛、地西泮类药物、异烟肼及氯丙嗪等药物合用时可减少后者的吸收，影响后者的疗效；②本品与左旋多巴伍用时，后者的吸收可能增加，胃排空缓慢者尤其明显。

（8）注意事项：①因本品能妨碍磷的吸收，故不宜长期大剂量使用；②低磷血症患者慎用；③每片约含钠 40 mg，对严格限盐的患者应慎用。

（9）特殊人群用药：妊娠前 3 个月慎用。

三、药物特征比较

本类药物品种繁多，但作用基本相同，主要区别在于抗酸强度、作用快慢、持续时间和不良反应。由于传统的单一抗酸药还存在下述缺点：①铝、钙、铋盐抗酸药连续服用会引起便秘，镁盐可引起腹泻；②硅酸盐有致癌和肾结石的可能；③铋剂长期服用可引起可逆性脑病；④抗酸药过量服用会引起反弹，导致胃酸分泌增多，可引起乳酸综合征及代谢性碱中毒。因此，一般难以长期服用以维持治疗效果。目前，国外的抗酸药已从单一的化合物转向铝镁复合物或铝镁铋复合物，在提高制酸作用的同时减少不良反应。

（贾　茜）

第二节　抑酸药

抑酸药是抑制胃酸分泌的药物，主要指组胺 H_2 受体阻断剂（H_2RA）（西咪替丁、雷尼替丁）和质子泵抑制剂（PPI）（奥美拉唑、泮托拉唑）。另外，促胃液素受体抑制剂（丙谷胺）及选择性胆碱受体抑制剂（哌仑西平）也可产生抑制胃酸分泌的效应。抑酸药主要用于泌酸性疾病的治疗，如反流性食管炎、消化道溃疡、胃炎以及卓-艾综合征等疾病。

一、H_2 受体拮抗药

（一）应用原则与注意事项

（1）H_2RA 的耐药发生快，且经常发生，其机制不明。

（2）肾功能不全者需酌情减量，而肝功能不全者一般无须减量。

（二）药物各论

1.西咪替丁

（1）药理作用：本药主要作用于壁细胞上的 H_2 受体，起竞争性抑制组胺的作用，抑制基础胃酸分泌，也抑制由食物、组胺、五肽促胃液素、咖啡因及胰岛素等所诱发的胃酸分泌。

（2）药动学：本品不能透过血-脑屏障，可经胎盘转运和从乳汁排出。部分在肝脏内代谢，主要经肾排泄。可经血液透析清除。静脉途径给药肾功能正常时的 $t_{1/2}$ 为 2 h，肾功能下降时 $t_{1/2}$ 也延长。

（3）适应证：用于胃及十二指肠溃疡、吻合口溃疡、应激性溃疡、反流性食管炎、卓-艾综合征、上消化道出血。

（4）用法用量：静脉给药，以葡萄糖注射液或葡萄糖氯化钠注射液稀释后静脉滴注，200～600 mg/次；或用前述溶媒 20 mL 稀释后缓慢静脉注射（>5 min），200 mg/次，每 4～6 h 1 次，一日剂量不宜超过 2 g。口服，一次 0.2～0.4 g，1 日 4 次。

（5）不良反应。

1）消化系统反应：较常见腹泻、腹胀、口干、氨基转移酶指标轻度升高；偶见严重肝炎、肝坏死、肝脂肪性变等。临床应用本品有导致急性胰腺炎的报道。突然停药可能导致慢性消化性溃疡穿孔。

2）泌尿系统反应：有引起急性间质性肾炎致衰竭的报道，但此种毒性反应是可逆性的。

3）造血系统反应：对骨髓有一定的抑制作用，少数患者发生可逆性的中等程度的白细胞或粒细胞减少。

4)中枢神经系统反应:可通过血-脑屏障,具有一定的神经毒性。较常见有头晕、头痛、嗜睡等。出现神经毒性后,一般只需适当减少剂量即可消失,用拟胆碱药毒扁豆碱治疗可改善症状。

5)心血管系统反应:可有心动过缓、面部潮红等。静脉注射时偶见血压骤降,房性期前收缩,心跳、呼吸骤停,呼吸短促或呼吸困难。

6)对内分泌和皮肤的影响:具有抗雄性激素作用,用药剂量较大时可引起男性乳房发育、女性溢乳、性欲减退、阳痿、精子计数减少等,停药后即可消失;可抑制皮脂分泌、诱发剥脱性皮炎、脱发、口腔溃疡等。

(6)禁忌证:对本品过敏者、急性胰腺炎者禁用。禁饮用咖啡因及含咖啡因的饮料。禁用于孕妇及哺乳期妇女。

(7)注意事项:①肝、肾功能不全者慎用,长期使用本品须定期检查肝、肾功能及血常规;②严重的心脏及呼吸系统疾病、慢性炎症、器质性脑病、有使用本品引起血小板减少史的患者、高甘油三酯血症者慎用。

(8)特殊人群用药:幼儿及老年人慎用;本品能透过胎盘屏障,并能进入乳汁,故孕妇及哺乳期妇女禁用。

2.雷尼替丁

(1)药理作用:本品为选择性的 H_2RA,能有效地抑制组胺、五肽促胃液素及食物刺激后引起的胃酸分泌,降低胃酸和胃酶的活性,对促胃液素及性激素的分泌无影响。

(2)药动学:口服后经胃肠道吸收迅速,不受食物和抗酸剂的影响。口服的生物利用度约为 50%, $t_{1/2}$ 为 2～2.7 h。其与肝细胞色素 P450 酶的亲和力为西咪替丁的 1/10。大部分以原形经肾排泄。

(3)适应证:用于胃及十二指肠溃疡、吻合口溃疡、应激性溃疡、反流性食管炎、卓-艾综合征、上消化道出血。

(4)用法用量:严重的肾功能不全患者(肌酐清除率＜50 mL/min)口服 75 mg/次,2 次/天;注射的推荐剂量为 25 mg。长期非卧床腹透或长期血透的患者,于透析后应立即口服 150 mg。

(5)不良反应:静脉注射部位有时出现瘙痒、发红等症状,1 h 后消失;有时出现焦虑、兴奋、健忘等症状。

(6)禁忌证:①对本品过敏者、严重的肾功能不全者、苯丙酮尿症患者禁用;②本品可透过血-脑屏障,少数患者可有精神障碍,因此有肝性脑病者禁用;③8 岁以下的儿童、孕妇及哺乳期妇女禁用。

(7)药物相互作用:①与维生素 B_{12} 合用可降低合用药的吸收,长期用药可致维生素 B_{12} 缺乏;②与普鲁卡因胺、普萘洛尔、利多卡因合用可延缓合用药物的作用。

(8)注意事项:①肝、肾功能不全者慎用;②疑为癌性溃疡者,使用前应先明确诊断,以免延误治疗。

(9)特殊人群用药:8 岁以下的儿童、孕妇及哺乳期妇女禁用;老年人用药剂量酌减。

3.法莫替丁

(1)药理作用:本品为 H_2RA,对 H_2 受体具有高度亲和力,对基础分泌及因给予各种刺激而引起的胃酸及胃蛋白酶增加有抑制作用。

（2）药动学：口服的生物利用度约为 50%，达峰时间为 2~3 h。口服或静脉注射后的 $t_{1/2}$ 为 3 h。在消化道、肝、肾、颌下腺及胰腺中有高浓度分布，不透过胎盘屏障。不抑制肝药酶。主要自肾脏排泄，胆汁中的排泄量少，可出现于乳汁中。

（3）适应证：用于胃及十二指肠溃疡、吻合口溃疡、应激性溃疡、反流性食管炎、卓-艾综合征、上消化道出血。

（4）用法用量：用于治疗重症胃食管反流症、溃疡病及上消化道出血：肌肉注射或静脉滴注：每次 20 mg，每 12 h 1 次。静滴用量同静脉滴注。症状消失后改用口服制剂。

（5）不良反应：皮疹、荨麻疹；头痛、头晕、乏力、幻觉；口干、恶心、呕吐、便秘、腹泻、轻度的门冬氨酸氨基转移酶（AST）及丙氨酸氨基转移酶（ALT）增高。偶见白细胞减少。罕见心率增加、血压上升，以及耳鸣、面部潮红、月经不调、腹部胀满感和食欲缺乏。

（6）禁忌证：对本品过敏者、严重的肾功能不全者禁用；孕妇、哺乳期妇女禁用。

（7）药物相互作用：①对茶碱、华法林、地西泮和硝苯地平的药动学有轻度影响；②丙磺舒会抑制法莫替丁从肾小管的排泄。

（8）注意事项：①肝肾功能不全者、有药物过敏史者、心脏病患者慎用；②应排除胃癌和食管、胃底静脉曲张后再用药。

（9）特殊人群用药：孕妇及哺乳期妇女禁用；老年人慎用。

4.尼扎替丁

（1）药理作用：本药竞争性与组胺 H_2 受体结合，可逆性地抑制受体功能的发挥，特别是作用于分泌胃酸的胃壁细胞上的 H_2 受体，阻断胃酸形成并使基础胃酸降低，亦可抑制食物和化学刺激所致的胃酸分泌。

（2）药动学：本品口服后吸收迅速且完全，给药 0.3 g 后血药浓度达峰时间为 1~3 h，血浆 $t_{1/2}$ 为 1~2 h，血浆清除率为 667~1 000 mL/min（40~60L/h），绝对生物利用度超过 90%，血浆蛋白结合率约为 35%。约口服剂量的 60% 以原形排泄。

（3）适应证：用于治疗活动性十二指肠溃疡和胃溃疡、十二指肠溃疡愈合后的预防。

（4）用法用量：口服，活动性十二指肠溃疡，0.3 g，1 次/天，睡前顿服；或 0.15 g/次，早、晚各 1 次，疗程为 4~8 周；良性胃溃疡，0.3 g，1 次/天，睡前顿服；预防十二指肠溃疡，0.15 g，1 次/天，睡前顿服。

（5）禁忌证：对本品或其他组胺 H_2RA 过敏者、严重的肾功能不全者禁用；儿童、孕妇及哺乳期妇女禁用。

（6）药物相互作用：①本品与环孢素合用可增加肝毒性；②与清除幽门螺杆菌的药物合用可显著降低溃疡的复发率；③若患者每日服用大剂量的阿司匹林，且同时口服本品 150 mg/次，2 次/天，则患者的血清水杨酸盐浓度升高。

（7）注意事项：肝、肾功能不全者慎用；治疗之前先排除胃部恶性肿瘤后方可使用。

（8）特殊人群用药：儿童、孕妇及哺乳期妇女禁用。

5.枸橼酸铋雷尼替丁

（1）药理作用：本品为抑酸药和铋剂的复合制剂。通过抑制胃酸分泌、抑制胃蛋白酶、抑制幽门螺杆菌、在胃黏膜表面形成保护隔离层等多种途径发挥抗消化性溃疡的作用。

（2）药动学：本品口服后，铋的吸收很少，血铋浓度在个体间差异大，达峰时间约为 0.5 h。雷尼替丁在血浆中无蓄积。

（3）适应证：用于胃及十二指肠溃疡、吻合口溃疡、应激性溃疡、反流性食管炎、卓-艾综合征、上消化道出血。

（4）用法和用量口服：一次 0.35～0.4 g，一日 2 次，餐前服用，疗程不宜超过 6 周。与抗菌药物合用的剂量和疗程应遵医嘱。

（5）不良反应：常见肝功能异常、恶心、腹痛、腹部不适、腹泻及便秘；偶有头痛或关节痛；罕见皮肤瘙痒、皮疹、粒细胞减少。

（6）禁忌证：对本品任何成分过敏者、重度肾功能损害者禁用。儿童、孕妇及哺乳期妇女禁用。

（7）药物相互作用：①与克拉霉素联用时，血清雷尼替丁、枸橼酸铋及 14-羟克拉霉素的浓度明显增加；②与大剂量抗酸药合用，血清雷尼替丁和枸橼酸铋的浓度均下降；③与阿司匹林合用，阿司匹林的吸收轻度下降；④食物可降低铋剂的吸收，但不影响其临床疗效；⑤对诊断干扰：胃镜检查前 4 周内应用本药，可使胃镜检查时 Hp 的检测呈假阴性结果。

（8）注意事项：①服用本品后可见粪便变黑、舌发黑，易与黑便相混淆，但停药后消失，属正常现象；②不宜长期大剂量、连续使用；③肾功能不全者（肌酐清除率＜25 mL/min）禁用；④胃溃疡患者用药前必须排除恶性肿瘤的可能性；⑤与抗生素联用后，仍未根除幽门螺杆菌者应做抗生素耐药试验，必要时更换抗生素。

（9）特殊人群用药：儿童、孕妇和哺乳期妇女禁用。

6.拉呋替丁

（1）药理作用：本品具有持续的抗分泌作用和潜在的胃黏膜保护作用，呈剂量依赖性地减少由组胺、四肽促胃液素、氯甲酰甲胆碱和乙-脱氧-D-葡萄糖刺激引起的胃酸分泌。

（2）药动学：口服后生物利用度较低，但作用持续时间长于其他抗酸药，血浆 $t_{1/2}$ 约为 3.3 h。

（3）适应证：用于治疗胃溃疡、十二指肠溃疡、胃炎及反流性食管炎。

（4）用法用量：口服，消化性溃疡，10 mg/次，2 次/天；胃炎，10 mg/次，1 次/天。餐后或睡前服用。

（5）不良反应：可能引起肝功能损害、粒细胞减少症、血小板减少等严重的不良反应。

（6）禁忌证：禁用于已知对本品或其中成分过敏者及哺乳期妇女。

（7）药物相互作用：食物和抗酸剂对本品的体内过程几乎没有影响。对茶碱、华法林、地西泮和硝苯地平的代谢有影响。

（8）注意事项：①有药物过敏史、肝和肾功能损害及透析患者慎用；②用药前应排除胃癌的可能性。

（9）特殊人群用药：孕妇及可能妊娠的妇女、老年人慎用；动物实验发现本品存在于乳汁中，故哺乳期妇女禁用。

二、质子泵抑制剂

质子泵抑制剂（PPI）通过特异性地作用于胃黏膜壁细胞，降低细胞中 H^+-K^+-ATP 酶的活性，抑制胃酸分泌，产生较 H_2RA 更强、更持久的抑酸效应。

（一）应用原则与注意事项

①PPI 餐前服用的抑酸效果优于不进食时服用，原因是 PPI 仅选择性地抑制活动性分泌胃酸的壁细胞，进食可刺激壁细胞分泌胃酸；②服用 PPI 不宜再用其他抗酸药；③PPI 很少发

生耐药现象,但停药后引起的基础胃酸和最大胃酸分泌反弹持续时间可长达 2 个月。

(二)药物各论

1.奥美拉唑

(1)药理作用:本品可特异性地与胃壁细胞的质子泵(H^+-K^+-ATP 酶)发生不可逆性的结合,进而抑制 H^+-K^+-ATP 酶的活性,故有强而持久的抑制基础胃酸及刺激所致的胃酸分泌的作用。对组胺、五肽促胃液素及刺激迷走神经等引起的胃酸分泌有显著的抑制作用。对 H_2RA 不能抑制的由二丁基环腺苷酸刺激引起的胃酸分泌也有强而持久的抑制作用。

(2)药动学:本品口服,经小肠吸收,主要分布于胃肠道中,血浆 $t_{1/2}$ 为 30~60 min。主要经细胞色素 P450 系统代谢,代谢较完全。代谢物主要经尿排泄,少部分自粪便排泄。生物利用度为 35%~60%,蛋白结合率约为 95%。

(3)适应证:用于胃及十二指肠溃疡、反流性食管炎、卓-艾综合征、消化性溃疡急性出血、急性胃黏膜病变出血。与抗生素联合用于 Hp 根除治疗。

(4)用法用量:可口服或静脉给药。①治疗十二指肠溃疡:1 次/天,20 mg/次,疗程 2~4 周;②治疗卓-艾综合征,初始剂量为 1 次/天,60 mg/次。90%以上患者用 20~120 mg/d 即可控制症状。如剂量大于 80 mg/d,则应分 2 次给药;③治疗反流性食管炎,20~60 mg/d;④治疗消化性溃疡出血,静脉注射,40 mg/次。每 12 h 1 次,连用 3 d。

(5)不良反应:主要的不良反应为口干、恶心、腹胀、便秘、腹泻、腹痛等。皮疹、血清氨基酸转移酶和胆红素升高也有发生。神经系统可有感觉异常、头晕、头痛、嗜睡、失眠、外周神经炎等。偶有关节痛、肌痛、肌无力等现象。

(6)禁忌证:对本品过敏者、严重的肾功能不全者、婴幼儿、孕妇禁用。

(7)药物相互作用:本品具有肝酶抑制作用,可延缓经肝药酶代谢的药物在体内的消除,如双香豆素、地西泮、苯妥英钠、华法林、硝苯地平等,同时应用时剂量酌减。

(8)注意事项。

1)本品可对诊断产生影响,使血中的促胃液素水平升高、^{13}C-尿素呼气试验呈假阴性。

2)用药前应先排除胃癌的可能性,以免延误治疗。

3)长期用药可能引起萎缩性胃炎,亦有可能引起高促胃液素血症,也可导致维生素 B_{12} 缺乏。

4)肝、肾功能不全者慎用。

(9)特殊人群用药:婴幼儿、孕妇禁用,哺乳期妇女慎用。

2.埃索美拉唑

(1)药理作用:本品是奥美拉唑的纯左旋异构体,光学性质稳定,与右旋异构体相比其不良反应极少。其余见奥美拉唑。

(2)药动学:见奥美拉唑。

(3)适应证:用于胃及十二指肠溃疡、反流性食管炎、卓-艾综合征、消化性溃疡急性出血、急性胃黏膜病变出血。与抗生素联合用于 Hp 根除治疗。

(4)用法用量:本品不可咀嚼或压碎服用,应与送服的水一起吞服。肾功能不全,轻、中度肝功能损害的患者无须调整剂量;严重的肝功能损害患者一日剂量不应超过 20 mg。

(5)不良反应:见奥美拉唑。

(6)禁忌证:对本品、奥美拉唑或其他苯并咪唑类化合物过敏者禁用。

3.兰索拉唑

(1)药理作用:本药通过抑制胃壁细胞的 H^+-K^+-ATP 酶,阻断壁细胞分泌 H^+ 来降低胃酸分泌。本品几乎可以完全抑制基础状态和各种刺激后的胃酸分泌,同时对胃部的 Hp 也有很好的杀灭作用。

(2)药动学:口服吸收迅速,血药浓度达峰时间为 1.7 h,生物利用度的个体差异较大。健康者的血浆 $t_{1/2}$ 约为 1.5 h,体内的血浆蛋白结合率为 97%。本品主要在肝脏被细胞色素 P450 代谢,代谢产物几乎无抗酸活性。约 1/3 的代谢产物经肾脏排泄,2/3 经粪便排泄。

(3)适应证:用于胃及十二指肠溃疡、反流性食管炎、卓-艾综合征、消化性溃疡急性出血、急性胃黏膜病变出血及促胃液素(胃泌素)瘤的治疗。与抗生素联合用于 Hp 根除治疗。

(4)用法用量:肝、肾功能不全者口服给药,15 mg/次,1 次/天;静脉给药:静脉滴注,成年人 30 mg/次,2 次/日,推荐的静脉滴注时间为 30 min,疗程≤7 d。

(5)不良反应:见奥美拉唑。

(6)禁忌证:对本品过敏者禁用。

(7)药物相互作用:①本品与食物一起服用其生物利用度明显降低,吸收延迟,达峰时间延长超过 0.5 h;②经肝药酶代谢的药物可能与本品发生药物相互作用,如其他质子泵抑制剂、大环内酯类(红霉素和克拉霉素)、抗真菌药(酮康唑和伊曲康唑)、H_1RA、H_2RA、HMG-CoA 还原酶抑制药、抗抑郁药(氟伏沙明)、苯二氮䓬类镇静药等。

(8)注意事项。

1)肝、肾功能不全者慎用。

2)首先排除癌症的可能性后才能使用本品。

3)不宜再服用其他抗酸药或抑酸药。

4)正在使用硫酸阿扎那韦的患者禁止使用本品。

5)动物实验中药品会转移到乳汁中,故禁用于哺乳期妇女。

(9)特殊人群用药:婴幼儿不宜使用,若必须用药应适当减小剂量;孕妇慎用;哺乳期妇女禁用;老年人慎用。

4.泮托拉唑

(1)药理作用:本品是质子泵抑制剂。在胃壁细胞的酸性环境下被激活为环次磺胺,再特异性地与质子泵上的巯基以共价键结合,使其丧失泌酸功能,减少胃酸分泌。

(2)药动学:本品口服后吸收迅速,首关效应很小,消除 $t_{1/2}$ 为 0.9~1.9 h,与剂量无关。生物利用度为 77%,血浆蛋白结合率为 98%。单次口服 40 mg,血药浓度达峰时间为 2~3 h,主要在肝脏代谢。80% 的代谢产物通过肾脏排出,其余经胆汁进入粪便排出。

(3)适应证:用于胃及十二指肠溃疡、反流性食管炎、卓-艾综合征、消化性溃疡急性出血、急性胃黏膜病变出血。与抗生素联合用于 Hp 根除治疗。

(4)用法用量:口服,不要咀嚼或压碎,应吞服。用于十二指肠溃疡,40 mg/次,1 次/天,早餐前服用,疗程为 2~4 周;用于胃溃疡及反流性食管炎,40 mg/次,1 次/天,早餐前服用,疗程为 4~8 周。老年人的剂量不宜超过 40 mg/d,在根除 Hp 治疗时参照常规剂量。

(5)不良反应:个别病例出现水肿、发热和一过性视力障碍(视物模糊)。其他见奥美拉唑。

(6)禁忌证:对本品过敏者禁用。儿童、哺乳期妇女及孕妇禁用。

(7)药物相互作用:不影响肝药酶的活性,与其他药物无相互作用。

(8)注意事项:①肝、肾功能不全者慎用,严重的肝功能损害者应减少剂量并定期测定肝药酶谱的变化;②用前需排除胃与食管的恶性病变,以免因症状缓解而延误诊断。

(9)特殊人群用药:儿童、哺乳期妇女及孕妇禁用。

5.雷贝拉唑钠

(1)药理作用:本药通过特异性地抑制胃壁细胞的 H^+-K^+-ATP 酶系统而阻断胃酸分泌的最后步骤,该作用呈剂量依赖性,并可使基础胃酸分泌和刺激状态下的胃酸分泌均受抑制。本品对胆碱和组胺 H_2 受体无拮抗。

(2)药动学:单次口服 20 mg,生物利用度约为 52%,血药浓度达峰时间为 3.5 h。在 10~40 mg 的剂量范围内,血药浓度峰值和曲线下面积与剂量呈线性关系。健康受试者的药物 $t_{1/2}$ 为 0.7~1.5 h,体内的药物清除率为(283±98)mL/min,血浆蛋白结合率为 97%。本品经细胞色素 P450 酶系统代谢,约 90% 的原形药物随尿排出,代谢物随粪便排出。

生物利用度不受食物或抗酸剂的影响。在慢性肝病患者体内,血药浓度的曲线下面积提高 2~3 倍。

(3)适应证:用于胃及十二指肠溃疡、反流性食管炎、卓-艾综合征、消化性溃疡急性出血、急性胃黏膜病变出血。与抗生素联合用于 Hp 根除治疗。

(4)用法用量:本品口服给药,不要咀嚼或压碎,应吞服。重症肝炎患者应慎用本品,必须使用时应从小剂量开始并监测肝功能。肝功能正常的老年人无须调整剂量。

(5)不良反应:服用本药有发现视力障碍的报告。其他见奥美拉唑。

(6)禁忌证:有本品及其成分过敏史者、有苯并咪唑类药物过敏史者禁用。儿童、孕妇及哺乳期妇女禁用。

(7)药物相互作用:①影响地高辛或酮康唑的吸收,因为这两种药物的吸收依赖于胃的酸度;②本品对地西泮、苯妥英、华法林、茶碱的清除无影响;③进食和服药时间不影响本品的生物利用度。

(8)注意事项:①肝脏疾病患者慎用;②定期进行血液生化、甲状腺功能检查;③应在排除恶性肿瘤的前提下用药;④不宜用于维持治疗。

(9)特殊人群用药:儿童、孕妇及哺乳期妇女禁用;老年人慎用。

6.艾普拉唑

(1)药理作用:本药属不可逆性质子泵抑制剂。本品经口服后选择性地进入胃壁细胞,不可逆地抑制 H^+-K^+-ATP 酶,产生抑制胃酸分泌的作用。

(2)药动学:健康志愿者口服本品 10 mg,血药浓度达峰时间为 4~5 h,血浆消除 $t_{1/2}$ 约为 7.6 h,多剂量与单次用药相比药动学参数无明显改变,体内无蓄积。受试者 10 mg/d 连续口服 4 d 以上后,血浆中的艾普拉唑浓度可达稳态。进食可延迟血药浓度的达峰时间。

(3)适应证:适用于治疗十二指肠溃疡。

(4)用法用量:口服,用于成人十二指肠溃疡,每日晨起空腹吞服(整片吞服),10 mg/次,1 次/天,疗程为 4 周;或遵医嘱。

(5)不良反应:有腹泻、头晕、头痛、血清氨基转移酶(ALT/AST)升高、皮疹、荨麻疹、腰痛、腹胀、口干、口苦、胸闷、心悸、月经时间延长、肾功能异常、心电图异常、白细胞减少等。

(6)禁忌证:对本品及其他苯并咪唑类化合物过敏者,肝、肾功能不全者禁用;婴幼儿、孕妇及哺乳期妇女禁用。

（7）药物相互作用：本品抑制胃酸分泌，可影响依赖于胃内 pH 吸收的药物（如酮康唑、伊曲康唑等）的生物利用度，合用时应注意调整剂量或避免合用。

（8）注意事项：①本品抑制胃酸分泌的作用强，对于一般消化性溃疡等疾病不宜长期大剂量服用；②使用前应先排除胃与食管的恶性病变，以免因症状缓解而延误诊断。

（9）特殊人群用药：婴幼儿、孕妇及哺乳期妇女禁用；老年人慎用。

（三）药物特征比较

奥美拉唑、兰索拉唑和泮托拉唑的药动学个体差异大，与其他药物的作用明显，起效时间慢。雷贝拉唑、伊索美拉唑起效快，抑酸效果更好，尤其在治疗胃食管反流病（GERD）方面疗效更佳。

1. PPI 的作用特点比较

雷贝拉唑口服后药物起效快，在肝脏的代谢主要是非酶代谢，不依赖细胞色素 P450 酶，CYP2C19 遗传多肽性对药物的代谢无影响。与奥美拉唑等其他 PPI 比较，具有持续性抑制胃酸分泌及药物间相互作用少的特点。埃索美拉唑是奥美拉唑的 S-异构体，口服的生物利用度高，抑制胃内 pH＞4 的时间较其他 PPI 更长，疗效优于奥美拉唑、兰索拉唑等第一、第二代 PPI。

2. 临床应用比较

PPI 用于消化性溃疡的治疗，溃疡治愈后，1 年内的溃疡复发率 PPI 与 H_2RA 相当，高于PPI＋Hp 根除治疗。PPI 口服制剂应吞服，不要咀嚼、压碎服用，以避免药物短时间内释放而影响疗效。

三、其他

促胃液素受体抑制剂类有降低胃酸分泌的作用。胆碱受体抑制剂可以抑制胃酸、胃蛋白酶的分泌，减少胃蠕动，减慢胃排空，以减轻疼痛并增加抗酸药的中和效能，适用于治疗胃、十二指肠溃疡的治疗。

1. 哌仑西平

（1）药理作用：本品为选择性的抗胆碱药，可抑制胃酸分泌，减轻胃酸对胃壁病灶的刺激，促进消化性溃疡愈合。

（2）药动学：本品口服吸收不完全，达峰时间为 2～3 h，绝对生物利用度约为 26％。在脑及胚胎组织中无分布，血浆蛋白结合率约为 10％，血浆 $t_{1/2}$ 为 10～12 h。在体内很少被代谢，口服后 24 h 内约 90％以原形化合物通过肾脏和胆道排泄，未见有蓄积性。

（3）适应证：用于胃和十二指肠溃疡、应激性溃疡、急性胃黏膜出血、胃食管反流性病以及胃泌素瘤等。

（4）用法用量。

1）口服：50～75 mg/次，2 次/天，于早、晚餐前 1.5 h（或更长时间）服用；或 50 mg/次，3 次/天，于餐前空腹时服用。疗程为 4～6 周。

2）静脉或肌内注射：10 mg/次，2 次/天，好转后改为口服给药。

（5）不良反应：有轻度口干、便秘、腹泻、头痛、眼睛干燥及视力调节障碍等；精神错乱、排尿困难少见。

（6）禁忌证：对本品过敏者、青光眼和前列腺增生患者禁用。

（7）药物相互作用：①酒精、咖啡因可降低本品的疗效；②西咪替丁、雷尼替丁、法莫替丁可增强本品的疗效；③进食同时服用本品可减少吸收。

（8）注意事项：①肝、肾功能不全者慎用；②血管疾病者慎用，应避免高剂量用药。

（9）特殊人群用药：儿童、孕妇和哺乳期妇女慎用。

2. 丙谷胺

（1）药理作用：本品为促胃液素受体拮抗剂，能抑制促胃液素引起的胃酸和胃蛋白酶的分泌；能增加胃黏膜氨基己糖的含量，促进糖蛋白合成，对胃黏膜有保护和促进愈合的作用；能改善消化性溃疡的症状和促使溃疡愈合。此外，本品还具有利胆作用。

（2）药动学：口服吸收迅速，生物利用度为 $60\%\sim70\%$，血药浓度 2 h 达峰值，血浆 $t_{1/2}$ 为 3.3 h，主要分布于胃肠道、肝、肾中，经肾、肠道排出。

（3）适应证：用于胃和十二指肠溃疡、慢性浅表性胃炎、十二指肠球炎。

（4）用法用量：口服，成人 0.4 g/次，3～4 次/天，餐前 15 min 服用，疗程为 30～60 d，亦可根据胃镜或 X 线检查结果确定疗程。小儿一次 10～15 mg/kg，3 次/天，餐前 15 min 服用，疗程视病情而定。

（5）不良反应：偶有口干、便秘、瘙痒、失眠、腹胀、下肢酸胀等不良反应，一般不需要特殊处理；个别报道有暂时性白细胞减少和轻度的氨基转移酶升高。

（6）禁忌证：胆囊管及胆道完全梗阻的患者禁用。

（7）药物相互作用：与其他抗溃疡药物如 H_2RA 同时应用，可加强抑制胃酸分泌的作用而加速溃疡愈合。

（8）注意事项。

1）本品抑制胃酸分泌的作用较 H_2RA 弱，临床已不再单独用于治疗溃疡病，但其利胆作用较受重视。

2）用药期间应避免烟、酒及刺激性食物和精神创伤。

（贾　茜）

第三节　胃黏膜保护药

胃黏膜保护剂是指预防和治疗胃黏膜损伤，保护胃黏膜，促进组织修复和溃疡愈合的药物。

胃黏膜保护药的作用特点有：①胃肠激素类是一类体外人工合成的药物，前列腺素及其衍生物对黏膜具有保护作用，表皮生长因子有利于损伤的胃黏膜再生。②硫糖铝可覆盖于溃疡或糜烂面形成保护性屏障，其对胃黏膜的附着作用与局部的 pH 有明显关系，其黏附于溃疡面的最佳 pH 为 2～3，当 pH>4 时这种黏附作用减弱。③胶体铋剂在 pH<5 的酸性环境中对溃疡面的蛋白质起螯合作用以覆盖溃疡面；不抑制胃蛋白酶的分泌，但能抑制其活性；有杀灭 Hp 的作用，所以铋剂尤适用于合并 Hp 感染的胃十二指肠溃疡、慢性胃炎的治疗。④柱状细胞稳定剂类药物通过不同的药理作用，最终促进胃上皮柱状细胞更新和抵抗黏膜损害。

一、应用原则与注意事项

（一）应用原则

1. 根据胃黏膜炎性损害疾病主适应证的治疗

需要合理选择胃黏膜保护药物的种类和疗程。

（1）对于各种因素导致的黏膜损害，应选用以胃黏膜保护药为主的治疗，也可选择抗酸剂或抑酸剂联合以快速缓解症状。

（2）对有急性表现如中性粒细胞浸润或有 Hp 感染者，可以选用有抗氧化作用和抗 Hp 作用的药物为主，如瑞巴派特、吉法酯、铋剂和呋喃唑酮等。

（3）对胃溃疡和慢性萎缩性胃炎，应尽量选择有促细胞增生黏膜保护作用的药物，并考虑与制酸剂联合使用时的胃内 pH 改变对黏膜保护药药效作用的影响。

2. 根据可能引起黏膜损害的病因选择适宜的胃黏膜保护药

（1）对于高酸状态所致的胃黏膜损害，宜选择有制酸或抑制胃蛋白酶作用的铝碳酸镁、硫糖铝等药物。

（2）酒精和 NSAIDs 引起的胃黏膜损害，应选择前列腺素衍生物或有内源性前列腺素刺激分泌作用的药物，如替普瑞酮。

（3）由 Hp 感染导致的胃黏膜损害，宜选用兼具抑制或者杀灭 Hp 作用的黏膜保护剂，如铋剂、依卡倍特钠和呋喃唑酮。

（4）十二指肠液反流所致的胃黏膜损害，可选择有结合胆盐、胆汁酸作用的黏膜保护剂，如铝碳酸镁、硫糖铝和铋剂等。

（5）合并过敏性疾病患者的黏膜损害，如过敏性紫癜引起的胃十二指肠黏膜损害，可选择色甘酸钠和酮替芬等有黏膜保护作用的抗过敏剂。

（6）应激性和持续紧张焦虑状态所致的胃黏膜损害，可选择地西泮和甘草提取物甘珀酸钠等。

（二）注意事项

对于多数黏膜损害性疾病如消化性溃疡和糜烂性胃炎，都需要联合使用制酸剂以尽快缓解症状及促进愈合。联合应用时，应注意胃黏膜保护药的选择。

（1）胃内 pH 依赖的黏膜保护药的药效在酸性环境中作用发挥较强，一般不宜与碱性药物或抑制胃酸分泌的药物同服，如硫糖铝和铋剂。

（2）PPI 的抑制胃酸作用强，与黏膜保护药联合使用时，后者对黏膜的保护作用会显著下降。因此，若与 PPI 联合用药，宜选用柱状细胞稳定剂、激素类和其他不受胃内 pH 影响的黏膜保护药。

二、药物各论

1. 米索前列醇

（1）药理作用：本药为前列腺素 E_1 衍生物，具有很强的抑制胃酸分泌的作用。还能抑制胃蛋白酶的分泌，刺激胃黏液和刺激碳酸氢盐的分泌，促进磷脂合成；增加胃黏膜的血流量，加强胃黏膜屏障，具有保护胃黏膜的作用。对妊娠子宫有收缩作用。

（2）药动学：本品口服 1.5 h 后可完全吸收。口服 15 min 后，血浆活性代谢物米索前列醇酸达峰值。血浆蛋白结合率为 $80\% \sim 90\%$。药物在肝、肾、肠、胃等组织中的浓度高于血药浓度。消除 $t_{1/2}$ 为 $20 \sim 40$ min。口服后约 75% 随尿排出,约 15% 自粪便排出;8 h 内尿中的排出量为 56%。

(3)适应证:用于治疗胃溃疡、十二指肠溃疡,也可预防与治疗 NSAIDs 引起的出血性消化道溃疡。与米非司酮序贯合并使用,可用于终止停经 49 d 内的早期妊娠。

(4)用法用量:口服。胃及十二指肠溃疡,200 μg/次,4 次/天,于三餐前和睡前服用,疗程为 $4 \sim 8$ 周,如溃疡复发可继续延长疗程;预防 NSAIDs 相关的消化性溃疡,200 μg/次,$2 \sim 4$ 次/天。

(5)不良反应:腹泻、腹痛、消化不良、肠胀气、恶心及呕吐;月经过多、阴道出血、经期前后阴道出血;皮肤瘙痒,偶有眩晕、头痛;倦怠、震颤、惊厥、呼吸困难、发热、心悸、低血压、心动过缓。

(6)禁忌证:对前列腺素类过敏者;青光眼、哮喘、过敏性结肠炎及过敏体质者等;有心、肝、肾或肾上腺皮质功能不全者禁用。孕妇及哺乳期妇女禁用。

(7)药物相互作用。

1)与抗酸药(尤其是含镁抗酸药)合用时可加重本品所致的腹泻、腹痛等不良反应。

2)与保泰松合用可出现神经系统不良反应。

3)与环孢素及泼尼松联用可降低肾移植排斥反应的发生率。

(8)注意事项:脑血管或冠状动脉病变的患者、低血压患者、癫痫患者慎用;可引起腹泻。

(9)特殊人群用药:孕妇及哺乳期妇女禁用。

2.硫糖铝

(1)药理作用:本品口服后能在酸性胃液中解离为 $Al_2(OH)_3$ 和硫酸化蔗糖,前者发挥抗酸作用,后者有利于黏膜再生和溃疡愈合。同时,吸附胃蛋白酶和胆汁酸;促进胃黏液和重碳酸盐的分泌;增加胃黏膜血流量,促使前列腺素的合成,具有保护胃黏膜的作用。

(2)药动学:胃肠道吸收约 5%,作用持续时间约 5 h。主要随粪便排出,少量以双糖硫酸盐自尿排出。

(3)适应证:用于治疗胃、十二指肠溃疡、胆汁反流性胃炎,可减轻 Hp 对胃黏膜的损害作用。

(4)用法用量:餐前 1 h 及睡前口服。活动性胃、十二指肠溃疡,1 g/次,$3 \sim 4$ 次/天,疗程为 $4 \sim 6$ 周;预防十二指肠溃疡复发,1 g/次,2 次/天。

(5)不良反应:常见便秘;少见口干、恶心、呕吐、腹泻、皮疹、眩晕、瘙痒、低磷血症、骨软化。

(6)禁忌证:对本品过敏者禁用。早产儿、未成熟的新生儿、孕妇和哺乳期妇女禁用。

(7)药物相互作用:不宜与多酶片合用,两者的药理作用相拮抗,疗效均降低。与西咪替丁合用时,本品的疗效降低。

(8)注意事项。①本品需空腹摄入,餐前 1 h 与睡前服用效果最好。嚼碎与唾液混合或研成粉末后服下能发挥最大效应。②肾功能不全者慎用。③甲状腺功能亢进、低磷血症患者不宜长期用药。④本品对严重十二指肠溃疡的效果较差。

(9)特殊人群用药:早产儿、未成熟的新生儿、孕妇和哺乳期妇女禁用。

(贾　茜)

第四节　影响胃肠动力药

消化性溃疡患者存在胃动力异常,十二指肠溃疡时胃排空增快,胃溃疡时多有胃排空延缓且患者多合并十二指肠胃反流。因此,消化性溃疡的部位不同(十二指肠/胃),选择的胃肠动力药的类型(抑动力/促动力)也不相同。

一、胃肠解痉药

(一)应用原则与注意事项

(1)本类药不能消除病因,只能缓解症状,因此应针对疼痛的病因进行治疗。

(2)胃肠道平滑肌痉挛的原因和症状比较复杂,主要表现为腹部疼痛,常会掩盖一些急性疾病,应提高警惕。

(3)胆碱受体拮抗剂作用复杂,对腺体分泌、心脏搏动、中枢神经兴奋、瞳孔大小均有作用,故其禁忌证较多。青光眼患者禁用,对有高血压、心脏病、尿潴留、前列腺肥大者慎用。

(4)本类药物的作用可被胃肠促动力药拮抗,使其作用减弱或消失,因此不能同服。长期服用地高辛的患者再同时服用胃肠解痉药,有增加地高辛中毒的风险。

(5)胆碱受体拮抗剂的服用时间宜在餐前 0.5 h。

(二)药物各论

1. 阿托品

(1)药理作用:本品为 M 胆碱受体拮抗药。除具有解除胃肠道平滑肌痉挛、抑制腺体分泌、扩大瞳孔、升高眼压、视力调节麻痹、心率加快、支气管扩张等作用外,大剂量时扩张血管、解除痉挛性收缩、改善微循环。此外,本品能兴奋或抑制中枢神经系统。

(2)药动学:本品易从胃肠道及其他黏膜吸收,也可从眼或少量从皮肤吸收。口服的血药浓度达峰时间为 1~2 h,肌内注射后为 15~20 min,作用一般持续 4~6 h,扩瞳时效更长。$t_{1/2}$ 为 3.7~4.3 h,血浆蛋白结合率为 14%~22%,分布容积为 1.7L/kg,可迅速分布于全身组织中,可透过血-脑屏障和胎盘。主要通过肝细胞酶的水解代谢,12 h 内有 13%~50% 以原形随尿排出。本品在乳汁等各种分泌物中都有微量出现。

(3)适应证。①各种内脏绞痛,如胃肠绞痛及膀胱刺激症状。对胆绞痛、肾绞痛的疗效较差。②抗休克、全身麻醉前给药、严重盗汗和流涎症。③迷走神经过度兴奋所致的窦房传导阻滞、房室传导阻滞等缓慢性心律失常。④解救有机磷酸酯类农药中毒。

(4)用法用量:本品可口服、肌内注射给药。

(5)不良反应:常见便秘、出汗减少、口鼻咽喉干燥、视物模糊、皮肤潮红、排尿困难、胃肠动力低下、胃食管反流;少见眼压升高、过敏性皮疹、疱疹、接触性药物性眼睑结膜炎。

(6)禁忌证:青光眼及前列腺增生者、高热者禁用。孕妇、哺乳期妇女禁用。

(7)药物相互作用。①与碱化尿液药包括含镁或钙的制酸药、碳酸酐酶抑制药、碳酸氢钠、枸橼酸盐等伍用时,阿托品的排泄延迟,作用时间和(或)毒性增加。②与金刚烷胺、吩噻嗪类药、其他抗胆碱药、扑米酮、普鲁卡因胺、三环类抗抑郁药伍用,阿托品的毒副作用可加剧。③与单胺氧化酶抑制剂(包括呋喃唑酮、丙卡巴肼等)伍用时,可加强抗 M 胆碱作用的不良反应。④与甲氧氯普胺并用时,后者的促进肠胃运动作用可被拮抗。

（8）注意事项。①脑损害、心脏病、反流性食管炎、溃疡性结肠炎患者慎用。②对其他颠茄生物碱不耐受者，对本品也不耐受。

（9）特殊人群用药。①儿童用药：婴幼儿对本品的毒性反应极其敏感，特别是痉挛性麻痹与脑损伤的儿童反应更强，环境温度较高时因闭汗有体温急骤升高的危险，应用时要严密观察。②孕妇、哺乳期妇女禁用。③老年人容易发生抗 M 胆碱样不良反应，如排尿困难、便秘、口干（特别是男性），也易诱发未经诊断的青光眼，一经发现，应即停药。本品对老年人尤易致汗液分泌减少，影响散热，故夏天慎用。

2.颠茄

（1）药理作用：本药为抗胆碱药，其作用同阿托品，可解除平滑肌痉挛、抑制腺体分泌，但药效较弱。

（3）适应证：用于胃及十二指肠溃疡、轻度的胃肠道平滑肌痉挛等。

（4）用法用量：口服。酊剂，0.3～1.0 mL/次，3 次/天；极量为 1.5 mL/次。浸膏剂，8～16 mg/次，极量为 50 mg/次。片剂，10 mg/次，必要时每 4 h 可重复 1 次。复方颠茄片，1 片/次。

（5）不良反应：可见口干、头晕、视力模糊、面红、疲乏等反应。

（6）禁忌证：青光眼、出血性疾病、脑出血急性期、前列腺增生、心动过速患者禁用。哺乳期妇女禁用。

（7）药物相互作用。①与尿碱化药（碳酸氢钠）、碳酸酐酶抑制药（乙酰唑胺）同用时，本品的排泄延迟，疗效和毒性都可因此而加强。②与金刚烷胺、美克洛嗪、吩噻嗪类药（氯丙嗪、奋乃静）、阿托品类、普鲁卡因胺、三环类抗抑郁药等同用时，本品的不良反应可增强。③与抗酸药、吸附性止泻药等同用时，本品的吸收减少，疗效减弱。必须同用时可间隔1 h以上。④本品可减弱甲氧氯普胺、多潘立酮的作用。

（8）注意事项。

1）酊剂的剂量不可过大，以免发生阿托品化现象。

2）在环境温度较高时，用药后有体温急骤升高的危险；脸红反应则系皮下血管扩张所致。

（9）特殊人群用药。

1）幼儿及儿童对颠茄的阿托品样毒性反应极为敏感，尤其痉挛性麻痹与脑损害的幼儿及儿童对颠茄的反应增强，应用时要严密观察。

2）孕妇慎用；哺乳期妇女禁用。

3.山莨菪碱

（1）药理作用：本药为阻断 M 胆碱受体的抗胆碱药，作用与阿托品相似或稍弱。可使平滑肌明显松弛，并能解除血管痉挛（尤其是微血管），同时有镇痛作用，但扩瞳和抑制腺体（如唾液腺）分泌的作用较弱，且极少引起中枢兴奋症状。

（2）药动学：口服吸收较差，注射后迅速从尿中排出。

（3）适应证：用于感染中毒性休克、血管痉挛和栓塞引起的循环障碍；解除平滑肌痉挛、胃肠绞痛、胆道痉挛；有机磷中毒。

（4）用法用量。

1）口服：5～10 mg/次，3 次/天。

2）肌内注射：一般慢性疾病，成人 5～10 mg/次，小儿 0.1～0.2 mg/kg。

3)静脉注射:用于抗休克及有机磷中毒,成人 10～40 mg/次,必要时每隔 10～30 min 重复给药,也可增加剂量,病情好转时逐渐延长给药间隔,直至停药。

(5)不良反应:口干、面部潮红、轻度扩瞳、视近物模糊、心率加快、排尿困难、阿托品样中毒症状。

(6)禁忌证:颅内压增高、脑出血急性期、青光眼、前列腺增生、新鲜的眼底出血、幽门梗阻、肠梗阻、恶性肿瘤患者禁用。

(7)药物相互作用:与地西泮存在配伍禁忌。

(8)注意事项:①急腹症未明确诊断时不宜轻易使用;②夏季用药时,因其闭汗作用,可使体温升高;③反流性食管炎、重症溃疡性结肠炎慎用。

(9)特殊人群用药:婴幼儿、老年体虚者慎用。

4.丁溴东莨菪碱

(1)药理作用:本品为外周抗胆碱药,除对平滑肌有解痉作用外,尚有阻滞神经节及神经肌肉接头的作用,对中枢的作用较弱。

(2)药动学:口服不易吸收。肌内或静脉注射后,一般在 3～5 min 内起效,维持时间为 2～6 h。主要在肝脏代谢,有肝肠循环,不易透过血-脑屏障。主要随粪便排出,少量以原形自肾脏排泄。

(3)适应证:用于胃肠道痉挛、胆绞痛、肾绞痛、胃肠道蠕动亢进的治疗。亦用于内镜检查、内镜逆行胰胆管造影、气钡双重造影、腹部 CT 扫描的术前准备。

(4)用法用量。

1)口服:10～20 mg/次,3～5 次/天,应整片或整粒吞服。

2)注射:注射包括肌内注射、静脉注射、静脉滴注。20～40 mg/次或 20 mg/次,间隔 20～30 min 后再用 20 mg;急性绞痛发作 20 mg/次,一日数次。静脉注射给药的速度不宜过快。

(5)不良反应:口渴、视力调节障碍、嗜睡、心悸、面部潮红、恶心、呕吐、眩晕、头痛、胃食管反流、过敏反应、排尿困难、精神失常。

(6)禁忌证:严重的心脏病、器质性幽门狭窄、麻痹性肠梗阻、青光眼、前列腺增生患者禁用。

(7)注意事项。

1)不宜用于因胃张力低下和胃运动障碍及胃食管反流所引起的上腹痛、胃灼热感等症状。

2)低血压患者慎用。

(8)特殊人群用药:婴幼儿、小儿、孕妇及哺乳期妇女、老年人慎用。

5.奥替溴铵

(1)药理作用:本药的作用机制类似于钙离子拮抗剂,能特异性地作用于肠道平滑肌,发挥强烈的解痉挛作用。适用于所有的运动功能亢进、不同原因和不同部位以及由于平滑肌纤维病理性萎缩引起的痉挛反应。

(2)药动学:本品口服后,主要分布于结肠平滑肌,吸收少且吸收的药物主要通过胆道经粪便排出体外。

(3)适应证:适用于胃肠道痉挛和运动功能障碍(肠易激综合征、胃炎、胃十二指肠炎、肠炎、食管病变)。也可用于内镜(食管—胃—十二指肠镜、结肠镜、直肠镜等)检查前准备。

（4）用法用量：口服，40 mg/次，2～3 次/天，饭前服用。

（5）不良反应：治疗剂量的本品尚未见有不良反应报道。

（6）禁忌证：对本品过敏者禁用。

（7）注意事项：青光眼，前列腺增生，幽门狭窄的患者在使用此药时应慎重。

（8）特殊人群用药：孕妇及哺乳期妇女慎用。

6.匹维溴铵

（1）药理作用：本品是对胃肠道有高度选择性解痉作用的钙拮抗剂，通过抑制钙离子流入肠道平滑肌细胞发挥解痉作用。本品没有抗胆碱能作用，对心血管平滑肌细胞的亲和力低，不会引起血压的变化。

（2）药动学：口服吸收差，不足 10% 的药物被吸收入血，血浆蛋白结合率为 97%。口服 100 mg 后，0.5～3 h 达血浆峰浓度，清除 $t_{1/2}$ 为 1.5 h，在肝脏代谢迅速，主要经胆汁从粪便排出体外。

（3）适应证：用于肠易激综合征患者的腹痛、排便紊乱及肠道不适，以及消化性溃疡和胆囊运动障碍。亦用于钡剂灌肠前准备等。

（4）用法用量：口服，成人 50 mg/次，3 次/天，进餐时服用。必要时剂量可达 100 mg/次，300 mg/d。宜在进餐时用水吞服。应将本品整片吞下，切勿掰碎、咀嚼或含化药片。为钡灌肠做准备时，应于检查前 3 d 开始用药。

（5）不良反应：本品的耐受性良好，少数患者有腹部不适、腹痛、腹泻或便秘，偶见皮疹、瘙痒。

（6）禁忌证：对本品过敏者禁用。儿童、孕妇及哺乳期妇女禁用。

（7）药物相互作用：体外研究表明，本品对氯化钡、乙酰胆碱、去甲肾上腺素和卡巴胆碱引起的平滑肌收缩有剂量依赖性的抑制作用。

（8）注意事项：本品无明显的抗胆碱能作用，因此可用于合并前列腺增生、尿潴留和青光眼的肠易激综合征者。

（9）特殊人群用药：儿童、孕妇及哺乳期妇女禁用。

（三）药物特征比较

钙通道阻滞药匹维溴铵、奥替溴铵对胃肠道具有高度的选择性，口服本品出现解痉作用时，无中枢和外周阿托品样不良反应，在检测其抗胆碱作用的实验中也未见胃肠道分泌的抑制。

二、促胃肠动力药

促胃肠动力药是能增加胃肠推进性蠕动的一类药物。

（一）应用原则与注意事项

促胃肠动力药是治疗功能性消化不良的首选，用于治疗反流性食管炎、胃轻瘫、功能性便秘等胃肠道动力障碍性疾病。由于胃溃疡多有胃排空延缓、十二指肠胃反流，因此应用胃动力药物可以协调胃、十二指肠蠕动，对治疗胃溃疡有一定意义。另外，该类药物还可用于非胃肠道动力障碍性疾病，如糖尿病神经源性膀胱、胆囊收缩障碍等。对用药后出现的不良反应需要及时处置。

（二）药物各论

1.甲氧氯普胺

（1）药理作用：本药作用于多巴胺受体 D1 和 D2，兴奋 5-羟色胺 4（5-HT$_4$）受体，产生促动力作用;增加食管蠕动,改善胃排空、胃窦和十二指肠的协调收缩;抑制呕吐中枢,止呕。

(2)药动学:吸收和起效迅速,静脉注射 1~3 min、口服 0.5~1.0 h、肌内注射 10~15 min 起效。

(3)适应证:用于慢性胃炎、胃下垂伴胃动力低下、功能性消化不良,以及胆胰疾病等引起的腹胀、腹痛、嗳气、胃灼热及食欲缺乏等;纠正迷走神经切除后的胃潴留、糖尿病性胃排空功能障碍、胃食管反流病;用于各种原因引起的恶心、呕吐;用于硬皮病等引起的消化不良。

(4)用法用量。

1)口服:给药一般性治疗,5~10 mg/次,10~30 mg/d,餐前 0.5 h 服用。糖尿病性胃排空功能障碍,5~10 mg/次,4 次/天,三餐前及睡前服用;或于症状出现前 0.5 h 口服 10 mg。

2)注射给药:注射给药包括肌内注射和静脉滴注,10~20 mg/次。肌内注射的一日剂量应≤0.5 mg/kg,否则易引起锥体外系反应。静脉滴注用于不能口服者或治疗急性呕吐。严重的肾功能不全患者剂量至少需减少 60%。

(5)不良反应:引起锥体外系反应的不良反应发生率高。主要的不良反应为镇静作用,可有嗜睡、倦怠、头晕等。较少见恶心、便秘、腹泻、皮疹、溢乳及男子乳房发育等。

(6)禁忌证:对普鲁卡因或普鲁卡因胺过敏者、癫痫患者、胃肠道出血、机械性肠梗阻或穿孔、嗜铬细胞瘤、放疗或化疗的乳癌患者禁用。有抗精神病药致迟发型运动功能障碍史者禁用。孕妇及哺乳期妇女禁用。

(7)药物相互作用。

1)吩噻嗪类药物能增强本品的锥体外系不良反应,不宜合用。

2)抗胆碱药能减弱本品的止吐效应。

3)可降低西咪替丁的口服生物利用度,两药若必须合用,服药时间应至少间隔 1 h。

4)能增加对乙酰氨基酚、氨苄西林、左旋多巴、四环素等的吸收速率,地高辛的吸收因合用本品而减少。

(8)注意事项。

1)肝、肾衰竭慎用。

2)本品可使醛固酮与血清乳素(催乳素)浓度升高。

3)对胃溃疡胃窦潴留者或十二指肠球部溃疡合并胃窦部炎症者有益,不宜用于一般十二指肠溃疡。

4)糖尿病胃轻瘫患者使用该药易出现迟发型运动障碍,故以不用为宜。

5)注射给药可能引起直立位低血压。

(9)特殊人群用药:小儿不宜长期应用;孕妇及哺乳期妇女禁用;老年人慎用。

2.多潘立酮

(1)药理作用:本品为一作用较强的多巴胺受体拮抗剂,具有外周阻滞作用,不透过血-脑屏障。胃镜检查表明,本品可使幽门的舒张期直径增大,而不影响胃运动和分泌功能。

(2)药动学:其代谢主要在肝脏,以无活性的代谢产物随胆汁排出。

(3)适应证:用于因胃排空延缓、胃食管反流、食管炎引起的消化不良,以及功能性、器质性、感染性、饮食性、反射性治疗及化疗引起的恶心和呕吐。

(4)用法用量:口服,成人 10 mg/次或 10 mL/次,3~4 次/天;儿童按体质量一次 0.3 mg/kg;均为餐前 15~30 min 服用。栓剂最好在直肠排空时插入。

(5)不良反应：常用剂量极少出现惊厥、肌肉震颤、流涎、平衡失调等锥体外系症状。偶有头痛、头晕、嗜睡、倦怠、神经过敏、轻度的腹部痉挛等。

(6)禁忌证：对本品过敏者、嗜铬细胞瘤、乳腺癌、分泌催乳素的垂体肿瘤（催乳素瘤）、机械性肠梗阻、胃肠道出血、穿孔者禁用。

(7)药物相互作用：禁与酮康唑（口服制剂）、氟康唑、伏立康唑、红霉素、克拉霉素、胺碘酮合用。抗胆碱药物可能拮抗本品的作用。

(8)注意事项：①肝功能损害者慎用；②严重的肾功能不全者应调整剂量；③血清催乳素水平可升高；④心脏病患者（心律失常）、低钾血症以及接受化疗的肿瘤患者使用本品时有可能加重心律失常；⑤对术后或由于麻醉或化疗引起的呕吐无效。

(9)特殊人群用药：小儿、孕妇慎用。

（贾　茜）

第五节　助消化药

助消化药是一类能促进胃肠消化过程的药物，用于消化道分泌功能减弱及消化不良。

一、应用原则与注意事项

(1)如由慢性器质性疾病引起，应在用药以缓解症状的同时去医院检查。

(2)本类药物多数为酶类，应置于冷暗处贮存，药物的效价随贮存时间增加而下降，故宜用新制产品。

(3)胰酶、胃蛋白酶、多酶片等助消化药不宜与抗菌药、铝制剂和吸附剂（如药用炭）合用，如合用应间隔 $2\sim3$ h。

(4)酸和碱均可降低和失活助消化药的效价，口服时禁止合用酸碱性较强的药物和食物。

(5)干酵母和乳酶生的不良反应较少，但不可过量，过量可能发生腹泻；胰酶所致的不良反应偶见腹泻、便秘、恶心及皮疹。在酸性条件下易被破坏，故须用肠溶衣片，口服时不可嚼碎，应整片吞下。

二、药物各论

1.胃蛋白酶

(1)药理作用：本品是由健康动物的胃黏膜中得到的一种胃蛋白分解酶，能使胃酸作用后凝固的蛋白质转化为蛋白胨，但不能进一步使之分解为氨基酸，可促进消化、增进食欲。

(2)适应证：助消化药，用于缺乏胃蛋白酶或病后消化功能减退而引起的消化不良症。

(3)用法用量：口服。胃蛋白酶片，$0.2\sim0.4$ g/次，3 次/天，餐前服用，同时服 0.1 mol/L 稀盐酸 $0.5\sim2.0$ mL；含 $1\%\sim2\%$ 稀盐酸的胃蛋白酶合剂，一次 $10\sim20$ mL，3 次/天，餐前或进食时服用。5 岁以上的儿童 1 片/次，3 次/天，餐前服用。

(4)禁忌证：对本品过敏者及消化性溃疡患者禁用。

(5)药物相互作用：忌与抗酸药物（碱性药物）同服。与硫糖铝相拮抗，不宜合用。

(6)注意事项。

1)在贮藏期间会产生少量沉淀,摇匀后服用。遇热不稳定,70℃以上失效。

2)在中性、碱性及强酸性时消化力较弱,其消化能力在 pH 1.5～2.5 时最强,故常与稀盐酸合用。

3)易吸潮,使蛋白消化能力降低,若已吸潮不宜服用。

2. 胰酶

(1)药理作用:本品为多种酶的混合物,主要含胰蛋白酶、胰淀粉酶和胰脂肪酶等,在中性或弱碱性条件下活性较强。在肠液中消化淀粉、蛋白质及脂肪,起促进食欲的作用。

(2)药动学:本品口服后 30 min 起效,120～300 min 时达最大效应。

(3)适应证:用于各种原因引起的胰腺外分泌功能不足,以缓解消化不良或食欲减退等症状。

(4)用法用量:口服,成人 0.3～0.6 g/次,3 次/天,餐前或进餐服。

(5)不良反应:偶见过敏反应,可见打喷嚏、流泪、皮疹、鼻炎和支气管哮喘等。囊性纤维化的患者应用本品治疗可出现尿中尿酸增多,且与剂量相关。

(6)禁忌证:急性胰腺炎早期、对猪蛋白及其制品过敏者禁用。

(7)药物相互作用:与等量碳酸氢钠同时服用可增加疗效。

(8)注意事项。

1)用药过量可引起恶心、胃痉挛、皮疹、血尿、关节痛、脚或小腿肿胀以及腹泻。用药过量时给予一般支持治疗即可。

2)在酸性条件下易被破坏,服时不可咀嚼,不宜与酸性药物同服。

(9)特殊人群用药:孕妇及哺乳期妇女慎用。

3. 复方阿嗪米特片

本品为肠溶片,是含有胰酶的复方制剂,用于因胆汁分泌不足或消化酶缺乏消化不良而引起的症状。口服,1～2 片/次,3 次/天,餐后服用。肝功能障碍、急性肝炎、胆管阻塞及因胆石症引起的胆绞痛患者等禁用本品。

4. 多酶片

本品为含有胰酶的复方制剂。每片含淀粉酶 0.12 g,胃蛋白酶 0.04 g,胰酶 0.12 g。用于消化不良和增进食欲。口服,成人 1～2 片/次,3 次/天;儿童酌减。对本品中的各成分过敏者禁用。

5. 干酵母

干酵母又称食母生,为啤酒酵母菌的干燥菌体,用于消化不良、食欲减退、腹泻及胃肠充气等。口服,成人 0.5～4 g/次,儿童 0.3～0.9 g/次,3 次/天,嚼碎后服。过量服用本品可导致腹泻。过敏体质者慎用。

6. 米曲菌胰酶

(1)药理作用:本药是含有标准的植物性酶和胰酶的化合物,可以替代人体自身的消化酶。本品为胰酶和米曲菌霉提取物的复方制剂。

(2)药动学:蛋白酶作为植物发酵的激活酶,在胃液中被迅速分解并达到其全部活性(15 min内)。本品中所含的酶是不被人体吸收的。

(3)适应证:用于各种原因引起的消化不良。

(4)用法用量:口服,1 片/次,3 次/天。

（5）不良反应：可能出现过敏性呼吸道反应和皮肤反应，胃肠道过敏反应及速发型过敏反应。

（6）禁忌证：急性胰腺炎患者、对米曲菌提取物及胰酶过敏者禁用。

（7）药物相互作用：尚不明确。

（8）注意事项：本品为肠溶片，不能咀嚼。

（9）特殊人群用药：12 岁以下的儿童、孕期或哺乳期妇女慎用。

三、药物特征比较

盐酸、胃蛋白酶、胰酶等药物本身是消化液的主要成分，当消化道的分泌功能降低时，可以发挥代替疗法的作用，这类药物主要是由动物胃、胰等脏器中提取的酶制剂。含有淀粉酶、B 族维生素等药物，能促进消化液分泌或抑制食物在肠道内的过度发酵，也用作消化不良的辅助治疗。

（贾　茜）

第六节　泻　药

泻药是指能增加肠内水分，促进蠕动，软化粪便或润滑肠道，促进排便的药物，主要用于功能性便秘的治疗。泻药依据其作用特点分为容积性、渗透性、刺激性及润滑性泻药四类。

一、应用原则与注意事项

泻药主要用于便秘的治疗。单纯依靠泻药治疗便秘只能收到服药时的一时之效，若过分依赖泻药排便，则难于培养正常的大便习惯，长期服药会影响营养成分的吸收而致营养不良。因此，便秘患者在针对病因治疗的同时，应通过增加运动量、调整饮食结构及改变不良的生活习惯等措施改善便秘状况，尽量少用或不用缓泻药。

便秘的治疗选择泻药应强调个体化，如兼顾便秘的病因、患者的生理状态及药物的给药途径等。泻药可单一用药或联合用药，选择泻药时应注意以下内容。

（1）一般的慢性便秘者可选择容积性泻药或渗透性泻药；长期用药不宜选择刺激性泻药，因其可造成结肠黏膜黑便病，加重便秘，增加癌变的风险。

（2）轻度排便不尽感的患者可短期应用刺激性泻药，要注意肠绞痛、直肠粪便嵌塞、大便失禁等不良反应。

（3）儿童一般直肠给药，不宜服用缓泻药，因可造成缓泻药依赖性便秘。若出现粪便嵌塞时，可以口服聚乙二醇制剂，以软化粪便利于排出体外。

（4）孕妇慎用泻药。若必须用，可选择容积性泻药或渗透性泻药；若需要刺激肠道蠕动，也可使用刺激性泻药或胃肠动力药。

（5）年老体弱多病的慢性便秘患者应长期规律地应用泻药，不要随意停药，以维持正常排便，预防粪便嵌塞。

（6）口服缓泻药仅是临时的措施，一旦便秘缓解，就应停用；缓泻药连续使用不宜超过 7 d。

（7）一般缓泻药可在睡前给药，外用药物甘油栓、开塞露，一般即时应用。

（8）缓泻药对伴有阑尾炎、肠梗阻、不明原因的腹痛、腹胀者禁用；孕妇慎用。

二、药物各论

1.乳果糖

（1）药理作用：本品在结肠中被消化道菌群转化为低分子量的有机酸，导致肠道内 pH 下降，并通过渗透作用增加结肠内容量。上述作用刺激结肠蠕动，保持大便通畅，缓解便秘，同时恢复结肠的生理节律。

在肝性脑病、肝性昏迷和昏迷前期，上述作用促进肠道嗜酸菌（如乳酸杆菌）的生长，抑制蛋白分解菌；促进肠内容物的酸化从而使氨转变为离子状态；降低结肠 pH 并发挥渗透效应导泻；刺激细菌利用氨进行蛋白合成，改善氮代谢。

（2）药动学：乳果糖口服后几乎不被吸收，以原形到达结肠，继而被肠道菌群分解代谢，未能代谢者则以原形排出。

（3）适应证：用于慢性或习惯性便秘，并预防和治疗各种肝病引起的高氨血症以及高血氨所致的肝性脑病。

（4）用法用量：本品应根据患者的年龄、治疗目的选择适宜的用法用量。本品宜在早餐时一次服用，一般 1～2 d 可取得临床效果。如 2 d 后仍未有明显效果，可考虑加量。

（5）不良反应：偶见腹部不适、胀气或腹痛；剂量大时偶见恶心、呕吐；长期大量使用致腹泻时可出现水、电解质失衡。不良反应在减量或停药不久后消失。

（6）禁忌证。

1）本品过敏者禁用。

2）胃肠道梗阻、急腹症者、尿毒症、糖尿病酸中毒者禁用。

3）对乳糖或半乳糖不耐受者、乳酸血症者禁用。

（7）药物相互作用。①禁与其他导泻剂同时使用；②本品可导致结肠 pH 下降，故可能引致结肠 pH 依赖性药物的失活。

（8）注意事项：糖尿病患者慎用。本品的疗效有个体差异性，须调整剂量。

（9）特殊人群用药：妊娠初始 3 个月的妇女慎用。

2.聚乙二醇 4000

（1）药理作用：本品是由其在肠道的渗透作用而产生缓泻的效果，作用时间依粪便嵌塞或慢性便秘的严重程度而异。

（2）药动学：本品在消化道不被吸收、分解、代谢，对肠道的 pH 没有影响。

（3）适应证：用于成人及 8 岁以上儿童（包括 8 岁）便秘的症状治疗。

（4）用法用量：口服，成人和 8 岁以上的儿童 10 g/次，1～2 次/天；或 20 g/d，一次顿服，将每袋本品溶解在一杯水中服用。

（5）不良反应：因为在消化道内不被吸收或吸收量极少，潜在毒性极低。可能会导致腹泻，少数甚至腹胀、腹痛、恶心，停药后 24～48 h 将恢复正常，重新再服用小剂量即可。罕有过敏反应，如皮疹、荨麻疹和水肿。特例报道有过敏性休克。

（6）禁忌证：①对本品过敏者禁用；②炎症性器质性肠病（溃疡性结肠炎、克罗恩病）、肠梗阻、肠穿孔、胃潴留、消化道出血、中毒性肠炎、中毒性巨结肠和肠扭转患者禁用；③未确诊的腹痛患者禁用。

(7)药物相互作用:本品增加排泄有可能影响其他药物的吸收,与其他药物同服的间隔时间至少为 2 h。

(8)注意事项:出现水、电解质紊乱者停药。建议不要长期使用。

(9)特殊人群用药:儿童使用的疗程宜≤3 个月,可配合其他通便措施;孕妇及哺乳期妇女慎用。

3.复方聚乙二醇电解质

(1)药理作用:本品为复方制剂,包含聚乙二醇 4000、无水硫酸钠、碳酸氢钠、氯化钠、氯化钾。本品是由聚乙二醇在肠道的渗透作用而产生缓泻的效果。电解质等成分可维持钠、钾、水的平衡。

(2)药动学:本品通常在 4 h 内产生腹泻作用,快速清洁肠道。

(3)适应证:用于术前的肠道清洁准备,内镜、放射检查前及结肠手术前的肠道清洁准备。

(4)用法用量:口服。本品只限于成人使用,严格按照说明书的要求服用。

(5)不良反应:常见恶心、呕吐、腹胀、冷感、嗳气等胃肠道不适。严重的可见休克、过敏样症状、肠穿孔、低钠血症,应密切观察。

(6)禁忌证:①全身性严重疾病如脱水或严重的心脏功能不全者禁用;②进行性癌或其他结肠病变使黏膜非常脆弱者禁用;③可能有肠梗阻的患者禁用;④胃潴留、消化道出血患者禁用;⑤对聚乙二醇过敏的患者禁用;⑥15 岁以下的患者禁用本品。

(7)药物相互作用:服用该药品引起的连续性腹泻可能会影响同时服用的其他药物的吸收。

(8)注意事项。①请按照药品说明书的用药指导对患者进行用药教育;②使用胰岛素、口服降血糖药的患者应避免在检查前日给药,而应该在检查当日边给药边充分观察。另外,胰岛素、口服降血糖药的使用应该在当日饭后进行,以避免因限制饮食引起的低血糖风险。

(9)特殊人群用药:15 岁以下的患者禁用本品。

4.硫酸镁

(1)药理作用:本品的给药途径不同呈现不同的药理作用。口服具有导泻和利胆作用。

1)导泻作用:口服不被吸收,在肠内形成一定的渗透压,使肠内保有大量水分,刺激肠道蠕动而排便。

2)利胆作用:口服高浓度(33%)硫酸镁溶液或用导管直接灌入十二指肠可刺激十二指肠黏膜,反射性地引起胆总管括约肌松弛、胆囊收缩,促进胆囊排空,产生利胆作用。

(2)药动学:口服不被吸收,排便时间与硫酸镁水溶液的浓度有关。服用浓度过高的硫酸镁,则排便时间迟缓,如服用 20% 硫酸镁 100 mL,要经过较长时间才能排便;而服含等量硫酸镁的 5% 溶液 400 mL,则经 2~4 h 即可排便。

(3)适应证:用于导泻、肠道清洗;十二指肠引流及治疗胆绞痛。

(4)用法用量:口服。用于导泻,5~20 g/次,1 次/天,用水 100~400 mL 溶解后顿服;用于利胆,服用 33% 溶液剂,10 mL/次,3 次/天。

(5)不良反应:可能引起嗳气、腹痛、食欲减退等。连续服用硫酸镁可引起便秘,部分患者可出现麻痹性肠梗阻,停药后好转。

(6)禁忌证:急腹症、肠道出血、孕妇及经期妇女禁用。

(7)药物相互作用:中枢抑制药(如苯巴比妥)中毒患者不宜使用本品导泻排出毒物,以防加重中枢抑制。

（8）注意事项。

1）肾功能不全、严重的心血管疾病、呼吸系统疾病患者特别是呼吸功能不全者慎用。

2）服用中枢抑制药中毒需导泻时应避免使用硫酸镁，改用硫酸钠。

3）服硫酸镁导泻时宜同时多饮水，但如要排泄体内过多的水分，以用浓溶液为妥。

4）本品的致泻作用一般在服药后 2～8 h 出现，故宜早晨空腹服药，并同时大量饮水以加强导泻作用，防止脱水。

（9）特殊人群用药：儿童及老年人慎用。

5.比沙可啶

（1）药理作用：本品直接作用于大肠，刺激其感觉神经末梢，引起肠反射性蠕动增加而导致排便。

（2）药动学：本品口服几乎不被吸收。片剂的起效时间为 10～12 h，栓剂的起效时间为20～60 min。

（3）适应证：用于急、慢性便秘。栓剂直肠用药可用于肠镜检查、肠道 X 线检查或腹部手术前清洁肠道。

（4）用法用量。

1）口服：成人 5～10 mg/次，1 次/天。

2）直肠给药：10 mg/次，1 次/天。造影检查和手术前服用，手术前一日晚上口服或直肠用栓 10～20 mg，早上再服 10 mg。

（5）不良反应：偶见明显的腹部绞痛，停药后即消失；直肠给药有时有刺激性，反复应用可能引起直肠炎；可引起过度腹泻；可出现尿色异常和低钾血症。

（6）禁忌证：对本品过敏者，急腹症（阑尾炎、肠梗阻和胃肠炎等），炎症性肠病，严重的水、电解质紊乱者禁用。

（7）药物相互作用：①使用阿片类止痛剂的癌症患者对本品的耐受性差，可能会造成腹痛、腹泻和大便失禁，因此不宜合用；②进餐 1 h 内不宜服用本品，服药前 2 h 不得服牛奶或抗酸药。

（8）注意事项：①本品有较强的刺激性，应避免将本品吸入或与眼睛、皮肤黏膜接触；②为避免胃肠道刺激，应用肠溶片，必须整片吞服，不得咀嚼或压碎；③本品不宜长期应用（不超过7 d），使用 3 d 无效者请立即就医。

（9）特殊人群用药：①新生儿禁止直肠给药；6 岁以下的儿童禁止口服；②孕妇慎用，哺乳期妇女在用药期间应停止哺乳。

6.酚酞

（1）药理作用：本药主要作用于结肠。口服后在小肠与胆汁及碱性肠液的作用下慢慢分解，形成可溶性钠盐，刺激结肠黏膜，使肠蠕动增加；同时又能抑制肠道内水分的吸收，使水和电解质在结肠蓄积，产生缓泻作用。

（2）药动学：口服后约有 15% 被吸收，被吸收的部分药物进入肝肠循环，延长作用时间。一次给药排出需 3～4 d。本品可从乳汁中分泌。

（3）适应证：用于治疗习惯性顽固性便秘。

（4）用法用量：口服，成人 50～200 mg/d，根据患者情况而增减；1～2.5 岁的儿童

15～20 mg/d,2.5 岁以上的儿童 30～60 mg/d。一般应睡前顿服,服药后约 8 h 排便。

(5)不良反应:偶见肠绞痛、出血倾向;罕见过敏反应。

(6)禁忌证:对本品过敏者、阑尾炎、肠梗阻、直肠出血未明确诊断的患者、充血性心力衰竭和高血压、粪块阻塞者禁用。婴儿和哺乳期妇女禁用。

(7)药物相互作用:本品若与碳酸氢钠及氧化镁等碱性药并用,能引起粪便变色。

(8)注意事项:①避免过量或长期应用;②药物过量处理应马上洗胃,并给予药用炭;③长期应用可使血糖升高、血钾降低;④长期应用可引起对药物的依赖性。

(9)特殊人群用药:幼儿及孕妇慎用;婴儿和哺乳期妇女禁用。

7.开塞露

(1)药理作用:本品为甘油制剂,或山梨醇与硫酸镁的复方制剂。本品能润滑并刺激肠壁,软化大便,使其易于排出。

(3)适应证:用于小儿、老年体弱便秘者的治疗。

(4)用法用量:将瓶盖取下,瓶口涂以油脂少许,缓慢插入肛门,然后将药挤入直肠内。成人 20 mL/次,儿童 10 mL/次。

(5)不良反应:反复使用本品易导致肠壁干燥,引起习惯性便秘,有时便秘者会有依赖性。

(6)禁忌证:对本品过敏者禁用。

(7)注意事项:刺破或剪开后的注药导管的开口应光滑,以免擦伤肛门或直肠。

(贾　茜)

第七节　利胆药

应用利胆药前,首先应排除胆道梗阻。梗阻性黄疸,尤其是完全性梗阻者禁用。

一、去氢胆酸

(1)药理作用:本品有利胆作用,可促进胆汁分泌,增加胆汁容量,使胆道畅通,对消化脂肪也有一定的促进作用。

(2)药动学:本品口服能有效地吸收,由粪便排出。

(3)适应证:适用于胆囊及胆道功能失调、胆囊切除术后综合征、胆石症、慢性胆囊炎及某些肝脏疾病和促进胆囊造影剂的排出等。

(4)用法用量:口服,0.25～0.5 g/次,3 次/天;静脉注射,0.5 g/d,根据病情逐渐增至 2.0 g/d。

(5)不良反应:可出现呼吸困难、心搏骤停、口苦、皮肤瘙痒等。

(6)禁忌证:对本品过敏者禁用;直肠出血、充血性心力衰竭、阑尾炎或肠梗阻、胆道完全阻塞及严重的肝功能减退者禁用。禁用于儿童。

(7)药物相互作用:尚不明确。

(8)注意事项。①过敏体质者慎用;对气喘者及有过敏史者,用 20% 溶液 0.2 mL 皮内注射,有显著反应时不能静脉注射。②胆石较大者慎用。

（9）特殊人群用药：儿童禁用；妊娠期头 3 个月慎用。

二、熊去氧胆酸

（1）药理作用：本品可促进内源性胆汁酸的分泌，减少重吸收；拮抗疏水性胆汁酸的细胞毒性作用，保护肝细胞膜；溶解胆固醇性结石；并具有免疫调节作用。

（2）药动学：口服后仅少量被吸收进入体循环，血药浓度很低。口服后 1 h 和 3 h 出现两个峰浓度，参加肝肠循环。$t_{1/2}$ 为 3.5～5.8 d。主要随粪便排出，少量经肾排泄。

（3）适应证。①主要用于不宜手术治疗的胆固醇型胆结石：适用于胆囊功能正常、透光、直径为 10～15 mm 的非钙化结石；②预防胆结石形成，用于需长期服用易形成胆固醇结石的药物（如雌激素、氯贝丁酯及其衍生物、考来烯胺）的患者、长期进食高胆固醇饮食者或有易感遗传因素者，以预防胆结石形成；③治疗胆囊炎、胆管炎、胆汁性消化不良、黄疸等；④回肠切除术后脂肪泻、高甘油三酯血症、肝大、慢性肝炎等，亦可用于胆汁反流性胃炎；⑤还用于原发性胆汁性肝硬化和原发性硬化性胆管炎。

（4）用法用量：成人口服给药。

（5）不良反应：常见腹泻；偶有便秘、变态反应、瘙痒、头痛、头晕、胃痛、胰腺炎和心动过缓等。治疗期可引起胆结石钙化、软便。

（6）禁忌证：急性胆系感染、胆道梗阻和严重的肝肾功能减退患者禁用。孕妇及哺乳期妇女禁用。

（7）药物相互作用。①与考来烯胺、考来替泊及含氢氧化铝的抗酸剂合用可致本药的吸收减少；若合用，服药应间隔 2 h。②本品可增加环孢素在肠道内的吸收，服用环孢素的患者应做环孢素血清浓度的监测，必要时调整服用环孢素的剂量；③个别病例服用本品会降低环丙沙星的吸收。

（8）注意事项。①长期使用本药可增加外周血小板的数量。②用药前后及用药时应当检查或监测：a. 应在治疗开始时、治疗 1 及 3 个月后检查肝脏酶学指标，以后每 6 个月复查 1 次；b. 治疗的第 1 年中应每 6 个月做 1 次 B 超检查。③原发性胆汁性肝硬化者还应注意总胆红素、ALP 和免疫球蛋白 IgM 等的监测。

（9）特殊人群用药：孕妇及哺乳期妇女禁用。

三、茴三硫

（1）药理作用：本药促进胆汁、胆酸、胆色素的分泌，增强肝脏的解毒功能。

（2）药动学：本品口服后吸收迅速，生物利用度高，服用后 15～30 min 起效，1 h 后达血药浓度峰值。

（3）适应证：用于胆囊炎、胆结石及消化不适，也用于急、慢性肝炎的辅助治疗。

（4）用法用量：口服，12.5～25 mg/次，3 次/天；或遵医嘱。

（5）不良反应：可发生腹胀、腹泻、腹痛、恶心、肠鸣等胃肠道反应及荨麻疹、发热、头痛等过敏反应。

（6）禁忌证：对本品过敏者、胆道完全梗阻者禁用。

（7）药物相互作用：尚不明确。

（8）注意事项：长期使用可致甲状腺功能亢进。本药可引起尿液变色。

（9）特殊人群用药：孕妇或哺乳期妇女慎用。

四、苯丙醇

(1)药理作用:本品具有较强的促进胆汁分泌的作用,改变胆汁稠度;有轻度的解痉作用,能松弛奥迪括约肌,促使胆汁及胆道的小结石排出。口服后能促进脂肪消化,并能增加食欲;加速胆固醇转变为胆酸的过程,因而有降低血胆固醇的作用;对降低氨基转移酶、促进肝细胞的再生也有一定的作用。

(2)药动学:本品口服后迅速自胃肠道吸收,主要分布于肠、肝、胆囊、肾等器官中。健康志愿者口服本品 0.2 g 后 30 min,胆汁中的胆红素增加 2.5 倍,2 h 后胆酸增加 3 倍。口服 0.1～0.2 g 后 1～1.5 h 达血药浓度峰值,血浆 $t_{1/2}$ 为 4～6 h。主要在肝脏代谢,以代谢物及部分原形自胆汁和尿中排泄。

(3)适应证:用于胆囊炎、胆石症、胆道感染、胆道运动功能障碍、胆道术后综合征和高胆固醇血症等。

(4)用法用量:口服,0.1～0.2 g/次,3 次/天,餐后服。急性病例可酌情递增至 0.2 g/次,3 次/天。

(5)不良反应:偶有胃部不适,减量或停药后即消失。

(6)禁忌证:禁用于对本品过敏、肝性脑病、胆道阻塞性黄疸、胆囊积脓、严重的肝功能减退、高胆红素血症及急性肝炎患者。

(8)注意事项:如治疗超过 3 周,一日剂量不宜超过 0.1～0.2 g。

(9)特殊人群用药:孕妇慎用。

五、曲匹布通

(1)药理作用:本品为非抗胆碱作用的胆道扩张剂,选择性地松弛胆道平滑肌,具有明显的解痉、镇痛作用;能促进胆汁和胰液的分泌,有利于改善食欲、消除腹胀。本品可使血压轻度下降,心率增加。

(2)药动学:本品口服后迅速自胃肠道吸收,单次口服本药 0.5～1 h 后血药浓度达峰值。主要分布于肠、肝、肾、胆囊、胰腺中。主要在肝脏代谢。其血浆 $t_{1/2}$ 为 1.5～2 h,约 6 h 从血浆中完全消失。胆囊摘除后安置 T 形管的患者自胆汁排泄加快,口服本药 2～4 h 后胆汁中的浓度达最高峰,其后约 10 h 从胆汁中消失。

(3)适应证:用于胆石症、胆囊炎、胆道运动障碍、胆囊术后综合征及慢性胰腺炎等。

(4)用法用量:口服,40 mg/次,3 次/天,餐后服用。疗程为 2～4 周。

(5)不良反应:症状见恶心、呕吐、食欲缺乏、唾液分泌过多、胃部不适、腹胀、腹泻和便秘等;亦见皮疹、瘙痒、眩晕、头重感、倦怠等。

(6)禁忌证:对本品有过敏史者,严重的肝、肾功能不全者禁用。禁用于孕妇。

(7)药物相互作用:①本品可减弱甲氧氯普胺、多潘立酮的作用,不宜同服;②本品如需与西咪替丁等 H_2 受体拮抗剂合用,至少需间隔 1 h。

(8)注意事项:胆道完全性梗阻患者、急性胰腺炎患者慎用。

(9)特殊人群用药:孕妇禁用。

(逄 帅)

第五章 血液和造血系统常用药物

第一节 止血药

一、氨甲环酸(止血环酸,凝血酸,AMCHA)

1.制剂

片剂:0.25 g/片;注射剂:0.1 g/支(2 mL)。

2.主要作用及临床应用

此药通过抑制纤维蛋白的降解与溶解,产生止血作用。可以透过血脑屏障。主要被用于由纤维蛋白溶解过程亢进引起的出血,比如前列腺、尿道、子宫、肺、脑、肾上腺等在外伤或手术后的出血。此外,尚可用作链激酶和尿激酶的拮抗治疗,血友病发生的活动性出血等。

3.用法及注意事项

口服:每次 0.5 g,一日 2～3 次;静脉滴注:初始用量每次 0.25～0.5 g,随后每次 0.1 g,每天 3～4 次。用量过大可致颅内血栓形成或出血,在药物进入脑脊液时尚可出现头晕、头痛、嗜睡的中枢神经症状。有血友病和血栓倾向时慎用或不用。

二、氨甲苯酸(抗血纤溶芳酸,PAMBA)

1.制剂

片剂:0.25 g/片;注射剂:0.05 g/支(5 mL)、0.1 g/支(10 mL)。

2.主要作用及临床应用

此药与氨甲环酸相似,抑制纤维蛋白溶解酶原的激活因子,使之不能被转变成为纤维蛋白溶解酶,可保护伤口处血凝块的生成,还防止血浆中纤维蛋白等因子受到破坏。主要被用于原发性的高纤溶性出血,如在癌肿、白血病、产科意外、严重肝病的出血等。

3.用法及注意事项

口服:每次 0.25～0.5 g,一日 2～3 次,其每天总量不可超过 2 g;静脉滴注:每次 0.1～0.2 g,用生理盐水或葡萄糖液稀释,每日总量为 0.6 g。于小儿时要酌情减量。不良反应可见头昏、头痛、上腹部不适等。在心肌梗死患者慎用。

三、安络血(安特诺新,卡巴克洛)

1.制剂

片剂:2.5 mg/片、3 mg/片、5 mg/片;注射剂:5 mg/支(1 mL)、10 mg/支(2 mL)。

2.主要作用及临床应用

降低毛细血管通透性,增进毛细血管断裂端的回缩作用。

3.用法及注意事项

口服:每次 2.5～5 mg,一日 3 次。肌内注射:每次 5～10 mg。严重不良反应少见。

四、酚磺乙胺(止血敏,止血定)

1. 制剂

片剂:0.25 g/片;注射剂:0.25 g/支(2 mL)、0.5 g/支(5 mL)。

2. 主要作用及临床应用

此药能增加血小板的聚集力与黏附性,加速血块退缩,并降低小血管通透性,减少渗出。主要用于各种手术后的止血与预防出血,因肝素过量而引起的出血以及各种血管和血小板因素的出血。

3. 用法及注意事项

预防手术出血:可于手术前15～30 min进行静脉注射或肌内注射0.25～0.5 g,必要时可经2 h重复一次。对于一般性出血患者,在成人口服每次0.5～1 g,一日2～3次;也可将0.25～0.75 g加入葡萄糖液或生理盐水中,作缓慢静脉滴注。此药较少产生严重的不良反应。

五、凝血酶

1. 制剂

注射剂:50 mg/支(5 mL)、100 mg/支(10 mL)。

2. 主要作用及临床应用

本品是由猪血中提取的凝血酶原经过激化所得,能直接地影响血液中的纤维蛋白原,使之转换成纤维蛋白,加速血液凝固而达到止血目的。多用于手术中结扎困难的小血管出血及实质性脏器出血,也可用于口腔、耳鼻喉、泌尿和消化科一些出血的止血。

3. 用法及注意事项

用作外科局部止血。即将此药50～200 IU/mL溶解于pH值7.0的缓冲液或牛奶中,在局部行喷雾或灌注治疗。如用温开水或灭菌生理盐水溶解成10～100 IU/ral的药液后,也可施以口服或灌注治疗消化道出血。

六、立止血(巴特罗酶)

1. 制剂

注射剂:2 kU/支(2 mL)。

2. 主要作用及临床应用

本品有类凝血酶和类凝血激酶样作用,可以促进凝血过程。临床主要用于治疗各种原因引起的出血,诸如消化道出血等。

3. 用法及注意事项

急性出血时,可静脉注射,每次2 kU,非急性出血或防止出血时,可肌内注射或皮下注射,1次1～2 kU。用药次数视情况而定。由DIC导致的出血,禁用本品。

七、抑肽酶(特血乐)

1. 制剂

注射剂:10 wU/支(10 mL)、20 wU/支(10 mL)。

2. 主要作用及临床应用

此药是一种胰蛋白酶抑制剂,有广谱的蛋白酶抑制作用。能可逆性地抑制诸如胰蛋白酶、糜蛋白酶、纤维蛋白溶酶、血浆和组织血管舒缓素之类的各种激肽释放酶。有使小血管收缩和降低血管的通透性的作用。主要用于防治各种类型的胰腺炎、各种纤维蛋白的溶性出血,如急性出血与各种休克或肠粘连等。

3.用法及注意事项

防治急性胰腺炎:立即缓慢静脉注射,然后间隔 4 h 再滴入 20 万单位(wU),维持用量每次 0.5～1 wU,每天 2～3 次。治疗纤溶亢进性出血,首次缓慢静脉注射 50 wU,随后可采用每小时 5 wU 的速度滴入。对小儿要酌情减量。注射过快时可见恶心、发热、荨麻疹、血管痛、多汗、呼吸困难的不良反应。注意要禁止与肝素或四环素一起使用。

(张庆霞)

第二节　抗凝血药及溶栓药

一、肝素钠

(一)作用与特点

肝素钠在体内外均有抗凝血作用,可延长凝血时间、凝血酶原时间和凝血酶时间。现认为肝素钠通过激活抗凝血酶Ⅲ而发挥抗凝血作用。此外,肝素钠在体内还有降血脂作用,这是由于它能活化和释放脂蛋白酯酶,使三酰甘油和低密度脂蛋白水解之故。本品口服无效,须注射给药。静脉注射后均匀分布于血浆,并迅即发挥最大抗凝效果,作用维持 3～4 h。本品血浆蛋白结合率为 80%。在肝脏代谢,经肾排出。$t_{1/2}$ 为 1 h,可随剂量增加而延长。

(二)适应证

防治血栓形成和栓塞,如深部静脉血栓、心肌梗死、肺栓塞、血栓性静脉炎及术后血栓形成等。治疗各种原因引起的弥散性血管内凝血,但蛇咬伤所致的 DIC 除外。早期应用可防止纤维蛋白原和其他凝血因子的消耗。另外,还可用于体内外抗凝血,如心导管检查、心脏手术体外循环、血液透析等。

(三)用法与用量

静脉滴注:成人首剂 5 000 U 加到浓度为 5%～10% 葡萄糖溶液或 0.9% 氯化钠注射液 100 mL 中,在 30～60 min 内滴完。需要时可每隔 4～6 h 重复静脉滴注 1 次,每次 5 000 U,总量可达 25 000 U/d;用于体外循环时,375 U/kg,体外循环超过 1 h 者,每千克体质量增加 125 U。静脉注射或深部肌内注射(或皮下注射):每次 5 000～10 000 U。

(四)不良反应与注意事项

用药过量可致自发性出血,表现为黏膜出血(血尿,消化道出血)、关节积血和伤口出血等,发现自发性出血应即停药。偶有变态反应,如哮喘、荨麻疹、结膜炎和发热等。长期用药可致脱发和短暂的可逆性秃头症、骨质疏松和自发性骨折。尚见短暂的血小板减少症。对肝素钠过敏,有出血倾向及凝血机制障碍者,患血小板减少症、血友病、消化性溃疡、严重肝肾功能不全、严重高血压、颅内出血、细菌性心内膜炎、活动性结核、先兆流产或产后、内脏肿瘤、外伤及手术后均禁用肝素钠。妊娠妇女只在有明确适应证时,方可用肝素钠。

（五）制剂与规格

注射液:1000 U/2 mL,5 000 U/2 mL,12 500 U/2 mL。

二、肝素钙

（一）作用与特点

本品为氨基葡聚糖硫酸钙。与肝素钠相似。由于本品是以钙盐的形式在体内发挥作用,经皮下注射后,在血液循环中缓慢扩散,不会减少细胞间毛细血管的钙胶质,也不改变血管通透性,克服了肝素钠皮下注射易导致出血的不良反应。

（二）适应证

适用于预防和治疗血栓—栓塞性疾病以及血栓形成。本品具有较明显的抗醛固酮活性,故亦适于人工肾、人工肝和体外循环使用。

（三）用法与用量

用于血栓—栓塞意外:皮下注射首次 0.01 mL/kg,5～7 h 后以 APTT 检测剂量是否合适,12 h 一次,每次注射后 5～7 h 进行新的检查,连续 3～4 d。用于内科预防:皮下注射首剂 0.005 mL/kg,注射后 5～7 h 以 APTT 调整合适剂量,每次 0.2 mL,每日 2～3 次,或每次 0.3 mL,每日 2 次。用于外科预防:皮下注射,术前 0.2 mL,术后每 12 h 0.2 mL,至少持续10 d。

（四）不良反应与注意事项

经皮下注射,可能在注射部位引起局部小血肿、固定结节,数日后可自行消失。长期用药会引起出血、骨质疏松、血小板减少等。肝、肾功能不全、重度高血压、消化道溃疡及易出血的其他一切器质性病变、视网膜血管病患者、孕妇、服用影响凝血功能药物者及老年人慎用。凝血因子缺乏、重度血管通透性病变、急性出血、流产、脑及骨髓术后、急性细菌性心内膜炎患者、对肝素过敏者禁用。勿做肌内注射。

（五）药物相互作用

与非甾体类抗感染药、抗血小板聚集剂、葡聚糖、维生素 K 类药拮抗药合用时,本品的抗凝血作用增强。

（六）制剂与规格

注射液:2500 U(0.3 mL)。

三、尿激酶

（一）作用与特点

本品是从健康人尿中提取的一种蛋白水解酶,可直接使纤维蛋白溶酶原转变为纤维蛋白溶酶,可溶解血栓。对新鲜血栓效果较好。$t_{1/2}$ 为 15 min。

（二）适应证

用于急性心肌梗死、肺栓塞、脑血管栓塞、周围动脉或静脉栓塞、视网膜动脉或静脉栓塞等,也可用于眼部炎症、外伤性组织水肿、血肿等。

（三）用法与用量

急性心肌梗死:一次 50 万单位～150 万单位,用葡萄糖或生理盐水稀释后静脉滴注,或 20 万～100 万 单位稀释后冠状动脉内灌注。

（四）不良反应与注意事项

主要不良反应是出血，在使用过程中应测定凝血情况，如发现出血倾向，立即停药，并给予抗纤维蛋白溶酶药。严重高血压、肝病及有出血倾向者应慎用，低纤维蛋白原血症及出血性体质者禁用。

（五）制剂与规格

注射剂：每支 1 万单位，5 万单位，10 万单位，20 万单位，25 万单位，50 万单位，250 万单位。

四、华法林

（一）别名

苄丙酮香豆素。

（二）作用与特点

本品为香豆素类口服抗凝血药，化学结构与维生素 K 相似。其抗凝血作用的机制是竞争性拮抗维生素 K 的作用，此作用只发生在体内，故在体外无效。本品对已合成的凝血因子无对抗作用，在体内需待已合成的凝血因子耗竭后，才能发挥作用，故用药早期可与肝素并用。本品口服易吸收，生物利用度达 100%，血浆蛋白结合率为 99.4%，$t_{1/2}$ 约 40～50 min，可通过胎盘，并经乳汁分泌。经肝脏代谢成无活性的代谢产物，由尿和粪便排泄。口服后 12～24 h，出现抗凝血作用，1～3 d 作用达峰值，持续 2～5 d。静脉注射和口服效果相同。

（三）适应证

临床用于血栓栓塞性疾病，防止血栓的形成及发展；减少手术后的静脉血栓发生率，并可作为心肌梗死的辅助用药。

（四）用法与用量

口服，成人第 1 天 5～20 mg，次日起每日 2.5～7.5 mg。

（五）不良反应与注意事项

主要不良反应为出血，用药期间应定时测定凝血酶原时间或凝血酶原活性。手术后 3 d内、妊娠期、哺乳期、有出血倾向的患者、严重肝肾疾病、活动性消化性溃疡，脑、脊髓及眼科手术患者禁用。恶病质、衰弱、发热、慢性酒精中毒、活动性肺结核、充血性心力衰竭、重度高血压、亚急性细菌性心内膜炎、月经过多、先兆流产患者慎用。

（六）药物相互作用

氯贝丁酯可增强本品抗凝血作用。阿司匹林、保泰松、羟基保泰松、水合氯醛、双硫仑、依他尼酸、奎尼丁、甲苯磺丁脲等可使本品作用增强。肝酶诱导剂能加速本品代谢，减弱其抗凝血作用。肝药酶抑制药抑制本品代谢，使血药浓度增高，半衰期延长。广谱抗生素使本品抗凝作用增强。维生素 K、利福平、氯噻酮、螺内酯、考来烯胺可减弱本品的抗凝作用。

（七）制剂与规格

片剂：2.5 mg，5 mg。

五、组织型纤维蛋白溶酶原激活剂

（一）别名

栓体舒注射液。

(二)作用与特点

本品是一种糖蛋白,可激活纤溶酶原转为纤溶酶,为一种纤维蛋白特异性溶栓剂。本品对纤维蛋白亲和性很高,对凝血系统各组分的系统性作用较微,不会增加全身出血的倾向。本品不具有抗原性,可重复给药。本品静脉注射后迅速自血中消除,用药 5 min 后,总药量的 50% 自血中消除。主要在肝脏代谢。

(三)适应证

用于急性心肌梗死和肺栓塞的溶栓治疗。

(四)用法与用量

静脉注射:将本品 50 mg 溶于灭菌注射用水中,使溶液浓度为 1 mg/mL,静脉注射。静脉滴注:将本品 100 mg 溶于注射用生理盐水 500 mL 中,前 2 min 先注入本品 10 mg,随后 60 min内静脉滴注 50 mg,最后将余下的 40 mg 在 2 h 内静脉滴注完。

(五)不良反应与注意事项

本品较少不良反应。可见注射部位出血;出血性疾病,近期内有严重内出血,脑出血或 2 个月内曾进行过颅脑手术者,10 d 内发生严重创伤或做过大手术者,未能控制的严重高血压病,细菌性心内膜炎、急性胰腺炎、食管静脉曲张、主动脉瘤、妊娠期及产后 2 周以及 70 岁以上患者应慎用。曾口服抗凝剂者用本品出血的危险性增加。用药期间应监测心电图。本品不能与其他药配伍静脉滴注。

(六)制剂与规格

注射剂:50 mg/支。

六、藻酸双酯钠

(一)作用与特点

藻酸双酯钠是以海藻提取物为基础原料,经引入有效基团而得的多糖类化合物,属类肝素药。它能阻抗红细胞之间及红细胞与血管壁之间的黏附,有降血黏度、改善微循环的作用;能使凝血酶失活,抑制血小板聚集,有抗凝血作用;能使血清总胆固醇、三酰甘油、低密度脂蛋白含量降低,升高高密度脂蛋白含量,具有降血脂作用。

(二)适应证

缺血性心脑血管疾病(如脑血栓、脑栓塞、冠心病)和高脂血症。

(三)用法与用量

注射剂仅供静脉滴注。1～3 mg/(kg·d),宜自小剂量开始。成人每日 1 次,每次 50～150 mg,最多不超过 200 mg。口服,一次 50～100 mg,一日 2～3 次。

(四)不良反应与注意事项

如剂量过大或滴速过快,少数患者可能出现头痛、恶心、心悸、口舌麻木、肢体疼痛。不良反应严重者应立即停药。过敏体质者慎用。有出血性疾病或有出血倾向者,严重肝肾功能不全者禁用。

(五)药物相互作用

如有脑水肿,可与脱水剂甘露醇并用,但不宜与高电解质输液并用,与低分子右旋糖酐输液要慎用。

（六）制剂与规格

（1）片剂：50 mg。

（2）注射液：100 mg/2 mL，50 mg/mL。

七、低分子肝素钠

（一）别名

法安明、依诺肝素钠、栓复欣、吉派啉。

（二）作用与特点

低分子肝素钠为低分子量的硫酸氨基葡聚糖，是从猪肠黏膜制备的低分子肝素钠通过可控制的亚硝酸解聚作用而生产的。低分子肝素钠加强抑制凝血因子 Xa 的能力，相对大于延长凝血时间的能力。低分子肝素钠对血小板功能和血小板黏附性的影响比肝素小，因而对初级阶段止血只有很小的作用。$t_{1/2}$ 2 h，生物利用度为 90%；药动学基本上是非剂量依赖性的。

（三）适应证

急性深静脉血栓的治疗；急性肾衰竭或慢性肾功能不全者进行血液透析和血液过滤期间防止体外循环系统中发生凝血；不稳定型冠心病，如不稳定型心绞痛和非 Q 波形心肌梗死；预防与手术有关的血栓形成。

（四）用法与用量

（1）急性深静脉血栓的治疗：皮下注射每日 200 U/kg，分 1 次或 2 次注射。每日总量不超过 18 000 U。

（2）血液透析和血液过滤期间预防凝血：慢性肾衰竭，无已知的出血危险患者，给予的剂量通常使血浆浓度保持在 0.5～1 U 抗-Xa/mL 的范围内；急性肾衰竭，有高度出血危险患者，血浆浓度应保持在 0.2～0.4 U 抗-Xa/mL 的范围内。

（3）不稳定型冠心病：皮下注射120 U/kg，每日 2 次，最大剂量 12 h 为 10 000 U。至少治疗 6 d，可根据病情酌情延长用药时间，推荐同时使用低剂量阿司匹林。

（4）预防与手术有关的血栓形成：治疗须持续到患者可活动为止，一般需 5～7 d 或更长。

（五）不良反应与注意事项

在大剂量时，可能引起出血，常见报道的不良反应是注射部位皮下血肿。罕见血小板减少症、皮肤坏死、变态反应和出血。对于血小板减少症和血小板缺陷、严重肝及肾功能不全、未控制的高血压、高血压性或糖尿病性视网膜病以及已知对肝素和（或）低分子质量肝素过敏者慎用。对本品过敏，急性胃十二指肠溃疡和脑出血，严重凝血疾患，脓毒性心内膜炎，中枢神经系统、眼及耳受伤或手术，用肝素钠时体外血小板聚集试验结果阳性的血小板减少症患者及治疗急性深静脉血栓形成时伴用局部麻醉者禁用。

（六）药物相互作用

同时应用对止血有影响的药物，例如阿司匹林、非类固醇抗炎药、维生素 K 拮抗药及葡聚糖，可能加强本品的抗凝作用。

（七）制剂与规格

注射液：2 500 U/0.2 mL，5 000 U/0.2 mL，10 000 U/0.2 mL。

（张庆霞）

第三节　血浆及血容量扩充药

血容量扩充药是一类高分子化合物,能迅速提高血浆胶体渗透压而扩充血容量。临床主要用于大量失血或失血浆引起的血容量降低、休克等的抢救。临床常用药物为不同分子量的右旋糖酐、人血清蛋白等。右旋糖酐系葡萄糖的聚合物,按相对分子量大小可分为中分子右旋糖酐(右旋糖酐-70,分子量约 70 000)、低分子右旋糖酐(右旋糖酐-40,分子量约 40 000)、小分子右旋糖酐(右旋糖酐-10,分子量约 10 000)三种。

一、作用

(一)扩充血容量

右旋糖酐分子量较大,静脉滴注后不易渗出血管,提高血浆胶体渗透压,导致组织中水分大量进入血管内而产生扩充血容量作用。分子量越大扩容作用越强、维持时间越长。右旋糖酐-70 维持 12 h,右旋糖酐 10 维持约 3 h。

(二)阻止红细胞和血小板聚集

右旋糖酐还能抑制红细胞和血小板聚集,并使血浆稀释,从而产生抗凝血和改善微循环作用。分子量越小则该作用越强。

(三)渗透性利尿

右旋糖酐经肾排泄时提高肾小管内渗透压,水分重吸收减少,产生渗透性利尿作用。分子量越小作用越强。

二、临床应用

(一)防治低血容量性休克

主要应用右旋糖酐 70 和右旋糖酐 40 抢救急性失血、创伤和烧伤引起的低血容量休克。

(二)防治血栓性疾病

右旋糖酐 40 和右旋糖酐 10 可用于防治 DIC(弥散性血管内凝血)和血栓形成性疾病,如脑血栓形成、心肌梗死、血栓闭塞性脉管炎等。

(三)防治急性肾衰竭

应用其渗透性利尿作用,临床上用于防治急性肾衰竭。

三、不良反应和用药监护

(一)变态反应

少数患者用药后出现变态反应,严重者可导致过敏性休克。故首次用药应严密观察5~10 min,发现症状,立即停药,及时抢救。

(二)凝血障碍

连续应用时,制剂中的少量大分子右旋糖酐可致凝血障碍和出血。

(三)其他

血小板减少症、出血性疾病和充血性心力衰竭患者禁用,肝、肾功能不良者慎用。

四、制剂和用法

1. 右旋糖酐-70

注射剂:6％溶液,100 mL,250 mL,500 mL(有含 5％葡萄糖或含 0.9％氯化钠两种)。每次 500 mL,静脉滴注,每分钟 20～40 mL,1 d 最大量 1 000～1 500 mL。

2. 右旋糖酐-40

注射剂:6％溶液,100 mL,250 mL,500 mL(有含 5％葡萄糖或含 0.9％氯化钠两种)。每次 250～500 mL,静脉滴注,1 d 不超过 1 000 mL。

3. 右旋糖酐-10

注射剂:30 g/500 mL,50 g/500 mL(有含 5％葡萄糖或含 0.9％氯化钠两种)。每次 100～1 000 mL,静脉滴注。

(张庆霞)

第四节　抗贫血药

一、右旋糖酐铁

1. 作用与特点

本品为可溶性供注射用铁剂,作用同硫酸亚铁。

2. 适应证

适用于不能耐受口服铁剂的缺铁性贫血患者或需要迅速纠正缺铁者。

3. 用法与用量

深部肌内注射,每日 25 mg。

4. 不良反应与注意事项

严重肝肾功能损害、泌尿道感染无尿者、早期妊娠及患有急性感染者禁用。肌内注射可致局部疼痛、潮红、头痛、头昏、肌肉酸痛、腹泻、呼吸困难、心动过速等。静脉注射不可溢出静脉。须冷藏。久置可有沉淀。

5. 制剂与规格

注射液:50 mg/2 mL,100 mg/4 mL。

二、多糖铁复合物(力蜚能)

1. 作用与特点

作用同硫酸亚铁,由于是有机复合物,不含游离离子,对胃肠黏膜无刺激性,可连续给药。

2. 适应证

主治慢性失血所致的缺铁性贫血,如月经过多、痔出血、子宫肌瘤出血等。也可用于营养不良、妊娠末期、儿童发育期等引起的缺铁性贫血。

3. 用法与用量

口服,成人每次 0.15～0.3 g,每日 1 次。6～12 岁按成人量的 1/2,6 岁以下按 1/4 量服用。

4.不良反应与注意事项

本品不良反应较少,有的患者有恶心、呕吐、腹泻或胃灼热感,但一般不影响治疗。婴儿铁过量时,多数的新生儿易发生大肠埃希菌感染。

5.药物相互作用

维生素 C、枸橼酸、氨基酸、糖和乙醇等能促进铁的吸收;磷酸盐及其他过渡元素,茶叶和含鞣质较多的中药等不利于铁的吸收。四环素、土霉素、青霉胺等可与铁剂形成不溶性络合物,而影响吸收。

6.制剂与规格

胶囊剂:每粒含铁元素 150 mg。

三、硫酸亚铁(硫酸低铁)

1.作用与特点

铁是人体所必需的元素,是红细胞合成血红素必不可少的物质,缺铁时血红素生成减少,可致低色素小细胞性贫血。铁盐以 Fe^{2+} 形式在十二指肠和空肠上段吸收,进入血液循环后,Fe^{2+} 被氧化为 Fe^{3+},再与转铁蛋白结合成血浆铁,转运到肝、脾、骨髓等贮铁组织中去,与这些组织中的去铁蛋白结合成铁蛋白而贮存。缺铁性贫血时,铁的吸收和转运增加,可从正常的 10% 增至 $20\% \sim 30\%$。铁的排泄是以肠道、皮肤等含铁细胞的脱落为主要途径,少量经尿、胆汁、汗、乳汁排泄。

2.适应证

主要用于慢性失血(月经过多、慢性消化道出血、子宫肌瘤出血、钩虫病失血等)、营养不良、妊娠、儿童发育期等引起的缺铁性贫血。

3.用法与用量

口服,成人每次 0.3 g,每日 3 次,饭后服用。小儿每次 0.1~0.3 g,每日 3 次。缓释片:口服,每次 0.45 g,每日 0.9 g。

4.不良反应与注意事项

对胃肠道黏膜有刺激性,宜饭后服用。铁与肠道内硫化氢结合,生成硫化铁,使硫化氢减少,减少了对肠蠕动的刺激作用,可致便秘,并排黑便。血红蛋白沉着症、含铁血黄素沉着症及不缺铁的其他贫血、肝、肾功能严重损害、对铁剂过敏者禁用。乙醇中毒、肝炎、急性感染、肠道炎症、胰腺炎及消化性溃疡慎用。大量口服可致急性中毒。治疗期间需做血红蛋白测定、网织红细胞计数、血清铁蛋白及血清铁测定。

5.药物相互作用

稀盐酸可促进 Fe^{3+} 转变为 Fe^{2+},有助于铁剂吸收,对胃酸缺乏患者尤适用;维生素 C 为还原性物质,能防止 Fe^{2+} 氧化而利于吸收。钙剂、磷酸盐类、抗酸药和浓茶均可使铁盐沉淀,妨碍其吸收;铁剂与四环素类可形成络合物,互相妨碍吸收。

6.制剂与规格

①片剂:0.3 g;②缓释片:0.25 g。

四、叶酸(维生素 M、B 族维生素、维生素 C)

1.作用与特点

本品是由蝶啶、对氨基苯甲酸和谷氨酸组成的一种 B 族维生素,为细胞生长和分裂所必需的物质,在体内被叶酸还原酶及二氢叶酸还原酶还原为四氢叶酸。后者与多种一碳单位结合成四氢叶酸类辅酶,传递一碳单位,参与体内核酸和氨基酸的合成,并与维生素 B_{12} 共同促进红细胞的生长和成熟。口服后主要在近端空肠吸收,服后数分钟即出现于血液中。贫血患者吸收速度较正常人快。在肝中贮存量为全身总量的 $1/3\sim1/2$,$t_{1/2}$ 约为 40 min,治疗量的 90% 自尿中排出。

2.适应证

用于各种巨幼红细胞性贫血,尤适用于由于营养不良或婴儿期、妊娠期叶酸需要量增加所致的巨幼红细胞贫血。

3.用法与用量

①口服:成人每次 5～10 mg,每日 5～30 mg;儿童每次 5 mg,每日 3 次;②肌内注射:每次 10～20 mg。

4.不良反应与注意事项

不良反应较少,罕见变态反应,长期服用可出现厌食、恶心、腹胀等。**静脉注射较易致不良反应,故不宜采用。**

5.药物相互作用

大剂量叶酸能拮抗苯巴比妥、苯妥英钠和扑米酮的抗癫痫作用,并使敏感儿童的发作次数增多。维生素 B_1、B_2、C 不能与本品注射剂混合。

6.制剂与规格

①片剂:5 mg;②注射液:15 mg/mL,30 mg/2 mL。

五、重组人红细胞生成素(佳林豪)

1.作用与特点

重组人红细胞生成素是应用基因工程技术从含有人红细胞生成素基因的中国仓鼠卵巢细胞培养液中提取得到的,具有与正常人体内存在的天然红细胞生成素相同的生理功能,可促进骨髓红系祖细胞的分化和增生。

2.适应证

肾功能不全所致贫血,包括透析及非透析患者。

3.用法与用量

本品可皮下注射或静脉注射,每周分 2～3 次给药。给药剂量需依据患者贫血程度、年龄及其他相关因素调整。

4.不良反应与注意事项

本品耐受性良好,不良反应多较轻微。可引起过敏性反应、心脑血管系统、血液系统、肝脏及胃肠道不良反应。用药期间应定期检查血细胞比容,如发现过度的红细胞生长,应调整剂量或采取暂时停药等适当处理。应用本品若发生高钾血症,应停药至恢复正常水平为止。高龄者,心肌梗死、肺梗死、脑梗死患者,有药物过敏史及有过敏倾向的患者慎用。治疗期间如果患者血清铁蛋白低于 100 μg/L(100 ng/mL),或转铁蛋白饱和度低于 20%,应每日补充铁剂。高血压失控患者,对哺乳动物细胞衍生物过敏及对人血白蛋白过敏者禁用。

5.药物相互作用

铁、叶酸或维生素不足会降低本品疗效,严重铝过多也会影响疗效。

6.制剂与规格

注射液:2 000 U,3 000 U,4 000 U,5 000 U。

六、甲酰四氢叶酸钙(亚叶酸钙)

1.作用与特点

本品即亚叶酸钙盐,亚叶酸是四氢叶酸的甲酰衍生物,它是叶酸的代谢物及其活性型。

2.适应证

巨幼红细胞贫血,如因斯泼卢病、营养缺乏、妊娠、肝病及吸收不良综合征而致者,以及婴儿的巨幼红细胞贫血。

3.用法与用量

巨幼红细胞性贫血:肌注剂量不应超过 1 mg/d;口服给药成人剂量是 10～20 mg/d;12 岁以上儿童剂量是 250 pg/(kg·d)。

4.不良反应与注意事项

偶见变态反应,发热也曾见于注射给药之后。忌用于治疗维生素 B_{12} 缺乏所致的恶性贫血或其他巨幼红细胞贫血。

5.制剂与规格

①片剂:15 mg;②注射液:15 mg,100 mg,300 mg;③注射粉剂:3 mg,5 mg。

(张庆霞)

第五节　升白细胞药

升白细胞药是一种药品,是白细胞或粒细胞减少症时用于升高白细胞的药物。根据药品性质可分为:①血液制品,如白细胞浓缩液,可直接给患者补充白细胞;②生物制品,如人基因重组粒细胞集落刺激因子等,是特异性造血生长因子,主要刺激粒细胞系造血;③蛋白同化激素,如丙酸睾酮、肌苷等,用于再生障碍性贫血刺激骨髓造血;④核酸原料类,如肌苷、脱氧核苷酸钠、维生素 B、白血升等,多通过加强核酸代谢而促进白细胞生长。其他如碳酸锂、鲨肝醇、茜草双酯等也有升白细胞作用。

一、重组人粒细胞集落刺激因子

(一)作用与特点

本品为利用基因重组技术生产的人粒细胞集落刺激因子。与天然产品相比,生物活性在体内外基本一致。

粒细胞集落刺激因子是调节骨髓中粒系造血的主要细胞因子之一,可选择性地作用于粒系造血细胞、促进其增生、分化,并可增加粒系终末分化细胞,即外周血中中性粒细胞的数目与功能。

(二)适应证

适用于癌症化疗等原因导致的中性粒细胞减少症。

(三)用法与用量

化疗药物给药结束后 24～48 h 起皮下或静脉注射本品,每日 1 次。用量和用药时间可根据患者化疗的强度和中性粒细胞下降的程度决定。

(四)不良反应与注意事项

不良反应均较轻微,易于耐受,主要包括骨和(或)肌肉酸痛及乏力,个别患者可见皮疹、发热、流涕或寒战等类感冒症状。本品应在化疗药物结束后 24～48 h 开始使用,不宜在化疗前或化疗过程中使用。使用本品过程中应每周监测血常规 2 次,特别是中性粒细胞数变化情况。髓性细胞系统的恶性增生者(急性粒细胞性白血病等)慎用。对本品或同类制剂及对大肠埃希菌表达的其他制剂有过敏史者禁用。

(五)制剂与规格

注射剂:75 μg/0.5 mL,150 μg/0.5 mL,300 μg/ mL。

二、低分子肽/氨基酸/矿物质(益康升血肽)

(一)作用与特点

本品含由氨基酸组成的低分子肽及人体必需的游离氨基酸和微量元素组成,为天然细胞调节剂,可增强细胞免疫功能;促进骨髓造血功能,升高白细胞;增强体质。

(二)适应证

自身免疫功能降低或失调引起的疾病。各种肿瘤患者因化疗、放疗引起的白细胞减少。肝硬化、脾功能亢进引起的白细胞减少及不明原因的白细胞减少症;血常规降低症;妇科、皮肤科某些慢性炎症、溃疡和手术后粘连。

(三)用法与用量

每次 2～4 mL,每日肌内注射 1 次,10 d 为 1 个疗程,每疗程之间间隔 1 周。

(四)制剂与规格

注射液:2 mL。

三、肌苷

1. 作用与特点

本品能直接透过细胞膜进入人体细胞,参与能量代谢及蛋白质合成,可刺激体内产生抗体,提高肠道对铁的吸收,活化肝功能,加速肝细胞的修复。

2. 适应证

用于各种原因所致的白细胞减少、血小板减少、急慢性肝炎、肝性脑病、冠心病、心肌梗死等。

3. 用法与用量

①口服:每日 200～600 mg,每日 3 次;②肌内注射或静脉滴注:成人每次 200～600 mg,儿童每次 100～200 mg,每日 1～2 次。

4. 不良反应与注意事项

不能和氯霉素、双嘧达莫、硫喷妥钠等注射剂配伍使用。

5. 制剂与规格

①片剂:200 mg;②注射液:100 mg/2 mL,200 mg/5 mL。

(孙　萍)

第六节 抗血小板药

一、硫酸氯吡格雷(泰嘉)

(一)作用与特点

本品为血小板聚集抑制药,能选择性地抑制 ADP 与血小板受体的结合,随后抑制激活 ADP 与糖蛋白 ADP Ⅱ b/ Ⅲ a 复合物,从而抑制血小板的聚集。本品也可抑制非 ADP 引起的血小板聚集,不影响磷酸二酯酶的活性。本品口服易吸收,氯吡格雷在肝脏被广泛代谢,代谢物没有抗血小板聚集作用,本品及代谢物 50% 由尿排泄,46% 由粪便排泄。

(二)适应证

预防和治疗因血小板高聚状态引起的心、脑及其他动脉的循环障碍性疾病。临床上适应于有过近期发作的缺血性脑卒中、心肌梗死和患有外周动脉疾病的患者,可减少动脉粥样硬化性疾病发生(缺血性脑卒中、心肌梗死和血管疾病所致死亡),预防和纠正慢性血液透析导致的血小板功能异常。降低血管手术后闭塞的发生率。

(三)用法与用量

每日 1 次,每次 50 mg,口服。

(四)不良反应与注意事项

偶见胃肠道反应,皮疹,皮肤黏膜出血。罕见白细胞减少和粒细胞缺乏。使用本品的患者需要进行手术时、肝脏损伤、有出血倾向患者慎用。如急需逆转本品的药理作用可进行血小板输注。对本品成分过敏者,近期有活动性出血者(如消化性溃疡或颅内出血)禁用。

(五)药物相互作用

本品增加阿司匹林对胶原引起的血小板聚集的抑制效果。本品与肝素无相互作用,但合并用药时应慎用。

健康志愿者同时服用本品和非甾体类抗炎药萘普生,胃肠潜血可能增加,故本品与这类药物合用时应慎用。

(六)制剂与规格

片剂:25 mg。

二、阿司匹林(乙酰水杨酸)

(一)作用与特点

本品原为解热、镇痛抗炎药。后发现它还有抗血小板活性。其抗血小板作用机制在于使血小板的环氧化酶乙酰化,从而抑制了环内过氧化物的形成,血栓素 A_2(TXA$_2$)的生成也减少。另外,它还可使血小板膜蛋白乙酰化,并抑制血小板膜酶,这也有助于抑制血小板功能。口服本品 0.3~0.6 g 后对环氧酶的抑制作用达 24 h 之久,抑制血小板的聚集作用可长达 2~7 d,但因为循环中的血小板每日约有 10% 更新,而且它们不受前 1 d 服用的阿司匹林的影响,所以仍需每日服用。长期服用,未见血小板有耐受现象。

(二)适应证

用于预防心脑血管疾病的发作及人工心脏瓣膜、动静脉瘘或其他手术后的血栓形成。

（三）用法与用量

预防短暂性脑缺血和中风:每日口服 0.08～0.325 g。在预防瓣膜性心脏病发生全身性动脉栓塞方面,单独应用阿司匹林无效,但与双嘧达莫合用,可加强小剂量双嘧达莫的效果。

（四）不良反应与注意事项

见解热镇痛药阿司匹林项。

（五）制剂与规格

①肠溶片:25 mg,40 mg,100 mg;②片剂:25 mg,50 mg,100 mg;③胶囊剂:100 mg。

三、双嘧达莫(双嘧哌胺醇、潘生丁)

（一）作用与特点

本品具有抗血栓形成及扩张冠脉作用。它可抑制血小板的第 1 相聚集和第 2 相聚集。高浓度时可抑制血小板的释放反应。它只有在人体内存在前列环素(PGI$_2$)时才有效,当 PGI$_2$缺乏或应用了过大剂量的阿司匹林则无效。具有抗血栓形成作用。对出血时间无影响。口服后吸收迅速,t$_{1/2}$为 2～3 h。

（二）适应证

用于血栓栓塞性疾病及缺血性心脏病。

（三）用法与用量

单独应用疗效不及与阿司匹林合用者。单独应用时,每日口服 3 次,每次 25～100 mg;与阿司匹林合用时其剂量可减少至每日 100～200 mg。

（四）不良反应与注意事项

可有头痛、眩晕、恶心、腹泻等。长期大量应用可致出血倾向。心肌梗死、低血压患者慎用。

（五）制剂与规格

片剂:25 mg。

四、西洛他唑

1. 作用与特点

本品可明显抑制各种致聚剂引起的血小板聚集,并可解聚。其作用机制在于抑制磷酸二酯酶,使血小板内 cAMP 浓度上升。具有抗血栓作用。此外,它也可舒张末梢血管。口服后 3～4 h 血药浓度达峰值,血浆蛋白结合率为 95％。

2. 适应证

用于治疗慢性动脉闭塞性溃疡、疼痛及冷感等局部性疾病。

3. 用法与用量

口服,每日 2 次,每次 100 mg。

4. 不良反应与注意事项

可有皮疹、瘙痒、心悸、头痛、失眠、困倦、皮下出血、恶心、呕吐、食欲缺乏等不良反应。有出血倾向、肝功能严重障碍者禁用。

5. 制剂与规格

片剂:50 mg,100 mg。

（张艳利）

第六章　激素类药

传统的概念,激素是指由内分泌腺或内分泌细胞所分泌的具有信使作用的生理活性物质,但后来发现很多神经递质如肾上腺素等以及前列腺素事实上也起着激素的作用,目前又发现许多细胞因子也起着激素的作用。

激素的种类繁多,来源复杂,按其化学性质可分为含氮激素和甾体激素两大类。

含氮激素包括:①肽类和蛋白质激素,主要有下丘脑调节肽,神经垂体激素、腺垂体激素、胰岛素、甲状旁腺激素、降钙素以及胃肠激素等;②胺类激素,包括肾上腺素、去甲肾上腺素和甲状腺激素等。

甾体激素又称类固醇激素,是由肾上腺皮质和性腺分泌的激素,如皮质醇、醛固酮、雌激素、孕激素以及雄激素等。

此外,前列腺素广泛存在于许多组织中,由花生四烯酸转化而成,主要在组织局部释放,可对局部功能活动进行调节,因此可将前列腺素看作一组局部激素。

第一节　前列腺素

前列腺素(PGs)是一类具有广泛生理活性的激素,最早发现存在于人的精液中,当时以为这一物质是由前列腺释放的,因而定名为前列腺素。现已证明前列腺素几乎存在于哺乳动物的各重要组织和体液中。主要存在于生殖系统,其中以精液中最高。现已能人工合成,并合成了许多类型的新衍生物。前列腺素的化学结构是由一个五元环和两条侧链构成的 20 个碳不饱和脂肪酸。按其结构,前列腺素分为 A、B、C、D、E、F、G、H、I 等类型。共有 14 个天然前列腺素,目前较重要的为 PGE_1、PGE_2、$PGF_{1\alpha}$,$PGF_{2\alpha}$、PGA_1。

不同类型的前列腺素具有不同的功能,如前列腺素 E 能舒张支气管平滑肌,降低通气阻力;而前列腺素 F 的作用则相反。前列腺素的半衰期极短(1～2 min),除 PGI_2 外,其他的前列腺素经肺和肝迅速降解,故前列腺素不像典型的激素那样,通过循环影响远距离靶组织的活动,而是在局部产生和释放,对产生前列腺素的细胞本身或对邻近细胞的生理活动发挥调节作用。前列腺素对内分泌、生殖、消化、血液、呼吸、心血管、泌尿和神经系统均有作用。由于前列腺素能引起子宫高频率而强烈的收缩,故应用于足月妊娠的引产、人工流产以及避孕等方面,取得了一定的效果。前列腺素治疗哮喘、胃肠溃疡病、休克、高血压及心血管疾病,有一定疗效,因而引起人们的重视。其主要作用如下。

一、生殖系统

对于各期妊娠的子宫均有收缩作用,以妊娠晚期子宫最为敏感。PGE_2 还能延缓受精卵在输卵管内的运行,阻碍受精卵着床;$PGF_{2\alpha}$ 可使黄体酮的产生和分泌减少,因而产生抗生育作用。适用于中期妊娠引产、催产及用为"事后避孕药"。

二、心血管系统

PGE 和 PGA 都具有明显的血管扩张作用,由于降低外周血管阻力,促进钠、钾排泄和对抗儿茶酚胺及血管紧张素Ⅱ的作用,故可使血压下降;PGA 类对心血管系统作用的选择性较强;PGE 能抑制血小板凝集,抑制三酰甘油(甘油三酯)的分解,从而降低血中游离脂肪酸,故可考虑用于冠心病及动脉粥样硬化的防治。

三、呼吸系统

PGE 对支气管有明显的舒张作用,刺激咽喉,引起咳嗽,促使黏痰咯出;并能使充血肿胀的鼻黏膜收缩,起到通气的效果。可用于支气管哮喘及鼻炎等。

四、消化系统

PGE 及 PGF 类对胃肠道平滑肌均可引起收缩,从而临床表现为恶心、呕吐、腹痛、腹泻等症状。

五、神经系统

PG 对自主神经介质有调节作用,PGE_1 有镇静、安定及抗惊厥作用。

(张　楠)

第二节　肽类激素

肽类激素由氨基酸通过肽键连接而成。此类激素按相对分子质量(分子量)大小分为多肽激素和蛋白质激素,二者无明显界限,一般相对分子质量大于 5 000 的为蛋白质激素,小于 5 000 则为肽类激素。由于分子量较小,一些肽类激素不再仅仅依赖天然来源,即从脏器中提取,而是采用全合成的方法得到,如胰岛素、降钙素。

胰岛素为一种多肽激素。不同种属动物的胰岛素生理功能相同。我国科技工作者于 1965 年首先用化学方法合成了具有全部生物活性的结晶牛胰岛素,开辟了人工合成蛋白质的新时代。由于本品易被消化酶破坏,故口服无效,必须注射给药。皮下注射后吸收迅速。胰岛素本身在体内代谢快,作用持续时间短,需反复用药。作用时间较长的为精蛋白锌胰岛素。

一、性状

本品为白色或类白色结晶性粉末,在水、乙醇中几乎不溶。

本品具有一般蛋白质的性质,结构中有游离羧基和氨基而显两性,因此在无机酸或氢氧化钠等溶液中易溶。等电点 pH 5.35~5.45,在微酸(pH 2.5~3.5)中稳定,在碱性溶液中及遇热不稳定。注射剂为偏酸性水溶液,冷冻保存时稍有变性,活性降低。凡用于本品的注射器等用具消毒时,勿用碱性物质。

胰岛素注射液为胰岛素的酸性灭菌水溶液,为无色或几乎无色的澄明液体,久贮失效。

二、药理作用及临床用途

糖尿病患者胰岛功能低下,胰岛素分泌不足,妨碍体内葡萄糖的正常利用。因糖类的代谢失调,身体由于需要,动用体内贮存的脂肪和蛋白质转化成葡萄糖,因此引起虚弱、消瘦;在动用脂肪过程中,其不能完全燃烧的中间产物,能引起酸中毒、昏迷等,患者的血液中葡萄糖量异常增加(较正常人高约 10 倍),血糖过高,即进入尿中,随尿排泄,造成糖尿。注射胰岛素,可调节糖代谢。在多种细胞膜上有胰岛素受体,当本品与受体结合之后,细胞膜的通透性增加,使葡萄糖易进入细胞内,加速了细胞利用葡萄糖。促进肝脏、骨骼肌及脂肪组织对葡萄糖的摄取和利用。本品还能抑制体内脂肪及蛋白质转化成葡萄糖,因而能使血糖降低。用于中、重度糖尿病,营养不良,肝硬化初期等;与其他药物如三磷酸腺苷辅酶 A 制成复合制剂治疗一些消耗性疾病。

为避免用药后发生低血糖症,本品应于饭前 0.5 h 使用。胰岛素注射液的用量及患者的饮食,均对患者血中含糖量有直接影响。因此,必须同时对患者的食谱给予严格控制,以免影响疗效。

三、药物相互作用

口服抗凝血药、水杨酸盐和磺胺药等可使本品从血浆蛋白上游离出来;蛋白同化激素、乙醇、氯霉素均可增强本品的作用;噻嗪类利尿药、口服避孕药及烟酸衍生物均可降低本品作用。

四、制剂规格

注射剂:每瓶 10 mL,每毫升含 40 U。

（张　楠）

第三节　甾体激素

甾体激素包括性激素和肾上腺皮质激素,是一类重要活性物质,在维持生命、调节体内物质代谢、促进性器官发育以及生殖等方面具有极其重要的生理功能。

甾体激素在体内的浓度极低(0.1～1.0 nmol/L),然而生理作用很强。亲脂的甾体进入血液后,大部分以可逆方式与血浆蛋白结合,少量呈游离状态。只有游离的甾体才可经扩散通过细胞膜进入靶细胞。靶细胞内存在甾体的受体蛋白,与特定的甾体以很高的亲和力结合。

各种甾体激素作用于靶细胞的机制相似。不同之处在于特定受体蛋白的专一性,以及所激发的特定的基因过程和所产生的专一的细胞蛋白。

皮质激素的作用机制:皮质激素进入细胞后,与细胞质中的受体结合,生成激素-受体复合物,继而引起构象变化或激活复合物产生二聚体。这种二聚体与 DNA 的激素效应元以及核转录因子相互作用,诱导 DNA 转录,产生 mRNA,导致内质网的蛋白质合成。这些蛋白质包括酶、受体和分泌因子等,通过它们产生皮质激素效应,从而调节细胞的生长、分化及其他功能。

性激素的作用机制:雄激素、雌激素和孕激素的作用机制基本相似,它们与受体结合形成激素-受体复合物,以此调控基因表达和蛋白质的生物合成。现以雄激素为例加以阐明。当睾酮进入靶细胞后,经 5α-还原酶还原为二氢睾酮(DHT),它是雄激素的活性形式。雄激素受体仅存在于细胞核内,DHT 进入细胞后,与核内雄激素受体蛋白结合,继而经历与皮质激素类似的过程,诱发性激素效应,调节细胞的生长、分化及其他功能。

甾体激素基本化学结构是环戊烷并多氢菲的甾环,即甾烷。甾烷由 A、B、C、D 共 4 个环组成。

甾体激素按化学结构可分为雌甾烷类、雄甾烷类、孕甾烷类。当 C13 位有一个甲基取代时为雌甾烷;当 C10、C13 位均有甲基时为雄甾烷;当 C10、C13 位均有甲基,C17 位又有乙基时则为孕甾烷。

另外,甾体激素也可以按药理作用分类,具体可分为雌性激素类、雄性激素类、孕激素类、肾上腺皮质激素类。

一、雌性激素

雌性激素是雌性动物卵泡中分泌的激素,天然的雌激素有雌二醇、雌三醇、雌酚酮,其中雌二醇的活性最强。在结构上均为雌甾烷的衍生物,A 环为苯环,C3 位有羟基或以此羟基形成的酯,C17 位有酮基或羟基与酸形成的酯,C10 位无角甲基。

雌激素具有广泛的生理活性,对未成年女性,雌激素能促使其第二性征和性器官发育成熟。如子宫发育、乳腺腺管增生及脂肪分布变化等。对成年妇女,除保持女性性征外,还参与形成月经周期。它使子宫内膜增生变厚(增生期变化),并在黄体酮的协同作用下,使子宫内膜继续增厚进入分泌期,提高子宫平滑肌对缩宫素的敏感性。同时使阴道上皮增生,浅表层细胞发生角化。较大剂量时,可作用于下丘脑垂体系统,抑制 GnRH(促性腺激素释放激素)的分泌,发挥抗排卵作用。并能抑制乳汁分泌,这是在乳腺水平干扰催乳素的作用所致。此外,还具有对抗雄性激素的作用。在代谢方面,有轻度水、钠潴留作用。能增加骨骼钙盐沉积,加速骨缝闭合;并能预防绝经期妇女骨质丢失。此外,雌激素可降低低密度脂蛋白、升高高密度脂蛋白含量。

临床主要用于如下方面。

(1)绝经期综合征。绝经期综合征是更年期妇女因雌激素分泌减少,垂体促性腺激素分泌增多,造成内分泌平衡失调的现象。

(2)卵巢功能不全和闭经。原发性或继发性卵巢功能低下患者以雌激素替代治疗,可促进外生殖器、子宫及第二性征的发育。与孕激素类合用,可产生人工月经周期。

(3)功能性子宫出血。可用雌激素促进子宫内膜增生,修复出血创面,也可适当配伍孕激素,以调整月经周期。

(4)乳房胀痛。部分妇女停止授乳后可发生乳房胀痛,可用大剂量雌激素抑制乳汁分泌,克服胀痛,俗称回奶。由于此时垂体分泌的催乳素并不减少,故认为大剂量雌性激素抑制泌乳主要是在乳腺水平干扰催乳素的作用。

(5)晚期乳腺癌。绝经 5 年以上的乳腺癌患者可用雌激素治疗,缓解率可达 40% 左右。但绝经期以前的患者禁用,因为这时反而可能促进肿瘤的生长。

(6)前列腺癌。大剂量雌激素可使症状改善,肿瘤病灶退化。这是其抑制垂体促性腺激素分泌,使睾丸萎缩而抑制雄激素的产生所致,也有抗雄激素的作用参与。

(7)避孕。常与孕激素组成复方避孕药。

（一）雌二醇

化学名：雌甾-1,3,5(10)-三烯-3,17β-二醇。

1.性状

白色或乳白色结晶性粉末，有引湿性，无臭，无味。几乎不溶于水，略溶于乙醇，溶于丙酮、三氯甲烷、乙醚、碱水溶液，在植物油中也可部分溶解。熔点175℃～180℃。

2.化学性质

本品与硫酸作用显黄绿色荧光，加三氯化铁呈草绿色，再加水稀释，则变为红色。

本品的氢氧化钠溶液与苯甲酰氯反应生成苯甲酸酯，熔点190℃～196℃。

3.药理作用及临床用

本品可补充体内雌激素的不足，大剂量则通过负反馈机制减少其释放，抑制排卵。临床用于卵巢功能不全或卵巢激素不足引起的各种症状，主要是功能性子宫出血、子宫发育不全及月经失调、晚期乳腺癌、更年期障碍以及前列腺癌等。

4.药物相互作用

本品与三环类抗抑郁药米帕明（丙米嗪）合用，可提高米帕明的生物利用度，有时会引起米帕明中毒；与巴比妥类、卡马西平、甲丙氨酯、保泰松、利福平等合用，诱导肝药酶，会降低雌激素活性。

5.不良反应

常见恶心、食欲减退，口服给药多见。长期大剂量应用，使子宫内膜过度增生，发生子宫出血，患有子宫内膜炎者慎用。还可使水、钠潴留，引起高血压、水肿，并加重心力衰竭。

6.制剂规格

透皮贴片剂：每片4 mg。注射剂：每支1 mL(2 mg)。凝胶：每支80 g。

雌二醇在消化道迅速被破坏，故不能口服。对其进行结构改造，创制了一些长效、高效、可口服的衍生物，如雌二醇C3位羟基酯化，制成苯甲酸雌二醇；或将C17位羟基酯化，制成戊酸雌二醇，均可延长作用时间，但不能口服，必须注射给药。若在C17位引入乙炔基，使仲醇变为叔醇，增加了位阻，也增加了稳定性，成为口服制剂，如炔雌醇、炔雌醇-3-甲醚及炔雌醇-3-环戊醚等，都是口服避孕药中雌激素的重要品种。

（二）己烯雌酚

化学名：为4,4′-(1,2-二乙基-1,2-亚乙烯基)双苯酚，又名乙芪酚、人造求偶素。

雌二醇及衍生物不够稳定或制备复杂，后寻找其合成代用品，己烯雌酚虽不是甾体，但其反式异构体的立体构型与天然雌激素雌酚酮的立体结构非常相似。

1.性状

无色结晶或白色结晶性粉末，几乎无臭。易溶于乙醇、三氯甲烷、乙醚或脂肪油中，几乎不溶于水，在稀氢氧化碱溶液中溶解。熔点169℃～172℃。

2.化学性质

本品与硫酸作用显橙黄色，加水稀释后颜色消失。

本品的稀乙醇溶液加三氯化铁试液，生成蓝绿色配合物（络合物），缓缓变成黄色。本品与醋酐、无水吡啶一起加热，生成二乙酰己烯雌酚沉淀，熔点121℃～124℃。

本品在空气中易氧化变质，故应遮光、密闭保存。

3.药理作用及临床用途

本品作用类似雌二醇,用于卵巢功能不全或垂体功能异常所引起的月经紊乱,大剂量用于治疗前列腺癌。

4.不良反应

可有恶心、呕吐、畏食、头痛等,口服给药多见;中途停药可致子宫出血。

5.制剂规格

片剂:每片 0.5 mg;1 mg;2 mg。针剂:每支 1 mL(0.5 mg);1 mL(1 mg);1 mL(2 mg)。

二、雄性激素和蛋白同化激素

(一)雄性激素

雄激素不仅具雄性活性,而且具有蛋白同化作用。促进男性性征和生殖器官发育,并保持其成熟状态。睾酮还可抑制垂体前叶分泌促性腺激素(负反馈),对女性可减少雌激素分泌。尚有抗雌激素作用。雄激素能显著地促进蛋白质合成(同化作用),减少氨基酸分解(异化作用),使肌肉增长,体质量增加,同时出现水、钠、钙、磷潴留现象。在骨髓功能低下时,大剂量雄激素可促进细胞生长,这是通过促进肾脏分泌促红细胞生成素所致,也可能是直接刺激骨髓造血功能。

在临床上雄性激素主要用于如下方面。

1.睾丸功能不全

如无睾症或类无睾症(睾丸功能不全)时,做替代疗法。

2.功能性子宫出血

利用其抗雌激素作用使子宫平滑肌及其血管收缩,内膜萎缩而止血。对严重出血病例,可用己烯雌酚、黄体酮和丙酸睾酮等 3 种混合物注射,以收止血之效,停药后则出现撤退性出血。

3.晚期乳腺癌

对晚期乳腺癌或乳腺癌转移者,采用雄激素治疗可使部分病例的病情得到缓解。这可能与其抗雌激素作用有关,也可能通过抑制垂体促性腺激素的分泌,减少卵巢分泌雌激素。此外,雄激素尚有对抗催乳素的乳腺癌刺激作用。其治疗效果与癌细胞中雌激素受体含量有关,受体浓度高者,疗效较好。

4.再生障碍性贫血及其他贫血

用丙酸睾酮或甲睾酮可使骨髓功能改善。

天然雄激素以睾酮的活性最强,但口服在肝脏迅速被破坏而失效,所以一般采用其油溶液肌内注射。临床常用的为睾酮酯化衍生物,如丙酸睾酮(丙酸睾丸素)和苯乙酸睾酮(苯乙酸睾丸素),将其制成油溶液使其不易进入体液,因而吸收缓慢,可达到长效作用;睾酮的甲基衍生物甲睾酮(甲基睾丸素),在 17α 位引入甲基,增加空间位阻,在肝脏破坏较慢,是口服有效的品种。它们均属于雄甾烷的衍生物,具有 4-烯-3-酮结构,17β 位有羟基或羟基成酯。

(二)蛋白同化激素

临床应用雄性激素虽有较强的同化作用,但用于女性或非性腺功能不全的男性,常可出现雄激素作用,从而限制了它的临床应用。对雄性激素的化学结构进行适当的结构修饰,可得到一些雄性活性很小、蛋白同化作用增强的化合物,这类化合物被称为蛋白同化激素。

蛋白同化激素能促进氨基酸合成蛋白质,减少氨基酸分解,使肌肉发达,体质量增加,能促进钙、磷的吸收,加速骨钙化,促进伤口及溃疡的愈合;降低血液中的胆固醇。临床用于治疗病后虚弱,早产儿和体弱老年人的营养不良,消耗性疾病,骨质疏松,胃及十二指肠溃疡等疾病。

临床常用的蛋白同化激素可分为两类:19-去甲睾酮类,如苯丙酸诺龙(Nandrolone Phenylpropionate),是注射的同化激素品种;17α-甲睾酮衍生物,如司坦唑醇(康力龙,Stanozdol)和羟甲烯龙(康复龙,Oxymetholone),在肝脏中代谢缓慢,是常用的口服同化激素。它们的雄性激素作用弱,司坦唑醇兼具降血脂作用。

苯丙酸诺龙:化学名 19-去甲基-17β-羟基-4-雄甾烯-3-酮-17-苯丙酸酯,又名苯丙酸去甲睾酮。

1.性状

白色或类白色结晶性粉末,有特殊臭味。溶于乙醇,略溶于植物油,几乎不溶于水。熔点93℃～99℃。

2.化学性质

本品的甲醇溶液与盐酸氨基脲缩合,生成缩氨脲衍生物,熔点182℃,熔融时同时分解。

3.药理作用及临床用途

本品为蛋白同化激素,有促进体内蛋白质合成并使钙质等沉着于骨内的功能,其同化作用较其他睾酮类衍生物强大而持久,而其男性化作用较小。主要用于蛋白质缺乏症,可作为伴有蛋白质摄入不足、营养不良、手术后及慢性消耗性重病者复原的强壮剂等。还用于不宜手术的乳腺癌,以减轻症状,亦可用于功能性子宫出血和子宫肌瘤。

4.不良反应

本品有轻微男性化作用,故妇女使用后可能长出胡须,出现粉刺增生、多毛症、声音变粗、阴蒂肥大及闭经或月经紊乱等反应;长期使用后可能引起黄疸及肝功能障碍,也可能使水钠潴留造成水肿;孕妇及患前列腺癌、肝功能减退、高血压病、肾炎、肾脏病变及充血性心力衰竭者忌用或慎用。本品能增强抗凝药作用,降低葡萄糖耐量。

5.制剂规格

注射剂:每支 1 mL(10 mg);1 mL(25 mg)。

三、肾上腺皮质激素

肾上腺皮质激素是肾上腺皮质所分泌的激素的总称,属孕甾烷类化合物,其结构特征为具有 4-烯-3-酮,C17 位有羟甲基酮基。肾上腺皮质激素按作用分为盐皮质激素(如皮质酮、11-脱氢皮质酮)和糖皮质激素(如氢化可的松、地塞米松)。

盐皮质激素主要调节水盐代谢,维持体内电解质平衡,本身的临床用途不确切,在此不做介绍。糖皮质激素作用广泛而复杂,且随剂量不同而异。生理情况下所分泌的糖皮质激素主要影响物质代谢过程,超生理剂量的糖皮质激素则还有抗感染、抗免疫等药理作用。

(一)抗感染作用

糖皮质激素有强大的抗感染作用,能对抗各种原因如物理、化学、生物、免疫等所引起的炎症。在炎症早期可减轻渗出、水肿、毛细血管扩张、白细胞浸润及吞噬反应,从而改善红、肿、热、痛等症状;在后期可抑制毛细血管和纤维母细胞(成纤维细胞)的增生,延缓肉芽组织生成,防止粘连及瘢痕形成,减轻后遗症。但必须注意,炎症反应是机体的一种防御功能,炎症后期的反应更是组织修复的重要过程。因此,糖皮质激素在抑制炎症、减轻症状的同时,也降低机体的防御功能,可致感染扩散、阻碍创口愈合。

皮质激素抗感染作用的基本机制在于糖皮质激素(GCs)与靶细胞胞浆内的糖皮质激素受体(GR)相结合后影响了参与炎症的一些基因转录而产生抗感染效应。糖皮质激素的靶细胞广泛分布于肝、肺、脑、骨、胃肠平滑肌、骨骼肌、淋巴组织、成纤维细胞、胸腺等处。各类细胞中受体的密度也各不相同。

(二)免疫抑制作用

对免疫过程的许多环节均有抑制作用。首先抑制巨噬细胞对抗原的吞噬和处理。其次,糖皮质激素引起暂时性淋巴细胞减少,其原因可能与淋巴细胞移行至血液以外的组织有关。在人体还未证实糖皮质激素在治疗剂量时能抑制抗体产生。

(三)抗休克

超大剂量的皮质激素类药物已广泛用于各种严重休克,特别是中毒性休克的治疗。对其评价虽尚有争论,但一般认为其作用与下列因素有关。扩张痉挛收缩的血管和加强心脏收缩;降低血管对某些缩血管活性物质的敏感性,使微循环血流动力学恢复正常,改善休克状态;稳定溶酶体膜,减少心肌抑制因子(myocardio-de-pressant factor,MDF)的形成;提高机体对细菌内毒素的耐受力。

(四)其他作用

(1)皮质激素能刺激骨髓造血功能,使红细胞和血红蛋白含量增加,大剂量可使血小板增多并提高纤维蛋白原浓度,缩短凝血时间;促使中性粒细胞数增多,但却降低其游走、吞噬、消化及糖酵解等功能,因而减弱对炎症区的浸润与吞噬活动。对淋巴组织也有明显影响,在肾上腺皮质功能减退者,淋巴组织增生,淋巴细胞增多;而在肾上腺皮质功能亢进者,淋巴细胞减少,淋巴组织萎缩。

(2)能提高中枢神经系统的兴奋性,出现欣快、激动、失眠等,偶可诱发精神失常。大剂量对儿童能致惊厥。

(3)糖皮质激素能使胃酸和胃蛋白酶分泌增多,提高食欲,促进消化,但大剂量应用可诱发或加重溃疡病。

(五)氢化可的松

化学名:11β,17α,21-三羟基孕甾-4-烯-3,20-二酮,又名皮质醇、氢化可的松。

1. 性状

白色或几乎白色结晶性粉末,无臭,初无味,随后有持续的苦味,遇光渐变质。不溶于水或乙醚,略溶于乙醇或丙酮,微溶于三氯甲烷。熔点 212℃～212℃(分解)。

2. 化学性质

本品加硫酸,溶液显棕黄至红色,并带绿色荧光,加水稀释后变为黄色至橙黄色,微带绿色荧光,并有少量絮状沉淀。

本品加乙醇溶解后,加新制硫酸苯肼试液,加热即显黄色。

3. 药理作用

本品为糖皮质激素,具有抗感染、抗过敏、抗毒素、抗休克作用,应激反应时能提高机体的适应能力和耐受能力,以减少各种因素对机体的损害。对各种原因引起的炎症都有抑制作用,能缓解免疫反应的症状,对抗细菌内毒素损害机体,并能增加血管对拟肾上腺素药的反应性,使血压升高和改善微循环。

4.临床用途

主要用于替代疗法和过敏性疾病及免疫性疾病等,如过敏性休克、支气管哮喘、荨麻疹、过敏性鼻炎、肾炎、风湿病、肝炎和狼疮等。用于治疗严重中毒症状,如暴发型流脑、中毒性痢疾及各种原因所致的休克。

5.不良反应

本品的不良反应是可诱发或加重感染,感染性疾病患者慎用,必须使用时应与抗感染药物合用;本品可诱发或加重溃疡,溃疡病患者应慎用,必须使用时应合用抗溃疡药物;本品可诱发或加重精神症状,精神病患者应慎用,必须使用时,应合用抗精神病药物;本品能升高血糖,糖尿病患者慎用,必须使用时应增大降糖药剂量;本品能抑制生长,延迟发育,儿童应避免长期使用,必须长期使用时,应并用同化激素,且给予高钙、高蛋白和高钾饮食;本品还有致畸作用,妊娠期妇女禁用。

6.制剂规格

片剂:4 mg;10 mg;20 mg。注射剂:每支 2 mL(10 mg);5 mL(25 mg);20 mL(100 mg)。

(六)醋酸地塞米松

化学名:9α-氟-11β,17α,21-三羟基-16α-甲基孕甾-1,4-二烯-3,20-二酮-21-乙酸酯。

1.性状

白色或类白色结晶性粉末,无臭,味微苦。在丙酮中易溶,在甲醇或无水乙醇中溶解,在乙醇或三氯甲烷中略溶,在水中不溶。

2.化学性质

本品与氢氧化钾醇溶液共热,冷却,加硫酸煮沸,即产生乙酸乙酯的香味。本品少量与0.01 mol/L氢氧化钠溶液在氧瓶中燃烧后,有氟化物生成,可与茜素氟蓝试液及硝酸亚铈试液显蓝紫色。这是氟化物的专一反应。

分子中具有还原性醇酮基,能还原碱性酒石酸铜溶液,生成红色的氧化亚铜沉淀。

3.药理作用及临床用途

本品的抗感染作用比氢化可的松要强得多,而且不引起水钠潴留或钾丢失。本品适于注射用,其特点是吸收缓慢,作用持久。主要用于抗感染及抗过敏。适用于风湿性关节炎及各种皮肤病。

片剂主要用于过敏性皮炎、银屑病(牛皮癣)、天疱疮、支气管哮喘、肺气肿及风湿性关节炎等症。软膏主要用于部分过敏性和瘙痒性皮肤病,如局限性瘙痒病、神经性皮炎、接触性皮炎、脂溢性皮炎和慢性湿疹等。溃疡病、血栓性静脉炎、进行性精神病、活动性肺结核、肠吻合手术后患者忌用或慎用。

4.制剂规格

片剂:每片含 0.75 mg。软膏:每支 4 g(0.5 mg)。注射剂:每支 1 mL(5 mg)。

(张　楠)

第四节　抗甲状腺功能亢进药

抗甲状腺功能亢进药是一类能暂时或长期消除甲状腺功能亢进的药物,常用的有硫脲类、碘和碘化物、放射性碘及 β 受体阻滞药。

一、硫脲类

硫脲类是最常用的抗甲状腺功能亢进药,可分为两类:①硫氧嘧啶类,包括甲硫氧嘧啶和丙硫氧嘧啶;②咪唑类,包括甲巯咪唑(他巴唑)和卡比马唑(甲亢平)。

(一)作用

1.抑制甲状腺激素合成

硫脲类药物通过抑制甲状腺细胞内过氧化物酶的活性,抑制甲状腺激素的生物合成。对已合成的甲状腺激素无效,需待已合成的激素被消耗后才能完全显效,故用药后 2～3 周症状开始减轻,基础代谢率需 1～3 个月才能逐渐恢复正常。

2.抑制外周的 T_4 转化为 T_3

丙硫氧嘧啶能抑制血清中 T_4 转化为 T_3,从而迅速控制血清中活性较强的 T_3 水平,故在重症甲状腺功能亢进、甲状腺功能亢进危象时起到重要治疗作用。

(二)临床应用

1.甲状腺功能亢进内科治疗

适用于轻症和不宜手术或放射性碘(^{131}I)治疗者,如儿童、青少年、术后复发或中重度患者或年老体弱的患者。开始治疗给予大剂量药物以对甲状腺激素合成产生最大抑制作用,经1～3 个月症状明显减轻,基础代谢率接近正常时,药量即可递减,直至维持量,疗程 1～2 年。内科治疗可使 40%～70% 的患者不再复发。

2.甲状腺功能亢进手术前准备

为减少甲状腺手术患者在麻醉和手术后的并发症,防止术后发生甲状腺危象,在手术前应先服用硫脲类药物,使甲状腺功能恢复或接近正常。但服用硫脲类药物后可使甲状腺增生、充血,难以手术,故须在术前两周加服碘剂,以利手术进行及减少出血。

3.甲状腺功能亢进危象的治疗

甲状腺功能亢进危象一旦发生,采取综合措施,立即抢救。首先使用硫脲类药物治疗,阻断甲状腺激素的合成,抑制 T_4 转化为 T_3。1～2 h 后即加用大剂量碘剂,抑制 T_3、T_4 释放。应用 β 受体阻滞剂降低周围组织的兴奋性。静脉滴注肾上腺糖皮质激素,提高机体的应激能力。同时,采取镇静、降温、输氧等对症治疗。

(三)不良反应和用药监护

1.甲状腺肿

用药后期,血清中甲状腺激素水平显著下降,反馈性引起促甲状腺激素(TSH)分泌,使甲状腺组织和血管增生、充血、质软,重者产生压迫症状。

2.粒细胞缺乏症

粒细胞缺乏症为其最严重的不良反应,一般发生在治疗后的 2～3 个月内,故应定期检查血常规。若用药后出现咽痛或发热,立即停药则可恢复。

3.过敏反应

过敏反应常见的有瘙痒、药疹等过敏反应。多数情况下不需停药可自行消失,重者应停药并给予抗过敏药物。

4.胃肠道反应

胃肠道反应表现为恶心、呕吐、腹痛、腹泻等。餐后服用可减轻胃肠道反应。

二、碘及碘化物

临床上使用的碘及碘化物有碘化钾、碘化钠和复方碘溶液(卢戈液)等。

(一)作用

不同剂量的碘化物对甲状腺功能产生不同的作用。

1.促进甲状腺激素合成

碘是甲状腺激素合成的主要原料,小剂量碘可促进甲状腺激素的合成。如甲状腺摄碘量不足,甲状腺激素合成减少,引起 TSH 分泌增加,刺激甲状腺增生肥大,导致单纯性甲状腺肿。

2.抗甲状腺作用

大剂量碘产生抗甲状腺作用,其作用机制是抑制甲状腺蛋白水解酶,使 T_3、T_4 不能从甲状腺球蛋白上解离,减少甲状腺激素的释放。大剂量碘还具有抑制 TSH 刺激腺体增生的作用,能使腺体缩小、变硬。大剂量碘的抗甲状腺作用快而强,用药 $1 \sim 2$ d 起效,$10 \sim 15$ d 达最大效应。

(二)临床应用

1.防治单纯性甲状腺肿

在食盐中加入碘化钾或碘化钠可有效防治单纯性甲状腺肿的发生。

2.甲状腺功能亢进手术前准备

在应用硫脲类药物控制症状的基础上,于术前两周给予大剂量碘制剂,拮抗 TSH 作用,使甲状腺组织退化、血管减少,利于手术进行。

3.甲状腺危象的治疗

在应用大剂量硫脲类药物的基础上,将碘化物加到 10% 葡萄糖溶液中静脉滴注或口服复方碘口服溶液,可迅速缓解危象症状。在两周内逐渐停服碘制剂。

(三)不良反应和用药监护

1.过敏反应

过敏反应可于用药后立即或几小时后发生,主要表现为血管神经性水肿、上呼吸道水肿及严重喉头水肿。要注意观察,一旦发现过敏反应,应及时停药,加服食盐或大量饮水可促进碘排泄。

2.黏膜刺激症状

黏膜刺激症状表现为咽喉不适、口腔及咽喉烧灼感、唾液分泌增多、鼻炎及眼结膜刺激症状等。

3.诱发甲状腺功能紊乱

长期服用碘化物可诱发甲状腺功能亢进。碘还可进入乳汁并通过胎盘引起新生儿甲状腺肿,故孕妇及乳母应慎用。

三、放射性碘

临床应用的放射性碘是^{131}I，其 $t_{1/2}$ 为 8 d。

（一）作用

利用甲状腺高效摄碘能力，^{131}I 可被甲状腺摄取，并可产生 β 射线（占 99％），在组织内的射程仅约 2 mm，因此，其辐射作用只限于甲状腺内，破坏甲状腺实质，而很少波及周围组织。^{131}I 还产生 γ 射线（占 1％），可在体外测得，故可用作甲状腺摄碘功能的测定。

（二）临床应用

1.甲状腺功能亢进的治疗

^{131}I 适用于不宜手术或手术后复发及硫脲类无效或过敏者，^{131}I 能使腺泡上皮破坏、萎缩、减少分泌。一般用药后 1 个月见效，3～4 个月后甲状腺功能恢复正常。

2.甲状腺功能检查

小剂量^{131}I 可用于检查甲状腺功能。口服^{131}I 后分别于 1 h、3 h 及 24 h 测定甲状腺放射性，计算摄碘率。甲状腺功能亢进时，摄碘率高，^{131}I 摄碘率 30％～50％，24 h 45％～50％，摄碘高峰时间前移。甲状腺功能减退时，摄碘率低，摄碘高峰时间后延。

（三）不良反应和用药监护

易致甲状腺功能减退故应严格掌握剂量，密切观察有无不良反应，一旦发生甲状腺功能减退可补充甲状腺激素对抗之。卵巢对^{131}I 有富集能力，儿童对辐射更敏感，^{131}I 可导致染色体变异，故孕妇、乳母、青少年禁用。

四、β 受体阻滞药

普萘洛尔等 β 受体阻滞剂是甲状腺功能亢进和甲状腺功能亢进危象时有价值的辅助治疗药，主要通过阻断 β 受体作用而改善甲状腺功能亢进所致的心率加快、心收缩力增强、多汗、震颤等交感神经兴奋症状。单用普萘洛尔等 β 受体阻滞剂，其控制症状的作用较弱，故临床不单独用药治疗甲状腺功能亢进，常与硫脲类药物合用，以提高疗效。

五、制剂和用法

1.甲状腺

片剂：10 mg，40 mg，60 mg，含碘量为 0.17％～0.23％。

治疗黏液性水肿，开始不超过每天 15～30 mg，渐增至每日 90～180 mg，分三次服。基础代谢恢复到正常（成人在－5％左右，儿童应在＋5％左右）后，改用维持量（成人一般为每天 60～120 mg）。单纯性甲状腺肿，开始每日 60 mg，渐增至每天 120～180 mg，疗程一般为 3～6 个月。

2.三碘甲状腺原氨酸钠

片剂：10 μg，25 μg，50 μg。成人开始每天 10～20 μg，以后渐增至每天 80～100 μg，2～3 次服。儿童体质量在 7 kg 以下者开始每天 2.5 μg，7 kg 以上者每天 5 μg，以后每隔一周增加每天 5 μg，维持量每天 15～20 μg，分 2～3 次服。

3.甲状腺素钠

片剂：0.1 mg，相当于甲状腺片 60 mg。口服，每天 0.1～0.2 mg。

4.丙硫氧嘧啶

片剂:100 mg。开始剂量每天 300～600 mg,分 3～4 次;维持量每天 25～100 mg,分 1～2 次服。

5.甲巯咪唑

片剂:5 mg,10 mg。成人:开始时每天 20～60 mg,分三次服,维持量每天 5～10 mg,服药时间一般为 12～18 个月。小儿:开始时剂量为每天按体质量 0.4 mg/kg,分次口服。维持量约减半或按病情轻重调节。

6.卡比马唑

片剂:15 mg。开始口服每天 15～30 mg,分 3 次服。服用 4～6 周后如症状改善,改用维持量,每天 2.5～5 mg,分次服。

7.碘化钾

片剂:10 mg。治疗单纯性甲状腺肿开始剂量宜小,每天 10 mg,20 d 为一疗程,连用 2 个疗程,疗程间隔 30～40 d,1～2 个月后,剂量可渐增大至每天 20～25 mg,总疗程 3～6 个月。

8.复方碘口服溶液

溶液剂:每 100 mL 含碘 5 g、碘化钾 10 g,治疗单纯性甲状腺肿:1 次 0.1～0.5 mL,每天 1 次,两周为一疗程,疗程间隔 30～40 d。用于甲状腺功能亢进术前准备:1 次 3～10 滴,1 日 3 次,用水稀释后服用,约服用两周。用于甲状腺危象:首次服 2～4 mL,以后每 4 h 1～2 mL。

(贾晓红)

第五节　避孕药

目前常用的避孕药根据对生殖过程作用环节的不同,分为抑制排卵、阻碍受精、干扰孕卵着床,影响精子生成几类。

一、主要抑制排卵的避孕药

此类药物有不同类型的雌激素和孕激素类组成的复合型甾体激素避孕药,主要抑制排卵,是目前临床上最常用的女性避孕药。服用避孕药是目前避孕方法中比较安全、有效且使用方便的较理想的避孕方式。

(一)药理作用

1.抑制排卵

使用外源性雌激素及孕激素后,血中性激素水平升高,通过负反馈机制抑制下丘脑、垂体释放促性腺激素释放激素、促卵泡激素、黄体生成素,从而抑制排卵。

2.干扰生殖过程的其他环节

大剂量的该类药阻碍子宫内膜正常发育,致腺体数量减少,腺体分泌不足,内膜萎缩,不利于受精卵着床;使子宫颈上皮黏液分泌减少,黏稠度增加,不利于精子进入宫腔,受精机会减少;抑制子宫和输卵管的正常蠕动,减慢其运行速度,使其不能及时到达子宫着床发育。如按规定用药,避孕效果达 99% 以上,停药后生殖能力很快恢复正常。

（三）不良反应及用药监护

1.类早孕反应用药

初期可出现恶心、呕吐、食欲减退等，一般不需特殊处理，继续用药症状可减轻或消失，严重者可加服 B 族维生素和东莨菪碱。

2.子宫不规则出血

可加服炔雌醇。

3.乳汁分泌减少、闭经

哺乳期妇女用药可使乳汁分泌减少，还可能发生闭经，如连续 2 个月闭经，应停药。

4.凝血功能亢进

可诱发血栓性静脉炎、肺栓塞或脑血管栓塞等。

5.其他

出现痤疮、皮肤色素沉积、轻度肝脏损害等。

二、其他避孕药

1.抗着床避孕药

此类药物也称探亲避孕药，可使子宫内膜发生各种功能和形态变化，阻碍孕卵着床。我国多用大剂量炔诺酮(5 mg/次)、甲地孕酮(2 mg/次)或双炔失碳酯(53 号抗孕片)。本类药物不受月经周期的限制。用法是同居当晚或事后服用。14 d 以内必须连服 14 片。

2.男性避孕药

棉酚可破坏睾丸细精管的生精上皮，使精子数量减少，直至无精子生成。停药后可逐渐恢复。不良反应有胃肠道刺激症状、心悸及肝功能改变等，还可引起低血钾症状，因其可出现不可逆性精子生成障碍，限制了其使用。

3.外用避孕药

常用的为一些具有杀精作用的药物，如孟苯醇醚和烷苯醇醚。该药物放入阴道深部能快速溶解发挥杀精作用。同时扩散到宫颈口处形成黏液，阻碍精子运动。

4.抗早孕药

米非司酮为孕激素受体拮抗药，并能增加子宫对前列腺的敏感性，妊娠早期使用，可破坏蜕膜，子宫平滑肌收缩增强，宫颈软化、扩张，诱发流产。临床上常用于抗早孕、房事后紧急避孕，也可用于诱发分娩。少数用药者可发生严重出血，应在医生指导下用药。本类药物还有前列腺素衍生物(如卡前列素、吉美前列素、硫前列酮等)。

（张　楠）

第七章　免疫系统常用药物

第一节　免疫增强药

免疫增强药为能激活一种或多种免疫活性细胞,增强或提高机体免疫功能的药物。临床主要用其免疫增强作用,治疗免疫缺陷疾病、慢性感染及恶性肿瘤的辅助治疗。

一、重组人白细胞介素-2

重组人白细胞介素-2(白介素-2)是重要的淋巴因子,由 T 辅助细胞(TH)产生,参与免疫反应。

(一)药理作用与应用

白介素-2 为抑制性 T 细胞(TH)和细胞毒 T 细胞(Tc)分化、增生所必需的调控因子;诱导或增强自然杀伤细胞(NK)活性;诱导激活细胞毒淋巴细胞(LAK)的分化增生;诱导或增强细胞毒 T 细胞、单核细胞及巨噬细胞的活性;促进 B 淋巴细胞的分化、增生和抗体分泌;具有广谱性免疫增强作用。临床用于慢性肝炎、免疫缺陷病及恶性肿瘤的辅助治疗。

(二)不良反应与用药护理

本品毒性反应多与血管的通透性有关,并随着剂量的增大而加剧,导致体液渗出而器官功能障碍,可出现尿少、体液潴留、恶心、呕吐、腹泻、呼吸困难、转氨酶升高、黄疸、低血压、心律失常、红细胞减少及凝血功能障碍。

二、干扰素

干扰素是有关细胞在病毒感染或其他诱因刺激下,产生的糖蛋白类物质。目前已能用DNA 重组技术生产,分为人白细胞产生的 α-干扰素、成人纤维细胞产生的 β-干扰素、人 T 细胞产生的 γ-干扰素三类。

(一)体内过程

口服不吸收,必须注射给药。α-干扰素肌内注射,β-干扰素静脉给药。干扰素在肝、肾、血清分布较多,脾、肺分布较少。主要经肝代谢,少量以原形经肾排泄。

(二)药理作用

1.广谱抗病毒作用

对所有 RNA 病毒及 DNA 病毒均有抑制作用。

2.抗肿瘤细胞增生作用

通过直接抑制肿瘤细胞的生长、抑制肿瘤的繁殖、抑制癌基因的表达及激活抗肿瘤免疫功能而达到抗肿瘤的目的。

3.调节人体免疫功能

主要表现为增强免疫效应细胞的作用。

（1）调节自然杀伤细胞的杀伤活性。

（2）激活 B 细胞，促进抗体生成。

（3）激活单核巨噬细胞的吞噬功能。

（4）诱导白细胞介素、肿瘤坏死因子等细胞因子的产生。

（三）临床应用

1.慢性乙型肝炎

本品可使转氨酶恢复正常，病理组织学有好转；对重型肝炎可使病情缓解，病死率下降。

2.恶性肿瘤

α-干扰素是治疗毛细胞白血病的首选药，对慢性白血病有较好疗效，对其他实质瘤也有一定疗效。

3.其他疾病

本品可用于治疗获得性免疫缺陷综合征，β 干扰素对多发性硬化有较好疗效，γ-干扰素可用于治疗类风湿性关节炎。

（四）不良反应与用药护理

应用早期出现发热、寒战、出汗、头痛、肌痛症状，有剂量依赖性，减量或停药后症状消失；白细胞减少、血小板减少、凝血障碍等；血压异常、心律失常、心肌梗死等。间质性肺炎，表现为干咳、劳累性呼吸困难。尿蛋白增加，严重时发生肾功能不全。过敏体质、肝肾功能不良及白细胞和血小板减少者慎用。

三、卡介苗

本品为减毒的结核分枝杆菌活菌苗，原用于预防结核病，属于特异性免疫制剂。后来证明卡介苗能增强细胞免疫功能，刺激 T 细胞增生，提高巨噬细胞杀伤肿瘤细胞及细菌的能力，促进白细胞介素-1 的产生，增强 T 辅助细胞（TH）和自然杀伤细胞（NK）的功能，为非特异性免疫增强剂。

用于白血病、肺癌等肿瘤的辅助治疗。不良反应少，给药部位易发红斑、硬结或溃疡；亦可产生全身寒战、发热；偶见变态反应。不良反应的大小与给药剂量、给药途径及免疫治疗次数有关。

四、胸腺素

胸腺素是从小牛或猪胸腺中提取的小分子多肽，内含胸腺生成素、胸腺体液因子、血清胸腺因子等。能促进 T 细胞分化成熟，增强 T 细胞对抗原或其他刺激的反应，同时增强白细胞、红细胞的免疫功能，并调整机体的免疫平衡。临床上主要用于细胞免疫缺陷性疾病、自身免疫性疾病、感染性疾病和晚期肿瘤的治疗。不良反应有注射部位轻度红肿，皮肤变态反应，过大剂量可产生免疫抑制。

五、转移因子

（一）增强淋巴细胞对肿瘤的细胞毒作用

转移因子是 T 细胞促成剂，具有活化效应细胞，加强效应细胞对肿瘤细胞的攻击反应，抑制或破坏肿瘤细胞的生长。

（二）传递免疫信息

在转移因子的作用下，非致敏的淋巴细胞可转化为致敏的 T 增强细胞，增强细胞的免疫功能，并促进干扰素释放，增强机体抗感染的能力。

临床用于免疫缺陷病、恶性肿瘤及急性病毒感染的辅助治疗。偶有皮疹、瘙痒、痤疮及一过性发热。

六、左旋咪唑

左旋咪唑能使受抑制的巨噬细胞和 T 细胞功能恢复正常，可能与激活环核苷酸磷酸二酯酶，降低巨噬细胞和淋巴细胞内 cAMP 含量有关。它还能诱导白细胞介素-2 的产生，增强免疫应答反应。一般用于免疫功能低下者，可作为肿瘤的辅助治疗，还可改善自身免疫性疾病的免疫功能。

（张　楠）

第二节　抗毒血清和免疫球蛋白

将生物毒素（包括微生物、疫苗、类毒素、其他生物毒素）接种于动物体，使之免疫，产生抗体或特异的免疫球蛋白，分离而用于被动免疫，防治各种疾病。健康人血浆分离的丙种球蛋白也用于增强免疫，也在此一并介绍。

一、精制白喉抗毒素

本品系用白喉类毒素免疫马血浆所制得的抗毒素球蛋白制剂，用于治疗和预防白喉。

（一）应用

（1）出现症状者，及早注射抗毒素治疗。未经类毒素免疫或免疫史不清者，如系密切接触，可注射抗毒素紧急预防。也应同时注射类毒素，以获得永久免疫。

（2）皮下注射上臂三角肌处，同时注射类毒素时部位应分开。肌内注射应在三角肌中部或臀大肌外上。经皮下注射无异常者方可静脉注射。静脉注射应缓慢，开始每分钟不超过 1 mL，以后每分钟不超过 4 mL，1 次静脉注射不超过 40 mL，儿童不超过 0.8 mL/kg。亦可稀释后静脉滴注，静脉滴注前液体宜与体温相近。

（3）用量：预防，皮下或肌内注射 1 000～2 000 单位/次。

（二）注意

（1）本品有液体及冻干两种。

（2）注射前必须详细记录。

（3）注射用具及部位必须严密消毒。

（4）注射前必须先做过敏试验（皮试液为 0.1 mL 抗毒素加生理盐水 0.9 mL），试验阳性者可做脱敏注射（将本品稀释 10 倍后，小量分数次皮下注射）。

二、精制破伤风抗毒素

本品系用破伤风类毒素免疫马血浆所制得的抗毒素球蛋白制剂，用于治疗及预防破伤风。

（一）应用

皮下注射在上臂三角肌处,同时注射类毒素时,注射部位需分开。肌内注射应在上臂三角肌或臀大肌外上。皮下、肌内注射无异常者方可静脉注射。静脉注射应缓慢,开始不超过1 mL/min。以后不超过4 mL/min,静脉注射1次不超过40 mL,儿童不超过0.8 mL/kg,亦可稀释后静脉滴注。

1.用量

预防:皮下或肌内注射1 500～3 000单位/次,儿童与成人相同。伤势重者加1～2倍。经5～6 d还可重复。

2.治疗

第1次肌内或静脉注射5万～20万单位,儿童与成人相同,以后视病情而定,伤口周围可注射抗毒素。初生儿24 h内肌内或静脉注射2万～10万单位。

（二）注意

均参见精制白喉抗毒素。

三、精制抗蛇毒血清

本品系用蛇毒免疫马血浆所制成的球蛋白制剂,供治疗蛇咬伤之用。其中蝮蛇抗血清对竹叶青和烙铁头咬伤亦有效。

（一）应用

(1)常用静脉注射,也可肌内或皮下注射。

(2)用量:一般抗蝮蛇血清用6 000单位/次;抗五步蛇血清用8 000单位/次;银环蛇用1万单位/次;眼镜蛇用2 000单位/次,上述用量可中和一条蛇毒,视病情可酌增减。

(3)儿童与成人相同,不得减少。

(4)注射前先做过敏试验,阴性者方可注全量。

过敏试验法:取0.1 mL本品加1.9 mL生理盐水(稀释20倍),前臂掌侧皮内注射0.1 mL,经20～30 min判定。可疑阳性者,可预先注射氯苯那敏10 mg(儿童酌减),15 min再注射本品。阳性者则采用脱敏注射法。

脱敏注射法:用生理盐水将抗血清稀释20倍,分次皮下注射,每次观察20～30 min,第1次注射0.4 mL,如无反应,酌情增量,3次以上无反应,即可静脉、肌内或皮下注射。注射前使制品接近体温,注射应慢,开始不超过1 mL/min,以后不超过4 mL/min,注射时反应异常,应立即停止。

（二）注意

(1)遇有血清反应,立即肌内注射氯苯那敏。必要时,应用地塞米松5 mg(或氢化可的松100 mg或氢化可的松琥珀酸钠135 mg)加入25%～50%葡萄糖液20～40 mL中静脉注射。亦可稀释后静脉滴注。

(2)不管是否毒蛇咬伤,伤口有污染者,应同时注射破伤风抗毒素1 500～3 000单位。

四、精制抗狂犬病血清

本品系由狂犬病固定毒免疫的马血浆所制成。仅用于配合狂犬病疫苗对被疯动物严重咬伤如头、脸、颈部或多部位咬伤者进行预防注射。

（一）应用

（1）使用对象为被疯动物咬伤者，应于 48 h 内及早注射，可减少发病率。已有狂犬病者注射本品无效。

（2）先将伤口冲洗干净，在受伤部位浸润注射，余下血清可肌内注射（头部咬伤可肌内注射于颈背部）。

（3）按 40 U/kg 注入，严重者可按 80～100 U/kg，在 1～2 d 内分别注射，注完后（或同时）注射狂犬疫苗。

（二）注意

（1）本品有液体及冻干两种。

（2）其他参见精制抗炭疽血清项。本品的脱敏注射法：10 倍稀释液按 1 mL、2 mL、4 mL 注射后观察 3 次，每次间隔 20～30 min，无反应再注射其余全量。

五、乙型肝炎免疫球蛋白

本品系用经乙型肝炎疫苗免疫健康人后，采集的高效价血浆或血清分离提取制备的免疫球蛋白制剂。主要用于乙型肝炎的预防。

（一）应用

（1）只限于肌内注射，不得用于静脉输注。

（2）冻干制剂用灭菌注射用水溶解，根据标示单位数加入溶剂，使成 100 U/mL 液。

（3）乙型肝炎预防：1 次肌内注射 100 U，儿童与成人同量，必要时可间隔 3～4 周再注射 1 次。

（4）母婴阻断：婴儿出生 24 h 注射 100 U，隔 1 个月、2 个月及 6 个月分别注射乙型肝炎疫苗 30 μg 或按医嘱。

（二）注意

液体制剂久贮后可能有微量沉淀，但可摇散。如有摇不散的沉淀或异物则不可用。

（逄　帅）

第八章 组胺和抗组胺药

第一节 组 胺

组胺是组氨酸的脱羧产物,广泛存在于生物体内,哺乳动物以心肌、皮肤、胃肠道及肺脏中的浓度较高。正常情况下,组胺以无活性形式(结合型)存在于组织的肥大细胞和血液的嗜碱性粒细胞颗粒中,在组织损伤、炎症、神经刺激、某些药物或变态反应条件下,这些细胞发生脱颗粒,组胺以活性形式(游离型)释放后,立即与靶细胞上的特异性组胺受体结合,并直接激动该受体,产生特定的生物效应。

一、作用

现已知组胺受体有 H_1、H_2 和 H_3 三种亚型,组胺对其均有激动作用。

(一)对心血管系统的作用

激动心脏 H_1 受体,可减慢房室传导,增强心房收缩力;激动心脏 H_2 受体,可加快心率,增强心室肌收缩力。激动血管平滑肌 H_1、H_2 受体,可使小动脉、小静脉扩张,收缩压、舒张压同时下降;激动 H_1 受体可扩张毛细血管,增加其通透性,引起局部组织水肿和全身血液浓缩。

注射大剂量组胺,可引起强而持久的降压,甚至休克。皮内注射小剂量组胺,可出现"三重反应":毛细血管扩张出现红斑;毛细血管通透性增强,在红斑上形成丘疹;最后通过轴索反射导致小动脉扩张,丘疹周围形成红晕。麻风患者由于皮肤神经受损,"三重反应"常出现不完全,可作为麻风病的辅助诊断。

(二)对平滑肌的作用

激动平滑肌细胞受体,可使支气管平滑肌、胃肠道平滑肌收缩,但对人子宫平滑肌不敏感。

(三)对腺体的作用

激动胃壁细胞 H_2 受体,经过一系列生化反应,最终激活 H^+-K^+-ATP 酶,泵出 H^+;具有强大的刺激胃酸分泌作用,还可使胃蛋白酶分泌增加;也能促进唾液腺、胰腺和支气管腺体分泌,但作用较弱。

(四)对神经系统的作用

激动中枢 H_1 受体,可产生兴奋作用。激动外周 H_1 受体,刺激感觉神经末梢,引起瘙痒和疼痛,这是荨麻疹和昆虫叮咬反应的主要原因。中枢及外周神经末梢尚存有 H_3 受体,主要分布于突触前膜,参与组胺合成和释放的负反馈调节。

二、临床应用

无临床治疗价值,主要用于诊断。多用于鉴别真假胃酸缺乏症。真性胃酸缺乏症常见于胃癌、萎缩性胃炎及恶性贫血。晨起空腹皮下注射磷酸组胺 $0.25\sim0.5$ mg,如仍无胃酸分泌,即可确诊。由于五肽胃泌素的应用,组胺的应用日渐减少。也可作为麻风病辅助诊断。

三、不良反应和用药监护

用药后可出现颜面潮红、头痛、直立性低血压等。支气管哮喘禁用。

（唐艳萍）

第二节　抗组胺药

组胺受体阻断药是一类能竞争性阻断组胺与其受体结合,从而产生抗组胺作用的药物,故又称抗组胺药。

一、H_1 受体阻断药

常用的 H_1 受体阻断药有氨基醚类(如苯海拉明)、丙胺类(如氯苯那敏)、三环类(如赛庚啶)等,这些药物大多数具有乙基胺的共同结构,乙基胺与组胺的侧链结构相似,对 H_1 受体有较强的亲和力,但无内在活性,故能与组胺竞争 H_1 受体,阻断组胺的 H_1 型效应而发挥抗过敏作用。人工合成的 H_1 受体阻断药很多,临床常用的有苯海拉明(苯那君)、异丙嗪(非那根)、氯苯那敏(扑尔敏)、赛庚啶等,这些通常被称为第一代 H_1 受体阻断药,大多都存在一定的中枢镇静的不良反应;而阿司咪唑(息斯敏)、特非那定(敏迪)等,则是第二代无嗜睡作用的 H_1 受体阻断药。但由于对心肌的不良反应,目前这类药的使用也受到一些质疑。

（一）体内过程

多数 H_1 受体阻断药口服和注射吸收较好,$15\sim30$ min 起效,$2\sim3$ h 达血浓度高峰,一般持续 $4\sim6$ h,阿司咪唑、特非那定因其代谢产物尚有活性,故作用时间可持续 $12\sim24$ h,药物在体内分布广泛,第一代的 H_1 受体阻断药都易进入中枢神经系统,并且与脑内的 H_1 受体有高度的亲和力。阿司咪唑、特非那定不易透过血-脑屏障,无明显中枢抑制作用。药物主要在肝内代谢后经肾排泄。

（二）药理作用

1.外周抗组胺作用

H_1 受体阻断药能完全对抗组胺引起的支气管、胃肠及子宫平滑肌的收缩作用,并能部分对抗组胺引起的血管扩张和毛细血管通透性增加。可缓解或消除内源性组胺释放引起的过敏症状。其机制是通过竞争性地与受体结合,占据受体但无内在活性,从而发挥对抗组胺及其类似物的作用。对组胺 H_2 受体过度兴奋时引起胃酸分泌增多无效。

2.中枢作用

第一代 H_1 受体阻断药有镇静与嗜睡作用。作用强度因个体敏感性和药物品种而异,以苯海拉明最强,氯苯那敏较弱。其机制可能是阻断中枢受体的醒觉反应所致;苯茚胺与以上药物不同,略有中枢兴奋作用。第二代 H_1 受体阻断药特非那定等因不易通过血脑屏障,几乎无中枢抑制作用。

3.抗胆碱作用

第一代 H_1 受体阻断药大多有抗晕、镇吐作用,并能减少唾液腺和支气管腺体分泌,以苯海拉明、异丙嗪最为明显。这可能与中枢性抗胆碱作用有关,第二代 H_1 受体阻断药几无抗胆碱作用。

4.其他作用

较大剂量的苯海拉明、异丙嗪有局麻作用和对心脏表现为奎尼丁样作用;赛庚啶有较强的抗 5-HT 作用。

(三)临床用途

1.变态反应性疾病

H_1 受体阻断药对组胺释放所引起的荨麻疹、花粉症和过敏性鼻炎等皮肤黏膜变态反应效果良好;对昆虫咬伤引起的皮肤瘙痒和水肿也有良效;对药疹和接触性皮炎有止痒效果;本类药物能对抗豚鼠由组胺引起的支气管痉挛,但因人类引起哮喘的活性物质很复杂,H_1 受体阻断药不能对抗其他活性物质的作用,因此对支气管哮喘患者几乎无效;另外,H_1 受体阻断药对过敏性休克无效,但用于输血输液反应有一定的防治效果。

2.晕动病及呕吐

第一代 H_1 受体阻断药如苯海拉明、异丙嗪、布可立嗪、美克洛嗪,由于有中枢和外周抗胆碱作用及对中枢的抑制作用,对晕动病、妊娠呕吐以及放射病呕吐有镇吐作用;茶苯海明(乘晕宁)是由氨茶碱与苯海拉明形成的复盐,其抗晕动作用较好,防晕动病应在乘车、乘船前 15～30 min服用。

3.治疗失眠症

选用第一代 H_1 受体阻断药中对中枢抑制作用较强的如异丙嗪等可治疗失眠症,对于变态反应性疾病引起的焦虑失眠患者更为合适。

(四)不良反应

1.中枢神经系统反应

中枢神经系统反应:常见镇静、嗜睡、乏力等,服药期间需要高度集中精力工作者应慎用。少数患者则有烦躁、失眠。

2.消化系统反应

消化系统反应可见口干、恶心、呕吐、腹泻或便秘等,宜餐后服用以减轻症状。阿司咪唑宜餐前 1 h 服用,以防食物影响药效发挥。

3.抗胆碱作用

第一代 H_1 受体阻断药具有抗胆碱作用,故青光眼、尿潴留、幽门梗阻者禁用。

4.其他反应

美克洛嗪可致动物畸胎,妊娠早期禁用。特非那定、阿司咪唑大剂量或长期应用,可能发生 Q-T 间期延长,产生尖端扭转型室性心动过速。

(五)主要药物介绍

1.盐酸苯海拉明(苯那君)

口服吸收迅速,大部分在肝内羟基化及与葡糖醛酸结合后从尿中排出。除阻断 H_1 受体外,对中枢神经系统有较强的抑制作用,从而产生镇静、催眠效果。此外,还有轻度的阿托品样作用和局麻作用。

临床上用于皮肤过敏性疾病,如荨麻疹、虫咬皮炎、药疹、接触性皮炎等,但对过敏性鼻炎、支气管哮喘的效果较差。

2.盐酸异丙嗪(非那根)

盐酸异丙嗪为氯丙嗪的衍生物,口服吸收迅速,主要在肝脏代谢。抗组胺作用与苯海拉明相似,同时有明显的中枢镇静作用。能增强麻醉药、催眠药、镇静药和局麻药的作用。降低体温、止吐作用较苯海拉明强。临床上除用于过敏性疾病以外,还常用于止吐以及与氯丙嗪合用于人工冬眠等。

3.氯苯那敏(扑尔敏)

口服吸收快,抗组胺作用中等,临床上用于各种过敏性疾病,也常与复方阿司匹林配伍而用于缓解流泪、打喷嚏、流涕等感冒症状。因可诱发癫痫,故癫痫患者禁用。

4.赛庚啶

有较强的 H_1 受体阻断作用,中度的抗 5-HT 作用和抗胆碱作用,还能抑制肥大细胞释放组胺等多种炎症介质,因此抗组胺作用比扑尔敏、异丙嗪强。用于过敏性皮肤病、过敏性鼻炎、混合性哮喘、过敏性支气管炎、原发性醛固酮增多症、神经性厌食、偏头痛、血管性头痛等。

5.苯茚胺(抗敏胺)

抗组胺作用较异丙嗪弱,起效快,但对某些患者略有中枢兴奋作用,能加强麻醉药、催眠药、镇痛药的药效,能影响体温调节功能。用于荨麻疹、枯草热(花粉症)、过敏性鼻炎、过敏性胃肠道疾病及其他皮肤过敏性疾病。

6.美克洛嗪(敏可静)

H_1 受体阻断药,其抗组胺作用、中枢抑制作用和止吐作用均较苯海拉明强。临床上主要用于荨麻疹等过敏性皮肤病。

7.阿司咪唑(息斯敏)

本品为长效、强效 H_1 受体阻断药,不易通过血—脑屏障,无中枢镇静和抗胆碱作用。代谢产物主要随胆汁和肠道排泄,有肝肠循环。临床上除用于过敏性皮肤病外,也用于过敏性鼻炎等。长期服用可促进食欲和增加体质量,每天超过 10 mg 可能引起心律失常。

8.特非那定(敏迪)

特异性外周 H_1 受体阻断药,口服吸收良好,达峰时间约 2 h,半衰期约 12 h。无抗 5-HT、抗胆碱作用,本品及其代谢产物不通过血—脑屏障,故无中枢神经系统抑制作用。临床上主要用于各型荨麻疹、湿疹等过敏性皮肤病及过敏性鼻炎等。服用量过大可引起心律失常。

二、H_2 受体阻断药

H_2 受体阻断药是一类可拮抗组胺引起的胃酸分泌,主要用于治疗消化性溃疡的药物。临床常用的 H_2 受体阻断药有西咪替丁(甲氰咪胍)、雷尼替丁(呋喃硝胺)、法莫替丁等。

(一)西咪替丁(甲氰咪胍)

1.体内过程

H_2 受体阻断药口服给药吸收迅速,1～2 h 血浆浓度达到高峰。半衰期 2 h,持续作用时间约 4 h。生物利用度为 60%～75%,可透过血—脑屏障,血浆蛋白结合率 25%,30%的药物在肝内代谢,40%～70%以原形经尿排泄,肾功能不全者应适当减少剂量。

2.药理作用

(1)抑制胃酸分泌的作用:西咪替丁竞争性拮抗胃壁细胞膜上 H_2 受体,有显著抑制胃酸分泌作用,能显著抑制基础和夜间胃酸分泌,也能抑制由组胺、五肽胃泌素、胰岛素、食物及茶碱等所引起的胃酸分泌。同时还能轻度抑制胃蛋白酶的分泌。

(2)其他作用:西咪替丁能拮抗组胺对离体心脏的正性肌力作用和正性频率作用,也能部分拮抗组胺的血管舒张和降压作用。

3.临床用途

用于治疗胃和十二指肠溃疡,能减轻疼痛,促进愈合。尤以对十二指肠溃疡效果更佳,优于胃溃疡,一般 4～6 周为一疗程。也可用于胃食管反流症、急性上消化道出血、胃泌素瘤等。

4.不良反应

(1)中枢神经系统:常见头痛、头晕、乏力、嗜睡,剂量过大时,可出现躁动不安、精神错乱、幻觉、惊厥等中枢症状。

(2)消化系统:可出现口干、恶心、呕吐及便秘,一过性谷丙转氨酶增高,偶尔可致中毒性肝炎及急性胰腺炎。

(3)其他:长期服用较大剂量有对抗雄激素作用,男性患者可出现乳房发育、阳痿和性欲减退,女性患者可出现溢乳。少数患者可发生粒细胞减少、再生障碍性贫血等。

(二)雷尼替丁(呋喃硝胺)

选择性比西咪替丁高,抑制胃酸分泌作用和胃黏膜保护作用与西咪替丁相似,但抗酸作用较强,为西咪替丁的 4～10 倍。治疗量不改变血催乳素、雄激素浓度。口服易吸收,生物利用度约为 52%,达峰时间 1～2 h,作用维持 8～12 h,半衰期 2～3 h,可缓解溃疡病症状,促进溃疡愈合,减少复发。常见的不良反应有头痛、头晕、幻觉、躁狂等,静脉注射可致心动过缓,偶见白细胞、血小板减少、血清转氨酶升高、男性乳房发育等,停药后恢复。

(三)法莫替丁

法莫替丁作用与西咪替丁相似,但抑制胃酸分泌作用较强,约为西咪替丁的 40～50 倍,为雷尼替丁的 7～10 倍,无抗雄激素作用,也不影响血催乳素浓度。本药口服易吸收,生物利用度约 50%,达峰时间 2～3 h,作用维持 12 h 以上,血浆半衰期约 3 h。口服用于消化性溃疡、反流性食管炎;对上消化道出血患者可采用静脉给药。不良反应发生率约 25%,偶见口干、恶心、食欲缺乏、腹泻及血清转氨酶升高;极少数患者可见头痛、心率加快、血压升高等。在减量或停药后恢复正常。

(唐艳萍)

第九章　抗生素

第一节　氨基糖苷类抗生素

氨基糖苷类抗生素在其分子结构中都有一个氨基环醇环和一个或多个氨基糖分子,由配糖键相连接。

氨基糖苷类抗生素的共同特点如下所示。

(1)水溶性好,性质稳定。

(2)抗菌谱广,对葡萄球菌属、需氧革兰氏阴性杆菌均具有良好的抗菌活性,某些品种对结核分枝杆菌及其他分枝杆菌属亦有作用。

(3)其作用机制主要为抑制细菌合成蛋白质。

(4)细菌对不同品种之间有部分或完全性交叉耐药。

(5)与人血清蛋白结合率低,大多低于10%。

(6)胃肠道吸收差,肌内注射后大部分经肾脏以原形排出。

(7)具有不同程度肾毒性和耳毒性,后者包括前庭功能损害或听力减退,并可有神经-肌肉接头的阻滞作用。

一、链霉素

链霉素是一种从灰链霉菌的培养液中提取的抗菌素。属于氨基糖苷碱性化合物,它与结核杆菌菌体核糖核酸蛋白体蛋白质结合,起到了干扰结核杆菌蛋白质合成的作用,从而杀灭或者抑制结核杆菌生长的作用。

由于链霉素肌肉注射的疼痛反应比较小,适宜临床使用,只要应用对象选择得当,剂量又比较合适,大部分病人可以长期注射(一般2个月左右)。所以,应用数十年来它仍是抗结核治疗中的主要用药。

1.作用与用途

链霉素对结核分枝杆菌有强大抗菌作用,对许多革兰氏阴性杆菌敏感。本品的血清蛋白结合率为20%～30%。血中半衰期2.4～2.7 h,肾功能减退时可显著延长。本品在体内不代谢,主要经肾小球滤过排出,给药后24 h尿中排出80%～98%。临床主要与其他抗结核药联合用于结核分枝杆菌所致各种结核病的初治病例,或其他敏感分枝杆菌感染。

2.注意事项

主要为耳、肾毒不良反应;部分患者有周围神经炎症状。孕妇、哺乳期妇女及小儿慎用。本品与其他氨基糖苷类、神经肌肉阻断药及具有耳、肾毒性药合用可增加其不良反应。用药前必须做本药皮肤试验,皮试阳性者不能使用。本药不可直接静脉注射,以免导致呼吸抑制。

3.用法与用量

成人肌内注射,一次0.5 g,每12 h一次。

4. 制剂与规格

注射用粉针剂:1 g(100 万 U)。密闭,干燥处保存。

二、庆大霉素

庆大霉素是为数不多的热稳定性的抗生素,因而广泛应用于培养基配置。中国独立自主研制成功的广谱抗生素,是新中国成立以来的伟大科技成果之一。它开始研制于 1967 年,成功鉴定在 1969 年底,取名"庆大霉素",意指庆祝"九大"以及庆祝工人阶级的伟大。庆大霉素系从放线菌科单孢子属发酵培养液中提得,系碱性化合物,是常用的氨基糖苷类抗生素。主要用于治疗细菌感染,尤其是革兰氏阴性菌引起的感染。庆大霉素能与细菌核糖体 30s 亚基结合,阻断细菌蛋白质合成。

1. 作用与用途

本品为氨基糖苷类抗生素。对各种革兰氏阴性细菌及革兰氏阳性细菌都有良好抗菌作用,对各种肠杆菌科细菌如大肠埃希菌、克雷伯菌属、变形杆菌属、沙门菌属、志贺菌属、肠杆菌属、沙雷菌属及铜绿假单胞菌等有良好抗菌作用。本品与 β-内酰胺类合用时,多数可获得协同抗菌作用。本品肌内注射后吸收迅速而完全,在 0.5～1 h 达到血药峰浓度。血中半衰期 2～3 h,肾功能减退者可显著延长,血清蛋白结合率低。在体内不代谢,以原形经肾小球滤过随尿排出,给药后 24 h 内排出给药量的 50%～93%。本品口服后很少吸收,在肠道中能达到高浓度。临床用于治疗敏感菌所致的严重感染,如败血症、下呼吸道感染、肠道感染、盆腔感染、腹腔感染、皮肤软组织感染、复杂性尿路感染等,临床上多采用庆大霉素与其他抗菌药联合应用。口服治疗细菌性痢疾或其他细菌性肠道感染,亦可用于结肠手术前准备。

2. 注意事项

不良反应有听力减退、耳鸣等耳毒性反应,肾毒性反应,偶有因神经肌肉阻滞或肾毒性引起的呼吸困难、嗜睡、软弱无力等。每 8 h 一次给药者有效血药浓度应保持在 4～10 μg/mL,避免峰浓度超过 12 μg/mL,谷浓度保持在 1～2 μg/mL,否则可出现毒性反应。其他肾毒性及耳毒性药物均不宜与本品合用或先后连续应用,以免加重肾毒性或耳毒性。氨基糖苷类与 β-内酰胺类联合应用时必须分瓶滴注。本品亦不宜与其他药物同瓶滴注。本品有抑制呼吸作用,不得静脉推注。

3. 用法与用量

(1)成人:肌内注射或稀释后静脉滴注,每次 80 mg(8 万 U),或按体质量一次 1～1.7 mg/kg,每 8 h 一次;或一次 5 mg/kg,每 24 h 一次;疗程为 7～14 d。口服,一日 240～640 mg,分 4 次服用。

(2)儿童:肌内注射或稀释后静脉滴注,按体质量一次 2.5 mg/kg,每 12 h 一次;或一次 1.7 mg/kg,每 8 h 一次;疗程为 7～14 d。也可按体质量一日 5～10 mg/kg,分 4 次口服。

4. 制剂与规格

注射液:2 mL(8 万 U)。普通片:40 mg(4 万 U)。缓释片:40 mg(4 万 U)。密闭,凉暗干燥处保存。

三、阿米卡星

阿米卡星,是氨基糖苷类抗生素,为白色或类白色粉末或结晶性粉末,几乎无臭,无味。其作用机制是作用于细菌体内的核糖体,抑制细菌蛋白质合成,并破坏细菌细胞壁的完整性,致使细菌细胞膜破坏,细胞死亡。适用于革兰阴性杆菌和对青霉素耐药的金黄色葡萄球菌引起的感染。肌肉注射或静脉滴注给药,静脉滴注的半衰期约为 2h,无尿时可长达 30h,很少与蛋白结合。

1. 别名

丁胺卡那霉素。

2. 作用与用途

本品抗菌谱与庆大霉素相似,抗酶性能较强。阿米卡星口服不吸收,肌内注射后吸收迅速。肌内注射 $0.75 \sim 1.5$ h 后达血药浓度峰值,一次肌内注射 250 mg、375 mg 与 500 mg 后,峰值浓度分别为 12 $\mu g/mL$、16 $\mu g/mL$ 与 21 $\mu g/mL$。静脉滴注 $15 \sim 30$ min 后达峰值,一次静脉滴注 500 mg,30 min 滴完时的血药峰值为 38 $\mu g/mL$。血清蛋白结合率较低,血中半衰期为 $2 \sim 2.5$ h。一次肌内注射 0.5 g,尿药浓度可高达 800 $\mu g/mL$ 以上,9 h 内可排出给药量的 $84\% \sim 92\%$,临床用于敏感菌所致的呼吸道感染,中枢神经系统感染,腹腔感染,胆管感染,骨、关节、皮肤软组织感染,泌尿系统感染等。

3. 注意事项

阿米卡星的有效治疗浓度范围为 $15 \sim 25$ $\mu g/mL$,应避免高峰血药浓度持续在 35 $\mu g/mL$ 以上和谷浓度超过 5 $\mu g/mL$。长期用药可导致非敏感菌过度生长、菌群失调、二重感染,其他见庆大霉素。

4. 用法与用量

肌内注射或静脉滴注。

(1)成人:按体质量每 8 h 5 mg/kg,或每 12 h 7.5 mg/kg,每日不超过 1.5 g,疗程不超过 10 d;尿路感染,每 12 h 0.25 g。

(2)儿童:新生儿首剂按体质量 10 mg/kg,然后每 12 h 按 7.5 mg/kg 给药。

5. 制剂与规格

注射液:2 mL(0.2 g)。遮光,密闭,阴凉处保存。

四、异帕米星

1. 别名

硫酸异帕霉素、依克沙。

2. 作用与用途

本品抗菌谱类似庆大霉素,但对一些耐庆大霉素的菌株也有抗菌活性。敏感菌包括大肠埃希菌、枸橼酸杆菌、克雷伯杆菌、肠杆菌、沙雷杆菌、变形杆菌、铜绿假单胞菌等。肌内注射 200 mg,45 min 后血药浓度达 11.13 $\mu g/mL$,约 1 h 达血液浓度峰值。静脉滴注 200 mg,滴注结束时血药浓度为 10.91 $\mu g/mL$,血清蛋白结合率约为 5%,血中半衰期为 $2 \sim 2.5$ h。本品在体内不代谢,主要以原形经肾脏随尿排泄。临床用于敏感菌所致肺炎、支气管炎、肾盂肾炎、膀胱炎、腹膜炎、败血症及外伤或烧伤创口感染。

3. 注意事项

不良反应类似于阿米卡星,常见的不良反应包括耳毒性和中毒性肾损害、神经肌肉阻滞、头痛、皮疹、静脉炎等;不常见的不良反应有胃肠道功能障碍和肝脏酶学水平升高等。孕妇及哺乳期妇女禁用,小儿慎用。异帕米星与右旋糖酐、藻酸钠等血浆代用品联用可增加肾毒性;

与其他氨基糖苷类、神经肌肉阻断药及具有耳肾毒性药合用可增加其不良反应；与青霉素类、头孢菌素类药联用时不宜置于同一容器中。

4.用法与用量

肌内注射及静脉滴注。成人每日 400 mg，分 1～2 次。

5.制剂与规格

注射液：2 mL(400 mg)。密闭，凉暗处保存。

五、妥布霉素

1.作用与用途

本品抗菌谱与庆大霉素相似，对铜绿假单胞菌的抗菌作用较庆大霉素强 2～5 倍。肌内注射后迅速吸收，血药峰浓度在 30～60 min 内出现。按体质量 1 mg/kg 注射给药，血药峰浓度可达 3.7 mg/L(3.7 μg/mL)。本品血清蛋白结合率很低，血中半衰期为 1.9～2.2 h，85%～93% 的药物在 24 h 内经肾脏随尿排出。适应证见庆大霉素。

2.注意事项

见庆大霉素。

3.用法与用量

肌内注射或静脉滴注。

(1)成人：每次 1～1.7 mg/kg，每 8 h 一次，疗程为 7～14 d。

(2)婴儿和儿童：按体质量每次 2 mg/kg，每 8 h 一次。

4.制剂与规格

注射液：2 mL：80 mg(8 万 U)。密闭，凉暗处保存。

六、依替米星

1.别名

爱大。

2.作用与用途

本品为氨基糖苷类，抗菌谱与庆大霉素相似，一次静脉滴注 100 mg 依替米星时，血药峰浓度为 11.30 mg/L，血中半衰期约为 1.5 h，24 h 内原形药物在尿中的排泄量约为 80%。本品与血清蛋白的结合率为 25% 左右。临床用于敏感菌所致各种感染，如呼吸道感染包括急性支气管炎、慢性支气管炎急性发作、社区肺部感染等，肾脏和泌尿生殖系统感染包括急性肾盂肾炎、膀胱性肾盂肾炎或慢性膀胱炎急性发作等，皮肤软组织感染包括疖、痈、急性蜂窝织炎等，创伤、手术前后感染治疗或预防性用药。

3.注意事项

本品不良反应为耳、肾的毒性作用，发生率和严重程度与奈替米星相似。主要表现为眩晕、耳鸣等，个别患者电测听力下降，可能发生神经-肌肉阻滞现象等。

4.用法与用量

成人静脉滴注。每次 0.1～0.15 g，每日 2 次，疗程为 5～10 d。

5.制剂与规格

注射用粉针剂：50 mg(5 万 U)。密闭，凉暗处保存。

七、奈替米星

1.别名

力确兴、立克菌星、乙基西梭霉素。

2.作用与用途

本品抗菌谱与庆大霉素相似,其特点是对氨基糖苷乙酰转移酶稳定,对产生该酶而耐卡那霉素、庆大霉素、妥布霉素、西索米星等菌株对本品敏感。肌内注射后迅速吸收,血药峰浓度在 $30\sim60$ min 内出现。按体质量 2 mg/kg 注射给药,血药峰浓度可达 7 μg/mL。80% 的药物在 24 h 内经肾脏随尿排出,尿中药物浓度可超过 100 μg/mL。本品血中半衰期为 $2\sim2.5$ h。适应证见庆大霉素,对尿路感染作用佳。

3.注意事项

耳毒性较轻,其他见庆大霉素。

4.用法与用量

肌内注射或静脉滴注。

(1)成人:单纯泌尿系统感染,每日按体质量 $3\sim4$ mg/kg,分 2 次给予;较严重的系统感染,每日 $4\sim6.5$ mg/kg,分 $2\sim3$ 次给予。有报道,本品每日按 $4.5\sim6$ mg/kg,一次肌内注射,效果好,且不良反应少。

(2)儿童:新生儿每日按体质量 $4\sim6.5$ mg/kg;婴儿和儿童每日 $5\sim8$ mg/kg,分 $2\sim3$ 次给予。

5.制剂与规格

注射液:2 mL∶100 mg。密闭,阴凉处保存。

八、大观霉素

1.别名

淋必治。

2.作用与用途

本品主要对淋病奈瑟菌有高度抗菌活性,对许多肠杆菌科细菌具中度抗菌活性。本品肌内注射吸收良好。一次肌内注射本品 2 g 后,1 h 达血药峰浓度,约为 100 mg/L,8 h 血药浓度为 15 mg/L,与血清蛋白不结合。

本品血中半衰期为 $1\sim3$ h,主要以原形经肾脏排出,一次给药后 48 h 内尿中以原形排出约 100%,本品为淋病奈瑟菌所致尿道、宫颈和直肠感染的二线用药。临床主要用于对青霉素、四环素等耐药菌株引起的感染。

3.注意事项

偶可出现注射部位疼痛、短暂眩晕、恶心、呕吐及失眠等;偶见发热、皮疹等变态反应和血红蛋白、血细胞比容减少,肌酐清除率降低,以及碱性磷酸酶、尿素氮和血清氨基转移酶等升高。本品不得静脉给药。

4.用法与用量

仅供肌内注射。

(1)成人:用于宫颈、直肠或尿道淋病奈瑟菌感染,单剂一次肌内注射 2 g;用于播散性淋病,一次肌内注射 2 g,每 12 h 一次,共 3 d;一次最大剂量 4 g,于左右两侧臀部肌内注射。

（2）儿童：禁用。

（3）临用前，每 2 g 本品加入 0.9％苯甲醇注射液 3.2 mL，振摇，使之呈混悬液。

5.制剂与规格

注射用粉针剂：2 g(200 万 U)。密闭，干燥处保存。

（郭　翠）

第二节　四环素类抗生素

四环素类抗生素包括四环素、土霉素、金霉素以及四环素的多种衍生物——半合成四环素。后者有多西环素（强力霉素）、米诺环素等。目前，四环素类耐药现象严重，大多常见革兰氏阳性和阴性菌对此类药物呈现耐药。四环素、土霉素等盐类的口服制剂吸收不完全，四环素和土霉素碱吸收尤差。四环素类尚可有毒性反应的发生，如对胎儿、新生儿、婴幼儿牙齿、骨骼发育的影响，对肝脏有损害以及加重氮质血症等。由于上述原因，目前四环素类的主要适应证为立克次体病、布氏杆菌病（与其他药物联合）、支原体感染、衣原体感染、霍乱、回归热等，半合成四环素类也可用于某些敏感菌所致轻症感染，由于此类药物的毒性反应，8 岁以下小儿、孕妇均须避免应用。

一、四环素

1.作用与用途

本品为广谱抑菌剂，高浓度时具杀菌作用。口服可吸收但不完全，30％～40％的给药量可从胃肠道吸收。

口服吸收受食物和金属离子的影响。单剂口服本品 250 mg 后，血药峰浓度为 2～4 mg/L。本品能沉积于骨、骨髓、牙齿及牙釉质中。血清蛋白结合率为 55％～70％，血中半衰期为 6～11 h。

临床用于立克次体、支原体、衣原体、放线菌及回归热螺旋体等非细菌性感染和布氏杆菌病。由于目前常见致病菌对四环素类耐药现象严重，仅在病原菌对本品呈现敏感时，方有指征选用该类药物。

2.注意事项

不良反应有胃肠道症状、肝毒性、变态反应以及血液系统、中枢神经系统、二重感染等。在牙齿发育期间（怀孕中后期、婴儿和 8 岁以下儿童）应用本品时，四环素可在任何骨组织中形成稳定的钙化合物，导致恒齿黄染、牙釉质发育不良和骨生长抑制，故 8 岁以下小儿不宜用本品。本品忌与制酸药，含钙、镁、铁等金属离子的药物合用。

3.用法与用量

口服。

（1）成人：常用量，一次 0.25 g～0.5 g，每 6 h 一次。

（2）儿童：8 岁以上小儿常用量，每次 25～50 mg/kg，每 6 h 一次；疗程一般为 7～14 d，支原体肺炎、布鲁菌病需 3 周左右。本品宜空腹口服。

4.制剂与规格

片剂:0.25 g。遮光,密封,干燥处保存。

二、土霉素

(一)作用与用途

抗菌谱及应用与四环素相同。但对肠道感染,包括阿米巴痢疾,疗效略强于四环素。本品口服后的生物利用度仅30%左右。单剂口服本品2 h到达血药峰浓度,为2.5 mg/L。本品血清蛋白结合率约为20%。肾功能正常者血中半衰期为9.6 h。本品主要自肾小球滤过排出,给药后96 h内排出给药量的70%。

(二)注意事项

见四环素。

(三)用法与用量

口服。成人一日1.5～2 g,分3～4次;8岁以上小儿一日30～40 mg/kg,分3～4次;8岁以下小儿禁用本品。本品宜空腹口服。

(四)制剂与规格

片剂:0.25 g。遮光,密封,干燥处保存。

三、多西环素

(一)别名

强力霉素,脱氧土霉素。

(二)作用与用途

抗菌谱及应用与四环素相同。多西环素口服吸收良好,在胸导管淋巴液、腹腔积液、肠组织、眼和前列腺组织中的浓度均较高,为血浓度的60%～75%,胆汁中的浓度可达血药浓度的10～20倍。单剂量口服200 mg,2 h后达峰值,血药峰浓度约为3 μg/mL,血清蛋白结合率为80%～95%,主要在肝脏内代谢灭活,通过肾小球滤过随尿液排泄,血中半衰期为16～18 h,适应证见四环素,也可应用于敏感菌所致的呼吸道、胆管、尿路和皮肤软组织感染。由于多西环素无明显肾脏毒性,临床用于有应用四环素适应证而合并肾功能不全的感染患者。此外,还可短期服用作为旅行者腹泻的预防用药。

(三)注意事项

口服多西环素可引起恶心、呕吐、上腹不适、腹胀、腹泻等胃肠道症状。其他见四环素。

(四)用法与用量

宜空腹口服。

1.成人

一般感染,首次0.2 g,以后每次0.1 g,每日1～2次;疗程为3～7 d。

2.儿童

一般感染,8岁以上儿童首剂按体质量4 mg/kg;以后,每次2～4 mg/kg,每日1～2次;疗程为3～7 d。

(五)制剂与规格

片剂:0.1 g。遮光,密封保存。

四、米诺环素

（一）别名

美满霉素。

（二）作用与用途

米诺环素抗菌谱与四环素相似。具有高效与长效性，米诺环素口服吸收迅速，药物在胆及尿中浓度比血药浓度高 10～30 倍，本品血清蛋白结合率为 76%～83%，血中半衰期约为 16 h。临床用于治疗支原体肺炎、淋巴肉芽肿、下疳、鼠疫、霍乱；当患者不耐青霉素时，米诺环素可用于治疗淋病奈瑟菌、梅毒和雅司螺旋体、李斯特菌、梭状芽孢杆菌、炭疽菌、放线菌、梭杆菌所致感染；阿米巴病的辅助治疗等。

（三）注意事项

大剂量用药可引起前庭功能失调，但停药后可恢复。用药后应避免立即日晒，以免引起光感性皮炎。其他见四环素。

（四）用法与用量

口服。

1. 成人

一般首次剂量 200 mg，以后每 12 h 100 mg；或在首次用量后，每 6 h 服用 50 mg。

2. 儿童

8 岁以上儿童首剂按体质量 4 mg/kg，以后每次 2 mg/kg，每日 2 次。通常治疗的时间至少持续到发热症状消失 24～48 h 后为止。

（五）制剂与规格

胶囊：50 mg；100 mg。遮光，密闭，干燥处保存。

五、替加环素

（一）别名

老虎素，Tygacil。

（二）作用与用途

本品是静脉给药的甘氨酰环素类抗生素。其结构与四环素类药物相似。都是通过与细菌 30S 核糖体结合，阻止转移 RNA 的进入，使得氨基酸无法结合成肽链，最终起到阻断细菌蛋白质合成、限制细菌生长的作用。但替加环素与核糖体的结合能力是其他四环素类药物的 5 倍。替加环素的抗菌谱包括革兰氏阳性菌、革兰氏阴性菌和厌氧菌。体外实验和临床试验显示，替加环素对部分需氧革兰氏阴性菌（如弗氏枸橼酸杆菌、阴沟肠杆菌、大肠埃希菌、产酸克雷白菌和肺炎克雷白菌、鲍曼不动杆菌、嗜水气单胞菌、克氏枸橼酸杆菌、产气肠杆菌、黏质沙雷菌和嗜麦芽寡养单胞菌等）敏感。铜绿假单胞菌对替加环素耐药。替加环素静脉给药的峰浓度为 0.63～1.5 μg/mL，蛋白结合率为本品给药后有 22% 以原形经尿排泄，其平均血中半衰期范围为 27 h（单剂量 100 mg）～42 h（多剂量）。临床用于成人复杂皮肤及软组织感染和成人复杂的腹内感染，包括复杂阑尾炎、烧伤感染、腹内脓肿、深部软组织感染及溃疡感染。

（三）注意事项

常见不良反应为恶心和呕吐，其发生时间通常在治疗头 1～2 d 之内，程度多为轻中度。

复杂皮肤和皮肤结构感染患者应用替加环素治疗时,其恶心和呕吐的发生率分别为 35％和 20％,替加环素不会抑制细胞色素 P_{450} 酶系介导的代谢。孕妇若应用替加环素可能会对胎儿造成损害。在牙齿发育过程中(包括妊娠后期、婴儿期和 8 岁以前幼儿期)应用替加环素可使婴幼儿牙齿变色(黄色或灰棕色)。

(四)用法与用量

替加环素的推荐初始剂量为 100 mg,维持剂量为 50 mg,每 12 h 经静脉滴注 1 次;每次滴注时间为 30～60 min。替加环素治疗复杂皮肤和皮肤结构感染或者复杂腹内感染的推荐疗程均为 5～14 d。轻中度肝功能损害患者、肾功能损害患者或者血液透析患者均无须调整给药剂量;重度肝功能损害患者的推荐初始剂量仍为 100 mg,维持剂量降低至 25 mg,每12 h 一次。

(五)制剂与规格

替加环素为橙色冻干粉针,规格为 50 mg。

(郭　翠)

第三节　酰胺醇类抗生素

氯霉素类抗生素目前临床应用的有氯霉素和甲砜霉素。

氯霉素具广谱抗菌作用,但其对革兰氏阴性杆菌如流感嗜血杆菌、沙门菌属等的作用较葡萄球菌等革兰氏阳性菌为强;氯霉素尚对厌氧菌,包括脆弱拟杆菌等亦有效;对衣原体属、支原体属和立克次体属亦具抗微生物作用。氯霉素对细胞内病原微生物有效,也易通过血—脑屏障进入脑脊液中。故氯霉素目前仍为下列感染的选用药物:①伤寒等沙门菌感染,目前耐氯霉素的伤寒沙门菌呈增多趋势,但对氯霉素敏感者,该药仍为适宜选用药物;②化脓性脑膜炎,流感嗜血杆菌脑膜炎或病原菌不明的化脓性脑膜炎;③脑脓肿,因病原菌常系需氧和厌氧菌的混合感染;④腹腔感染,常需与氨基糖苷类联合应用以控制需氧及厌氧菌的混合感染。

氯霉素有血液系统毒性,因此不宜用作轻症感染的选用药,更不应作为感染的预防用药。宜用于某些重症感染,低毒性药物治疗无效或属禁忌的患者。甲砜霉素亦可引起红细胞生成抑制以及白细胞、血小板的减少,其抗菌作用较氯霉素为弱,故亦不宜作为常见感染的选用药。另外,具有较氯霉素明显增强的免疫抑制作用,但对其临床应用价值尚无定论。除血液系统毒性外,由于氯霉素的大剂量应用可致早产儿或新生儿发生外周循环衰竭(灰婴综合征),故在妊娠后期孕妇及新生儿中应避免使用氯霉素,有指征应用者必须进行血药浓度监测,给药个体化。

一、氯霉素

(一)作用与用途

本品抗菌谱包括流感杆菌、肺炎链球菌和脑膜炎奈瑟菌、某些厌氧菌、立克次体属、螺旋体和衣原体属。对金黄色葡萄球菌、链球菌、大肠埃希菌、肺炎克雷白菌、奇异变形杆菌、伤寒沙门菌、副伤寒沙门菌、志贺菌属等具有抑菌作用。本品静脉给药后可透过血-脑脊液屏障进入脑脊液中。脑膜无炎症时,脑脊液药物浓度为血药浓度的 21％～50％;脑膜有炎症时,可达血药浓度的 45％～89％。新生儿及婴儿患者可达 50％～99％,也可透过胎盘屏障进入胎儿循环。血清蛋白结合率为 50％～60％。成人血中半衰期为 1.5～3.5 h,在 24 h 内 5％～10％以原形由肾小球滤过排泄,80％以无活性的代谢产物由肾小管分泌排泄。本品为敏感菌株所致伤寒、副伤寒的选用药物,与氨苄西林合用治疗流感嗜血杆菌脑膜炎或对青霉素过敏患者的肺炎链球菌、脑膜炎奈瑟菌脑膜炎,敏感的革兰氏阴性杆菌脑膜炎等。

(二)注意事项

对造血系统的毒性反应是氯霉素最严重的不良反应,表现为白细胞和血小板减少、不可逆性再生障碍性贫血。早产儿或新生儿应用大剂量氯霉素易发生灰婴综合征。还可引起周围神经炎和视神经炎、变态反应、二重感染及消化道反应。妊娠末期或分娩期、哺乳期妇女及新生儿不宜应用本品。由于氯霉素可抑制肝细胞微粒体酶的活性、替代合用药物的血清蛋白结合部位,与抗癫痫药、降血糖药合用时可增加后者的药理作用。本品与林可霉素类或大环内酯类抗生素合用可发生拮抗作用,因此不宜联合应用。

(三)用法与用量

口服或静脉滴注,本品不宜肌内注射。

1. 成人

静脉滴注,一日 2～3 g,分 2 次给予;口服,一日 1.5～3 g,分 3～4 次。

2. 儿童

静脉滴注,按体质量一日 25～50 mg/kg,分 3～4 次给予;新生儿必须用时一日不超过 25 mg/kg,分 4 次给予。

(四)制剂与规格

注射液:2 mL(0.25 g)。片剂:0.25 g。密闭,避光贮存。

二、甲砜霉素

(一)作用与用途

本品是氯霉素的同类物,抗菌谱和抗菌作用与氯霉素相仿,具广谱抗微生物作用,但有较强的免疫抑制作用,且较氯霉素强约 6 倍。本品口服后吸收迅速而完全,正常人口服 400 mg 后 2 h 血药浓度达峰值,为 4 mg/L。经吸收后在体内广泛分布,以肾、脾、肝、肺等中的含量较多,比同剂量的氯霉素高 3～4 倍。

血中半衰期约 1.5 h,肾功能正常者 24 h 内自尿中排出给药量的 70％～90％,部分自胆汁中排泄,胆汁中浓度可为血药浓度的几十倍。甲砜霉素在体内不代谢,故肝功能异常时血药浓度不受影响。临床用于敏感菌如流感嗜血杆菌、大肠埃希菌、沙门菌属等所致的呼吸道、尿路、肠道等感染。

(二)注意事项

本品可致 10％患者发生消化道反应,亦可引起造血系统的毒性反应,主要表现为可逆性红细胞生成抑制,白细胞、血小板减低;发生再生障碍性贫血者罕见。早产儿及新生儿中尚未发现有"灰婴综合征"者。其他见氯霉素。

(三)用法与用量

口服。成人一日 1.5 g～3 g,分 3～4 次;儿童按体质量一日 25～50 mg/kg,分 4 次服。

(四)制剂与规格

胶囊:0.25 g。密闭,避光保存。

(郭　翠)

第四节　林可霉素类抗生素

林可霉素类也称林可酰胺类,有林可霉素和其半合成衍生物克林霉素两个品种,后者的体外抗菌活性较前者强 4~8 倍。两者的抗菌谱与红霉素相似而较窄,仅葡萄球菌属(包括耐青霉素株)、链球菌属、白喉杆菌、炭疽杆菌等革兰氏阳性菌对本类药物敏感,革兰氏阴性需氧菌如流感嗜血杆菌、奈瑟菌属以及支原体属均对本类药物耐药,这有别于红霉素等大环内酯类药。林可霉素类,尤其是克林霉素对厌氧菌有良好抗菌活性,拟杆菌属包括脆弱拟杆菌、梭杆菌属、消化球菌、消化链球菌、产气荚膜杆菌等大多对本类药物高度敏感。细菌对林可霉素与克林霉素间有完全交叉耐药性,与红霉素间存在部分交叉耐药。林可霉素类主要作用于细菌核糖体的 50 S 亚基,抑制肽链延长,因而影响细菌蛋白质合成。红霉素、氯霉素与林可霉素类的作用部位相同,相互间竞争核糖体的结合靶位;由于前两者的亲和力比后者大,常可取而代之,因此合用时可出现拮抗现象。

林可霉素类主要用于厌氧菌和革兰氏阳性球菌所致的各种感染,对金黄色葡萄球菌所致的急性和慢性骨髓炎也有明确指征。本类药物的不良反应主要为胃肠道反应,口服后腹泻较多见,一般轻微,也可表现为假膜性肠炎,系由艰难梭菌外毒素引起的严重腹泻。克林霉素口服后吸收完全(90%),故口服给药时宜选用本品。

一、林可霉素

(一)别名

洁霉素。

(二)作用与用途

本品对常见的需氧革兰氏阳性菌有较高抗菌活性,对厌氧菌有良好的抗菌作用,与大环内酯类有部分交叉耐药。

成人肌内注射 600 mg,30 min 达血药峰浓度。吸收后广泛及迅速分布于各体液和组织中,包括骨组织。血清蛋白结合率为 77%~82%。血中半衰期为 4~6 h,本品可经胆管、肾和肠道排泄,肌内注射后 1.8%~24.8% 药物经尿排出,静脉滴注后 4.9%~30.3% 经尿排出,本品适用于敏感葡萄球菌属、链球菌属、肺炎链球菌及厌氧菌所致的呼吸道感染、皮肤软组织感染、女性生殖道感染和盆腔感染及腹腔感染等,后两种病种可根据情况单用本品或与其他抗菌药联合应用。

(三)注意事项

不良反应有胃肠道反应,可引起假膜性肠炎、血液系统反应等。本品可增强吸入性麻醉药、神经-肌肉阻滞药的神经肌肉阻滞现象,导致骨骼肌软弱和呼吸抑制或麻痹,与氯霉素、红霉素具拮抗作用,不可合用。

（四）用法与用量

1. 肌内注射

成人每日 0.6～1.2 g，小儿每日按体质量 10～20 mg/kg，分次注射。

2. 静脉滴注

成人每次 0.6 g，每 8 h 或 12 h 一次；小儿每日按体质量 10～20 mg/kg。

（五）制剂与规格

注射液：2 mL : 0.6 g。密闭保存。

二、克林霉素

（一）别名

氯洁霉素。

（二）作用与用途

本品为林可霉素的衍生物，抗菌谱与林可霉素相同，抗菌活性较林可霉素强 4～8 倍。对革兰氏阳性菌如葡萄球菌属、链球菌属、白喉杆菌、炭疽杆菌等有较高抗菌活性。对革兰氏阴性厌氧菌也有良好抗菌活性，拟杆菌属包括脆弱拟杆菌、梭杆菌属、消化球菌、消化链球菌、产气荚膜杆菌等大多对本品高度敏感。

本品肌内注射后血药浓度达峰时间，成人约为 3 h，儿童约为 1 h。静脉注射本品 300 mg，10 min 血药浓度为 7 mg/L。血清蛋白结合率为 92%～94%，在骨组织、胆汁及尿中可达高浓度。约 10% 给药量以活性成分由尿排出，血中半衰期约为 3 h。空腹口服的生物利用度为 90%。口服克林霉素 150 mg、300 mg 后的血药峰浓度分别约为 2.5 mg/L、4 mg/L，达峰时间为 0.75～2 h，临床用于链球菌属、葡萄球菌属及厌氧菌所致的中、重度感染，如吸入性肺炎、脓胸、肺脓肿、骨髓炎、腹腔感染、盆腔感染及败血症等。

（三）注意事项

不良反应有胃肠道反应，可引起假膜性肠炎、血液系统反应等。本品可增强吸入性麻醉药、神经-肌肉阻滞药的神经-肌肉阻滞现象，导致骨骼肌软弱和呼吸抑制或麻痹；与氯霉素、红霉素具拮抗作用，不可合用。

（四）用法与用量

肌内注射或静脉滴注。①成人：每日 0.6～1.2 g，分 2～4 次应用；严重感染，每日 1.2～2.4 g，分 2～4 次静脉滴注。②儿童：4 周及 4 周以上小儿按体质量每日 15～25 mg/kg，分 3～4 次应用；严重感染，每日 25～40 mg/kg，分 3～4 次应用。

（五）制剂与规格

盐酸克林霉素注射液：2 mL : 0.3 g。克林霉素葡萄糖注射液：100 mL : 0.6 g。盐酸克林霉素胶囊：0.15 g。密闭，阴凉处保存。

三、盐酸克林霉素棕榈酸酯

（一）作用与用途

本品系克林霉素的衍生物，在体内经酯酶水解形成克林霉素而发挥抗菌活性。本品口服后自胃肠道迅速吸收水解为克林霉素，吸收率为 90%，血清蛋白结合率 90% 以上，血中半衰期儿童约为 2 h，成人约为 2.5 h，肝肾功能损害时血中半衰期可延长，尿中 24 h 排泄率达 10%。

(二)注意事项

见克林霉素。

(三)用法与用量

口服。儿童每日按体质量 8～25 mg/kg,分 3～4 次服用;成人每次 150～300 mg(重症感染可用 450 mg),每日 4 次,

(四)制剂与规格

盐酸克林霉素棕榈酸酯颗粒剂:1 g:37.5 mg。密闭,阴凉干燥处保存。

(贾　茜)

第五节　β-内酰胺类

一、青霉素类

(一)药理作用

青霉素类主要通过干扰细菌细胞壁的合成而产生抗菌作用,其与细菌体内的青霉素结合蛋白有高度亲和力,两者结合后干扰细菌细胞壁的合成,导致细菌生长停止、溶解和死亡。

细菌对青霉素类药物产生耐药性主要有三种机制:①细菌产生 β-内酰胺酶,使青霉素类水解灭活;②细菌体内药物作用靶位青霉素结合蛋白发生改变,致药物不能与之结合而产生抗菌作用;③细菌细胞壁对青霉素类的渗透性减低,致使药物进入减少。其中以第一种机制最为常见,也最重要。

(二)临床应用

青霉素目前仍为治疗多种革兰阳性菌感染的重要药物,适用于溶血性链球菌、肺炎链球菌、对青霉素敏感(不产青霉素酶)金葡菌等革兰阳性球菌所致的感染,包括败血症、肺炎、脑膜炎、咽炎、扁桃体炎、中耳炎、猩红热、丹毒等,也可用于治疗草绿色链球菌和肠球菌心内膜炎,以及破伤风、气性坏疽、炭疽、白喉、流行性脑脊髓膜炎、李斯特菌病、鼠咬热、梅毒、淋病、雅司、回归热、钩端螺旋体病、奋森咽峡炎、放线菌病等。青霉素尚可用于风湿性心脏病或先天性心脏病患者进行某些操作或手术时,预防心内膜炎发生。

普鲁卡因青霉素的抗菌谱与青霉素基本相同,供肌内注射,对敏感细菌的有效浓度可持续 24 h。适用于敏感细菌所致的轻症感染。苄星青霉素的抗菌谱与青霉素相仿,本药为长效制剂,肌内注射 120 万单位后血中低浓度可维持 4 周。本药用于治疗溶血性链球菌咽炎及扁桃体炎,预防溶血性链球菌感染引起的风湿热;本药亦可用于治疗梅毒。青霉素 V 对酸稳定,可口服。抗菌作用较青霉素为差,适用于敏感革兰阳性球菌引起的轻症感染。

耐青霉素酶青霉素类抗菌谱与青霉素相仿,但抗菌作用较差,对青霉素酶稳定;因产酶而对青霉素耐药的葡萄球菌对本类药物敏感,但甲氧西林耐药葡萄球菌对本类药物耐药。主要适用于产青霉素酶的葡萄球菌(甲氧西林耐药者除外)感染,如败血症、脑膜炎、呼吸道感染、软组织感染等;也可用于溶血性链球菌或肺炎链球菌与耐青霉素葡萄球菌的混合感染。单纯肺炎链球菌、溶血性链球菌或青霉素敏感葡萄球菌感染则不宜采用。

氨苄西林与阿莫西林的抗菌谱较青霉素为广,对部分革兰阴性杆菌(如流感嗜血杆菌、大肠埃希菌、奇异变形杆菌)亦具抗菌活性。对革兰阳性球菌作用与青霉素相仿。本类药物适用于敏感细菌所致的呼吸道感染、尿路感染、胃肠道感染、皮肤软组织感染、脑膜炎、败血症、心内膜炎等。氨苄西林为肠球菌感染的首选用药。

哌拉西林、阿洛西林和美洛西林对革兰阴性杆菌的抗菌谱较氨苄西林为广,抗菌作用也增强。除对部分肠杆菌科细菌外,对铜绿假单胞菌亦有良好抗菌作用;适用于肠杆菌科细菌及铜绿假单胞菌所致的呼吸道感染、尿路感染、胆道感染、腹腔感染、皮肤软组织感染等。

(三)不良反应

1.过敏反应

青霉素类尤其青霉素最易引起过敏反应,其中以皮疹最常见,以过敏性休克最严重。过敏性休克一旦发生,必须就地抢救,立即给患者肌内注射0.1%肾上腺素0.5~1.0 mL,辅以其他抗休克治疗。为防止严重过敏反应的发生,用任何一种青霉素制剂前必须详细询问过去用药史、青霉素过敏史及过敏性疾病史等。应用青霉素类制剂前必须先做青霉素皮试,青霉素皮试对预测青霉素过敏有重要作用,但皮试阴性者不能排除出现过敏反应的可能。有青霉素过敏史者不宜进行皮试,宜改用其他药物。其他过敏反应尚有药疹、接触性皮炎、血清病样反应、哮喘发作等。

2.毒性反应

毒性反应少见,青霉素肌内注射区可发生周围神经炎。鞘内注射超过2万单位或静脉滴注大剂量青霉素类药物可引起肌肉阵挛、抽搐、昏迷等。应用普鲁卡因青霉素后个别患者可出现焦虑、发热、呼吸急促、幻觉、抽搐、昏迷等。应用某些半合成青霉素可出现肝功能异常。大剂量青霉素类钠盐可能导致高钠血症、低钾血症。青霉素钾盐不可快速静脉注射,以免引起心脏停搏。

3.其他

长期、大剂量青霉素类药物的应用可引起菌群失调或其他耐药菌所致的二重感染。用青霉素治疗梅毒或其他感染时可有症状加剧现象,称赫氏反应。梅毒患者经青霉素治疗后病灶消炎过快,组织修补过迟或纤维组织收缩,妨碍器官功能者称治疗矛盾。

(四)注意事项

(1)无论采用何种给药途径,用青霉素类药物前必须详细询问患者有无青霉素类过敏史、其他药物过敏史及过敏性疾病史,并需先做青霉素皮肤试验。

(2)过敏性休克一旦发生,必须就地抢救,并立即给患者注射肾上腺素,并给予吸氧、应用升压药、肾上腺皮质激素等抗休克治疗。

(3)全身应用大剂量青霉素可引起腱反射增强、肌肉痉挛、抽搐、昏迷等中枢神经系统反应(青霉素脑病),此反应易出现于老年和肾功能减退患者。

(4)青霉素不用于鞘内注射。

(5)青霉素类可经乳汁排出少量,乳母用青霉素类药后可使婴儿致敏,因此在用药期间宜停本类药物。

(6)静脉注射或滴注时宜单独滴注,不宜与其他类药物同瓶滴注,以免引起相互作用。对不严格限盐及输液速度的患者,应选用生理盐水作为溶剂配制,不宜用葡萄糖溶液,且高浓度、短时间、分次给药、每次静脉滴注时间不宜超过1 h,以延长血药浓度超过致病菌的最小抑酸浓度(MIC)的时间比,达到最佳的杀菌效能。

(7)氨苄西林浓溶液不稳定,需要稀释后再使用。本类药物在 pH 碱性溶液中易失去活性。

二、头孢菌素类

(一)药理作用

(1)第一代头孢菌素主要作用于革兰阳性球菌,包括产青霉素酶葡萄球菌,对大肠埃希菌、奇异变形杆菌、某些沙门菌属、志贺菌属也有一定活性,对 β 内酰胺酶不稳定,对铜绿假单胞菌及其他假单胞菌属无作用。

(2)第二代头孢菌素对革兰阳性菌的作用与第一代品种相仿或略差,对革兰阴性杆菌的作用则较后者强。本组品种对假单胞菌属无作用。

(3)第三代头孢菌素对肠杆菌科细菌有强大活性,但不动杆菌属常耐药,枸橼酸杆菌属、肠杆菌属和沙雷菌属的部分菌株也可耐药。甲氧西林敏感葡萄球菌对第三代头孢菌素的敏感性较第一代差。

(4)第四代头孢菌素对革兰阳性球菌及产青霉素酶葡萄球菌的活性较第三代品种为强,但仍较第一代品种差;枸橼酸菌属、肠杆菌属、沙雷菌等对第四代常较敏感,本组品种大多对铜绿假单胞菌和其他假单胞菌属仍具良好作用。耐甲氧西林葡萄球菌、肠球菌属对头孢菌素类均耐药,李斯特菌属通常耐药。头孢菌素类的作用机制以及细菌的耐药机制均与青霉素类相同。

(二)临床应用

1.第一代头孢菌素

注射剂主要适用于甲氧西林敏感葡萄球菌、溶血性链球菌和肺炎链球菌所致的上、下呼吸道感染、皮肤软组织感染、尿路感染、败血症、心内膜炎等;亦可用于流感嗜血杆菌、奇异变形杆菌、大肠埃希菌敏感株所致的尿路感染以及肺炎等。头孢唑林常用于预防手术后切口感染。头孢拉定、头孢氨苄等口服剂的抗菌作用较头孢唑林为差,主要适用于治疗敏感菌所致的轻症病例。

2.第二代头孢菌素

主要用于治疗甲氧西林敏感葡萄球菌、链球菌属、肺炎链球菌等革兰阳性球菌,以及流感嗜血杆菌、大肠埃希菌、奇异变形杆菌等中的敏感株所致的呼吸道感染、尿路感染、皮肤软组织感染、败血症、骨、关节感染和腹腔、盆腔感染。用于腹腔感染和盆腔感染时需与抗厌氧菌药合用。头孢呋辛酯尚可用于对磺胺药、青霉素或氨苄西林耐药的脑膜炎球菌、流感嗜血杆菌所致脑膜炎的治疗,也用于手术前预防用药。头孢克洛、头孢呋辛酯、头孢丙烯等口服剂,主要适用于上述感染中的轻症病例。头孢呋辛酯口服尚可用于淋病奈瑟球菌(包括产青霉素酶菌株)所致单纯性淋菌性尿道炎、宫颈炎、直肠肛门感染。

3.第三代头孢菌素

适用于敏感肠杆菌科细菌等革兰阴性杆菌所致严重感染,如下呼吸道感染、败血症、腹腔感染、肾盂肾炎和复杂性尿路感染、盆腔炎性疾病、骨关节感染、复杂性皮肤软组织感染、中枢神经系统感染等。治疗腹腔、盆腔感染时需与抗厌氧菌药如甲硝唑合用。本类药物对化脓性链球菌、肺炎链球菌、甲氧西林敏感葡萄球菌所致的各种感染亦有效,但并非首选用药。头孢他啶、头孢哌酮尚可用于铜绿假单胞菌所致的各种感染。

4.第四代头孢菌素

适应证与第三代头孢菌素相同,尚可用于对第三代头孢菌素耐药而对其敏感的产气肠杆菌、阴沟肠杆菌、沙雷菌属等细菌感染,亦可用于中性粒细胞缺乏伴发热患者的经验治疗。

所有头孢菌素类对甲氧西林耐药葡萄球菌和肠球菌属抗菌作用均差,故不宜选用于治疗上述细菌所致感染。

(三)不良反应

头孢菌素类毒性低,不良反应较少,常见者如皮疹、发热等过敏反应,但较青霉素类少见,尤其是过敏性休克。肌内注射可引起局部疼痛,常需与利多卡因混合注射。口服制剂常可引起胃肠道反应,偶可引起 ALT、AST 增高等。①第一代注射用头孢菌素有潜在肾毒性,应避免剂量过大,与其他肾毒性药物联合应用时需注意观察肾功能。②应用头孢哌酮、头孢孟多有时可引起低凝血酶原血症和双硫仑样反应,与其他抗凝血药、水杨酸制剂、非甾体抗炎镇痛剂等合用可增加出血的危险性;合用维生素 K 可防止出血,用药期间不能饮酒。③偶见二重感染和假膜性肠炎;腹泻亦可发生。④5%～10%的青霉素类过敏者采用头孢菌素类亦可发生过敏反应,故此类患者宜避免用头孢菌素或慎用。

(四)注意事项

(1)用药前必须详细询问患者先前有否对头孢菌素类、青霉素类或其他药物的过敏史。有青霉素类、其他 β 内酰胺类及其他药物过敏史的患者,有明确应用指征时应谨慎使用本类药物。在用药过程中一旦发生过敏反应,须立即停药。如发生过敏性休克,须立即就地抢救并予以肾上腺素等相关治疗。

(2)本类药物多数主要经肾脏排泄,中度以上肾功能不全患者应根据肾功能适当调整剂量,中度以上肝功能减退时,头孢哌酮、头孢曲松可能需要调整剂量。

(3)氨基糖苷类和第一代头孢菌素注射剂合用可能加重前者的肾毒性,应注意监测肾功能。

(杨青青)

第六节　非典型 β-内酰胺类

一、单环 β-内酰胺类

以氨曲南为例。

1.药理作用

氨曲南对大多数需氧革兰阴性菌具有高度的抗菌活性,包括大肠埃希菌、克雷伯菌属的肺炎杆菌和奥克西托菌、产气杆菌、阴沟杆菌、变形杆菌属、沙雷菌属、枸橼酸菌属、志贺菌属等肠杆菌科细菌,以及流感嗜血杆菌、淋球菌、脑膜炎双球菌等。其对铜绿假单胞菌也具有良好的抗菌作用,对某些除铜绿假单胞菌以外的假单胞菌属和不动杆菌属的抗菌作用较差。对葡萄球菌属、链球菌属等需氧革兰阳性菌以及厌氧菌无抗菌活性。氨曲南通过与敏感需氧革兰阴性菌细胞膜上青霉素结合蛋白 3(PBP3)高度亲和而抑制细胞壁的合成。与大多数 β-内酰胺类抗生素不同的是它不诱导细菌产生 β-内酰胺酶,同时对细菌产生的大多数 β-内酰胺酶高度稳定。

2.适应证

适用于治疗敏感需氧革兰阴性菌所致的各种感染,如尿路感染、下呼吸道感染、败血症、腹腔内感染、妇科感染、术后伤口及烧伤、溃疡等皮肤软组织感染等。

3.用法用量

一般感染:3～4 g/d,分 2～3 次给予。严重感染:一次 2 g,每天 3～4 次。无其他并发症的尿路感染:只需用 1 g,分 1～2 次给予。患败血症、其他全身严重感染或危及生命的感染应静脉给药,最大剂量每日 8 g。

(1)静脉滴注:每 1 g 氨曲南至少用注射用水 3 mL 溶解,再用适当输液(0.9%氯化钠注射液、5%或 10%葡萄糖注射液或林格注射液)稀释,氨曲南浓度不得超过 2%,滴注时间 20～60 min。

(2)静脉推注:每 1 g 用注射用水 6～10 mL 溶解,于 3～5 min 内缓慢注入静脉。

(3)肌内注射:每 1 g 用注射用水或 0.9%氯化钠注射液 3～4 mL 溶解,深部肌内注射。

(4)患者有短暂或持续肾功能减退时:宜根据肾功能情况酌情减量。对肌酐清除率 10～30 mL/min 的肾功能损害者,首次用量 1 g 或 2 g,以后用量减半;对肌酐清除率 <10 mL/min,如依靠血液透析的肾功能严重衰竭者,首次用量 0.5 g、1 g 或 2 g,维持量为首次剂量的 1/4,间隔时间为 6 h、8 h 或 12 h;对严重或危及生命的感染者,每次血液透析后,在原有的维持量上增加首次用量的 1/8。

4.不良反应

不良反应较少见,全身性不良反应发生率为 1%～1.3%或略低,包括消化道反应,常见为恶心、呕吐、腹泻及皮肤过敏反应。白细胞计数降低、血小板减少、难辨梭菌腹泻、胃肠出血、剥脱性皮炎、低血压、一过性心电图变化、肝胆系统损害、中枢神经系统反应及肌肉疼痛等较罕见。

5.注意事项

(1)过敏体质及对其他 β-内酰胺类抗生素(如青霉素、头孢菌素)有过敏反应者慎用。

(2)可与氯霉素磷酸酯、硫酸庆大霉素、硫酸妥布霉素、头孢唑林钠、氨苄西林钠联合使用,但和萘夫西林、头孢拉定、甲硝唑有配伍禁忌。

(3)FDA 对本药的妊娠安全性分级为 B 级。

二、碳青霉烯类抗生素

(一)亚胺培南

1.药理作用

亚胺培南对革兰阳性、阴性的需氧和厌氧菌具有抗菌作用。抗菌谱包括链球菌、金黄色葡萄球菌、大肠埃希菌、克雷伯杆菌、不动杆菌部分菌株、流感嗜血杆菌、变形杆菌、沙雷杆菌、绿脓杆菌等。本品有较好的耐酶性能,与其他 β-内酰胺类药物间较少出现交叉耐药性。亚胺培南单独应用,受肾肽酶的影响而分解,在尿液中只能回吸收少量的原形药物。西拉司丁是肾肽酶抑制剂,保护亚胺培南在肾脏中不受破坏,因此在尿液中回吸收的原形药物可达 70%。且西拉司丁能抑制亚胺培南进入肾小管上皮组织,因而减少亚胺培南的排泄并减轻药物的肾毒性。

2.适应证

本品用于敏感菌所致的各种感染,特别适用于多种细菌联合感染和需氧菌及厌氧菌的混合感染,如腹膜炎、肝胆感染、腹腔内脓肿、阑尾炎、妇科感染、下呼吸道感染、皮肤软组织感染、尿路感染、骨关节感染以及败血症等。

3.用法用量

静脉滴注或肌内注射,一次 0.25~1 g,一日 2~4 次。对中度感染一般可按一次 1 g,一日 2 次给予。对肾功能不全者应按肌酐清除率调整剂量:肌酐清除率为 31~70 mL/min 的患者,每 6~8 h 用 0.5 g,每日最大剂量 1.5~2 g;肌酐清除率为 21~30 mL/min 者,每 8~12 h 用 0.5 g,每日最大剂量 1~1.5 g;肌酐清除率 6~20 mL/min 者,每 12 h 用 0.25~0.5 g,每日最大剂量 0.5~1 g。肌酐清除率小于或等于 5 mL/min 者,不能使用本品,除非患者在 48 h 内进行血液透析。

4.不良反应

(1)本品静脉使用时速度太快可引起血栓性静脉炎。肌内注射时可引起局部疼痛、红斑、硬结等,宜注意改换注射部位。

(2)肝脏:可有氨基转移酶、血胆红素或碱性磷酸酶升高。

(3)肾脏:可有血肌酐和血尿素氮升高。但儿童用本药时常可发现红色尿,这是由于药物引起的变色,并非血尿。

(4)可有神经系统方面的症状,如肌痉挛、精神障碍等。

(5)本品可引起恶心、呕吐、腹泻等胃肠道症状,偶可引起假膜性肠炎。

(6)可有嗜酸性粒细胞增多、白细胞减少、中性粒细胞减少、血小板减少或增多、血红蛋白减少等,并可致抗人球蛋白(Coombs)试验阳性。

(7)本品也可致过敏反应,如皮肤瘙痒、皮疹、荨麻疹、药热等。

5.注意事项

(1)静脉滴注可选用等渗氯化钠注射液、5%~10%葡萄糖注射液作溶剂。每 0.5 g 药物用 100 mL 溶剂,制成 5 mg/mL 液体,缓缓滴入。肌内注射用 1%利多卡因注射液作溶剂,以减轻疼痛。

(2)过敏体质者慎用。

(3)本品应在使用前溶解,用盐水溶解的药液只能在室温存放 10 h,含葡萄糖的药液只能存放 4 h。

(4)亚胺培南经常与西拉司丁制成复方制剂,增强亚胺培南的浓度和减少肾毒性。

(5)FDA 对本药的妊娠安全性分级为 B 级。

(四)美罗培南

1.药理作用

美罗培南通过其共价键与参与细胞壁合成的青霉素结合蛋白(PBPs)结合,从而抑制细菌细胞壁的合成,起抗菌作用。美罗培南对革兰阳性菌、革兰阴性菌均敏感,尤其对革兰阴性菌有很强的抗菌活性。90%以上的铜绿假单胞菌菌株对其高度敏感,最小抑菌浓度(MIC)<4 mg/L;全部嗜血菌(包括耐氨苄西林菌株)对其高度敏感,最小抑菌浓度(MIC)为 0.06~1 mg/L;淋球菌对美罗培南也高度敏感,其活性强于亚胺培南 15 倍;表皮葡萄球菌、腐

生葡萄球菌和其他凝固酶阴性葡萄球菌对美罗培南敏感;粪肠球菌的大多数菌株对美罗培南高度或中度敏感;美罗培南可抑制几乎全部的脆弱拟杆菌;厌氧菌如消化链球菌属、丙酸杆菌属、放线菌属等也对美罗培南敏感。

2.适应证

临床上主要适用于敏感菌引起的下列感染。

(1)呼吸系统感染:如慢性支气管炎、肺炎、肺脓疡、脓胸等。

(2)腹内感染:如胆囊炎、胆管炎、肝脓疡、腹膜炎等。

(3)泌尿、生殖系统感染:如肾盂肾炎、复杂性膀胱炎、子宫附件炎、子宫内感染、盆腔炎、子宫结缔组织炎等。

(4)骨关节及皮肤软组织感染:如蜂窝组织炎、肛门周围脓肿、骨髓炎、关节炎、外伤创口感染、烧伤创面感染、手术切口感染、颌骨及颌骨周围蜂窝组织炎等。

(5)眼及耳鼻喉感染。

(6)其他严重感染:如脑膜炎、败血症等。

3.用法用量

(1)成人常规剂量:每8 h给药0.5～1 g。①脑膜炎:每8 h给药2 g;②有发热特征的中性粒细胞减少症的癌症患者:每8 h给药1 g;③合并腹内感染和敏感菌引起的腹膜炎:每8 h给药1 g;④皮肤和软组织感染:每8 h给药0.5 g;⑤尿路感染:一次0.5 g,一日2次。

(2)肾功能不全时剂量:肌酐清除率为26～50 mL/min者,每12 h给药1 g;肌酐清除率为10～25 mL/min者,每12 h给药0.5 g;肌酐清除率小于10 mL/min者,每24 h给药0.5 g。

(3)肝功能不全时剂量:轻度肝功不全患者不需调整剂量。

(4)透析时剂量:透析患者在血液透析时建议增加剂量。

(5)小儿剂量:按体质量一次10～20 mg/kg,一日3次。

4.不良反应

(1)过敏反应:主要有皮疹、瘙痒、药热等过敏反应;偶见过敏性休克。

(2)消化系统:主要有腹泻、恶心、呕吐、便秘等胃肠道症状。

(3)肝脏:偶见肝功异常、胆汁郁积型黄疸等。

(4)肾脏:偶见排尿困难和急性肾衰。

(5)中枢神经系统:偶见失眠、焦虑、意识模糊、眩晕、神经过敏、感觉异常、幻觉、抑郁、痉挛、意识障碍等中枢神经系统症状。国外有报道,用药后偶可诱发癫痫发作。

(6)血液系统:偶见胃肠道出血、鼻出血和腹腔积血等出血症状。

(7)注射给药时可致局部疼痛、红肿、硬结,严重可致血栓性静脉炎。

5.注意事项

(1)慎用:①对β-内酰胺抗生素过敏患者;②严重肝、肾功能障碍者;③支气管哮喘、皮疹、荨麻疹等过敏体质患者;④癫痫、潜在神经疾患患者。

(2)药物对检验值或诊断的影响:少数患者用药后可出现丙氨酸氨基转移酶、门冬氨酸氨基转移酶升高。

(3)长期用药时应注意监测肝、肾功能和血常规。

(4)由于本品有广谱抗菌活性,因此在尚未确定致病菌前,本品可单独使用。

（5）本品与齐多夫定、昂丹司琼、多种维生素、多西环素、地西泮、葡萄糖酸钙和阿昔洛韦等药有配伍禁忌。

（6）本品用生理盐水或5％葡萄糖注射液溶解，不可用灭菌注射用水。

（7）FDA对本药的妊娠安全性分级为B级。

（杨青青）

第七节　大环内酯类

一、红霉素

1.药理作用

红霉素属大环内酯类抗生素，对葡萄球菌属、各组链球菌和革兰阳性杆菌均具抗菌活性。奈瑟菌属、流感嗜血杆菌、百日咳鲍特菌等也可对本品敏感。本品对除脆弱拟杆菌和梭杆菌属以外的各种厌氧菌亦具抗菌活性；对军团菌属、胎儿弯曲菌、某些螺旋体、肺炎支原体、立克次体属和衣原体属也有抑制作用。本品系抑菌剂，但在高浓度时对某些细菌也具杀菌作用。本品可透过细菌细胞膜，在接近供位（P位）处与细菌核糖体的50S亚基可逆性结合，阻断了转移核糖核酸（t-RNA）结合至P位上，同时也阻断了多肽链自受位（A位）至P位的位移，因而细菌蛋白质合成受抑制。红霉素仅对分裂活跃的细菌有效。

2.适应证

（1）本品作为对青霉素过敏患者治疗下列感染的替代用药：溶血性链球菌、肺炎链球菌等所致的急性扁桃体炎、急性咽炎、鼻窦炎；溶血性链球菌所致的猩红热、蜂窝织炎；白喉及白喉带菌者；气性坏疽、炭疽、破伤风；放线菌病；梅毒；李斯特菌病等。

（2）军团菌病。

（3）肺炎支原体肺炎。

（4）肺炎衣原体肺炎。

（5）其他衣原体属、支原体属所致泌尿生殖系感染。

（6）沙眼衣原体结膜炎。

（7）淋球菌感染。

（8）厌氧菌所致口腔感染。

（9）空肠弯曲菌肠炎。

（10）百日咳。

（11）风湿热复发、感染性心内膜炎（风湿性心脏病、先天性心脏病、心脏瓣膜置换术后）、口腔及上呼吸道医疗操作时的预防用药（青霉素的替代用药）。

3.用法用量

口服，成人一日0.75～2 g，分3～4次；儿童每日按体质量20～40 mg/kg，分3～4次。治疗军团菌病，成人一次0.5～1 g，一日4次。用作风湿热复发的预防用药时，一次0.25 g，一日2次。用作感染性心内膜炎的预防用药时，术前1 h口服1 g，术后6 h再服用0.5 g。

4.不良反应

(1)胃肠道反应多见,有腹泻、恶心、呕吐、中上腹痛、口舌疼痛、胃纳减退等,其发生率与剂量大小有关。

(2)肝毒性少见,患者可有乏力、恶心、呕吐、腹痛、发热及肝功能异常,偶见黄疸等。

(3)大剂量(≥4 g/d)应用时,尤其肝、肾疾病患者或老年患者,可能引起听力减退,主要与血药浓度过高(>12 mg/L)有关,停药后大多可恢复。

(4)过敏反应表现为药物热、皮疹、嗜酸性粒细胞增多等,发生率为 0.5%~1%。

(5)其他:偶有心律失常、口腔或阴道念珠菌感染。

7.注意事项

(1)溶血性链球菌感染用本品治疗时,至少需持续 10 d,以防止急性风湿热的发生。

(2)为获得较高血药浓度,红霉素需空腹(餐前 1 h 或餐后 3~4 h)与水同服。

(3)用药期间定期检查肝功能。肾功能减退患者一般无须减少用量。肝病患者和严重肾功能损害者红霉素的剂量应适当减少。

(4)患者对一种红霉素制剂过敏或不能耐受时,对其他红霉素制剂也可能过敏或不能耐受。

(5)对诊断的干扰:本品可干扰 Higerty 法的荧光测定,使尿儿茶酚胺的测定值出现假性增高。血清碱性磷酸酶、胆红素、丙氨酸氨基转移酶和门冬氨酸氨基转移酶的测定值均可能增高。

(6)因不同细菌对红霉素的敏感性存在一定差异,故应做药敏测定。

(7)FDA 对本药的妊娠安全性分级为 B 级。

二、罗红霉素

1.药理作用

本品为半合成的 14 元大环内酯类抗生素。抗菌谱与抗菌作用基本与红霉素相仿,对革兰阳性菌的作用较红霉素略差,对嗜肺军团菌的作用较红霉素强。对肺炎衣原体、肺炎支原体、溶脲支原体的抗微生物作用与红霉素相仿或略强。

2.适应证

本品适用于化脓性链球菌引起的咽炎及扁桃体炎,敏感菌所致的鼻窦炎、中耳炎、急性支气管炎、慢性支气管炎急性发作,肺炎支原体或肺炎衣原体所致的肺炎,沙眼衣原体引起的尿道炎和宫颈炎,敏感细菌引起的皮肤软组织感染。

3.用法用量

空腹口服,一般疗程为 5~12 d。成人一次 150 mg,一日 2 次;也可一次 300 mg,一日 1 次。儿童一次按体质量 2.5~5 mg/kg,一日 2 次。

4.不良反应

主要不良反应为腹痛、腹泻、恶心、呕吐等胃肠道反应,但发生率明显低于红霉素。偶见皮疹、皮肤瘙痒、头昏、头痛、肝功能异常(ALT 及 AST 升高)、外周血细胞下降等。

5.注意事项

(1)肝功能不全者慎用。严重肝硬化者的半衰期可延长至正常水平 2 倍以上,如确实需要使用,则一次给药 150 mg,一日 1 次。

（2）轻度肾功能不全者不需做剂量调整，严重肾功能不全者给药时间延长1倍（一次给药150 mg，一日1次）。

（3）本品与红霉素存在交叉耐药性。

（4）食物对本品的吸收有影响，进食后服药会减少吸收，与牛奶同服可增加吸收。

（5）服用本品后可能影响驾驶及机械操作能力。

三、克拉霉素

1. 药理作用

本品为大环内酯类抗生素，对革兰阳性菌如金黄色葡萄球菌、链球菌、肺炎球菌等，部分革兰阴性菌如流感嗜血杆菌、百日咳杆菌、淋病奈瑟菌、嗜肺军团菌，部分厌氧菌如脆弱拟杆菌、消化链球菌、痤疮丙酸杆菌等及支原体有抑制作用。本品特点为在体外的抗菌活性与红霉素相似，但在体内对部分细菌如金黄色葡萄球菌、链球菌、流感嗜血杆菌等的抗菌活性比红霉素强。本品与红霉素之间有交叉耐药性。本品的作用机制是通过阻碍细胞核蛋白50S亚基的联结，抑制蛋白合成而产生抑菌作用。

2. 适应证

适用于敏感菌所引起的下列感染。

（1）鼻咽感染：扁桃体炎、咽炎、鼻窦炎。

（2）下呼吸道感染：急性支气管炎、慢性支气管炎急性发作和肺炎。

（3）皮肤软组织感染：脓疱病、丹毒、毛囊炎、疖和伤口感染。

（4）急性中耳炎、肺炎支原体肺炎、沙眼衣原体引起的尿道炎及宫颈炎等。

（5）也用于军团菌感染，或与其他药物联合用于鸟分枝杆菌感染、幽门螺杆菌感染的治疗。

3. 用法用量

成人口服，常用量一次250 mg，每12 h 1次；重症感染者一次500 mg，每12 h 1次。根据感染的严重程度应连续服用6～14 d。

儿童口服，6个月以上的儿童，按体质量一次7.5 mg/kg，每12 h 1次。或按以下方法给药：体质量8～11 kg，一次62.5 mg，每12 h 1次；体质量12～19 kg，一次125 mg，每12 h 1次；体质量20～29 kg，一次187.5 mg，每12 h 1次；体质量30～40 kg，一次250 mg，每12 h 1次。根据感染的严重程度应连续服用5～10 d。

4. 不良反应

（1）主要有口腔异味（3%），腹痛、腹泻、恶心、呕吐等胃肠道反应（2%～3%），头痛（2%），血清氨基转移酶短暂升高。

（2）可能发生过敏反应，轻者为药疹、荨麻疹，重者为过敏及 Stevens-Johnson 综合征。

（3）偶见肝毒性、艰难梭菌引起的假膜性肠炎。

5. 注意事项

（1）肝功能损害、中度至严重肾功能损害者慎用。

（2）肾功能严重损害者（肌酐清除率小于30 mL/min）须做剂量调整。常用量为一次250 mg，一日1次；重症感染者首剂500 mg，以后一次250 mg，一日2次。

（3）本品与红霉素及其他大环内酯类药物之间有交叉过敏和交叉耐药性。

（4）与别的抗生素一样，可能会出现真菌或耐药细菌导致的严重感染，此时需要中止使用本品,同时采用适当的治疗。

(5)本品可空腹口服,也可与食物或牛奶同服,与食物同服不影响其吸收。

(6)血液或腹膜透析不能降低本品的血药浓度。

(7)FDA 对本药的妊娠安全性分级为 C 级。

四、阿奇霉素

1.药理作用

阿奇霉素系通过阻碍细菌转肽过程,从而抑制细菌蛋白质的合成。本品的抗菌谱与红霉素相近,作用较强,对流感嗜血杆菌、淋球菌的作用比红霉素强 4 倍,对军团菌强 2 倍。对绝大多数革兰阴性菌的 MIC<1 $\mu g/mL$,对梭状芽孢杆菌的作用也比红霉素强。在应用于金黄色葡萄球菌感染中也比红霉素有效。此外,对弓形体、梅毒螺旋体也有良好的杀灭作用。

2.适应证

本品适用于敏感细菌所引起的下列感染:中耳炎、鼻窦炎、咽炎、扁桃体炎等上呼吸道感染;支气管炎、肺炎等下呼吸道感染;皮肤和软组织感染;沙眼衣原体所致单纯性生殖器感染;非多重耐药淋球菌所致的单纯性生殖器感染(需排除梅毒螺旋体的并发感染)。

3.用法用量

(1)沙眼衣原体或敏感淋病奈瑟菌所致性传播疾病:仅需单次口服本品 1 g。

(2)小儿咽炎、扁桃体炎:日按体质量 12 mg/kg 顿服(一日最大剂量不超过 0.5 g),连用 5 d。

(3)其他感染:总剂量 1.5 g,分 3 次服药,一日 1 次服用本品 0.5 g。或总剂量相同,仍为 1.5 g,首日服用 0.5 g,然后第二至第五日一日 1 次服用本品 0.25 g。

4.不良反应

患者对本品的耐受性良好,不良反应发生率较低,因不良反应而中断治疗者约 0.3%。不良反应中消化道反应占大多数,主要症状包括腹泻(稀便)、上腹部不适(疼痛或痉挛)、恶心、呕吐,偶见腹胀,一般为轻至中度。偶见氨基转移酶可逆性升高,发生率与其他大环内酯类抗生素及青霉素类相似。曾见一过性轻度中性粒细胞减少症。

5.注意事项

(1)轻度肾功能不全患者(肌酐清除率>40 mL/min)不需做剂量调整,但阿奇霉素在较严重肾功能不全患者中的使用尚无资料,给这些患者使用阿奇霉素时应慎重。

(2)由于肝胆系统是阿奇霉素排泄的主要途径,肝功能不全者慎用,严重肝病患者不应使用。用药期间定期检查肝功能。

(3)如同其他抗生素制剂一样,在本品疗程中,应对非敏感菌包括真菌所致的二重感染征象进行观察。

(4)用药期间如果发生过敏反应(如血管神经性水肿、皮肤反应、Stevens-Johnson 综合征及毒性表皮坏死等),应立即停药,并采取适当措施。

(5)治疗期间,若患者出现腹泻症状,应考虑假膜性肠炎发生。如果诊断确立,应采取相应治疗措施,包括维持水及电解质平衡、补充蛋白质等。

(6)FDA 对本药的妊娠安全性分级为 B 级。

(杨青青)

第八节　喹诺酮类

一、环丙沙星

1.药理作用

环丙沙星为杀菌剂,通过作用于细菌 DNA 螺旋酶的 A 亚单位,抑制 DNA 的合成和复制而导致细菌死亡。本品具广谱抗菌作用,尤其对需氧革兰阴性杆菌抗菌活性高,对肠杆菌科的大部分细菌,包括枸橼酸杆菌属、阴沟杆菌、产气肠杆菌、大肠埃希菌、克雷伯菌属、变形杆菌属、沙门菌属、志贺菌属、弧菌属、耶尔森菌等在体外具有良好抗菌作用。常对多重耐药菌也具有抗菌活性。对青霉素耐药的淋病奈瑟菌、产酶流感杆菌和莫拉菌属均具有高度抗菌活性。对铜绿假单胞菌等假单胞菌属的大多数菌株具抗菌作用。本品对甲氧西林敏感葡萄球菌具抗菌活性,对肺炎链球菌、溶血性链球菌和粪肠球菌仅具中等抗菌活性。对沙眼衣原体、支原体、军团菌具良好抗微生物作用,对结核分枝杆菌和非典型分枝杆菌也有抗菌活性。对厌氧菌的抗菌活性差。

2.适应证

①泌尿生殖系统感染,包括单纯性及复杂性尿路感染、细菌性前列腺炎、淋病奈瑟菌尿道炎或宫颈炎(包括产酶株所致者);②呼吸道感染,包括敏感革兰阴性杆菌所致的支气管感染及肺部感染;③胃肠道感染,由志贺菌属、沙门菌属、产肠毒素大肠埃希菌、嗜水气单胞菌、副溶血弧菌等所致者;④伤寒;⑤骨和关节感染;⑥皮肤软组织感染;⑦败血症等全身感染。

3.用法用量

成人常用量一日 0.2 g,每 12 h 静脉滴注 1 次,滴注时间不少于 30 min。严重感染或铜绿假单胞菌感染可加大剂量至一日 0.8 g,分 2 次静脉滴注。疗程:①尿路感染,急性单纯性下尿路感染 5～7 d;复杂性尿路感染 7～14 d;②肺炎和皮肤软组织感染,7～14 d;③肠道感染,5～7 d;④骨和关节感染,4～6 周或更长;⑤伤寒,10～14 d。

4.不良反应

(1)胃肠道反应:较为常见,可表现为腹部不适或疼痛、腹泻、恶心或呕吐。

(2)中枢神经系统反应:可有头昏、头痛、嗜睡或失眠。

(3)过敏反应:皮疹,皮肤瘙痒,偶可发生渗出性多形性红斑及血管神经性水肿。少数患者有光敏反应。

(4)偶可发生:①癫痫发作、精神异常、烦躁不安、意识混乱、幻觉、震颤;②血尿、发热、皮疹等间质性肾炎表现;③静脉炎;④结晶尿,多见于大剂量应用时;⑤关节损害与跟腱炎。

(5)少数患者可发生血清氨基转移酶升高、血尿素氮增高及周围血白细胞降低,多属轻度,并呈一过性。

5.注意事项

(1)由于目前大肠埃希菌对氟喹诺酮类药物耐药者多见,应在给药前留取尿培养标本,参考细菌药敏结果调整用药。

(2)本品大剂量应用或尿 pH 在 7 以上时可发生结晶尿。为避免结晶尿的发生,宜多饮水,保持 24 h 排尿量在 1200 mL 以上。

(3)肾功能减退者,需根据肾功能调整给药剂量,血肌酐清除率小于 30 mL/min,一次 0.2 g,每 18～24 h 1 次。

(4)应用氟喹诺酮类药物可发生中、重度光敏反应。应用本品时应避免过度暴露于阳光。如发生光敏反应需停药。

(5)肝功能减退时,如属重度(肝硬化腹腔积液)可减少药物清除,血药浓度增高,肝、肾功能均减退者尤为明显,均需权衡利弊后应用,并调整剂量。

(6)原有中枢神经系统疾患者,包括脑动脉硬化或癫痫及癫痫病史者均应避免应用,有指征时需仔细权衡利弊后应用。

(7)本品可透过血-胎盘屏障;也可分泌至乳汁中,其浓度可接近血药浓度。鉴于本药可引起未成年动物关节病变,在儿童中引起关节痛及肿胀,因此不用于未成年患者及妊娠、哺乳期妇女。

(8)FDA 对本药的妊娠安全性分级为 C 级。

二、左氧氟沙星

1.药理作用

本品为氧氟沙星的左旋体,其抗菌活性约为氧氟沙星的 2 倍,它的主要作用机制为抑制细菌 DNA 旋转酶活性,抑制细菌 DNA 复制。具有抗菌谱广、抗菌作用强的特点,对克雷伯杆菌、变形杆菌属、伤寒沙门菌属、志贺菌属、流感杆菌、部分大肠埃希菌、铜绿假单胞菌、淋球菌等有较强的抗菌活性;对部分葡萄球菌、肺炎链球菌、衣原体等也有良好的抗微生物作用。

2.适应证

适用于革兰阴性菌和革兰阳性菌中的敏感菌株引起的中、重度呼吸系统、泌尿系统、消化系统和皮肤软组织感染,败血症、伤寒、副伤寒、菌痢,以及由淋球菌、沙眼衣原体所致的尿道炎、宫颈炎等。

3.用法用量

静脉滴注,成人一次 0.1～0.2 g,一日 2 次,或遵医嘱,口服。

4.不良反应

偶见食欲缺乏、恶心、呕吐、腹泻、失眠、头晕、头痛、皮疹及血清谷丙转氨酶升高及注射局部刺激症状等,一般均能耐受,疗程结束后即可消失。

5.禁忌

对喹诺酮类药物过敏者及癫痫患者禁用。

6.注意事项

(1)性病患者治疗时,应进行梅毒血清学检查,以免耽误对梅毒的治疗。

(2)其他注意事项参阅环丙沙星。

三、莫西沙星

1.药理作用

本品为第四代喹诺酮类广谱抗菌药物,碳 7 位上氮双环结构加强了对革兰阳性菌抗菌作用,甲氧基则加强对厌氧菌的作用。

对常见的呼吸道病原菌、青霉素敏感和耐药的肺炎链球菌、嗜血杆菌属、卡他莫拉菌属以及肺炎支原体、肺炎衣原体和肺炎军团菌等均较敏感。

2.适应证

适用于敏感菌所致的呼吸道感染,包括慢性支气管炎急性发作,轻度或中度的社区获得性肺炎。

3.用法用量

成人每日 1 次,每次 400 mg,连用 5～10 d。

4.不良反应

本品不良反应有消化道反应、肝酶升高、神经精神系统反应、心电图 QTc 间期延长(心脏病患者慎用)以及光敏反应(较司氟沙星轻)。

5.禁忌

有喹诺酮类药物过敏史患者、哺乳期妇女、儿童禁用。

6.注意事项

(1)莫西沙星可能导致罕见但可致命的肝损伤风险,包括肝衰竭。肝损伤的症状包括腹痛、食欲丧失、皮肤和眼睛发黄、严重瘙痒、深色尿、浅色粪便。出现上述症状的患者应当立即停药并与医护人员联系。

(2)其他注意事项参阅环丙沙星。

四、吉米沙星

1.药理作用

本品为第四代氟喹诺酮类抗菌药,是一种广谱快速的杀菌剂,尤其增强了抗革兰阳性菌的作用,对肺炎链球菌显示出极强的抗菌活性,且抗菌活性不受 β-内酰胺类和大环内酯类抗生素敏感和耐药的影响。对耐甲氧西林的金黄色葡萄球菌和呼吸道病原菌如流感嗜血杆菌、黏膜炎莫拉菌和肺炎球菌有很好的疗效。吉米沙星抗肺炎链球菌的活性较环丙沙星、司氟沙星、格帕沙星和莫西沙星等要强;对青霉素和红霉素耐药的不同肺炎菌株的抗菌活性比环丙沙星高 16～64 倍;对流感嗜血杆菌、卡他莫拉菌、大肠埃希菌、肺炎克雷伯菌优于环丙沙星和左氧氟沙星。对军团菌、支原体、衣原体也有很强的活性,在临床上可用于呼吸道感染的治疗。另外,吉米沙星有良好的抗生素后效应(PAE)。

2.适应证

本品用于敏感菌株引起的下列感染。

(1)慢性支气管炎急性发作:由肺炎链球菌、流感嗜血杆菌及副流感嗜血杆菌或黏膜炎莫拉菌等敏感菌引起的慢性支气管炎的急性发作。

(2)社区获得性肺炎:由肺炎链球菌(包括多药抗性菌株)引起者。

3.用法用量

口服。

(1)慢性支气管炎急性发作期:一次 320 mg,一日 1 次,疗程 5 d。

(2)社区获得性肺炎:一次 320 mg,一日 1 次,疗程 7 d。

4.不良反应

本药可能使 QT 间期延长,尤其是有 QT 间期延长史、电解质紊乱、正在使用 Ⅰ A 或 Ⅲ 类抗心律失常药物或其他可延长 QT 间期的药物、心动过缓、急性心肌梗死等患者。

偶见中枢神经系统症状。

5.禁忌

对本药或其他氟喹诺酮类药物过敏者、18岁以下青少年、哺乳期妇女及妊娠期妇女禁用。

6.注意事项

(1)本药与其他氟喹诺酮类药物可能存在交叉过敏。

(2)以下患者慎用:①QT间期延长、心动过缓、急性心肌缺血等心脏疾病患者;②葡萄糖-6-磷酸脱氢酶缺乏患者。

(杨青青)

第十章　抗寄生虫病药

第一节　抗疟药

抗疟药是防治疟疾的重要手段。疟疾是由疟原虫引起的,主要经雌性按蚊叮咬传播的寄生虫性传染疾病。临床上以间歇性发作的寒战、高热、汗出热退,以及贫血和脾大为特点。根据致病疟原虫不同将疟疾分为间日疟、恶性疟、三日疟和卵形疟四种,流行区以间日疟为最广,三日疟和卵形疟相对较为少见,恶性疟是主要流行于热带、对人类危害性较大的一种疾病。目前尚未发现对疟原虫生活史的各个环节都具有强大杀灭作用的抗疟药。了解疟原虫生活史对于合理使用抗疟药,控制疟疾症状,阻止复发、传播及根治具有重要意义。

一、疟原虫的生活史及抗疟疾药作用环节

疟原虫的生活史可分为雌性按蚊体内的有性生殖阶段和人体内的无性生殖阶段。

(一)人体内的无性生殖阶段

1.原发性红细胞外期(原发性红外期)

受感染的雌性按蚊叮咬人时,子孢子随血液进入肝细胞,开始红细胞前期发育、繁殖,并生成大量裂殖子。此期不表现出临床症状,是疟疾的潜伏期,一般为 $10\sim14$ d。乙胺嘧啶对此期裂殖子有杀灭作用,可作为病因预防药。

2.继发性红细胞外期(继发性红外期)

良性疟原虫的子孢子分为速发型子孢子和迟发型子孢子,速发型子孢子完成原发性红细胞外期后,全部由肝细胞释放,进入红细胞内期。迟发型子孢子进入肝细胞后,则要经过一段时间的休眠后才开始发育和裂体增殖,是良性疟复发的根源。伯氨喹对迟发型子孢子有杀灭作用,能阻止间日疟和卵型疟的复发而起根治作用。而恶性疟和三日疟未发现迟发型子孢子,没有复发性。

3.红细胞内期(红内期)

裂殖子破坏肝细胞进入血液,侵入红细胞,经滋养体发育成裂殖体并破坏红细胞,释放出大量裂殖子及其代谢产物,加上红细胞破坏产生大量的变性蛋白质,刺激机体,引起寒战、高热等症状,即疟疾发作。裂殖子可再侵入红细胞进行发育,如此周而复始,每完成一个无性生殖周期,就引起一次症状发作。不同种类疟原虫完成无性生殖周期所需时间不同:恶性疟为 $36\sim48$ h,间日疟为 48 h,三日疟为 72 h。能杀灭此期疟原虫的药物有氯喹、奎宁和青蒿素等,属于症状控制药。

(二)雌性按蚊体内的有性生殖阶段

红内期疟原虫既不断进行裂体增殖,也产生雌、雄配子体。当按蚊在吸食疟疾患者的血液时,雌、雄配子体随血液进入蚊体,两者结合成合子,进一步发育产生子孢子移行至唾液腺内,成为感染人的直接传染源。伯氨喹对配子体有杀灭作用,乙胺嘧啶能抑制蚊体内配子体发育,

发挥控制疟疾传播和流行的作用。

二、抗疟药分类

（1）主要用于控制症状的抗疟药，代表药有氯喹、奎宁和青蒿素等。

（2）主要用于控制复发和传播的抗疟药，代表药为伯氨喹。

（3）主要用于病因预防的抗疟药，代表药为乙胺嘧啶。

三、常用抗疟药

（一）主要用于控制症状的抗疟药

1.氯喹

氯喹是人工合成的 4-氨基喹啉类衍生物。

（1）体内过程：口服吸收快而完全，1～2 h 血药浓度达高峰，抗酸药可干扰其吸收。红细胞内的浓度是血浆浓度的 10～25 倍，而在有疟原虫寄生的红细胞内的浓度又是正常红细胞内浓度的 25 倍，能有效杀灭红内期的裂殖体而迅速控制症状。该药广泛分布于全身组织，在肝、脾、肺、肾组织中的浓度是血浆浓度的 200～700 倍。主要在肝脏代谢，70% 原形药物及 30% 代谢产物从尿中排出，因其代谢和排泄较慢，故作用持久。

（2）药理作用。

1）抗疟：氯喹对几种疟原虫的红内期裂殖体均有较强的杀灭作用，能迅速有效地控制疟疾的临床发作，其特点是起效快、疗效高、作用持久。

氯喹的抗疟作用机制复杂，尚未完全阐明。目前认为：①氯喹高度浓集于疟原虫，在疟原虫溶酶体中的含量远远高出宿主溶酶体；②该药与核蛋白的结合力较强，其分子可插入疟原虫 DNA 双螺旋结构中，形成 DNA 氯喹复合物，干扰 DNA 复制和 RNA 转录，影响蛋白质的生成，加之氯喹是弱碱性药物，高度浓集于受感染的红细胞后，pH 提高，使消化血红蛋白的血红蛋白酶受损失，减弱疟原虫利用宿主血红蛋白的功能；③氯喹抑制血红素聚合酶活性，使有毒的血红素转化为疟色素受阻，以减少对人体的损害。

2）抗肠道外阿米巴病：氯喹能杀灭阿米巴滋养体，在肝脏内浓度比血药浓度高数百倍，对阿米巴肝脓肿有效，但对阿米巴痢疾无效。

3）免疫抑制：大剂量氯喹能抑制免疫反应，偶尔用于类风湿关节炎、系统性红斑狼疮等免疫功能紊乱性疾病。

（3）耐药性：恶性疟原虫对氯喹耐药性的分布几乎与恶性疟的地理分布一致，其耐药机制复杂，可能与其在作用靶位药物浓度的减少和药物自身代谢加速有关。

（4）临床应用。①控制疟疾：能迅速治愈恶性疟，控制间日疟的症状发作，是控制疟疾症状的首选药，也可用于症状抑制性预防；②肠道外阿米巴病：尤其对阿米巴肝脓肿有效；③结缔组织疾病：对盘状红斑狼疮和类风湿关节炎等有一定缓解作用。

（5）不良反应：服药剂量大或长期服用可引起视力障碍、进行性视网膜病变及对肝脏和肾脏的损害，少数患者可有精神病发作、白细胞减少和再生障碍性贫血表现。

2.青蒿素

青蒿素是我国科研人员 1972 年首次从黄花蒿中提取的一种含有过氧桥的倍半萜内酯。过氧桥结构是抗疟作用的必需基团。由于青蒿素结构特殊，具有抗疟作用效率高、速度快、毒性低并且与大部分其他类别的抗疟药无交叉耐药性等优点,WHO已经将青蒿素类药物的 7 d 疗程给药方案作为治疗恶性疟疾和体内敏感测定的标准方案,青蒿素及其衍生物已发展成为具有高效杀灭红内期裂殖体的抗疟药物。

(1)药理作用。

1)自由基的抗疟作用:青蒿素经活化后产生自由基,继而氧化性自由基与疟原虫蛋白络合形成共价键,使疟原虫蛋白失去功能,从而导致虫体的死亡。可能机制是血红素或 Fe^{2+} 催化青蒿素形成自由基,生成的氧自由基经过分子重排转化为以青蒿素碳原子为中心,碳自由基发挥其烷基化的作用,使疟蛋白烷基化。

2)对红内期疟原虫有直接杀灭作用:青蒿素的作用位点位于疟原虫的膜系结构,起到影响表膜线粒体等的功能,阻断宿主红细胞为其提供的营养,从而达到抗疟的目的。青蒿素及其衍生物对恶性疟原虫钙 ATP 蛋白 6(PfA-TP 6)具有强大且特异的抑制效果,通过抑制 PfA-TP 6,从而引发疟原虫胞质内 Ca^{2+} 水平升高,细胞也随之凋亡,从而起到抗疟作用。

(2)耐药性:青蒿素对间日疟和恶性疟原虫的红内期裂殖体有强大而迅速的杀灭作用,对红外期无效。与氯喹只有低度交叉耐药性,用于耐氯喹或耐多药的恶性疟有良好疗效。青蒿素也可诱发耐药性,但比氯喹慢。与长效磺胺或乙胺嘧啶合用,可延缓耐药性的发生。

(3)临床应用:主要用于间日疟、恶性疟的症状控制和耐氯喹虫株感染的治疗,也可用于治疗凶险型恶性疟如脑疟等。青蒿素治疗疟疾最大的缺点是复发率高,口服给药时近期复发率高达 30% 以上,可能与其消除快、代谢产物无抗疟活性有关。与伯氨喹合用可使复发率降至 10% 左右。

(4)不良反应:不良反应少见,少数患者有轻度恶心、呕吐及腹泻等表现。动物试验发现有胚胎毒性,孕妇慎用。

(5)药物相互作用:青蒿素与其他抗疟药之间存在相互作用,与奎宁合用抗疟作用相加,与甲氟喹合用为协同作用,与氯喹或乙胺嘧啶合用则表现为拮抗作用。

(二)主要用于控制复发和传播的药物

伯氨喹是人工合成的 8-氨基喹啉类衍生物。

1.药理作用

对疟原虫红外期和配子体均有较强的杀灭作用,是有效阻止复发、中断传播的药物,但对红内期作用较弱。伯氨喹的作用机制可能是通过损伤线粒体,促进氧自由基生成,或阻碍线粒体电子传递而发挥作用。通常需与氯喹等合用,疟原虫对此药很少产生耐药性。

2.临床应用

常与氯喹伍用,用于间日疟和卵型疟的根治。因对各种配子体有效,可用于防治疾病的传播,但需与红内期裂殖体杀灭药配伍。

3.不良反应

(1)毒性反应:该药毒性较大,治疗量可引起头晕、恶心、呕吐、腹痛等,偶见药热、粒细胞减少症等,停药后可消失。

(2)特异质反应:少数红细胞内缺乏葡萄糖-6-磷酸脱氢酶(G-6-PD)的特异质者可发生急性溶血性贫血和高铁血红蛋白血症。

(三)主要用于病因预防的抗疟药

乙胺嘧啶是目前用于疟疾病因性预防的首选药。

1. 药理作用

乙胺嘧啶对恶性疟及间日疟的原发性红细胞外期有效,是较好的病因预防药。本品对红细胞内期的抑制作用仅限于未成熟的裂殖体阶段,能抑制滋养体的分裂,但对已发育完成的裂殖体无效,故不能用以控制疟疾症状。此外,乙胺嘧啶虽不能直接杀灭配子体,但能抑制配子体在蚊体内发育,可起到阻断传播疟疾的作用。乙胺嘧啶的抗疟机制与抑制叶酸代谢的作用有关,该药是二氢叶酸还原酶抑制药,使二氢叶酸不能还原成四氢叶酸,进而阻碍核酸的合成,抑制细胞核的分裂而使疟原虫的繁殖受到抑制。乙胺嘧啶与二氢叶酸合成酶抑制药磺胺类或砜类合用,在叶酸代谢的两个环节上发挥双重抑制作用,使作用增强,并可延缓耐药性的发生。

2. 临床应用

主要用于疟疾的病因性预防,控制疟疾的流行。

3. 不良反应

治疗量不良反应少。长期较大量口服可致叶酸缺乏而影响消化道黏膜及骨髓等细胞的增殖功能,引起恶心呕吐、腹痛及腹泻;较严重者出现巨幼红细胞性贫血或白细胞减少。

(张庆霞)

第二节　抗阿米巴病药和抗滴虫病药

一、抗阿米巴病药

阿米巴病是由溶组织内阿米巴引起的寄生虫病。溶组织内阿米巴以滋养体和包囊两种形式存在于体内,前者是致病因子,后者是传播因子。成熟包囊随饮食进入小肠,经消化液作用释出小滋养体,并不断分裂繁殖。当机体抵抗力下降时,小滋养体侵入结肠壁发育成为大滋养体,引起肠黏膜坏死和溃疡,即肠阿米巴病,如阿米巴痢疾等。大滋养体也可随血流进入肝、肺、脑组织内引起继发性阿米巴病,即肠外阿米巴病,如阿米巴肝脓肿、肺脓肿和脑脓肿。目前抗阿米巴病药物主要作用于滋养体,对包囊作用差或无作用。按照药物的治疗效果,可将抗阿米巴药分为三类:①肠道内抗阿米巴病药,如喹碘方;②肠道外抗阿米巴病药,如氯喹;③兼有肠道内、外抗阿米巴病药,如甲硝唑。

(一)肠道内抗阿米巴病药

喹碘方是肠道内抗阿米巴病药。

1. 体内过程

喹碘方口服仅小部分经肠黏膜吸收,绝大部分直接随粪便排出。在肠腔内可达到较高浓度,有较强的抗阿米巴作用。在组织器官中分布较少,达不到有效的抗阿米巴浓度。

2. 药理作用

喹碘方只对滋养体有作用,对包囊无杀灭作用。喹碘方还具有广谱抗微生物作用,能通过抑制肠内共生的细菌使阿米巴生长繁殖发生障碍。

3. 临床应用

喹碘方用于治疗无症状或慢性阿米巴痢疾。对急性阿米巴痢疾及较顽固病例,宜与其他药物合用,达到根治效果。对肠外阿米巴病无效。

4.不良反应

常见不良反应为腹泻,一般于治疗第二至第三日开始,不需停药,数日后自动消失。故在开始治疗的 3～4 d 内应用小剂量。对碘过敏、甲状腺肿大及严重肝、肾功能不良者慎用。

(二)肠道外抗阿米巴病药

氯喹除主要用于抗疟疾外,也能杀灭阿米巴滋养体,对肠外阿米巴病有良好效果。口服吸收后,在肝、肺、脾和肾等组织内的浓度高于血浆数百倍,对治疗阿米巴肝脓肿、肺脓肿有效,用药后阿米巴病的体征和症状迅速消失。由于其在肠壁组织内分布较少,故对阿米巴痢疾无效。治疗量的氯喹毒性较低,但近年来发现有心脏停搏而死亡及严重视网膜病变的病例。

(三)兼有肠道内、外抗阿米巴病的药物

甲硝唑是兼有肠道内、外抗阿米巴病的药物。

1.体内过程

甲硝唑(又称灭滴灵)具有吸收快、有效浓度高、选择性强、排泄快等特点。可经口、静脉、直肠或阴道给药。口服吸收迅速且完全,一次口服 500 mg,1～3 h 血药浓度达高峰,生物利用度达 95% 以上。吸收后分布广泛,易进入组织和体液中,也可通过血脑屏障,在脑脊液中可达到治疗浓度。$t_{1/2}$ 为 8～10 h,血浆蛋白结合率约 10%。主要在肝脏代谢,60%～80% 的甲硝唑以原形和代谢产物主要经肾脏排泄,亦可经乳汁排泄。

2.药理作用

甲硝唑具有抗阿米巴作用,体外实验表明,1～2 μg/mL 浓度的甲硝唑,在 24 h 内可杀灭培养基内的滋养体。甲硝唑对肠内、外阿米巴滋养体有强大杀灭作用,对无症状排泄包囊者效果不如卤化喹啉类药物。甲硝唑对病原体的作用机制可能是通过抑制病原体中 DNA 合成或使已合成的 DNA 变性,从而导致病原体死亡。甲硝唑对革兰阳性和阴性厌氧杆菌、球菌都有较强的抗菌作用,对脆弱类杆菌尤为明显。甲硝唑还具有抗贾第鞭毛虫和抗幽门螺杆菌的作用。

3.临床应用

甲硝唑是治疗急性或慢性阿米巴病的首选药,对肠道内、肠外阿米巴病均有效,临床用于治疗急性阿米巴痢疾和阿米巴肝脓肿,治愈率几乎 100%,但对无症状的带包囊者无效。

临床也用于治疗厌氧菌引起的产后盆腔炎、败血症和骨髓炎,可与抗菌药合用防止妇科手术、胃肠外科手术时的厌氧菌感染。此外,还广泛应用于预防和治疗口腔厌氧菌感染。

甲硝唑亦用于治疗滴虫病、贾第鞭毛虫病、小袋纤毛虫病。

4.不良反应

不良反应较轻微。常见为胃肠道反应,包括恶心、食欲缺乏、腹痛、腹泻等。少数患者出现头晕、皮疹、红斑、瘙痒及白细胞减少。如发现有中枢神经中毒症状,如头痛、神经衰弱、运动失调等,应立即停药。有器质性中枢神经系统疾病和血液病患者、妊娠 3 个月内及哺乳期妇女禁用。

5.药物相互作用

该药可加强华法林和其他香豆素类药物的抗凝血作用,使凝血酶原时间延长,有出血危险。苯巴比妥和苯妥英钠能加速甲硝唑代谢,西咪替丁抑制本药的代谢。甲硝唑干扰乙醇代谢,服药期间饮酒可引起恶心呕吐、胸痛胸闷、呼吸困难、意识模糊等症状,故应禁酒。

二、抗滴虫药

抗滴虫药用于治疗阴道毛滴虫所引起的阴道炎、尿道炎和前列腺炎。目前治疗的主要药物为甲硝唑,但抗甲硝唑虫株正在增多。替硝唑也是高效低毒的抗滴虫药,还有乙酰砷胺、曲古霉素等。

甲硝唑除具有抗阿米巴滋养体作用外,还具有强大的杀灭滴虫作用,可口服或阴道给药。口服剂量即可杀死精液及尿液中的阴道毛滴虫,而不影响正常菌丛的生长,是治疗阴道滴虫病的首选药。阴道毛滴虫可通过性直接传播和使用公共浴厕等间接传播,应夫妇同时治疗,并注意个人卫生和经期卫生。

(张庆霞)

第三节　抗血吸虫病药和抗丝虫病药

一、抗血吸虫病药

血吸虫病由血吸虫感染所致,流行于长江流域及江南地区。根据感染程度、临床症状、宿主免疫状态、虫卵沉积部位及病程的不同,分为急性、慢性、晚期和异位血吸虫病。急性血吸虫病主要由接触疫水(含血吸虫尾蚴),经皮肤感染,主要表现发热和腹泻。慢性血吸虫病由多次接触疫水,少量反复感染,或急性血吸虫病经治疗未愈转变为慢性。治疗血吸虫病首选吡喹酮。

(一)吡喹酮

吡喹酮是人工合成的吡嗪异喹啉衍生物,具有高效、低毒、疗程短、能口服等优点,是当前治疗血吸虫病的首选药物。

1.体内过程

吡喹酮吸收快、降解快和排泄快。吡喹酮系脂溶性药物,易自肠道吸收,血药浓度达峰时间快,为 $0.5\sim1.5$ h。口服首过效应明显,生物利用度较低,血浆蛋白结合率达 80%,主要分布于肝脾等组织,可通过血脑屏障,但脑脊液中浓度低,在肝内迅速代谢,$t_{1/2}$ 为 $1\sim3$ h,代谢产物经肾脏排出,24 h 内可排出约 72%。

2.药理作用

吡喹酮对日本血吸虫、埃及血吸虫、曼氏血吸虫单一感染或混合感染均有良好疗效。本品对血吸虫成虫有迅速而强大的杀灭作用,血吸虫与其接触后肌肉活动兴奋,继而活动减弱和完全被抑制而挛缩,虫体发生痉挛性麻痹,失去附着于血管壁的能力,而从血管壁上脱落,并移行至肝脏被吞噬细胞消灭。对幼虫也有作用,但较弱。吡喹酮对其他吸虫如华支睾吸虫、姜片吸虫、肺吸虫也有显著杀灭作用,对各种绦虫感染及其幼虫引起的囊虫病(棘球蚴病)、包虫病也有不同程度的疗效。

吡喹酮的作用机制如下。①兴奋与挛缩作用:吡喹酮达到有效浓度时能选择性地增加虫体细胞膜对 Ca^{2+} 的通透性,促使 Ca^{2+} 内流,同时抑制肌质网对 Ca^{2+} 的摄取,使虫体细胞内

Ca^{2+}明显增加,引起虫体痉挛性麻痹,失去吸附能力,致使虫体脱离宿主组织;②损伤虫体皮层:较高浓度时,可引起虫体表膜损伤,使皮层细胞质突起肿胀,分泌体减少,出现巨大空泡,最终导致虫的皮层结构为空泡所取代;③对虫代谢的影响:吡喹酮损伤虫体可引起一系列的生化变化,如抑制葡萄糖的摄取、转运,糖原含量减少,使谷胱甘肽 S 转移酶、碱性磷酸酶活性降低等;④对宿主免疫反应的依赖:血吸虫皮层受吡喹酮作用被破坏后,暴露隐藏的抗原,在宿主防御机制参与下,导致虫体破坏、死亡。

3.临床应用

治疗各型血吸虫病,适用于慢性血吸虫病、急性血吸虫病和晚期血吸虫病的病原治疗。对日本血吸虫病,治愈率可达 98.0％～99.4％。也可用于华支睾吸虫病、肺吸虫病、姜片吸虫病和绦虫病等的治疗。

4.不良反应

不良反应轻微、短暂,一般在服药后短期内出现,可自行消失。主要有以下几个方面。

(1)神经系统的不良反应:以头晕、乏力和头痛为多见;其次是失眠、眩晕、多梦、多汗、肌肉颤动和肢体麻木等。个别患者在治疗过程中或治毕后出现昏厥、癫痫样发作、瘾症或精神病发作等。

(2)消化系统的不良反应:以腹痛和腹胀为多见;其次是恶心、呕吐、口干和腹泻等。

(3)心血管系统:治疗剂量的吡喹酮治疗后,5％～9％患者的心电图有变化,主要是 T 波低平、双相或浅倒,其次是早搏和 ST 段压低,一般于停药后 2～5 d 恢复至治前水平。

(二)硝硫氰胺

2.药理学

本品为近年合成的一种抗血吸虫病新药,对成虫有杀灭作用(可能由于虫体三羧酸循环代谢受到干扰,虫体缺乏能量供应,最后导致死亡),给药后第 2 日可见虫体全部"肝移"。对幼虫的作用较对成虫为弱,较大剂量才能阻止其发育为成虫。

3.适应证

用于各型血吸虫病。对急性血吸虫病患者,退热较快,有确实疗效。对慢性血吸虫病效果也好,6 个月后阴转率约为 80％～35.4％。对有并发症的患者也可应用。此外,对钩虫病、姜片吸虫病也有效。

5.不良反应

不良反应主要有腹胀、腹痛、食欲减退、恶心、呕吐、肝区压痛、头痛、头晕、失眠、多梦、神经衰弱综合征、肌无力、共济失调、自主神经功能紊乱等(停药后可恢复)。偶出现黄疸(可用一般利胆药及护肝药,多能较快恢复)。

6.禁忌证

精神病患者绝对禁用,妊娠、哺乳期妇女禁用;有功能性眩晕史者(如瘾症、神经衰弱)列为相对禁忌。

二、抗丝虫病药

寄生于人体的丝虫有八种,在我国流行的丝虫病病原体是寄生于淋巴系统的班氏丝虫和马来丝虫两种。丝虫病是由丝虫寄生于人体淋巴系统引起的一系列病变。丝虫病在感染早期表现为急性淋巴管炎、淋巴结炎、丹毒性皮炎、发作性发热等,晚期则出现淋巴管阻塞性病变,如乳糜尿、象皮腿样下肢肿胀、阴囊和睾丸鞘膜积液等。目前乙胺嗪是治疗丝虫病的首选药物,兼有杀微丝蚴和成虫作用。

(一)乙胺嗪

1.体内过程

乙胺嗪(又称海群生)口服后吸收快,也可经皮肤和眼结膜吸收。口服后 $1\sim2$ h 血药浓度达高峰,血浆 $t_{1/2}$ 约为 8 h。药物在体内分布均匀,大部分在体内氧化失活,给药 48 h 后几乎全部以原形药或代谢产物形式由肾脏排泄。反复给药无蓄积性,酸化尿液促进其排泄。

2.药理作用

乙胺嗪对班氏丝虫和马来丝虫均有杀灭作用,且对马来丝虫的作用优于班氏丝虫,对微丝蚴的作用胜于成虫。乙胺嗪体外对两种丝虫的微丝蚴和成虫并无直接杀灭作用,提示其杀虫作用依赖于宿主防御机制的参与。乙胺嗪分子中的哌嗪部分使微丝蚴组织发生超极化,失去活动能力而不能停留于宿主外周血液中,几乎全部聚集在肝脏,在肝窦状隙内被吞噬。乙胺嗪也可破坏微丝蚴的体表膜,暴露抗原,使其易遭受宿主防御功能的破坏。

3.临床应用

为治疗淋巴丝虫病的首选药物,亦可用于治疗罗阿丝虫病、盘尾丝虫病、热带嗜酸性细胞增多症(隐形丝虫病)和内脏幼虫移行症。

4.不良反应

乙胺嗪本身引起的不良反应轻微,常见厌食、恶心、呕吐、头痛、乏力等症状。但因大量微丝蚴和成虫被杀灭后会释放异性蛋白质,可出现畏寒、发热、头痛、肌肉关节酸痛、皮疹、瘙痒等不良反应,偶见过敏性喉头水肿、支气管痉挛。对有活动性肺结核、严重心脏病、肝脏病、肾脏病、急性传染病的患者及孕妇哺乳期妇女应暂缓治疗;对儿童有蛔虫感染者应先驱蛔虫。

(二)伊维菌素

伊维菌素是来自放线菌的半合成大环内酯化合物。

1.药理作用

伊维菌素是广谱抗寄生虫药。盘尾丝虫病患者应用后,皮肤和眼组织内微丝蚴快速而显著减少。班氏丝虫病患者应用后,血中微丝蚴快速转阴。相比乙胺嗪,该药疗效高、起效快,但对成虫无作用。

伊维菌素抗虫机制可能与促进虫体神经末梢突触前的 γ-氨基丁酸(GABA)释放,并与突触后膜的 GABA 受体结合,使 Cl^- 进入肌细胞,阻断 GABA 介导的神经信息的传递,引起虫体松弛性麻痹有关。

2.临床应用

伊维菌素主要用于盘尾丝虫病。对类圆虫、蛔虫、鞭虫和蛲虫感染也有很好的疗效,但对钩虫病疗效差。

3.不良反应

该药毒性较低。主要不良反应是微丝蚴死亡所致的免疫反应,严重程度与治疗前血中微丝蚴密度相关。偶见短暂的头痛、皮疹、瘙痒、关节肌肉痛、淋巴结肿痛、水肿、发热、乏力、恶心和呕吐等。剂量过大可引起瞳孔放大、嗜睡、肌肉活动受抑制、震颤、共济失调等。

(张庆霞)

第四节　抗肠蠕虫病药

肠蠕虫病是常见的一类寄生虫病。在肠道寄生的蠕虫有线虫类（如蛔虫、蛲虫、钩虫、鞭虫等）、绦虫类（如猪肉绦虫、牛肉绦虫等）和吸虫类（如布氏姜片吸虫、异形吸虫等）。在我国线虫类最为普遍，它们不仅可引起消化功能紊乱，而且可引起并发症，如胆道蛔虫症或蛔虫性肠梗阻，对人体危害很大。

一、甲苯达唑

甲苯达唑（Mebendazole）为高效、广谱抗肠蠕虫病药。

1. 药理作用

本品直接抑制虫体对葡萄糖的摄取，导致虫体内储存的糖原耗尽，虫体 ATP 缺乏，影响其生长繁殖而最终死亡。

2. 临床应用

本品为蛔虫病、蛲虫病、钩虫病及鞭虫病的首选药。对蛔虫、钩虫、蛲虫、鞭虫、绦虫和粪类圆线虫有效，对钩虫卵、蛔虫卵和鞭虫卵及幼虫有杀灭作用，用于上述肠道蠕虫单独或混合感染。

3. 不良反应及用药监护

一般不良反应少，少数患者有短暂的恶心、腹痛、腹泻、嗜睡、皮肤瘙痒等症。具有致畸作用，孕妇禁用。

二、阿苯达唑

阿苯达唑（Albendazole）又名丙硫咪唑，具有广谱、高效、低毒的特点。能杀灭多种肠道线虫、绦虫和吸虫的成虫及虫卵，用于多种线虫混合感染，疗效优于甲苯达唑。

1. 药理作用

本品作用机制基本同甲苯达唑，对蛔虫、蛲虫、钩虫、鞭虫和绦虫均有杀灭作用，对幼虫和虫卵亦有效。

2. 临床应用

本品具有广谱、高效、低毒的特点，是抗蛔虫和抗线虫的首选药。可用于治疗蛔虫病、蛲虫病、钩虫病和鞭虫病，也可治疗囊尾蚴病、棘球蚴病等；对蛲虫、鞭虫和粪类圆线虫，绦虫类的猪肉绦虫、牛肉绦虫及肠道外寄生虫病也有较好疗效；对脑囊虫症，也有较缓和的治疗作用。

3. 不良反应及用药监护

本品不良反应少，常见不良反应有上腹痛、恶心、呕吐、腹泻、头痛、嗜睡等，可自行缓解。动物实验有胚胎毒性和致畸作用，孕妇禁用。

三、左旋咪唑（驱钩蛔）

1. 药理作用

本品对多种线虫有杀灭作用，对蛔虫作用强，能抑制虫体琥珀酸脱氢酶活性，阻止延胡索酸还原为琥珀酸，减少能量生成，使虫体肌肉发生痉挛性麻痹，失去附着能力而排出体外。

2. 临床应用

本品主要用于治疗蛔虫病、钩虫病和蛲虫病，对丝虫病和囊虫病也有一定疗效。

3.不良反应及用药监护

本品不良反应多为暂时性,小剂量治疗蛔虫病时,可见恶心、呕吐、腹部不适、头痛、头晕、乏力等,可自行缓解;大剂量反复用药时,可出现发热、肌肉痛、关节痛、中性粒细胞和血小板减少或过敏反应。妊娠早期、肝功能异常者慎用。活动性肝炎患者禁用。

四、噻嘧啶(抗虫灵)

1.药理作用

本品能抑制虫体乙酰胆碱,造成神经肌肉接头处乙酰胆碱堆积,神经肌肉兴奋性增高,肌张力增强,使虫体肌肉麻痹,从而排出体外。

2.临床应用

本品对钩虫、绦虫、蛲虫、蛔虫、毛圆线虫感染均有较好疗效,但对鞭虫无效。本药用于治疗蛔虫病、钩虫病、蛲虫病及它们的混合感染,虫卵阴转率达 $80\%\sim90\%$。

3.不良反应及用药监护

本品口服吸收少,全身毒性很小。偶有腹部不适、恶心、呕吐、腹痛、腹泻等胃肠道反应。也可见头晕、头痛、胸闷、皮疹和氨基转移酶升高等。孕妇与婴幼儿不宜服用。急性肝炎、肾炎、严重心脏病、动脉硬化及严重溃疡病史者慎用。

五、哌嗪

哌嗪(Piperazine)为常用驱蛔虫药,临床上常用枸橼酸哌嗪(驱蛔灵)。

1.药理作用

本品通过阻断神经肌肉接头处的胆碱受体,阻碍乙酰胆碱对虫体肌肉的兴奋作用,从而引起虫体肌肉松弛麻痹,可随肠蠕动而排出体外。

2.临床应用

本品对蛔虫和蛲虫有较强的驱除作用,尤其适合儿童使用。对合并有溃疡病、早期胆道蛔虫症者或不完全性肠梗阻者均可使用。

3.不良反应及用药监护

本品不良反应小,毒性很低,治疗量时偶见恶心、呕吐、荨麻疹等。若剂量大时,可引起头晕、震颤、乏力、共济失调等症状,严重者可见癫痫发作、视力障碍、脑电图异常等神经系统反应。有肝肾功能不全、神经系统疾病或癫痫史者禁用。

六、氯硝柳胺(灭绦灵)

1.药理作用

本品能抑制绦虫线粒体体内 ADP 的无氧磷酸化作用,阻碍产能过程,也能抑制葡萄糖摄取,从而杀死绦虫头节和近端节片,但不能杀死节片中的虫卵。

2.临床应用

本品对牛肉绦虫、猪肉绦虫、阔节裂头绦虫和短膜壳绦虫感染都有良好疗效,尤其对牛肉绦虫的疗效为佳。

3.不良反应及用药监护

本品偶见头晕、胸闷、恶心、腹部不适、发热、瘙痒等不良反应。

(刘　静)

第十一章 解热镇痛药和非甾体抗炎药

第一节 解热镇痛药

解热镇痛药从化学结构上主要可分为水杨酸类、苯胺类及吡唑酮类。这三类化合物的解热镇痛作用发现都比较早,临床上应用的时间均较久。水杨酸类由于其毒性较低,应用较广,苯胺和吡唑酮类由于毒性和不良反应大,应用不如水杨酸类广泛,有些品种已经在临床上停止使用。本节主要介绍水杨酸类和苯胺类。

一、水杨酸类——阿司匹林

化学名:2-(乙酰氧基)苯甲酸,又名乙酰水杨酸。

(一)性状

白色结晶或结晶性粉末,无臭或微带乙酸臭,味微酸。在乙醇中易溶,在三氯甲烷和乙醚中微溶,在碱溶液中溶解,但同时水解。具有酸性,遇湿气即缓缓水解。熔点135℃~140℃。

阿司匹林是水杨酸类解热镇痛药的代表,水杨酸盐药用的历史可追溯到19世纪,在1838年水杨酸被首次从植物中提取出来。实际上,早在公元前15世纪就有记载人们通过咀嚼柳树皮可减轻疼痛。1860年Koble首次合成水杨酸,从此开辟了一条大量、廉价生产水杨酸的途径。随后水杨酸的衍生物在临床上开始使用,1875年以水杨酸钠的形式作为解热镇痛和抗风湿药在临床应用,为了克服水杨酸钠严重的胃肠道不良反应,1898年德国化学家霍夫曼合成了毒性较小的乙酰水杨酸即阿司匹林,它的解热镇痛作用比水杨酸钠强,而不良反应较小,因此作为一个优良的解热镇痛及抗风湿药物在临床得到广泛使用。

(二)化学性质

本品结构中含有酯基可以水解生成水杨酸,后者对人体有较大的毒性和不良反应,且较易为空气氧化,药物在空气中可逐渐变为淡黄、红棕甚至深棕色。水溶液水解氧化变色更快。其原因是分子中酚羟基被氧化成醌型有色物质。碱、光线、升高温度及微量铜、铁等离子可促进反应进行。因此,要注意成品的贮存温度、湿度等条件。

本品结构中含有游离羧基,可采用直接中和滴定法测含量,并防止水解,温度不要超过10℃。本品的水溶液加热放冷后,与三氯化铁溶液反应,呈紫堇色。本品的碳酸钠溶液加热放冷后,与稀硫酸反应,析出白色沉淀,并发出乙酸臭气,可用于鉴别。

在生产中,本品结晶中可能残留未反应的水杨酸,可采用与铁盐产生紫堇色检查其存在。本反应可以作为中间体质量控制的方法。

原料水杨酸中可能带入脱羧产物苯酚及水杨酸苯酯。在反应过程中可能生成不溶于碳酸钠的乙酸苯酯、水杨酰苯酯和乙酰水杨酰苯酯,按照药典规定应检查碳酸钠中的不溶物。

(三)作用机制

研究表明,本品为不可逆的前列腺素(PG)合成酶即花生四烯酸环氧合酶的抑制剂,而环氧合酶是合成 PG 不可缺少的催化剂,本品通过选择性地使环氧合酶乙酰化,抑制环氧合酶的活性而阻断 PG 的合成。

(四)药理作用及临床用途

经过长期的临床应用,证明本品为有效的解热镇痛药,现仍广泛用于治疗感冒引起的发热、头痛、神经痛、关节痛、急性和慢性风湿痛及类风湿痛等,为治疗风湿热、风湿性关节炎及类风湿性关节炎首选药。此外,阿司匹林由于抑制花生四烯酸环氧合酶的活性,因此能抑制血小板中血栓素 A_2(TXA_2)的合成,具有抗血栓形成和抗血小板凝聚的新用途,现阿司匹林已被批准用于心血管系统疾病的预防和治疗。建议使用小剂量用于防治冠状动脉血栓形成和脑血栓,减少缺血性心脏病发作和复发危险。

(五)不良反应

胃肠道反应,常见恶心、呕吐、上腹部不适、消化不良、腹泻、畏食(厌食)、胃痛及散在性胃溃疡,并引起胃肠道出血。这主要是由于游离羧基存在的缘故,故可将阿司匹林制成盐、酰胺或酯供临床使用。血液系统毒性,表现为血小板减少、溶血性贫血、缺铁性贫血及出血时间延长。过敏反应,偶有皮疹、哮喘、血管神经性水肿或黏膜充血等。

(六)药物相互作用

水杨酸与某些血浆蛋白结合率高的药物合用时,相互竞争与血浆蛋白的结合,提高这些药物的游离型血药浓度,使其作用或毒性增强。如增强香豆素的抗凝血作用,易致出血;增强甲苯磺丁脲的降血糖作用,易致低血糖。本药还可影响氨甲蝶呤从肾小管的分泌而增强其毒性。呋塞米竞争肾小管分泌系统而使水杨酸排泄减少,造成蓄积中毒。

本品可以和某些碱性药物如碳酸氢钠发生作用。口服时,常与抗酸药同服,以减低其酸性,降低胃肠道的不良反应,并能增进吸收和排泄。

(七)制剂规格

片剂:每片 0.05 g;0.1 g;0.2 g;0.3 g;0.5 g。肠溶片:每片 40 mg;0.15 g;0.3 g;0.5 g。肠溶胶囊:每粒 40 mg;0.15 g;0.3 g;0.5 g。泡腾片:每片 0.3 g;0.5 g。栓剂:每粒 0.1 g;0.3 g;0.45 g;0.5 g。散剂:每袋 0.1 g;0.5 g。

二、苯胺类——对乙酰氨基酚

化学名:N-(4-羟基苯基)乙酰胺,又名扑热息痛。

(一)性状

白色结晶或结晶性粉末,无臭,味微苦。在热水或乙醇中易溶,在丙酮中溶解,在冷水中略溶。饱和溶液呈酸性。熔点 168℃～172℃。

(二)化学性质

本品为酰胺类化合物,固体在空气中稳定,水溶液中的稳定性与溶液的 pH 有关,在 pH6 时最为稳定,在潮湿及酸碱性条件下稳定性较差,酰胺可发生水解,水解产物为对氨基酚,可进一步发生氧化降解,生成亚胺醌类化合物,颜色逐渐变成粉红至棕色,最后为黑色,故制备和保存时要注意。

本品含有游离羟基,其水溶液与三氯化铁溶液反应,呈蓝紫色,是用于鉴别的法定方法。

其稀盐酸溶液与亚硝酸钠反应后,再与碱性 β-萘酚反应,显红色。此为水解产物对氨基酚的重氮化-偶合反应。

上述两个方法均可作为本品的鉴别反应。

本品成品中可能含有少量中间体对氨基酚，或因贮存不当成品部分水解也会带入对氨基酚，故药典规定检查对氨基酚，含量不得超过十万分之五，该杂质可与亚硝酰铁氰化钠试液作用显色。

（三）药理作用及临床用途

本品为苯胺类解热镇痛药，为非那西丁在体内的活性代谢物。本品的解热镇痛作用缓和持久，为一良好的解热镇痛药，但无抗感染作用，常作为感冒药物的复方成分之一。临床主要用于发热、头痛、风湿痛、神经痛及痛经等。它的解热镇痛作用与阿司匹林相当或稍低。无抗感染作用可能归因于本品只能抑制中枢神经系统的 PGs 合成，而不影响外周系统 PGs 合成。

（四）体内过程

本品的代谢途径如下：

（1）在儿童主要成硫酸酯，在成人为葡萄糖醛酯。

（2）小部分代谢物为 N-羟基对乙酰氨基酚，进一步转化为毒性代谢物 N-乙酰基亚胺醌，此代谢物在正常情况下可与肝内谷胱甘肽结合而解毒，而大剂量或超剂量服用本品时，因肝中贮存的谷胱甘肽被消耗，N-乙酰基亚胺醌与巯基等亲核基团反应，在肝蛋白质上形成可导致肝坏死的共价加成物。过量服用本品可导致肝、肾小管坏死和低葡萄糖昏迷。已发现各种含有巯基的化合物可以对过量服用本品产生的毒性有解救作用。

（五）不良反应

治疗量时不良反应较少见，偶见皮疹、畏食、恶心、呕吐或高铁血红蛋白血症、粒细胞减少等。大剂量可引起急性肝坏死（急性重型肝炎）。过量长期使用可见肾毒性、肝脏损害，甚至肝坏死及肾乳头坏死、肾衰竭等。3 岁以下儿童及新生儿因肝肾功能发育不全，应避免使用。

（六）制剂规格

片剂：每片 0.1 g；0.3 g；0.5 g。胶囊：每粒 0.3 g。口服液：每支 0.25 g（10 mL）。栓剂：每粒 0.15 g；0.3 g；0.6 g。

对乙酰氨基酚优于阿司匹林之处在于，可用于对阿司匹林不能耐受或过敏的患者，对对乙酰氨基酚有很好的耐受性，没有阿司匹林对胃黏膜的刺激作用和引起胃及十二指肠出血等不良反应。

（杨先贵）

第二节　非甾体抗炎药

炎症是机体抗炎的一种防御性病理反应，主要表现为红肿，疼痛等。本节所介绍的药物主要用来治疗胶原组织疾病，如风湿、类风湿性关节炎、风湿热、骨关节炎、红斑狼疮和强直性脊柱炎等疾病的非甾体类药物。除苯胺类之外，解热镇痛药多具有抗炎作用，但长期大量使用有胃肠道反应，对凝血及造血系统也有严重的不良反应。因此在寻找作用较强、不良反应较少的抗炎药物方面进行了大量的研究工作。从 20 世纪 40 年代起，抗炎药物的研究和开发得到了迅速的发展,许多新药物不断涌现。本节主要介绍吡唑酮类、邻氨基苯甲酸类、吲哚乙酸类、芳基烷酸类、1,2-苯并噻嗪类及其他结构类型的非甾体抗炎药(NSAIDs)。

一、邻氨基苯甲酸类——甲芬那酸

化学名:N[(2,3-二甲基苯基)氨基]苯甲酸,又名甲灭酸、扑湿痛。

(一)性状

白色或类白色结晶性粉末,味微苦,无臭。在乙醚中略溶,在乙醇及三氯甲烷中微溶,在水中不溶。熔点230℃~231℃。

(二)化学性质

本品的三氯甲烷溶液在紫外灯下呈强烈绿色荧光;本品的硫酸溶液,与重铬酸钾反应,显深蓝色,随即变为棕绿色,可作为鉴别反应。

(三)药理作用及临床用途

本品是水杨酸的羟基被氨基取代的衍生物,具有很强的镇痛和抗炎作用,主要用于风湿性、类风湿性关节炎。

(四)不良反应

偶见胃部不适、腹泻、皮疹。可加重哮喘,哮喘患者慎用。

(五)制剂规格

片剂:每片0.2 g。

甲芬那酸还有一系列结构类似的药物,如甲氯芬那酸、氯芬那酸与氟芬那酸等。

二、吲哚乙酸类——吲哚美辛

化学名:1-(4-氯苯甲酰基)-5-甲氧基-2-甲基-1H-吲哚-3-乙酸,又名消炎痛。

(一)性状

类白色或微黄色结晶性粉末,几乎无臭,无味。溶于丙酮,略溶于乙醚、乙醇、三氯甲烷及甲醇,微溶于苯,极微溶于甲苯,几不溶于水,可溶于氢氧化钠溶液。熔点158℃~162℃。

(二)化学性质

本品固体在室温下空气中稳定,但对光敏感,应注意避光贮存。水溶液在pH 2~8时较稳定。由于分子中有芳酰胺结构,可被强酸或强碱水解,生成对氯苯甲酸和5-甲氧基-2-甲基吲哚-3-乙酸,后者脱羧生成5-甲氧基-2,3-二甲基吲哚,吲哚类的分解物还可进一步被氧化成有色物质。本品的氢氧化钠溶液与重铬酸钾溶液和硫酸反应,呈紫色。与亚硝酸钠和盐酸反应,呈绿色,放置后渐黄,可作为鉴别方法。本品含游离羧基,用中和滴定法可测其含量。

(三)药理作用及临床用途

本品为吲哚类非甾体抗炎药,是很强的前列腺素合成酶抑制剂。抗炎作用强于阿司匹林。对风湿性关节炎、类风湿性关节炎有消炎镇痛作用。

对痛风性关节炎及骨关节炎疗效更佳。临床主要用于水杨酸类疗效不明显或不易耐受的风湿性关节炎、骨关节炎、强直性脊柱炎、癌症发热以及胆绞痛、输尿管结石引起的绞痛等。也用于慢性肾炎、肾小球肾炎、肾病综合征等。

(四)不良反应

不良反应较严重,对胃肠道刺激性强、造血功能障碍及过敏反应等。

(五)制剂规格

肠溶片剂：每片 25 mg。胶囊剂：每粒 25 mg。胶丸：每丸 25 mg。栓剂：每粒 25 mg；50 mg；100 mg。控释胶囊：每粒 25 mg；75 mg。乳膏剂：每支 100 mg(10 g)。

在对吲哚美辛的结构改造中，将其母环上的氢原子以电子等排体-CH＝替换，得到衍生物舒林酸，该药是一个前体药物，在体外无活性，在体内代谢成甲硫化物而显示活性，但强度不及后者的一半。其特点为作用较持久，不良反应比吲哚美辛小，为目前临床广泛使用的长效消炎镇痛药。

三、芳基乙酸类——双氯芬酸钠

化学名：2-[(2,6-二氯苯基)氨基]苯乙酸钠，又名双氯灭痛。

(一)性状

白色或类白色结晶性粉末，无臭，几乎无味，对舌稍有刺激。稍溶于水，易溶于甲醇或乙醇，不溶于乙醚或甲苯。有吸湿性，注意防潮贮存。

(二)作用机制

本品具有 3 种作用机制：

(1)抑制花生四烯酸环氧合酶系统，导致 PGs 和血小板生成的减少。

(2)抑制脂氧酶，该酶能导致白三烯(引起变态反应、加强炎性症状的物质)的生成，特别是对白三烯 B4 本身的抑制作用更强。

(3)抑制花生四烯酸(生成前列腺素和血栓素的前体物质)的释放和刺激花生四烯酸的再摄入，减少花生四烯酸数量。

(三)药理作用及临床用途

本品具有抗炎、镇痛和解热功能，是一种新型的强效消炎镇痛药，其镇痛、消炎及解热作用比吲哚美辛强 25 倍，比阿司匹林强 26～50 倍。特点为药效强，不良反应少。且本品剂量小，个体差异小，口服吸收迅速，服后 1～2 h 内血药浓度达峰值。排泄快，长期应用无蓄积作用。用于类风湿性关节炎、神经炎、红斑狼疮及癌症、手术后疼痛以及各种原因引起的发热。

(四)不良反应

可引起腹痛、腹泻、恶心等胃肠道反应。偶见头痛、头晕、氨基转移酶升高。少见的有肾功能下降。罕见皮疹、胃肠道出血、过敏反应。有导致骨髓抑制或使之加重的可能。

(五)制剂规格

片剂：每片 25 mg。栓剂：每粒 50 mg。注射液：每支 75 mg(2 mL)。乳胶剂 1％。

属于芳基乙酸类的非甾体抗炎药还有芬氯酸，其镇痛消炎作用与阿司匹林相似。此外，吡咯乙酸衍生物的托美汀及氯那唑酸也具有较好的抗炎作用。

四、芳基丙酸类

(一)布洛芬

化学名：2-(4-异丁基苯基)-丙酸，又名异丁苯丙酸。

1.性状

白色结晶性粉末，有异臭，无味，易溶于乙醇、乙醚、三氯甲烷及丙酮，几乎不溶于水，易溶于氢氧化钠及碳酸钠溶液中。熔点 74.5℃～77.5℃。

2.化学性质

本品与氯化亚砜作用后,与乙醇成酯,在碱性溶液中与盐酸羟胺作用生成羟肟酸,羟肟酸在酸性溶液中与三氯化铁作用,生成紫红色的羟肟酸铁,可作为鉴别方法。

分子中含有游离羧基,用中和滴定法可测定其含量。

3.药理作用及临床用途

本品的作用机制是抑制 PGs 的生物合成,其消炎作用与阿司匹林、吲哚美辛相似,为临床常用的镇痛消炎药。它具有光学活性,临床使用消旋体,适用于治疗风湿性及类风湿关节炎、骨关节炎、咽喉炎及支气管炎等。

4.不良反应

不良反应较轻,偶见轻度消化不良、皮疹、胃肠道溃疡及出血、氨基转移酶升高。胃与十二指肠溃疡患者慎用。

5.制剂规格

片剂(胶囊):每片(粒)0.1 g;0.2 g;0.3 g。缓释胶囊:每粒 0.3 g。颗粒剂:每袋 0.1 g;0.2 g。干混悬剂:每瓶 1.2 g(34 g)。糖浆剂:每支 0.2 g(10 mL)。口服液:每支 0.1 g(10 mL)。混悬剂:每瓶 2.0 g(100 mL)。搽剂:每瓶 2.5 g(50 mL)。栓剂:每粒 50 mg;100 mg。

自从发现布洛芬的镇痛抗炎作用后,人们注意到芳基丙酸这一非甾体抗炎药的基本结构,于是相继开发了许多优良的品种,而且新的药物还在不断问世。

(二)萘普生

化学名:(＋)-α-甲基-6-甲氧基-2-萘乙酸,又名消痛灵。

1.性状

白色结晶性粉末,无臭或几无臭。本品在甲醇、乙醇、三氯甲烷中溶解,在乙醚中略溶,水中几乎不溶。熔点 153℃~158℃,比旋度为＋63°~＋68.5°。

2.化学性质

本品在日光照射下缓慢变色,故需避光保存。

本品是一个具有光学活性的药物,合成时得到的是消旋体,经拆分后获得临床用上使用的 S(＋)异构体。

3.药理作用及临床用途

本品的作用机制为抑制环氧合酶的活性,而阻断 PGs 的合成,也抑制炎性介质的释放。其抑制 PGs 生物合成的作用强度是阿司匹林的 12 倍,是保泰松的 10 倍,布洛芬的 3~4 倍,但比吲哚美辛低,大约为 1/300。消炎作用强于阿司匹林、保泰松、吲哚美辛等,也具有抑制血小板凝集作用。对于类风湿性关节炎、骨关节炎、强直性脊柱炎、痛风、运动系统(如关节、肌肉及肌腱)的慢性疾病及轻、中度疼痛如痛经等,均有肯定疗效。中度疼痛可于服药后 1 h 缓解,镇痛作用可持续 7 h 以上。对于风湿性关节炎及骨关节炎的疗效,类似阿司匹林。对因贫血、胃肠系统疾病或其他原因不能耐受阿司匹林、吲哚美辛等消炎镇痛药的患者,用本药常可获满意效果。

4.不良反应

主要为胃肠道轻度和暂时不适。偶见恶心、呕吐、消化不良、便秘、胃肠道出血、失眠或嗜睡、头痛、头晕、耳鸣、瘙痒、皮疹、血管神经性水肿、视觉障碍及出血时间延长,一般不需中断治疗。

5.制剂规格

片(胶囊)剂:每片(粒)0.1 g;0.125 g;0.25 g。缓释片(胶囊)每片(粒):0.25 g。注射剂:每支 100 mg(2 mL);200 mg(2 mL)。栓剂:每粒 0.25 g。

五、1,2-苯并噻嗪类(昔康类)——吡罗昔康

化学名:2-甲基-4-羟基-N-(2-吡啶基)-2H-1,2-苯并噻嗪-3-甲酰胺-1,1-二氧化物,又名炎痛喜康。

(一)性状

白色或微黄色的结晶性粉末,无臭,无味。在三氯甲烷中易溶,丙酮中略溶,乙醇或乙醚中微溶,水中几乎不溶,在酸中溶解,碱中略溶。熔点 198℃～202℃。

(二)化学性质

本品分子中含有烯醇羟基,其三氯甲烷溶液与三氯化铁反应,显玫瑰红色,可作为鉴别反应。

(三)药理作用及临床用途

本品能抑制多核白细胞向炎症部位迁移和抑制这些细胞中溶酶体酶的释放,它也能抑制诱导血小板聚集和抑制花生四烯酸环氧合酶的活性,从而抑制 PGs 的生物合成。本品有较强的抗炎、镇痛和抗风湿作用。抗感染作用比保泰松和萘普生强,与吲哚美辛相似,镇痛作用比布洛芬、萘普生强,与阿司匹林相似。口服吸收迅速、完全。临床上主要用于类风湿关节炎、骨关节炎等。

(四)制剂规格

片(胶囊)剂:每片(粒)10 mg;20 mg。注射剂:每支 20 mg(2 mL)。

六、其他类

由于 COX-2 和 COX-1 的分布部位及作用不一样,因此它们的抑制剂也存在不同的功效,研究证明选择性 COX-2 抑制剂能够避免一般 NSAIDs 的胃肠道不良反应,因此选择性 COX-2 抑制剂的研究、开发及应用已成为近年来 NSAIDs 的一个研究热点。人们对合成的许多 COX-2 抑制剂进行活性筛选,发现了许多具有药用价值的化学实体。

临床试验说明这类药物的疗效等同于或优于传统的 NSAIDs 类药物,胃肠道耐受性也均有所改善,因此一时成为治疗炎症的一个不错的选择,如万络(Rofccoxib,罗非昔布)、西乐葆(Celecoxib20,塞来昔布)等,在市场上均有好的销售业绩,但是该类药物仍然存在着诸如消化不良、心脑血管损害及肾功能损害等不良反应。2004 及 2005 年万络和 Bextra 从市场撤出。美国 FDA 对包括 COX-2 抑制剂在内的所有 NSAIDs 标签上都要求增加一个黑框,警告可能引发心血管疾病风险,选择性 COX-2 抑制剂的发展面临着严峻的考验。

总之,目前抗炎药物的研究领域还存在着局限性,无论是传统的 NSAIDs 还是新型的 NSAIDs 都存在着不足之处。相信随着现代科学的高速发展,在相关学科的推动下,对炎症的发生机制必然会有新的发现,新的高效低毒的 NSAIDs 将会不断地加入治疗炎症的行列中来。

(杨先贵)

第十二章　利尿药和脱水药

第一节　利尿药

利尿药(diuretics)作用于肾脏,增加电解质和水分的排出,即促进肾脏排泄尿液功能而产生利尿作用。临床常用于不同病因引起的全身性水肿,如肾脏疾病、心力衰竭、肝硬化等引起的水肿,也用于其他疾病如高血压、肾性尿崩症和特发性高钙尿症等的治疗。

一、高效能利尿药

高效能利尿药又称襻利尿药,主要作用于髓襻升支粗段,是目前最有效的利尿药。常用药物有呋塞米、依他尼酸、布美他尼。

1.呋塞米

呋塞米(Furosemide)吸收迅速,口服 20~30 min,静脉注射 5 min 后生效,持续 2~3 h,主要以原形经近曲小管分泌随尿排出。血浆蛋白结合率高达 95%~99%,约 10% 在体内代谢,大部分以原形由肾近曲小管分泌排泄。反复给药不易在体内蓄积。

(1)药理作用:呋塞米作用于髓襻升支粗段,与 Na^+-K^+-$2Cl^-$ 共转运子结合并抑制其功能,因而抑制 NaCl 的重吸收,降低肾脏对尿液的稀释和浓缩功能,从而发挥强大的利尿作用。其特点是作用强、起效快、维持时间短。由于排 Na^+ 较多,排 K^+ 也较多,易引起低血钾、低血钠。由于 Cl^- 的排出,易出现低氯性碱中毒。呋塞米还促进 Ca^{2+}、Mg^{2+} 排出,长期使用可使某些患者产生明显的低镁血症。呋塞米可使尿酸排出减少。

能扩张肾血管,降低肾血管阻力,增加肾血流量,肾衰竭时作用明显;还能扩张全身小静脉,减轻心脏负荷,降低左室充盈压,减轻肺水肿。其作用机制尚不完全清楚,可能与该药促进前列腺素合成有关。

(2)临床应用。

1)严重水肿:可治疗心、肝、肾等各类水肿,主要用于其他利尿药无效的顽固性水肿和严重水肿。因易引起电解质紊乱,所以对于一般的水肿不宜常规使用。

2)急性肺水肿和脑水肿:静脉注射呋塞米后,能迅速扩张血管,降低外周阻力,回心血量减少,使心脏负荷减轻,消除因左心衰竭引起的急性肺水肿。同时由于利尿使血液浓缩,血浆渗透压增高,利于脑水肿的消除,对脑水肿合并心力衰竭者尤为适用。

3)急、慢性肾衰竭:静脉注射呋塞米可增加尿量和 K^+ 的排出,其强大的利尿作用可冲洗肾小管,减少其萎缩和坏死,对急性少尿性肾衰竭早期有较好的防治作用,但不延缓肾衰竭的进程。大剂量呋塞米可以治疗慢性肾衰竭,可使尿量增加,在其他药物无效时,仍然能产生作用。但禁用于无尿患者。

4)加速毒物排出:通过利尿,可加速毒物随尿液排出。主要用于经肾排泄的苯巴比妥、水杨酸类等药物中毒。

5)高钙血症:本类药可以抑制 Ca^{2+} 的重吸收而降低血钙。对控制高钙血症有一定的临床意义。高钙危象时,可静脉注射呋塞米。

（3）不良反应及用药监护。

1)电解质紊乱最常见,主要由于强大的利尿作用引起低血容量、低血钠、低血钾、低氯性中毒等。其中低钾血症最为多见,可增加强心苷对心脏的毒性,诱发肝性脑病。应注意及时补钾或加服保钾利尿药。当低血 K^+ 和低血 Mg^{2+} 同时存在时,须先纠正低血 Mg^{2+}。长期用药还可引起高尿酸血症而诱发或加重痛风。用药时应观察用药后每日尿量,记录 24 h 出入量及每日体质量变化情况。多食用含钾丰富的食物,如香蕉、苹果、橘子、鱼肉等。及时检查血、电解质变化,用药期间有低钾、低钠等症状时,及时口服或静脉补充,也可联合使用保钾利尿药。

2)耳毒性:耳毒性呈剂量依赖性,可引起眩晕、耳鸣、听力减退或暂时性耳聋,肾功能减退或大剂量静脉注射时尤易发生。耳毒性的发生可能与内耳淋巴液电解质成分改变有关。故静脉注射应缓慢,并应避免与氨基糖苷类抗生素等具有耳毒性的药物同时使用,以防止加剧听力损害。用药时若大剂量应用高效能利尿药时避免静脉快速推注和滴注,大剂量重复使用时应间隔一定的时间。告知患者,出现听力下降或耳鸣时应及时报告医生或护士。一旦发现耳毒性症状立即停药。

3)胃肠反应:表现为恶心、呕吐、腹痛、腹泻,甚至胃肠出血等,久服可诱发溃疡,宜餐后服用。

4)高尿酸血症:长期利尿后可导致高尿酸血症,并诱发痛风。主要与利尿后血容量减少,尿酸经近曲小管的重吸收增加有关。长期用药时多数患者可出现高尿酸血症,但临床痛风的发生率较低。用药前询问患者有无痛风史,痛风患者禁用。饮食上限制高嘌呤食物,如肝脏、肾、胰、脑等动物脏器以及浓肉汤、鸡汤、鱼子等,并应注意监测患者尿酸水平。

5)其他:偶见过敏表现,如皮疹、剥脱性皮炎、粒细胞减少、血小板减少、间质性肾炎等。严重肝肾功能不全、糖尿病、痛风及小儿慎用。

2. 布美他尼

布美他尼(Bumetanide)的作用部位、作用机制、电解质丢失和作用特点均与呋塞米的相似,具有高效、速效、短效和低毒的特点。

利尿强度为呋塞米的 40～60 倍。排钾作用小于呋塞米,耳毒的发生率稍低,但仍应避免与具有耳毒性的药物同时使用。用于各种顽固性水肿及急性肺水肿等;对急、慢性肾衰竭尤为适宜。不良反应与呋塞米相似但较少。

3. 依他尼酸

依他尼酸(利尿酸)的作用机制、用途、不良反应、禁忌证均和呋塞米相同。但不良反应较多,偶致永久性耳聋,毒性较大,临床少用。但对磺胺类利尿药过敏者,可选用本药。

二、中效能利尿药

噻嗪类(thiazides)是临床广泛应用的一类口服利尿药和降压药,有共同的基本结构,由杂环苯并噻二嗪与一个磺酰胺基组成,在 2、3、6 位代入不同基团可得到一系列的衍生物。化学结构上的微小改变就能改善药物的吸收,使此类药物在效价强度和作用时间等方面产生差异。但噻嗪类药物的效能相同,作用相似,所以有效剂量的大小在各药的实际应用中并无重要意义。噻嗪类药物有氢氯噻嗪(双氢克尿噻)、氢氟噻嗪、环戊噻嗪、苄氟噻嗪等。

1.药理作用

(1)利尿作用:作用温和而持久。其机制是抑制肾远曲小管对 Na^+、Cl^- 的重吸收,影响肾脏的稀释功能而产生利尿作用。由于转运至远曲小管的 Na^+ 增加,促进了 K^+-Na^+ 交换,尿中除排出 Na^+、Cl^- 外,K^+ 的排出也增加,长期服用可引起低血钾。噻嗪类长期或大量用药还可引起低镁血症。此外,能促进远曲小管对 Ca^{2+} 的重吸收,使 Ca^{2+} 从肾排出减少。

(2)降压作用:用药早期通过利尿作用减少血容量而降压,后期则通过扩张外周血管而产生降压作用。临床常作为基础降压药,以加强其他降压药效果。

(3)抗利尿作用:噻嗪类药物抗利尿作用使尿崩症患者尿量明显减少,主要因排 Na^+、Cl^- 使血浆渗透压降低而减轻口渴感使饮水减少所致。

2.临床应用

(1)水肿:可用于各种原因引起的水肿。对肾性水肿的疗效与肾功能有关,肾功能不良者疗效差;肝性水肿在应用时要注意防止低血钾诱发肝性脑病。但由于该药可抑制碳酸酐酶,减少 H^+ 分泌,使氨排出减少,血氨升高,有加重肝性脑病的危险,应慎用。

(2)高血压:本类药物是治疗高血压的基础药物之一,轻、中度高血压可单用或与其他降压药合用。

(3)其他:用于肾性尿崩症及加压素无效的垂体性尿崩症。也可用于高尿钙伴有肾结石者,以抑制高尿钙引起的肾结石的形成。

3.不良反应及用药监护

(1)电解质紊乱:长期用药可引起低血钾、低血镁、低氯性碱血症等,其中低钾血症最为常见,表现为疲倦、软弱、眩晕或轻度胃肠反应,合用保钾利尿药可防治。

(2)高尿酸:有痛风史者可诱发或加剧痛风症状,痛风患者慎用。

(3)高血糖:噻嗪类利尿药可降低糖耐量,升高血糖,与用药剂量有关,多见于大剂量应用的患者,一般在用药 2～3 个月后出现,停药后能自行恢复,可诱发或加重糖尿病。其机制可能是抑制胰岛素的分泌,以及组织利用葡萄糖减少,使血糖升高,糖尿病患者应慎用。

(4)高脂血症:长期应用使血中三酰甘油、胆固醇及低密度脂蛋白升高,高脂血症患者不宜使用。

(5)过敏:可见皮疹、光敏性皮炎等过敏反应。偶见严重的过敏反应,如溶血性贫血、坏死性胰腺炎等。

三、低效能利尿药

低效能利尿药又称保钾利尿药,常用药物有螺内酯、氨苯蝶啶、阿米洛利等。

1.螺内酯

螺内酯(Spironlactone)又名安体舒通。

(1)药理作用:螺内酯系人工合成的醛固酮拮抗药,可与醛固酮竞争远曲小管远端和集合管细胞浆内的醛固酮受体,发挥排钠利尿及保钾作用。螺内酯的利尿作用不强,起效慢,维持时间长。其利尿作用与体内醛固酮的浓度有关。对切除肾上腺的动物无效。

(2)临床应用:用于醛固酮增多的顽固性水肿,如肝硬化腹腔积液、肾病综合征等。因利尿作用弱,较少单用,常与噻嗪类利尿药合用,以提高疗效并避免或减少血钾紊乱。

(3)不良反应及用药监护:不良反应较少,少数患者可引起头痛、困倦、精神错乱等,久用可致高血钾,尤其在肾功能不全时易发生,故肾功能不全者禁用。长期应用还可致性激素样作用,如女性多毛、月经不调;男性乳房女性化和性功能障碍等,停药后消失。

2.氨苯蝶啶

氨苯蝶啶(Triamterene)作用于远曲小管远端和集合管,减少 Na^+ 的重吸收,同时抑制 K^+ 的分泌,可发挥较弱的利尿作用。临床治疗各类水肿,单用疗效较差,常与噻嗪类合用。大剂量久用可致高钾血症,严重肝、肾功能不全,有高血钾倾向者禁用。偶见头昏、嗜睡、恶心、呕吐、皮疹及轻度胃肠反应等。

3.阿米洛利

阿米洛利(Amiloride,氨氯吡咪)的作用部位与氨苯蝶啶的相似,本药的排钠保钾作用强度为氨苯蝶啶的 5 倍,作用持续 24 h 左右,该药的临床适应证同氨苯蝶啶的,常与噻嗪类合用,单独使用可致高血钾。

(贾晓艳)

第二节　脱水药

脱水药又称渗透性利尿药,是指能迅速提高血浆渗透压而使组织脱水,并产生利尿作用的药物。这类药物应具备以下特点:①静脉注射后不易进入组织;②通过肾小球滤过;③不易重吸收,在体内不易被代谢。该类药物包括甘露醇、山梨醇、高渗葡萄糖等。

一、甘露醇

(一)药理作用

甘露醇为单糖,在体内不能被代谢,经肾小球滤过后在肾小管内甚少被重吸收,起到渗透利尿作用。

1.组织脱水作用

提高血浆胶体渗透压,导致组织(包括眼、脑、脑脊液等)水分进入血管内,从而减轻组织水肿,降低眼内压、颅内压和脑脊液容量及其压力。1 g 甘露醇可产生渗透浓度为 5.5 mOsm/L(5.5 mmol/L),注射 100 g 甘露醇可使 2 000 mL 细胞内水转移至细胞外,尿钠排泄 50 g。

2.利尿作用

甘露醇的利尿作用机制分两个方面。

(1)甘露醇增加血容量,并促进前列腺素 I_2 分泌,从而扩张肾血管,增加肾血流量包括肾髓质血流量。肾小球入球小动脉扩张,肾小球毛细血管压升高,皮质肾小球滤过率升高。

(2)本药经肾小球滤过后极少(<10%)由肾小管重吸收,故可提高肾小管内液渗透梯度,减少肾小管对水及 K^+、Na^+、Cl^-、Ca^{2+}、Mg^{2+} 和其他溶质的重吸收。过去认为本药主要作用于近端小管,但经穿刺动物实验发现,应用大剂量甘露醇后,通过近端小管的水和 Na^+ 仅分别增多 10%~20% 和 4%~5%;而到达远端小管的水和 Na^+ 则分别增加 40% 和 25%,揭示亨氏襻重吸收水钠在甘露醇利尿作用中占重要地位。此可能是由于肾髓质血流量增加,髓质内尿素和流失增多,从而破坏了髓质渗透压梯度。

由于输注甘露醇后肾小管液流量增加,当某些药物毒物中毒时,这些物质在肾小管内浓度下降,对肾脏毒性减小,而且经肾脏排泄加快。

(二)适应证

(1)降低颅内压,防止脑疝,用于各种原因所致脑水肿。

(2)降低眼内压,用于其他降眼压药无效时或眼内手术前准备。

(3)渗透性利尿,预防多种原因所致急性肾小管坏死,鉴别肾前性因素或 ARF 所致少尿。

(4)作为辅助治疗措施治疗肾病综合征、肝硬化腹腔积液及伴低钠血症的顽固性水肿,尤其伴低蛋白血症时。

(5)某些药过量/毒物中毒,促进药物/毒物排泄,防止肾毒性。

(6)经尿道内前列腺切除术。

(7)术前肠道准备。

(三)用法用量

(1)利尿,每次 1~2 g/kg,20%溶液:一般 250~500 mL,静脉滴注,调整剂量使尿量维持30~50 mL/h。

(2)脑水肿、颅内高压和继发性损害,15%~25%溶液:每次 1.5~2 g/kg,静脉滴注,60 min 内滴完。衰弱者应减至 0.5 g/kg。注意监测肾功能。

(3)减轻脊髓水肿和继发性损害,20%溶液:每次 250 mL,每日 2 次,静脉滴注,连用 5~7 次。

(4)鉴别肾前性少尿和肾性少尿,20%溶液:每次 0.2 g/kg,静脉滴注,35 min 内滴完,如用药 2~3 h 后尿量仍低于 30~50 mL/h,最多再用 1 次,仍无反应则应停药。

(5)预防急性肾小管坏死:先给 12.525 mg,10 min 内滴完,若无特殊情况,再给 50 g,1 h 内滴完,若尿量能维持>50 mL/h,可继续用 5%溶液,若无效时立即停药。

(6)药物、毒物中毒,20%溶液:250 mL,静脉滴注,调整剂量使尿量维持 100~500 mL/h。

(7)肠道准备,10%溶液:术前 4~8 h,1 000 mL,口服,30 min 内服完。

(四)禁忌证

(1)已确诊为急性肾小管坏死的无尿,包括试用本药无反应者。

(2)严重脱水;颅内活动性出血(除颅内手术时)。

(3)急性肺水肿、严重肺淤血。

(4)孕妇。

(五)注意事项

(1)慎用:明显心肺功能损害;高钾血症/低钠血症;低血容量;严重肾功能不全;对本药不耐受。

(2)给药停药条件:除做肠道准备用,均静脉给药。如有结晶,置热水中或用力振荡待结晶完全溶解后再用。药物浓度>15%,应用有过滤器的输液器。根据病情选择浓度、剂量、避免不必要的高浓度、大剂量用药。

一旦出现糖尿病高渗性昏迷,应立即停药,尽快纠正。治疗水杨酸盐或巴比妥类药物中毒,应合用碳酸氢钠碱化尿液。

(3)溶液配制:配伍禁忌血液、氯化钠、氯化钾等无机盐类药。

（4）药物过量：用药过量时给支持、对症处理，监测血压、电解质、肾功能。

（5）其他：用低浓度本药和氯化钠溶液能降低过度脱水、电解质紊乱的发生率。静脉滴注如出现漏出血管，可用 5% 普鲁卡因液局部封闭，热敷处理。大剂量给药不出现利尿反应，可使血浆渗透浓度显著升高，应警惕发生高渗状态。

（6）特殊人群用药：老年人，控制用量；孕妇，禁用。FDA 分级：C 级。

（六）不良反应

（1）血栓性静脉炎。静脉滴注过快易出现心动过速、心力衰竭。

（2）神经系统：①静脉滴注过快，易出现头痛、眩晕；②大量细胞内液转移至细胞外可致 CNS 症状。

（3）内分泌/代谢反应：①高渗性糖尿病昏迷；②快速大量静脉注射，引起体液积聚，血容量迅速大量增多，致稀释性低钠血症、高钾血症；③大量细胞内液转移至细胞外可致组织脱水。

（4）口干、恶心、呕吐。

（5）排尿困难：静脉滴注过快可致尿潴留、脱水、过度利尿导致血容量减少、加重少尿。大剂量长时间给药，可导致肾小管损害、血尿。

（6）其他。变态反应：皮疹、荨麻疹、呼吸困难；静脉滴注过快可致胸痛、寒战、注射部位疼痛；药物外渗可致组织水肿，渗出较多可致组织坏死。

（七）药物相互作用

1. 与本药合用不良反应降低的药物

①亚硝脲类抗癌药、丝裂霉素；②两性霉素 B：肾损害减轻；③秋水仙碱：不良反应减轻；④顺铂：胃肠道反应减轻。

2. 同时使用毒性增强的药物

（1）利尿药、碳酸酐酶抑制药的利尿和降眼内压的作用增强。

（2）洋地黄类毒性增强。

二、甘油果糖

（一）药理作用

本药是一种复方制剂，为高渗脱水药。甘油能参与脑代谢过程，改善脑代谢。本药作用机制为，静脉注射后能提高血浆渗透压，导致组织内的水分进入血管内，从而减轻组织水肿，降低颅内压、眼内压和脑脊液容量及其压力；通过促进组织中含有的水分向血液中移动，使血液得到稀释，降低了毛细血管周围的水肿，改善微循环，使脑脊液灌注压升高，脑血流量增大，增加了缺血部位的供血量及供氧量，促进脑代谢，增强脑细胞活力。与甘露醇比较，本药的起效较慢，达峰时间均较长，作用持续时间比甘露醇约长 2 h，且无反跳现象，无明显利尿作用，对肾脏影响较小，对电解质影响不大。

（二）适应证

（1）各种原因所致颅内压升高，适用于需长时间降低颅内压者，尤适用于有肾功能损害而不能用甘露醇者。

（2）改善脑梗死、脑内出血、蛛网膜下隙出血、头部外伤、脑脊髓膜炎等疾病所致意识障碍、神经障碍、自觉症状。

（3）脑外伤手术（缩小脑容积）及术后。

(4)青光眼(降低眼压)及眼外科手术时减小眼容积。

(三)用法用量

1.一般用法

每次 250~500 mL,每天 1~2 次,250 mL 静脉滴注 1~1.5 h,500 mL 静脉滴注 2~3 h。可根据年龄症状适当调减,总量 1 000 mL/d 为宜。

2.减小脑容积

每次 500 mL,静脉滴注,30 min 内滴完。

3.降低眼压、减小眼容积

每次 250~500 mL,静脉滴注,45~90 min 滴完。

(四)禁忌证

遗传性高糖不耐受症(hereditary fructose intolerance)患者;对该制剂的任意成分过敏者;任何原因所致的尿闭者;严重脱水者;高钠血症者;心功能不全者。

(五)注意事项

1.慎用

严重活动性颅内出血患者无手术条件时;严重循环系统功能障碍;溶血性贫血;肾功能障碍;尿崩症;糖尿病。

2.特殊人群用药

(1)老人慎用,注意监护水、电解质平衡。

(2)孕妇,不推荐用。

(3)哺乳妇女,不推荐用。

3.给药停药条件

只能静脉给药,勿漏出血管。用药时须注意食盐摄入量。怀疑有急性硬膜下、硬膜外血肿,应先处理出血灶,确认不再出血后方可用药。

(六)不良反应

①头痛;②高钠血症、低钾血症,大量、快速输入可致如酸中毒;③溶血;④恶心、口渴;⑤肾脏损害;⑥倦怠感。

(贾晓艳)

第十三章　妊娠、分娩及哺乳期合理用药

第一节　妊娠期母体与胎儿药物代谢动力学特点

一、药物在胎盘的转运

在妊娠的整个过程中,母体-胎盘-胎儿形成一个生物学和药代动力学的单位,三者中胎盘这一胎儿的特殊器官起着重要的传送作用。

(一)药物在胎盘的转运部位

胎盘功能极为复杂。胎血和母血并不直接流通,而由胎盘绒毛膜板相隔,它不但有代谢和内分泌功能,且具有生物膜特性,故相当多的药物可通过胎盘屏障进入胎儿体内。药物在胎盘的转运部位是血管合体膜(VSM),它是由合体滋养细胞基膜、绒毛、间质、毛细血管内皮细胞5层组成的薄膜。而膜的厚度与药物的转运呈负相关,与绒毛膜表面积呈正相关。随妊娠的进展孕月的增加,绒毛膜表面积增加,膜变薄,药物的转运加快。妊娠晚期时 VSM 厚度仅为早期妊娠的 10% 左右。

(二)胎盘转运药物的方式

1.简单扩散

按 Fick 原则,物质通过细胞质膜从高浓度区被动地扩散至低浓度区,不消耗能量,脂溶性高,分子量小于 250,不带电荷物质如 O_2、CO_2、水和钠、钾电解质物质,易通过胎盘的血管合体膜。有些药物虽也是经扩散作用,但其速度远较简单扩散快得多,它是借助于胎盘的一种特异载体系统,促进了扩散作用。称之为"促易扩散",但达到一定浓度,扩散速度明显减慢,此时扩散速度与浓度差不呈正相关,葡萄糖等的转运即属此类型。

2.主动转运

物质通过细胞质膜从低浓度区逆方向扩散至高浓度区,需消耗能量。氨基酸、水溶性维生素及钙、铁等,在胎儿血中浓度均高于母血,通过此形式经胎盘转运。

3.胞饮作用

药物可通过合体细胞吞饮作用进入胎体,如蛋白质类、病毒及抗体等经此种方式转运。

4.膜孔或细胞裂隙通过

膜孔或细胞裂隙通过是一种少见的转运方式。胎盘小孔与胃肠道及血-脑屏障的小孔相似,直径约为 $1\mu m$ 大小,分子量小于 100 的药物可以通过。

(三)药物通过胎盘的影响因素

胎盘对药物转运的程度和速度受以下因素影响。

1.药物的脂溶性

脂溶性高的药物易经胎盘扩散到胎儿血循环。如硫喷妥钠,虽在生理性的阳离子化程度差,但能很快地以扩散形式通过胎盘。相反,非脂溶性的药物通过胎盘的速度很慢,如筒箭毒

碱、肝素等。

2.药物分子的大小

小分子量药物比大分子量的扩散速度快。分子量 250～500 的药物易通过胎盘；分子量在 700～1 000 的，如多肽及蛋白质穿过胎盘较慢，分子量大于 1 000 很少能通过胎盘。

3.药物的离解程度

离子化程度低的经胎盘渗透较快。Na^+、K^+ 及 Cl 能渗透过胎盘的血管合体膜，但比水、尿素及其他负电荷的小分子物质通过胎盘的速度慢。

4.与蛋白的结合力

药物与蛋白的结合力与通过胎盘的药量成反比；药物与蛋白结合后分子量越大越不易通过胎盘。如甲氧西林和双氯西林与蛋白结合率分别为 40％和 90％，前者通过胎盘快。

5.胎盘血流量

胎盘血流量对药物经胎盘的转运有明显影响，如妊娠期孕妇患感染性疾病，合并糖尿病、心脏病、妊娠高血压症等，常能破坏胎盘屏障，使胎儿的渗透及转运发生变化，有时使正常情况下不易通过胎盘屏障的药物变得容易通过。

二、妊娠期母体药物代谢动力学特点

由于妊娠期母体器官功能的变化，导致母体药物代谢动力学发生改变。由于胎儿生长发育的需要，孕妇体内各系统发生一系列适应性的生理变化。胎儿、胎盘的存在及激素的影响，药物在孕妇体内的吸收、分布、代谢和排泄过程，均有不同程度的改变。①胃肠吸收减慢。药物采用口服途径投入时，生物利用度与其吸收相关。妊娠期间胃酸分泌减少，胃排空时间延长、胃肠道平滑肌张力减退，肠蠕动减慢、减弱，使口服药物的吸收延缓，吸收峰值后延且峰值偏低。另外，早妊时期有些呕吐频繁的孕妇其口服药物的效果更受影响。②血液稀释，药物血浆浓度降低。妊娠期孕妇血容量增加 35％～50％，血浆增加多于红细胞增加，血液稀释，心排血量增加，体液总量平均增加 8 000 mL，故妊娠期药物分布容积明显增加。如果没有其他药代动力学变化补偿的话，一般讲孕妇的血药浓度低于非妊娠妇女。换言之，孕妇的药物需要量应高于非孕期妇女。③血浆蛋白降低，游离药物浓度增大，易中毒。妊娠期清蛋白减少，未结合的药物易于转运至各房室，使分布容积增大。同时妊娠期很多蛋白结合部位被内分泌素等物质所占据，使妊娠期药物蛋白结合能力下降，未与清蛋白结合的药物（游离型）比例增加。游离药物增多，使孕妇用药效力增高。体外试验表明妊娠期药物非结合型增加的常用药物有地西泮、苯妥英钠、苯巴比妥、利多卡因、哌替啶、地塞米松、普萘洛尔、水杨酸等。④胆汁淤积，药物代谢减慢。妊娠期肝血流量的改变可能不大，但肝微粒体酶活性却有较大的变化。妊娠期高雌激素水平的影响，使胆汁淤积，药物排除减慢；妊娠期苯妥英钠等药物羟化过程加快，可能与妊娠期胎盘分泌的孕酮的影响有关。⑤药物的排泄加快或减慢。孕妇随心排血量和肾血流量的增加，肾负担加重，肾小球滤过率增加约 50％，肌酐清除率也相应增加，从肾排出的过程加快，尤其某些主要从尿中排出的药物，如注射用硫酸镁、地高辛和碳酸锂等。但妊娠晚期仰卧位时肾血流量减少又使由肾排出的药物作用延缓，再如妊娠高血压症孕妇，因其肾功能受影响，药物排泄减慢减少，反使药物容易在体内蓄积，诸如此类，均应加以重视。

三、妊娠期胎儿药物代谢动力学特点

胎盘屏障不能完全保护胎儿免受药物的影响。大多数药物可经胎盘进入胎儿体内，且有相当多的药物经代谢可形成有害物质,而致胚胎死亡或致畸形。

(一)药物在胎儿体内的吸收

药物经胎盘屏障转运到胎儿体内,并经羊膜进入水中。而羊水内的蛋白含量仅为母体蛋白量的 $1/20\sim1/10$,故药物以游离型形式为主。妊娠 12 周后,药物可被胎儿吞咽进入胃肠道,并被吸收入胎儿血循环,其代谢产物由尿中排出,排出的部分代谢物,又可被胎儿重吸收入胎儿血循环,形成羊水肠道循环。

(二)胎儿药物分布

血循环量对胎儿体内的药物分布有较大影响,由于胎儿的肝、脑等器官与身体的比例相对较大,血流量多,药物经脐静脉有 $60\%\sim80\%$ 进入肝,故肝内药物浓度高。脐静脉经门脉与下腔静脉进入右心是主要通道。另有部分静脉血由静脉导管直接进入下腔静脉达右心房,减少了药物在肝内的代谢,增加了药物直接到达心脏和中枢神经系统的浓度,这一点对母体快速静脉给药时应予足够重视。

(三)胎儿的药物代谢

许多药物的代谢在肝中进行,而胎盘和肾上腺也承担某些药物的代谢任务,胎盘能代谢的仅限于几类酶所作用的物质,如甾体类、多环碳氢化合物。肾上腺内代谢的作用物可能与肝相同。但胎儿肝的酶缺乏,对药物的代谢能力低,因而出现某些药物的胎儿血药浓度高于母体。有报道孕妇用乙醚、巴比妥、镁盐、B 族维生素或 C 后,胎儿的药物浓度较母体高出一倍甚至数倍。多数药物经胎儿体内代谢后其活性下降。但是,有些药物代谢后其降解物具有毒性。例如苯妥英钠经胎肝微粒酶作用,生成对羟基苯妥英钠,后者可干扰叶酸代谢,竞争核酸合成酶,呈现致畸作用,尤其当并用苯巴比妥时,药酶被诱导,苯妥英钠转化量增多,致畸作用也增强。

(四)胎儿药物排泄

妊娠 $11\sim14$ 周开始胎儿肾虽已有排泄功能,但因肾小球滤过率低,药物及降解物排泄延缓,尤其代谢后形成极性和水溶性均大的物质,较难通过胎盘屏障向母体转运,而在胎儿体内存积造成损害。沙利度胺(反应停)致畸的悲剧发生,就是由于形成水溶性代谢物在胎儿体内蓄积所致。

(五)胎儿药物治疗学

近年来随着卫生医药的发展,为治疗孕妇宫内的胎儿而用药的新课题——胎儿治疗学已有长足进步。如给孕妇间断吸 O_2 并用药治疗胎儿心律失常,用肾上腺皮质类固醇,促胎肺成熟,防治肺玻璃样变等,临床实践证明确有效。但在选择药物时,应注意选用不经胎盘代谢,能保持药效的药物,如应用肾上腺皮质类固醇时,选用地塞米松,而不用泼尼松。

(曲艳春)

第二节　妊娠期、分娩期及哺乳期合理用药

一、妊娠期合理用药

孕妇患疾病,可影响子宫内的胚胎、胎儿,用药治疗使其尽早痊愈有利于胚胎和胎儿的生

长发育,但所用药物有时却对胚胎、胎儿有损害,其损害程度又与用药时的胎龄密切有关。一是不同孕期用药适应证常常不同,其次不同孕期用药对胎儿的损害也有很大差别。以下仅就妊娠各期的用药予以简述。

(一)妊娠早期用药

受精卵着床于子宫内膜前谓之着床前期。此期虽然对药物高度敏感,但如受到药物损害严重,可造成极早期的流产,如若受到部分损害,有时还有补偿功能,胚胎可能继续发育而不发生后遗问题。如在此期曾短期服用少量药物,不必过分忧虑。关键在于受孕后的3～12周,是胚胎、胎儿各器官处于高度分化、迅速发育阶段,药物影响此过程,可能导致某些系统和器官畸形。可见妊娠12周内是药物致畸最敏感的时期。故此期用药应特别慎重。

1.用药与致畸的关系

如上述严重的形态异常——畸形主要发生在器官形成期。妊娠4个月以后,胎儿绝大多数器官已形成,药物致畸的敏感性降低,虽然不致造成严重畸形,但对尚未分化完全的器官(如生殖系统)仍有可能受损;神经系统在整个妊娠期间持续分化、发育,药物的影响一直存在。此外,有些药物对胎儿的致畸不良影响,不表现在新生儿期,而是在若干年后才显示出来。如孕妇服用己烯雌酚致生殖道畸形或阴道腺癌,至青春期才明显表现出来。

2.药物致畸性的评定

致畸因素很多,致畸原因往往不明确。1986年Beekman报道,因药物引起的先天畸形较少见,仅占先天畸形原因中的1%。另外,至今对药物致畸危险性的评定,动物实验资料的结果和临床实践经验并不完全符合;流行病学调查中也存在颇多不确定因素。因而当前仍只能对药物致畸的危险度做估计。兹将已经临床实践证明有致畸作用的药物简述如下。

乙醇:早孕期日用量超过2 g/kg先天畸形发生率增加2～3倍。

抗肿瘤药物:如白消安、苯丁酸氮芥、硝卡芒芥、氮芥、环磷酰胺等;氨甲蝶呤,氟尿嘧啶,硫嘌呤,溶癌灵等。

抗生素:青霉胺、四环素、氯霉素等。

性甾体激素:如己烯雌酚、氯米芬等。

其他:如一氧化碳、锂制剂(碳酸锂)、汞制剂(如甲基汞、硫化汞);视黄酸、丙戊酸钠、三甲双酮、苯妥英钠、沙利度胺(反应停)及香豆素类(如华法林)。这些药物应列为早孕期禁忌应用之列。上述列举的资料是不全面的。因未列入的并非无致畸性而已列入的也未必是致畸性最强者。再者,具有致畸性能药物应用后,是否出现畸形与孕妇暴露于该药时间长短、剂量大小、胎龄等均有关。与致畸的概率也有相关。如苯妥英钠、丙戊酸钠可致胎儿发生脊椎裂、小头畸形发生率增高,但暴露于丙戊酸钠的孕妇仍有约95%的机会获得正常婴儿,对这些孕妇可借助超声波检查、取羊水或血生化测定,及时决定可否继续妊娠。

3.药物对胎儿危害的分类标准

美国药物和食品管理局于1979年,根据动物实验和临床实践经验及对胎儿的不良影响,将药物分为A、B、C、D、X五类。

A类:动物实验和临床观察未见对胎儿有损伤,是最安全的一类,如青霉素钠等。

B类:动物实验显示对胎仔有危害,但临床研究未能证实,或动物实验未发现有致畸作用,但无临床验证资料。多种临床常用药属此类,如红霉素、磺胺类、地高辛、氯苯那敏等。

C类:仅在动物实验证实对胎仔有致畸或杀胚胎的作用,但在人类缺乏研究资料证实。如硫酸庆大霉素、氯霉素、盐酸异丙嗪等。

D类：临床有一定资料表明对胎儿有危害，但治疗孕妇疾病的疗效肯定，又无代替之药物，其效益明显超过其危害，再考虑应用，如抗惊厥药苯妥英钠以及链霉素等。

X类：证实对胎儿有危害，为妊娠期禁用的药物。

（二）中期和晚期妊娠用药问题

妊娠的中晚期，药物对胎儿的致畸可能性减少。但此时的牙、神经系统和女性生殖系统孩子继续分化，此期用药也应慎重，根据用药适应证权衡利弊做出选择。

（三）妊娠期用药原则

单药有效的避免联合用药，有疗效肯定的老药避免用尚难确定对胎儿有无不良影响的新药，小剂量有效的避免用大剂量。早孕期间避免使用C类、D类药物。若病情急需，要应用肯定对胎儿有危害的药物，则应先终止妊娠，再用药。

（四）妊娠期常用药物

市场上的药物品种繁多及妊娠期的特殊性，使临床医师在妊娠用药的复杂性增加。为叙述方便，将常用的若干药物分别介绍如下。

1.抗感染药物

在妊娠全过程中，孕妇发生细菌性、真菌性、寄生虫或病毒感染的概率并非罕见。

（1）抗生素：大部分的抗生素属于A类或B类，一般来讲对胚胎、胎儿的危害小，可用。但有些抗生素对胎儿的不良影响要引起足够重视。如链霉素、庆大霉素和卡那霉素对听神经有损伤；氯霉素可导致"灰婴综合征"；四环素可致乳牙色素沉着和骨骼发育迟缓；呋喃妥因可导致溶血；磺胺类药物在胎儿体内与胆红素竞争蛋白，可能导致核黄疸。这些药物妊娠期不宜应用。

（2）抗真菌药：妊娠期患真菌性阴道炎较常见，应用克霉唑、制霉菌素，未见对胎儿有明显不良影响。但灰黄霉素可致连体双胎；酮康唑可对动物致畸，虽人类中无证据，如孕妇确有应用指征（如真菌性败血症危及孕妇生命），需衡量利弊做出决定，本品可分泌到乳汁，增加新生儿核黄疸的概率，应慎用。

（3）抗寄生虫病药：滴虫性阴道炎更为常见，对硝基咪唑类如替硝唑、甲硝唑的应用有争议。甲硝唑在动物有致畸作用，但临床未得到证实，1987年Rosk报道1 020例孕早期应用甲硝唑未发现不良反应，认为安全性大，将其归为B类药物。笔者认为孕早期不用为宜，孕中、晚期可选用。抗疟原虫的奎宁致畸作用较肯定应禁用；而氯喹的安全性相对大些，在东南亚疟疾高发区用的机会多，利大于弊。

（4）抗病毒药：病毒感染的治疗中，抗病毒药物的安全性，临床资料不多。如利巴韦林（病毒唑，RBV）、阿昔洛韦、阿糖腺苷、更昔洛韦等可用于重症全身性病毒感染。据报道某些孕期病毒感染可引起胎儿宫内感染，导致流产、畸形、胎死宫内、胎儿宫内发育迟缓、新生儿期感染或青春期发育障碍。

我国资料，急性黄疸型肝炎在晚期妊娠时早产率为43%，死产率为48%，新生儿窒息率为15.7%，均高于对照组。Bortoloti等报道14例母婴垂直传播的丙肝患儿虽无临床症状，但GPT均升高1.5～10.5倍，HCV-RNA均阳性。另有报道，1例感染HCV患儿生后2个月持续肝功能异常，肝活组织病理检查证实为慢性肝炎，HCV-RNA持续阳性，呈中高值。因此，孕期是否应用抗病毒药治疗值得进一步探讨。

2. 强心和抗心律失常药

大多数对胎儿是安全的,常用的洋地黄制剂,能迅速经胎盘进入胎儿体内,但一般治疗量,尚未见有对胎儿不良影响的报道,而且近年开始用地高辛及抗心律失常药物如奎尼丁、利多卡因等治疗胎儿宫内心动过速、心律失常并取得疗效。

3. 抗高血压药

β-肾上腺素能受体阻断药如普萘洛尔常用于治疗妊娠期心动过速,迄今无致畸报道,阿替洛尔、美托洛尔等药虽在英国被广泛应用,但有关对孕妇及胎儿的安全性临床资料很少。α-受体阻断药如哌唑嗪等虽为治疗轻、中、重度高血压及肾性高血压的首选药物之一,但因其对孕妇与胎儿的安全性缺乏证据,故孕期不宜选用;中枢性抗高血压药如甲基多巴、可乐定等列为 C 类药,孕期慎用钙拮抗药如硝苯地平及血管舒张剂如肼屈嗪也属 C 类药物,而卡托普利在动物中有杀胚胎作用,孕期应用有致畸或(和)致胎儿生长迟缓作用,属 C 类药物,应不用;新型的不含巯基的血管紧张素转换酶抑制药如螺普利、依那普利既是第一线降压药,也是治疗心力衰竭的一线药物,孕期可慎用;既往曾用噻嗪类利尿药作为降压之合并用药,近年多不赞同此法,一方面是早孕期用药有致畸可能,氯噻嗪、氢氯噻嗪均为 D 类药,另一方面用药后可引起水、电解质平衡失调。

4. 抗惊厥药

常用的水合氯醛,未发现不良作用;适量应用硫酸镁治疗妊娠高血压症,未见对胎儿有不良的影响,但必须严格掌握剂量,目前临床资料表明,日总量在 $20\sim25$ mg,对母婴是安全的。但要监测,否则可出现中枢神经抑制及神经肌肉传导阻断,而发生危险。而临床最常用的抗惊厥药是苯妥英钠,但有争议。一方面实验室及临床资料均证明,长期用药可致畸;分娩过程用对新生儿有程度不同的抑制作用;另一方面应用此药抗惊厥可获得显著疗效。故要权衡利弊决定用否。

5. 平喘药

氨茶碱类治哮喘的药,仍为临床常用药,但应注意剂量和用药时间,它属于 C 类药;近年应用拟交感药如特布他林(间羟舒喘宁)疗效较满意,且对胎儿相对安全,属 B 类药。而当急性发作哮喘时,皮下注射肾上腺素也未见明显不良影响,但要及时停药,不可长期应用。

6. 降血糖药

妊娠合并糖尿病的围生儿死亡由 60% 左右下降至 3% 左右,主要原因是胰岛素问世并成功用于糖尿病患者的妊娠期。但因孕妇糖尿病的临床过程较复杂,至今母婴病死率仍处于高危妊娠中较高水平。

药物治疗时,不用磺酰脲类降血糖,如甲苯磺丁脲有致畸作用的报道;苯乙双胍(降糖灵)可使新生儿黄疸加重;这些药物均属 D 类药;而第二代磺酰脲类口服降血糖药对胎儿的不良影响缺乏临床资料,也为孕妇禁用之药物。胰岛素为 B 类药,安全性大,不能通过胎盘,动物试验无致畸作用,是目前最常用的降血糖药。

7. 止吐药

早妊期的妊娠呕吐有些患者需要治疗,偶尔短期应用危害不大,但要选择用药,D 类药禁用;C 类药如吩噻嗪类(氯丙嗪、异丙嗪等)应慎用;美克洛嗪和赛克利嗪为哌嗪衍生物属于 B 类药,流行病学调查及动物试验均未发现致畸作用。

二、分娩期合理用药

分娩活动虽是属正常生理过程,但在分娩过程中若出现产妇的合并症、并发症或胎儿出现宫内窘迫,此时均需用药。产程中常用的药物包括宫缩剂、宫缩抑制剂、解痉镇静剂,血管扩张剂,强心利尿剂及抗生素等。由于各国医师和孕产妇的观点不同,围绕上述的用药也有不同观点。

(一)产程中镇痛药、麻醉药的应用

哌替啶是分娩镇痛常用的药物,肌内注射 50～100 mg 镇痛可持续 4 h,血中最高浓度在用药后 2～3 h,为使药物对呼吸抑制的不良反应降至最低程度,要计算好注射药物到胎儿娩出时间。胎儿娩出时间应避开药物在胎儿体内浓度高峰,尽可能让出生时新生儿体内的药物浓度处于低水平时最为理想。故让胎儿在用药后 1 h 或 4 h 后娩出为好。有人曾研究产程中应用哌替啶对胎心率及宫缩的影响,结果表明,潜伏期使用该药能改善孕妇一般情况,虽胎心率有所下降,但不造成胎儿窘迫;并有增强宫缩频率与强度和调整不协调宫缩的作用,鸦片及吗啡类镇痛药因其对呼吸的抑制作用不宜应用。手术产时应用局部麻醉或硬膜外阻滞麻醉为宜。

(二)子宫收缩药和子宫收缩抑制药的应用

麦角制剂是很强的子宫收缩药,但可引致强直性子宫收缩,故胎儿娩出前不宜使用。目前用以诱发宫缩(引产)和促进分娩的常用方法是静脉滴注缩宫素(垂体后叶素可升高血压,妊娠高血压症及合并高血压的孕妇禁用),加强监护调整药物用量,静脉滴注速度,可保持子宫的节律性收缩。

治疗早产常用的药物有二类:一是直接抑制子宫收缩药,另一是前列腺素合成酶制剂。硫酸镁有抑制子宫平滑肌的作用,也是钙拮抗药,并可降低子宫肌对催产素的敏感性。它还具有抑制横纹肌、神经肌肉接头传导作用,故具有抗惊厥的效果,但应用时要严格控制药量。新型钙拮抗药如硝苯地平等通过抑制钙离子从细胞外向细胞内转移,起到抑制宫缩的作用。首剂口服 30 mg,15～60 min 起效,每 8 h,可补服 10 mg。此药有扩张血管作用,用药期间应监测血压和心率。

沙丁胺醇(舒喘灵)等 β_2-受体激动药,有抑制宫缩,并改善胎盘血液循环的作用,可延缓早产。舒喘灵 4～8 mg/次,3～4 次/天,宫缩基本消失,2～3 d 后停药。因此药对糖代谢有影响,还具有轻度 β_1-受体兴奋作用,故对妊娠合并心脏病、甲亢及糖尿病者忌用。地诺前列酮(PGE$_2$)、地诺前列素(PGF$_{2\alpha}$)等,多用于人工流产、中期引产。不是治疗早产的常用药,并非首选。产后出血是产妇死亡的首要原因,合理应用子宫收缩药对防治产后出血至关重要。

麦角新碱可使子宫产生强直性收缩止血效果好,给药途径多,起效迅速。常用量为口服 0.25 mg,肌内注射 0.2 mg,静脉推注 0.1 mg。当前推荐胎儿娩出时即用药,但要估算时间以免发生胎盘嵌顿于宫腔内。对高血压孕妇要慎用,因其有升高血压的作用。缩宫素(催产素)口服无效,可供肌内注射或静脉滴点或推注,胎儿娩出即用。脑垂体后叶素含有催产素和加压素,故高血压或妊高征产妇不宜用。前列腺素类如 PGE$_2$、PGF$_{2\alpha}$ 以及 F5-甲基 PGF$_{2\alpha}$、吉美前列腺素等均有起效快、作用强的特点,磺前列酮(硫前列酮),每支 0.5 mg 子宫肌层或宫颈注射为产后出血急救时首选药物。

三、哺乳期合理用药

近年来母乳喂养已为世界卫生组织大力推荐,广为宣传。母乳喂养不仅有利于乳儿的生长发育,而且可增进母婴感情,全国各级医院开展的爱婴医院及母乳喂养已很普遍。但由于相当多的药物可通过乳汁转运为乳儿吸收,有些药物可能影响乳汁的分泌和排泄,故哺乳期临床合理用药日益受到重视。

药物通过母乳进入新生儿体内的数量,主要与两方面因素有关:一是药物分布到乳汁中的数量,几乎能进入乳母血循环的药物,均可进入乳汁,但含量很少超过摄入药量的 1% ~ 2%;二是新生儿能从母乳中摄入药物的量,这又取决于药物被新生儿吸收数量的多寡。药物从乳汁中排出数量和速度与药物的性能、乳腺的血流量和乳汁中脂肪含量等有关。药物分子量小于 200,离解度高,脂溶性高且呈弱碱性者,在乳汁中含量高。但不同药物,不同个体,药物在母乳中含量可有较大差异。如服用甲硝唑、异烟肼、红霉素和磺胺类药物,乳汁中各药物浓度为乳母血清中该药浓度的 50% 左右,而乳母服用头孢菌素类其乳汁中浓度仅为该药血清浓度的 25% 以下。

药物进入新生儿体内后,因其血浆清蛋白含量少,与药物结合的能力又差,致使具有药理活性的、游离性药物增多,为成人或年长儿的 1 ~ 2 倍,加以新生儿肝功能尚未健全,葡糖醛酸转移酶活性低,影响了新生儿对多种药物的代谢。此外,新生儿肾小球滤过率低,消除药物代谢物的能力也低下,易导致药物在新生儿体内积蓄中毒。目前,已知某些药物通过哺乳进入新生儿体内,可能造成不良影响。如抗肿瘤药、锂制剂、抗甲状腺药及喹诺酮类,在哺乳期应为忌用药;应用抗滴虫和抗厌氧菌感染的药物硝咪唑类,及应用放射性药物时,应暂停哺乳,直至放射性消退后,再开始哺乳,如用放射性钠至少停哺乳 4 d。哺乳期允许应用的药物,也应掌握适应证,适时适量应用。

(曲艳春)

第十四章 新生儿合理用药

第一节 新生儿缺氧缺血性脑病

新生儿缺氧缺血性脑病(hypoxic ischemic encephalopathy,HIE)是指围生期由于各种因素引起的缺氧和脑血流减少或暂停而导致胎儿和新生儿的脑损伤。重者有严重的神经系统后遗症。

一、症状与体征

(一)症状
意识障碍可表现为兴奋、激惹或嗜睡、惊厥及昏迷。

(二)体征
轻度者肌张力可正常,中度和重度者肌张力减弱,拥抱反射活跃、减弱或消失;吸吮反射减弱或消失;严重者出现呼吸中枢性衰竭,瞳孔反射迟钝或消失。

二、辅助检查

(一)实验室检查
血清肌酸激酶同工酶(CK-BB)值升高;神经元特异性烯醇化酶(NSE)升高。

(二)颅脑影像学检查
(1)脑超声:表现为脑室周围呈弥散性均匀分布的轻度回声增强,脑室、脑沟及半球裂隙变窄或消失。

(2)头颅 CT:脑室白质软化周围均表现为密度降低,基底神经节、丘脑损伤表现为密度增高。

(3)磁共振成像(MRI):病变性质与程度评价方面优于 CT。

三、治疗原则

(一)一般治疗原则
(1)维持良好通气换气功能,维持血气分析中各项指标在正常范围。

(2)维持血糖的正常高值(5 mmol/L),以保证神经细胞代谢所需能源,根据血糖调整静脉输注葡萄糖浓度,一般 6～8 mg/(kg·min)。

(3)控制液体总量,每日液体总量 60～80 mL/kg,速度 4 mL/(kg·h)。

(二)用药目的与原则
1.维持良好循环功能

使用血管活性药物,以提高心肌收缩力和动脉压,组织的血流灌注恢复正常。

2.控制惊厥

频繁惊厥会加重脑细胞损伤,应及时止惊。

3.降低颅内压

脑水肿是引起脑损伤的重要原因,应积极治疗,可以联合用药。

4.维持脑代谢药物

应用脑细胞代谢激活剂和改善脑血流药物,使神经细胞能量代谢恢复正常,受损神经细胞修复和再生,减少或避免迟发性神经细胞死亡。

四、药物治疗

(一)稳定血压

维持正常血容量,以恢复脑灌注量。

1.多巴胺

常用剂量为 $5\sim7\ \mu g/(kg\cdot min)$,用静脉输液泵滴注。

2.多巴酚丁胺

常用剂量为 $5\sim15\ \mu g/(kg\cdot min)$,用静脉输液泵给药,可与多巴胺联合用药。

(二)控制惊厥

(1)苯巴比妥为首选药物。负荷量为 20 mg/kg,稀释后 10 min 内缓慢静脉注射,若不能控制惊厥,间隔 15~20 min 加用 5 mg/kg,直至总负荷量 30 mg/kg。给负荷量 12 h 后给维持量,每日 5 mg/kg。有低钙血症可给 10%葡萄糖酸钙 2 mL/kg,加等量葡萄糖液缓慢静脉注射。

(2)地西泮(安定):对顽固性抽搐者可加用地西泮。用量为每次 0.1~0.3 mg/kg,静脉滴注时间不少于 3 min,需要时 0.5 h 后可重复,但<3 次,最大量 2 mg/(kg·24 h)。

(3)水合氯醛:10%的水合氯醛 0.5 mL/kg,稀释后保留灌肠,必要时每 8 h 1 次。或口服6.5%的水合氯醛,每次 0.8 mL/kg。

(三)降颅内压治疗脑水肿

1.甘露醇

可用 20%的甘露醇,每次 0.5~0.75 g/kg,静脉注射,每 6~8 h 1 次,视疗效酌情维持。但有颅内出血者甘露醇慎用。

2.甘油果糖

每次 5~10 mL/kg 缓慢滴注,每 250 mL 滴注时间需 1~1.5 h。

3.呋塞米

出生后第 1 天内 8 h 尿量<3 mL,有用药指征,剂量为每次 1 mg/kg,稀释后静脉注射,间隔6~8 h,连用 2~3 次。

4.地塞米松

用量为每次 0.5 mg/kg,每日 2 次,一般用 2~3 d。

(四)改善脑细胞缺氧及代谢障碍

1.1,6-二磷酸果糖(FDP)

用量为每次 250 mg/kg,静脉滴注,每日 2~3 次,连用 2~3 d。

2.神经节苷脂(施捷因)

用量为 20 mg(2 mL)/d 加入 5%葡萄糖注射液 100 mL,缓慢静脉滴注,15 d 为 1 个疗程。

五、用药注意事项

(1)多巴胺及多巴酚丁胺大剂量可发生心率增快、心律失常及肺动脉高压等。用药前,应先补充血容量、纠正血容量。静脉滴注时应控制每分钟滴速,滴注的速度和时间,需根据血压、心率、尿量、外周血管灌流情况、异位搏动出现与否等而定。休克纠正后减慢滴速。

（2）苯巴比妥静脉注射时,速度过快可引起呼吸抑制,其水溶液不稳定,宜新鲜配制。

（3）由于 HIE 常合并颅内出血,甘露醇一般主张在出生后 24 h 后才开始应用,以防大幅度降压,加重脑出血;用本品要注意查水、电解质。

（4）地西泮静脉注射速度宜慢,静脉注射过快给药可导致呼吸抑制、呼吸暂停、低血压、心动过缓或心搏停止。分次注射时,总量应从初量算起。黄疸患儿慎用。

（5）改善脑代谢激活药主要适用于病情中度患者,胞磷胆碱在有活动性出血时不宜使用。

（尹永宇）

第二节　新生儿呼吸窘迫综合征

新生儿呼吸窘迫综合征(neonatal respiratory distress syndrome,NRDS),是由于缺乏肺表面活性物质(pulmonary surfactant,PS)所致。表现为出生后不久出现进行性呼吸困难。主要见于早产儿,胎龄愈小,发病率愈高。糖尿病母亲婴儿(infant of diabitic mother,IDM)也易发生此病。

一、症状与体征

（一）症状
出生后 6 h 内出现进行性呼吸困难伴呼气性呻吟,呼吸暂停及发绀。

（二）体征
严重吸气三凹征,双肺呼吸音减低,吸气时可闻及细小水泡音。

二、辅助检查

（一）血气分析
pH 和 PaO_2 降低,$PaCO_2$ 增高,碳酸氢根减低提示伴混合性酸中毒。

（二）泡沫试验
属于生物物理测定方法。取患儿胃液 1 mL 加入 95% 乙醇 1 mL,振荡 15 s,静置 15 min 后沿管壁有多层泡沫可排除 RDS,无泡沫可考虑为 RDS。两者之间为可疑。其原理为 PS 利于泡沫的形成和稳定,而乙醇则起抑制作用。

（三）PS 测定
羊水或患儿气管吸引物中卵磷脂/鞘磷脂(L/S)比值＞2 提示"肺成熟",1.5～2 可疑,＜1.5 提示"肺未成熟"。PS 中其他磷脂成分的测定也有助于诊断。

（四）X 线检查
胸片两肺呈普遍性透过性降低,内有均匀分布的细小颗粒状、网状阴影及支气管充气征。

（五）超声检查
彩色多普勒超声可确定动脉导管开放和持续肺动脉高压诊断。

三、治疗原则

(一)一般治疗原则

1.适中温度保暖

保证液体和能量供给,纠正酸中毒,补充电解质,热能不足辅以部分静脉营养。

2.氧疗和辅助通气

①吸氧:轻症可选用鼻导管、面罩或鼻塞吸氧,维持 PaO_2 6.7～9.3 kPa(50 mmHg～70 mmHg)和氧饱和度 0.9～0.95 为宜。②持续气道正压通气(continuous positive airway pressure,CPAP),一旦发生呼气性呻吟,即给予 CPAP。CPAP 使肺泡在呼气末保持一定压力,增加功能残气量,防止肺泡萎缩,增加肺泡气体交换面积,减少肺内分流,改善缺氧。CPAP 的压力为 0.39～0.98 kPa(4～10 cmH_2O),压力过高会发生高碳酸血症。吸氧浓度(FiO_2)在 0.4 以下。③机械通气,经普通吸氧和 CPAP 治疗无效,反复发生呼吸暂停,$PaCO_2>6.67$ kPa(50 mmHg)或迅速增加,$PaO_2<6.67$ kPa(50 mmHg)或氧饱和度<0.9,应及时使用机械通气。

(二)用药目的与原则

1.肺泡表面活性物质(PS)替代疗法

天然提取或人工合成的 PS 均有改善 RDS 的疗效。PS 替代疗法已成为 NRDS 的常规治疗。目前临床用的固尔苏是从猪肺中提取的肺表面活性物质。珂立苏为牛肺表面活性物质。

2.促 PS 合成和分泌药物

有利于肺泡功能的改善。

3.维持心血管功能稳定

可用血管扩张药物扩张肾、脑、肺血管,改善灌流量,增加尿量。

4.恢复期动脉导管未闭的治疗

对出现症状的动脉导管未闭时,可静脉用吲哚美辛(消炎痛)。吲哚美辛可抑制前列腺素,使动脉导管关闭。若药物不能关闭动脉导管,可做手术结扎。

四、药物治疗

(一)肺泡表面活性物质替代疗法

1.肺表面活性物质

有 RDS 表现的婴儿一旦确诊,力争出生后 24 h 内给肺泡表面活性物质。

首剂为每次 200 mg/kg,视病情必要时重复剂量为每次 100 mg/kg,间隔 6～12 h。

给药方法:混悬液解冻后在 37 ℃水温中预热,充分摇匀,经气管插管注入气道。

2.猪肺磷脂(固尔苏)

每支 120 mg;牛肺表面活性剂(珂立苏),每支 70 mg。

(二)扩张血管,改善灌流量,维持心血管功能稳定

1.多巴胺

常用剂量为 2.5～5 $\mu g/(kg \cdot min)$,用注射泵给药。

2.多巴酚丁胺

常用剂量为 8～10 $\mu g/(kg \cdot min)$,用注射泵给药,可与多巴胺联合用药。

（三）抑制前列腺素，关闭动脉导管

吲哚美辛：共用 3 剂，每剂间隔 12 h，各次量 0.2 mg/kg，静脉滴注。

（四）促 PS 合成和分泌

氨溴索（沐舒坦）：应用剂量为 30 mg/(kg·d)，每 6 h 1 次，静脉滴注，疗程为 72 h。

五、用药注意事项

（1）早期应用 PS 是治疗新生儿呼吸窘迫综合征成败的关键，一旦出现呼吸困难、呻吟，应立即给药（出生后 24 h 内），不要等到 X 线出现典型的 NRDS 改变。给药剂量和间隔时间因不同制剂而异，视病情给药 2～4 次（详见药品说明书），现主张按需给药。

（2）使用吲哚美辛的时候，可能有肾功能减低，尿量减少，血钠减低，血钾升高，停药后可恢复。

（3）使用氨溴索时注意个别患儿可能有过敏反应和胃肠道反应。

（4）使用多巴胺及多巴酚丁胺不宜大剂量，可引起肺动脉高压症。

（尹永宇）

第三节　新生儿败血症

新生儿败血症是指在新生儿期细菌侵入血液循环并在其中迅速生长繁殖，产生大量毒素所造成的全身性感染。

一、症状与体征

（一）症状

1.黄疸

可为败血症的唯一表现，黄疸迅速加重或退而复现。

2.肝脾大

出现较晚，一般为轻至中度大。

3.出血倾向

皮肤黏膜可有瘀点、瘀斑、紫癜，注射针孔处渗血、呕血、便血，甚至肺出血等。

4.休克表现

面色苍灰、四肢湿冷、血压下降等。

5.其他

呼吸暂停、腹胀、中毒性肠麻痹等。

（二）体征

1.一般表现

可有吃奶差、反应差、哭声减弱、面色不好、体温不稳定（可高热、正常或不升）、精神萎靡等。

2.重症有休克

面色苍白，皮肤出现大理石样花纹，呼吸不规律，呕吐、腹泻、腹胀等，重症科出现休克。

二、辅助检查

(一)血常规

白细胞总数$<5.0×10^9/L$或$>20×10^9/L$,中性粒细胞所占比例$\geqslant0.8$,出现中毒颗粒或空泡或血小板$<100×10^9/L$,有诊断价值。

(二)细菌培养

(1)血培养应在使用抗生素之前做,操作时需绝对无菌。如有细菌生长,即做药敏试验。

(2)脑脊液培养,约1/3的败血症病例合并化脓性脑膜炎,做腰穿者均应做脑脊液培养。

(3)其他,如胃液、外耳道分泌物、咽拭子、皮肤拭子、脐残端等做细菌培养。

(三)C-反应蛋白(CRP)

细菌感染后可升高。

(四)降钙素原(PCT)

其升高与细菌感染相关,PCT升高早于WBC计数及CRP等指标的变化。故被用作败血症一个重要的早期观察指标。

(五)血浆、浓缩尿做对流免疫电泳及乳胶凝集试验

诊断B组链球菌、大肠埃希菌败血症。

三、治疗原则

(一)一般治疗原则

①注意保暖,纠正缺氧。②黄疸较重者应及时给予光疗。③清除感染灶。有脐炎、皮肤感染灶、黏膜溃烂或其他部位化脓病灶时,应及时予以相应处理。

(二)用药目的与原则

1.抗生素治疗原则

①早用药。对临床拟诊败血症的新生儿,不等血培养结果即应使用抗生素。②合理、联合用药。病原菌未明确前要选用杀菌剂、易通过血-脑脊液屏障、两种抗生素联合应用。可选用青霉素和第三代头孢菌素。明确病原菌后改用药敏试验敏感的抗菌药。对临床有效、药敏不敏感者也可暂不换药。③剂量要足、疗程要足。血培养阴性者经抗生素治疗病情好转时,应继续治疗5~7 d;血培养阳性者至少需10~14 d;有并发症者应治疗3周以上。④静脉给药。

2.支持疗法

①及时纠正休克及酸中毒,扩张肾、脑、肺血管改善灌流量、增加尿量;②免疫疗法可用静脉免疫球蛋白,以提高免疫球蛋白(Ig)水平。

四、药物治疗

(一)抗病原体治疗

1.青霉素族

①青霉素,剂量每次5万~10万U/kg,每日2~3次,静脉给药。主要病原菌为肺炎球菌、链球菌、革兰阴性(G^-)及革兰阳性(G^+)菌。②氨苄西林,剂量每次50 mg/kg,每日2~3次,静脉给药。主要病原菌为G^-杆菌、G^+球菌。③哌拉西林(氧哌嗪青霉素),剂量每次50 mg/kg,每日2~3次,静脉给药。主要病原菌为大肠埃希菌、肺炎球菌。④舒他西林,剂量

每次50 mg/kg,每日 2～3 次,静脉给药。主要病原菌为 G$^+$ 和 G$^-$ 杆菌。

2.头孢菌素类

①头孢噻肟钠,剂量为每次 50 mg/kg,每日 2～3 次,静脉给药。属头孢三代,主要病原菌为 G$^+$ 和 G$^-$ 菌。②头孢呋辛,剂量每次 50 mg/kg,每日 2～3 次,静脉给药。属头孢二代,主要病原菌为 G$^-$ 杆菌、G$^+$ 球菌。③头孢曲松,剂量每次 50 mg/kg,每日 1 次,静脉给药。属头孢三代,主要病原菌为 G$^-$ 菌、耐青霉素葡萄球菌。④头孢哌酮,剂量每次 50 mg/kg,每日 2 次,静脉给药。属头孢三代,主要病原菌为 G$^-$ 杆菌。⑤头孢他啶(复达欣),剂量每次 50 mg/kg,每日 2～3 次,静脉给药。属头孢三代,主要病原菌为铜绿假单胞菌、脑膜炎双球菌、G$^-$ 杆菌。

3.其他抗生素

①美罗培南,剂量每次 20～30 mg/kg,每日 2 次。静脉给药。主要病原菌为 G$^+$ 和 G$^-$ 菌,对需氧和厌氧菌有强大杀菌作用。②红霉素,剂量每次 10～15 mg/kg,每日2～3 次,静脉给药。主要病原菌为 G$^+$ 菌、衣原体、支原体。③万古霉素,剂量每次10～15 mg/kg,2～3 次。静脉给药。主要病原菌为金黄色葡萄球菌、链球菌。④甲硝唑,剂量每次 7.5 mg/kg,每日 2 次,静脉给药。主要病原菌为厌氧菌。

(二)增强心肌收缩力改善循环,纠正休克

1.多巴胺

常用剂量为 5～10 μg/(kg·min)。用注射泵给药。

2.多巴酚丁胺

常用剂量为 8～10 μg/(kg·min),用注射泵给药。

(三)降颅内压减轻脑水肿

1.甘露醇

可用 20％的甘露醇,每次 0.25～0.5 g/kg,静脉注射,15 min 后出现最大的降颅内压作用,持续 4～6 h,酌情每 6～12 h 给药 1 次。

2.甘油果糖

每次 5～10 mL/kg,缓慢滴注,每 250 mL 滴注时间需 1～1.5 h。

(四)调节免疫

免疫球蛋白:静脉注射,每日 300～500 mg/kg,疗程 3～5 d。

(五)增加中性粒细胞数量

粒细胞集落刺激因子(OCSF):每日 10 μg/kg,皮下注射。

五、用药注意事项

(1)青霉素及头孢菌素类需要做皮试后方可使用。

(2)使用抗生素注意药物不良反应。<7 d 的新生儿尤其是早产儿,因肝功能不成熟,给药剂量及次数宜减少,每 12～24 h 给药 1 次;>7 d 者8～12 h 给药 1 次。

(3)头孢曲松和头孢他啶影响凝血机制,使用时要警惕出血发生。

(4)头孢曲松不得用于高胆红素血症的新生儿和早产儿。日龄≤28 d 的新生儿,禁忌将头孢曲松和含钙制剂同时使用。如正在或即将接受钙制剂治疗,则不应使用头孢曲松。

(5)万古霉素可有耳和肾毒性作用。

(6)使用免疫球蛋白不宜肌内注射,开瓶后不可保留。注意过敏反应。

(7)抗生素疗程一般不少于 14 d,若形成迁徙性病灶,疗程需适当延长。

(8)使用多巴胺应从小剂量开始,根据病情逐渐增加剂量,最大不超过 20 $\mu g/(kg \cdot min)$。

(尹永宇)

第四节　新生儿低钙血症

当血钙低于 1.75 mmol/L(7.0 mg/dL)或游离钙低于 0.9 mmol/L(3.5 mg/dL)时称为低钙血症。

一、症状与体征

(一)症状

抽搐发作时常伴有呼吸暂停和发绀,肌张力较高,腱反射增强,踝阵挛可呈阳性。

(二)体征

主要是神经、肌肉的兴奋性增高,表现为烦躁不安、肌肉抽动及震颤,可有惊跳及惊厥等。早产儿可在出生后 3 d 内出现血钙降低,可只表现为四肢小的颤动。

二、辅助检查

(一)实验室检查

血清总钙<1.75 mmol/L(7.0 mg/dL),血清游离钙<0.9 mmol/L(3.5 mg/dL)。

(二)心电图检查

心电图 Q-T 间期延长,足月儿>0.19 s,早产儿>0.20 s,提示低钙血症。

(三)低钙性抽搐

经治疗不缓解应测血镁,血镁<0.6 mmol/L 为低镁血症。

三、治疗原则

(一)一般治疗原则

调节饮食:因母乳中钙磷比例适当,利于肠道钙的吸收,故应尽量母乳喂养或应用钙磷比例适当的配方乳。

(二)用药目的与原则

1.抗惊厥

出现惊厥或其他明显神经肌肉兴奋症状时,应立即静脉推注钙剂。

2.补充镁剂

经钙剂治疗症状无缓解可能有低血镁,若严重低血镁,应给予补充镁剂治疗。

3.钙剂

有甲状旁腺功能不全时,需长期口服钙剂治疗。长期服用钙剂治疗过程中应定期监测血、尿钙水平,并根据检测结果和临床表现调整维生素 D 的剂量。

四、药物治疗

（一）补充钙剂抗惊厥

1.用 10%葡萄糖酸钙注射液

每次 1～2 mL/kg，以 5%葡萄糖注射液稀释 1 倍后缓慢静脉滴注，其速度为 1 mL/min。必要时可间隔 6～8 h 再给药 1 次；疗程 3 d。

2.口服补钙

葡萄糖酸钙 10 mg/(kg·d)；也可用凯思立 D 或钙尔奇 D，剂量为每次半片，每日 1～2 次；或 10%氯化钙，每次 2～3 mL/kg，每日 3 次。

（二）补充镁剂抗惊厥

用 25%硫酸镁注射，剂量为每次 0.2～0.4 mL/kg，缓慢静脉注射或深部肌内注射，8～12 h 可重复 1 次，一般应用 2～4 次。

（三）维生素 D 治疗

甲状旁腺功能不全时可在长期服用钙剂的同时给予维生素 D(1～2.5)万 U/d，或骨化三醇0.25～0.5 μg/d。

五、用药注意事项

①血钙浓度升高可抑制窦房结引起心动过缓，甚至心脏停搏，故静脉推注时保持心率>80/min。②应用钙剂时，要注意防止药液外溢至血管外，渗到皮下可引起组织严重坏死和皮下钙化。③使用镁剂时，注意腹泻发生。

（尹永宇）

第五节　新生儿低血糖症

新生儿低血糖是指不论胎龄及日龄大小，全血葡萄糖测定低于 2.2 mmol/L(40 mg/dL)。多见于早产儿及糖尿病母亲的婴儿。

一、症状与体征

（一）症状

低血糖无临床特异症状，血糖测定是诊断的主要依据。

（二）体征

一般常见症状表现为反应差、呼吸暂停或呼吸不规则、阵发性发绀、肌张力低下、嗜睡、哭闹及惊厥等。

二、辅助检查

（一）血糖

对糖尿病母亲的婴儿、小于胎龄儿、早产儿、极低出生体质量儿等高危儿出生后应监测血糖。

(二)其他

血钙、血镁、尿常规与酮体、脑脊液、胸部 X 线、心电图或超声心动图等检查,在诊断不明确时可选择进行。

三、治疗原则

(一)一般治疗原则

(1)有低血糖高危因素的患儿,在监测血糖的同时出生后及早给葡萄糖水、及早喂奶。

(2)调整饮食。对半乳糖血症患儿,应完全停止乳类食品,代以不含乳糖的饮食;对亮氨酸过敏婴儿,应限制蛋白质;糖原贮积症应昼夜喂奶;先天性果糖不耐受症小儿应限制蔗糖(白糖)和甜质水果汁。

(二)用药目的与原则

(1)有症状的患儿或口服喂养不能维持正常血糖时,要立即静脉给予葡萄糖纠正低血糖。但根据血糖调整输液速度,避免发生高血糖。

(2)常规方法不能维持血糖正常水平时,可用糖皮质激素治疗。糖皮质激素可增高肝糖原,升高血糖。

四、药物治疗

(一)纠正低血糖

一旦发现有低血糖立即用 25% 葡萄糖 2～4 mL/kg,小早产儿用 10% 葡萄糖 2 mL/kg,按 1 mL/min 的速度静脉注射,随即静脉持续滴注 3～5 mL/(kg·h)葡萄糖注射液,速度为 5～8 mg/(kg·min)。

如不能维持正常血糖水平则改为 15% 葡萄糖静脉滴注,速度同前。如血糖高于 2.2 mmol/L(40 mg/dL)维持 1～2 d 则改为 5% 葡萄糖静脉滴注,以后逐渐停止。

(二)糖皮质激素治疗

氢化可的松 5 mg/(kg·d),静脉注射,泼尼松 1 mg/(kg·d),口服,用至症状消失 24～48 h后停止,一般用数日至 1 周。

(三)高血糖素治疗

高血糖素 0.02～0.1 mg/kg,肌内注射,必要时 6 h 后重复使用。

(四)治疗高胰岛素血症

二氮嗪,每日 5 mg/kg,分 3 次口服,最大剂量低于 25 mg/kg。

五、用药注意事项

经用静脉输注葡萄糖后血糖仍不能维持正常,可加用糖皮质激素。

极低体质量早产儿对糖耐受性差,输注葡萄糖速率＞6～8 mg/(kg·min),易致高血糖症。二氮嗪仅对难以处理的慢性低血糖病例适用。

(尹永宇)

第六节　新生儿感染性肺炎

新生儿感染性肺炎是新生儿常见疾病,可发生在产前、产时或产后,可由细菌、病毒、真菌或原虫等病原体引起。其发生与机体防御能力低下、呼吸道结构和功能发育不完善密切相关,院内感染所占地位亦不可忽视。

一、症状与体征

(一)产前感染性肺炎

常有窒息史,多在生后 24 h 内发病。可见呼吸急促、呻吟、体温不稳定,查体肺部呼吸音粗糙、减低或可闻及湿啰音。如合并心力衰竭,可发现心脏增大、心率快、心音低钝、肝增大。血行感染者常缺乏肺部体征,而表现为黄疸、肝脾增大和脑膜炎等多系统受累。严重病例出现呼吸衰竭、抽搐、昏迷、DIC 及休克和持续肺动脉高压等症。

(二)产时感染性肺炎

分娩时感染经过一定潜伏期才发病,发病时间亦因不同病原体而异,一般在出生数日至数周后发病,细菌性感染在出生后 3～5 d 发病,可伴有败血症;Ⅱ 型疱疹病毒感染多在出生后5～10 d发病;衣原体感染则长达 3～12 周。

(三)产后感染性肺炎

表现为发热或体温不升、气促、鼻翼扇动、发绀、吐沫、三凹征等。肺部体征早期常不明显,病程中可出现双肺细湿啰音。呼吸道合胞病毒性肺炎表现为喘息,肺部听诊闻及哮鸣音。

二、辅助检查

(1)影像学检查:①宫内感染性肺炎胸片常显示为间质性肺炎改变,多呈弥散性双肺累及表现;②产后感染性肺炎:细菌和病毒性肺炎在胸部 X 线上不易区别,可见两肺广泛点状浸润影;片状大小不一,不对称的浸润影。

(2)血常规。

(3)红细胞沉降率、C-反应蛋白(CRP)。

(4)脐血 IgM＞200 mg/L 或特异性 IgM 增高对产前感染有诊断意义。血培养阳性率不高。

(5)出生后即刻胃液涂片可发现白细胞和与孕母阴道相同的病原体。出生后 8 h 内气管内分泌物涂片及培养可提示肺炎致病菌。

(6)产后感染可直接吸取咽部和气管插管中痰液进行培养。

(7)怀疑病毒感染者,可进行气道分泌物或肺泡灌洗液病毒分离、免疫学及聚合酶链式反应(PCR)检查。

三、治疗原则

(一)一般治疗原则

1.呼吸道管理

确保呼吸道通畅,呼吸困难者采用氧疗,严重者予辅助呼吸治疗。维持血 PaO_2

8～10.7 kPa(60～80 mmHg)。

2.胸部物理治疗

胸部物理治疗包括雾化吸入、吸痰、体位引流、定期翻身、拍背等保持呼吸道通畅。

(二)用药目的与原则

(1)羊膜早破孕妇在分娩前可用抗生素治疗,预防胎儿感染。婴儿娩出后发现临床和胸片异常者开始抗生素治疗。多采用青霉素类和头孢菌素类抗生素,可根据培养结果使用敏感抗生素。

(2)支持治疗。

四、药物治疗

(一)抗病原体治疗

1.抗生素

(1)青霉素 G:剂量每次 5 万～10 万 U/kg,每日 2～3 次,静脉给药。

(2)氨苄西林:剂量每次 50 mg/kg,每日 2～3 次,静脉给药。

(3)哌拉西林(氧哌嗪青霉素):剂量每次 50 mg/kg,每日 2～3 次,静脉给药。

(4)舒他西林:剂量每次 50 mg/kg,每日 2～3 次,静脉给药。

(5)阿洛西林钠:剂量每次 50 mg/kg,每日 2～3 次,静脉给药。

(6)头孢呋辛:剂量每日 30～100 mg/kg,分 2～3 次用,静脉给药。

(7)头孢噻肟钠:剂量每次 50 mg/kg,每日 2～3 次,静脉给药。

(8)头孢曲松:剂量每次 50 mg/kg,每日 1 次,静脉给药。

(9)红霉素:剂量每次 10～15 mg/kg,每日 2～3 次,静脉给药。

2.抗病毒药

(1)巨细胞病毒性肺炎:更昔洛韦 5～10 mg/(kg·d),分 2 次用,静脉给药。

(2)呼吸道合胞病毒性肺炎:利巴韦林,喷雾吸入。

(3)单纯疱疹病毒性肺炎:阿昔洛韦,15 mg/(kg·d),每日分 2～3 次用(每次 5 mg/mL)。

(二)支持治疗

(1)新鲜血浆,每次 10～20 mL/kg。

(2)清蛋白 20%溶液,每次 0.5～1 g/kg。

(3)免疫球蛋白,每次 400 mg/kg。

五、用药注意事项

(1)青霉素及头孢菌素类需要皮试后方可使用。

(2)使用大环内酯类药物时细菌易产生耐药性。主要用于耐青霉素的中、轻度感染,或对青霉素过敏的替代治疗。

(3)头孢曲松不得用于高胆红素血症的新生儿和早产儿。日龄≤28 d 的新生儿,禁忌将头孢曲松和含钙制剂同时使用。如正在或即将接受钙制剂治疗,则不应使用头孢曲松。

(4)阿昔洛韦宜缓慢静脉滴注,以避免本品可在肾小管内沉积,导致肾功能损害(据报道发生率可达 10%),并应防止药液漏至血管外,以免引起疼痛及静脉炎。新生儿不宜以含苯甲醇的稀释液配制滴注液,否则易引起致命性的综合征,包括酸中毒、中枢抑制、呼吸困难、肾衰竭、低血压、癫痫和颅内出血等。本品呈碱性,与其他药物混合容易引起 pH 改变,应尽量避免配伍使用。

（5）更昔洛韦用静脉滴注给药,一次至少滴注 1 h 以上,患者需给予充足水分,以免增加毒性。配制时需充分溶解,浓度不能超过 10 mg/mL。本品溶液呈强碱性(pH＝11)。避免药液与皮肤或黏膜接触或吸入,如不慎溅及,应立即用肥皂和清水冲洗,眼睛应用清水冲洗,避免药液渗漏到血管外组织。常见的不良反应为骨髓抑制,用药后约 40％的患者中性粒细胞数减低至 $1.0×10^9/L$ 以下,约 20％的患者血小板计数减低至 $50×10^9/L$ 下,此外可有贫血。

（尹永宇）

第七节　新生儿破伤风

新生儿破伤风系由破伤风杆菌由脐部侵入引起的一种急性严重感染。常有不洁分娩史,一般在出生后 4～7 d 发病,故俗称"七日风"。因破伤风杆菌经脐部侵入,并在该处滋生繁殖,产生嗜神经外毒素。临床上以牙关紧闭和全身肌肉强直性痉挛为特征,病死率较高。

一、症状与体征

早期仅有哭闹和吃奶困难,此时用压舌板检查口腔时,愈用力张口愈困难,称为"锁口",此点有助于诊断。

逐渐出现张口困难、奶头无法放入口中,进一步发展为牙关紧闭、"苦笑"面容、阵发性全身肌肉强制性痉挛和角弓反张状。

强直性痉挛阵阵发作,间歇期肌肉收缩仍继续存在,轻微刺激(如声、光、轻触、饮水、针刺等)常诱发痉挛发作。呼吸肌和喉肌痉挛可引起呼吸停止。

二、治疗原则

（一）一般治疗原则

（1）保持室内安静,禁止一切不必要的刺激,必需的操作如测体温、翻身等尽量集中同时进行。

（2）保持呼吸道通畅,及时清除痰液。

（3）病初要禁食,从静脉供给营养及药物,痉挛减轻后再胃管喂养。

（4）脐部用 3％过氧化氢或 1∶4 000 高锰酸钾清洗,涂抹碘酒、乙醇。

（二）用药目的与原则

1. 控制痉挛

止惊是治疗本病的成败关键,要选择能够使肌肉松弛及抗惊厥较强的镇静药。

2. 破伤风抗毒素和免疫球蛋白

抗毒素可中和游离破伤风毒素,愈早用愈好。

3. 控制感染

青霉素能杀灭破伤风杆菌。甲硝唑是抗厌氧菌的首选药,可用于治疗破伤风。

三、药物治疗

（一）控制痉挛

1.地西泮（安定）

静脉给药每次 0.3～0.5 mg/kg，缓慢静脉注射，每 4～8 h 1 次。口服可由胃管给药，轻度 2.5～5 mg/(kg·d)，中度 5～7.5 mg/(kg·d)，重度 7.5～10 mg/(kg·d)，分 6 次给药。

2.苯巴比妥钠

首次负荷量为 10～20 mg/kg，静脉注射，维持量为 5 mg/(kg·d)，每 4～8 h 1 次，肌内或静脉注射。

3.10％水合氯醛

每次 0.5 mL/kg，灌肠或胃管注入。

4.硫喷妥钠

每次 10～20 mg/kg（配成 2.5％溶液），肌内或缓慢静脉注射。

（二）抗毒素和免疫球蛋白

1.破伤风抗毒素（TAT）

1 万～2 万 U 肌内或静脉滴注。脐周围用 TAT 3 000 U 封闭。

2.破伤风免疫球蛋白（TIG）

500～3 000 U 肌内注射，1 次即可。

（三）控制感染

1.青霉素

剂量 10 万～20 万 U/kg，每日 2 次，共用 10 d。

2.甲硝唑（灭滴灵）

≤7 d 龄的新生儿剂量为 15 mg/(kg·d)，＞7 d 龄为 15～30 mg/(kg·d)，分 2～3 次静脉滴注，疗程为 7 d。

四、用药注意事项

（1）使用破伤风抗毒素需特别注意防止过敏反应，注射前必须先做过敏试验。破伤风免疫球蛋白不能静脉注射。

（2）甲硝唑可诱发白念珠菌病，必要时可并用抗念珠菌药；可引起周围神经炎和惊厥，遇此情况应考虑停药（或减量）；可致血常规改变，白细胞减少等，应予注意。

（尹永宇）

第八节　新生儿黄疸

新生儿黄疸是早期新生儿最常见症状，可以是生理性黄疸。如果足月儿血清胆红素＞221 μmol/dL（12.9 mg/dL）；早产儿血清胆红素＞257 μmol/dL（15 mg/dL），为病理性黄疸。

一、症状与体征

（一）症状

1.黄疸

黄疸出现早,出生后 24 h 内即可发生,而且发展快。

2.贫血

重症 Rh 溶血病的患儿,出生后即可有严重贫血;ABO 溶血病患儿贫血可不明显。但有些患儿因其抗体持续存在,也可于出生后 3～6 周发生晚期贫血。

3.精神状态

根据患儿的精神、哭声、吃奶等情况,了解有无胆红素脑病的前驱症状。

（二）体征

1.黄疸

全身皮肤有的明显黄染。

2.肝脾大

Rh 溶血病患儿多有不同程度的肝脾增大,ABO 溶血病患儿肝脾增大则不明显。

3.神经系统体征

如果吸吮反射、拥抱反射等减弱或消失及肌张力的改变,提示可能存在胆红素脑病。

二、辅助检查

（一）红细胞和血红蛋白

早期新生儿血红蛋白<145 g/L,即可诊断贫血。

（二）如疑有新生儿溶血病

①网织红细胞增高>0.06,有核红细胞增多,末梢血涂片可见球形红细胞、椭圆形细胞等。②改良直接 Coomb's 试验阳性,提示为红细胞被致敏,为免疫性溶血,常见为 ABO 或 Rh 血型不合溶血病,若母子血型不合即可诊断。如果母子血型不合,改良直接 Coomb's 试验阴性,而抗体释放阳性,亦可诊断。

（三）葡萄糖-6-磷酸脱氢酶(G-6-PD)

此酶缺陷时监测高铁血红蛋白还原率,如<0.75(75%)需进一步测 G-6-PD 活性以确诊。

三、治疗原则

（一）一般治疗原则

1.光照疗法

光照疗法是降低血清未结合胆红素简单而有效的方法。①光疗可应用单面、双面及毯式等。光照时,婴儿双眼用黑色眼罩保护,以免损伤视网膜。除会阴、肛门部用尿布遮盖外,其余均裸露。②光疗的不良反应有发热、皮疹、腹泻、核黄素缺乏症、青铜症等。光疗时要注意补充水分和维生素 B_2。

2.光疗指征

①血清总胆红素>205 μmol/dL(12 mg/dL);②已诊断为新生儿溶血病,若生后血清总胆红素>85 μmol/L(5 mg/dL)便可光疗;③超低出生体质量儿的血清总胆红素>85 μmol/dL

(5 mg/dL),极低出生体质量儿的血清总胆红素>103 μmol/L(6 mg/dL)。

3.有发绀或呼吸困难者

应给予吸氧,因缺氧对生命会带来威胁外,还可加重酸中毒的发生。

(二)用药目的与原则

1.清蛋白

可与胆红素联结,具有保护机体免受游离的未结合胆红素对脑细胞损伤的作用,而预防胆红素脑病的发生。

2.纠正酸中毒

酸中毒时不利于胆红素和清蛋白的结合,应给予纠正。

3.肝酶诱导剂

能诱导肝细胞微粒体,增加葡萄糖醛酰转移酶的生成,增加未接合胆红素与葡糖醛酸结合的能力。

4.静脉用免疫球蛋白

可阻断网状内皮系统Fc受体发挥作用,阻断溶血过程。

5.其他消除黄疸药物

①益生菌可减少肠壁对未结合胆红素的吸收,改变肠道内环境,对黄疸的减轻可作为一种辅助治疗;②蒙脱石(思密达)可减少肠壁对未结合胆红素的吸收量,减少胆红素的肠肝循环量,对黄疸的减轻可作为一种辅助治疗。

四、药物治疗

(1)增加与胆红素联结:减少胆红素脑病的发生。①清蛋白:1 g/kg 加 5% 葡萄糖注射液10~20 mL,静脉滴注;②血浆:如无清蛋白可用血浆,血浆每次 25 mL,静脉滴注,每日1~2 次。

(2)阻断网状内皮系统 Fc 受体发挥作用:阻断溶血发生。免疫球蛋白 1 g/kg,于6~8 h静脉滴注。

(3)诱导肝微粒体:增加未结合胆红素与葡糖醛酸结合的能力。①苯巴比妥:5 mg/(kg·d),分 2~3 次口服,连服 4~5 d;②尼可刹米:100 mg/(kg·d),分 2~3 次口服,共用4~5 d。

(4)减少肠壁对未结合胆红素的吸收:辅助退黄。①妈咪爱:每次半袋,2 次/天,口服或溶于牛奶中直接服用;②双歧三联杆菌:每次 1 粒,2 次/天,口服或溶于牛奶中服用;③蒙脱石:用量为每次 0.75 g,2~3 次/天,溶于 25 mL 水服用。

(5)纠正酸中毒:碳酸氢钠注射液稀释为 1.4% 的溶液,纠正酸中毒。

五、用药注意事项

①清蛋白滴注速度以每分钟不超过 2 mL(约 60 滴)为宜,但在开始的 15 min 内,速度要缓慢,以后逐渐增加至上述速度,如有不良反应,应立即停用;②苯巴比妥可有嗜睡,反应略差,影响观察病情;③注意免疫球蛋白的过敏反应,该药早期应用临床效果好,可抑制吞噬细胞破坏致敏红细胞;④妈咪爱开袋后尽快应用,不宜与抗生素同用;⑤酶诱导剂呈现效果较慢,早产儿效果差,不能作为主要治疗方法。

(尹永宇)

第十五章　儿科合理用药

第一节　儿童生长发育特点

小儿阶段都是处在一个生长发育的动态时期,其形体和功能都处在随年龄增长而不断地变化之中。从小到大,由不成熟到成熟,既是连续的,又是不断发展的,有时迅速,有时缓慢。

一、儿童年龄分期

根据生长发育的快慢特点。临床将儿科年龄划分为九个时期。

1.胚胎发育期

妊娠初 8 周。从受精卵分化开始,直至大体成形,形成内胚层、外胚层、中胚层三层组织。

2.胎儿期

从妊娠 8 周至小儿出生。此期组织器官迅速生长,功能渐趋成熟;在孕期最初 3～4 月,胎儿易受不良刺激,如药物、放射线、感染、营养不良及遗传病等而致畸。

3.围生期

又称围产期。从孕期满 28 周到生后足 7 d(西方扩大为从孕满 20 周至生后 4 周)。

4.新生儿期

从胎儿娩出、脐带结扎时起至生后足 28 d。此期身体各个系统都经历了巨大的解剖生理变化。小儿离开了平静安宁的宫内环境,学习适应变化多端的宫外新环境,重新建立新功能。

5.婴儿期

或称乳儿期。生后至 1 周岁前的年龄段。英文 infancy 一般指 2 周岁以内小儿。我国多年来一直指 1 周岁内的小儿。

6.幼儿期

生后 1 至 3 周岁。

7.学龄前期

3 周岁后至 6(7)周岁。

8.学龄期

6(7)周岁至青春期前(女 12 周岁,男 13 周岁)。

9.青春期或少年期

女 11～12 周岁至 17～18 周岁,男 13～14 周岁至 18～20 周岁。相当于中学学龄期,是童年向成人过渡的重要时期。18 岁以上为青年期,发育接近成年人。

二、小儿生理、病理特点及其对药物处置的影响

(一)年龄的影响

年龄与发育是影响药代动力学和药效学的最重要因素之一。小儿在生理、解剖、病理、心

理及疾病的诊断、用药和预后方面都与成人不同。

1.新陈代谢特点

小儿时期新陈代谢旺盛,需要的营养物质和热量相对较成人为高,每日热量摄入是成人的两倍多。

2.体液特点

小儿体液占体质量的比例较成人大,对影响水盐代谢或酸碱代谢的药物特别敏感,容易中毒。

3.小儿呼吸消化特点

小儿气道相对狭窄、肺泡数较少、肺的弹性组织未发育完善,易患肺炎等。小儿消化力低下,易患消化不良。

4.肝肾特点

小儿转氨酶不成熟,新生儿尤其是早产儿用含氨基的退热药、过量维生素 K_3 及新生霉素等药物可引起高胆红素血症和核黄疸。小儿肾脏重量与体质量之比较成人大,但新生儿肾脏有效循环血量及肾小球滤过率均较成人低 30%～40%。肾功能较差,药物排泄慢可致血清浓度增高。用利尿药后又极易产生低钠或低钾血症。

5.血-脑屏障特点

小儿血-脑屏障不完善,对吗啡类药包括可待因、哌替啶等特别敏感,易致呼吸中枢抑制。

6.小儿药物代谢特点

小儿药物半衰期呈年龄依赖性特征,儿童的比成人长,年龄越小越长。如卡那霉素 $t_{1/2}$:早产儿 8.4～18 h,足月儿 5.7～7.5 h,新生儿 3.8～6 h,成人 2 h。苯巴比妥 $t_{1/2}$:早产儿 380～404 h,足月儿 102～259 h,新生儿 67～99 h,儿童 37～64 h,成人 53～140 h。氯霉素 $t_{1/2}$:早产儿 24～48 h,新生儿 8～15 h,婴幼儿 4 h,年长儿 1.5～2.5 h。故上述药物对新生儿,用量要少,给药间隔要长,疗程要短,否则极易中毒。

(二)胎盘屏障的影响

胎盘转运方式主要为被动转运,脂溶性高及分子量小的药物容易通过。绒毛膜可随孕期发展渐渐变薄,有利于药物分子的扩散,至妊娠后期绝大多数药物都可通过胎盘,对胎儿不利。围生期孕母用药的影响及其程度,除了取决于药物的性质、剂量、用药时间等因素外,胎盘的性质和转运功能是至关重要的。另外,母亲中毒、感染、缺氧等都可破坏胎盘屏障的功能,使正常情况下不易透过的药物变得容易透过。胎儿体内的药物浓度还受胎儿本身肝肾功能的影响。经胎盘转运进入脐静脉的药物,60%～80%随血流入肝,故胎儿也有在肝脏首关效应。胎儿肝功能不成熟,氧化、还原、水解酶发育较早,但结合酶直至生后仍很不完善,代谢解毒能力甚差。如使苯胺羟化的能力仅为成人肝脏的 40%。加之胎儿血浆蛋白含量较低,故游离型药物多。胎儿血-脑屏障功能又很差,药物容易进入中枢神经系统造成中毒。胎儿肾功能发育也差,肾小球滤过率低,排药功能差,药物经转化后形成极性大而脂溶性低的代谢物,不易透过胎盘转至母体中,药物消除、$t_{1/2}$ 显著延长,可蓄积在胎儿体内引起中毒。如母体注射氨苄西林后 1.5 h,孕母与胎儿血浓度相等。但用药 5 h 后,胎儿血浓度可比母体高 7 倍。故孕妇用药要慎重,尤其氨基糖苷类抗生素。

(三)哺乳的影响

母乳是理想食品,乳腺生物膜为类脂膜,脂溶性药物能通过它扩散渗透。大多数药物能透过乳腺，经乳汁排出。因此，小儿可直接使用的药物，乳母可用，但应尽量避免乳药峰浓度时哺乳。若婴儿不能用的药物，乳母应避免使用，否则必须人工喂养。正常情况下浓度不高，为摄入量的 1%～2%，临床意义不大。但与血浆比（pH 7.4），乳汁偏酸（pH 7.0），弱碱性药物乳汁浓度可能比血浆浓度高。尤其当乳母肝、肾功能下降、蛋白减少时，可大量积蓄体内造成中毒。青霉素毒性虽极低，从乳汁分泌也较少，但可引起过敏反应和耐药菌株，少量氨苄西林可致乳儿皮疹。抗凝血药苯茚二酮易入乳汁，可致婴儿严重皮下出血；抗凝血药双香豆素及其衍生物等乳汁分泌也可使乳儿手术或外伤后出血加剧，故乳母忌用。用放射性碘的哺乳妇女，其婴儿甲状腺功能可能被抑制。母亲口服硫脲嘧啶可引起婴儿甲状腺肿和粒细胞减少。磺胺和痢特灵通过乳汁的量，就足够能使葡萄糖 6-磷酸脱氢酶缺乏的婴儿患溶血性贫血或从血浆中置换出胆红素而引起新生儿黄疸。从乳汁中排出量较大的药物有吡咯烷甲基四环素、红霉素、林可霉素、氯霉素等。四环素可使乳儿骨骼和牙釉质受损，红霉素可影响转氨酶导致胆汁淤积，氯霉素能影响造血功能。甚至母亲吸烟过多也可致乳儿烟碱中毒，饮酒过多可致乳儿嗜睡等。

有些药物虽乳汁浓度不高，但用量过大仍可中毒，如阿托品、苯海拉明、咖啡因、新生霉素、水杨酸、羟基保泰松、吗啡、地西泮、阿司匹林、胰岛素、甲状腺素、促肾上腺皮质激素、地高辛、维生素 K 等。乳母服麦角、可待因、碳酸锂、硫喷妥钠、美沙酮等均不宜哺乳。

（李　江）

第二节　小儿药代学和药效学特点

一、小儿药代学特点

药物代谢动力学的基本概念对小儿与成人无异，但具体参数却相差很大。药代动力学呈年龄依赖性规律。年龄越小，峰浓度、曲线下面积（AUC）、T_{max}、V_d、$t_{1/2}$ 等参数越大，而 CL 越小。到了婴幼儿期，代谢水平不断成熟，5 岁左右达一生中最高水平。上述各项参数在量上达最小值（或最大值）。到青春期，性激素合成加快并维持在高水平，需要肝微粒体酶去灭活和清除。因而药物代谢速度渐渐减慢，上述各值又渐回升（或下降），但仍比成人代谢要快（居中）。至成人期，代谢相应缓慢而且稳定，各项指标较高（或较低）。至老年期，肝肾功能减退，代谢又趋最慢，各项参数达最高值（或最低值）。整个 PK 参数高低顺序呈 U 字形改变。即新生儿期药物消除最慢，婴儿期较慢，幼儿和学龄前期最快，青春期渐缓，成人较慢，老人又最慢。这种双相年龄依赖规律，对大多数经转氨酶代谢的药物都是适用的。正因为有这种年龄依赖性，故欲达相同有效血浓度，需根据不同年龄的 CL 和 $t_{1/2}$ 调整剂量或给药间隔。

（一）小儿药物吸收特点

除了药物本身油—水分配系数、解离度、肝脏首关效应外，用药途径和部位十分重要。

1. 小儿消化道吸收特点

药物从口、胃、小肠经毛细血管—肝门静脉—入血。小儿药物吸收率与成人不同，因胃肠道功能影响吸收。小儿胃肠道尚处发育阶段，胃酸偏低，胃排空时间较长、肠蠕动缓慢等可使生物利用度降低。新生儿口服庆大霉素、苯巴比妥、苯妥英钠等吸收明显减少。

2.小儿局部吸收特点

成人局部吸收较少,但小儿潜在危险较大。新生儿皮肤角化层薄,药物穿透性高、吸收多,有时可致严重中毒,尤其擦伤、烧伤后。

如氨基糖苷类抗生素可致耳聋,皮质激素的膏剂或霜剂也可中毒;有时用萘丸保藏的衣服也可致新生儿溶血性贫血;阿托品滴眼也可引起全身反应。

3.小儿肌内注射吸收特点

小儿肌群小,皮下脂肪少,遇刺激,可使外周血管收缩循环不好,影响药物的吸收和分布;且可致局部感染和硬结。因此,小婴儿最好不要肌内注射给药。

4.小儿静脉注射吸收特点

静脉给药是新生儿吸收最快,疗效可靠的也是最常用的方法。

(二)小儿药物分布特点

1.小儿体液及其 pH 特点

多数药物先分布于细胞外液,再到达受体。所以细胞外液量决定受体部位药物浓度是重要的。新生儿体液总量占体质量的 80%,婴儿 70%,儿童 65%,而成人占 60%。新生儿细胞外液,相对比成人高一倍,所以水溶性药物在细胞外液常被稀释而浓度降低,较难进入靶细胞发挥作用,排出也较缓慢。早产儿还因脂肪量低,脂溶性药物不能充分结合,以至血中游离浓度增加。pH 影响着弱酸性药物的解离度。当膜两侧的 pH 不同时,能明显影响药物的分布。

2.小儿血浆蛋白结合率特点

小儿血浆蛋白结合率特点是决定药物分布的重要因素。新生儿及患肝、肾疾病者,血浆蛋白含量低,结合能力又弱,因而血浆及组织中游离药物浓度较高。而游离浓度才是真正具有药理活性的药物部分。

3.年龄与药物分布关系

年龄越小,肝肾功能越不成熟,蛋白结合率越低,与高龄比较,分布上的差别就越大。如卡那霉素 Vd 早产儿较成熟儿小,因而高峰血浓度较成熟儿高(峰浓度与 Vd 成反比)。年龄越小,血-脑屏障等功能越差,药物越容易进入中枢神经系统而致中毒。

(三)小儿药物代谢特点

肝脏是人类重要的代谢器官,肝内质网的肝微粒体混合功能酶系统,主要为细胞色素 P450,能转化 200 多种化合物。小儿肝功不完善,酶含量及活性均比成人低得多,对药物的代谢解毒能力差,因此药物 $t_{1/2}$ 延长而积聚中毒。如新生儿葡糖醛酸转移酶活性不足,致血中具有活性的游离氯霉素增加,可致"灰婴综合征"(呕吐、拒乳、呼吸快而不整、腹胀、发绀、绿稀便、心血管虚脱而死亡)。

(四)小儿药物排泄特点

1.小儿药物脂溶性、解离程度和尿的 pH 特点

肾脏排泄同胃肠吸收一样,须经膜转运,依赖于药物的脂溶性、解离程度和溶液的 pH。尿为碱性时有利于酸性药物排出,如苯巴比妥(弱酸 pKa7.3)中毒时,可用碳酸氢钠促排。同理,苯丙胺中毒时,可用氯化铵促排。

2.小儿肾功能排泄特点

绝大多数药物经肾小球滤过,部分经肾小管吸收而少量由肾小管主动分泌。若肾小球滤

过率低等,则肾排药能力差,易导致药物蓄积中毒。

3.小儿年龄与药物排泄关系

任何药物都要经 5 个 $t_{1/2}$ 达到稳态。然而不同年龄层次,对同一药物达稳态所需时间却不尽相同。这是因为药物 $t_{1/2}$ 这个表达药物代谢和排泄能力的综合指标,有着明显的年龄依赖性,差别很大。

二、小儿药效学特点

很多药物都是通过作用于受体而发挥药效的。受体随着个体年龄增长而发育,因此,受体的年龄依赖性自然成为小儿药效学中的一个引人注目的问题。研究发现,受体也存在发育的时间规律。如胆碱受体和肾上腺素受体在胎儿体内已存在,但药效在出生后才显示出来,且随年龄增长而逐渐减少。兴奋性氨基酸 N-甲基-D-天门冬氨酸(NMDA)受体数目在小儿较成人为多,因而小儿兴奋性较强。

中枢抑制性递质 GABA 受体可分三型,研究发现,GABAA 受体对成鼠起中枢抑制作用,相反对幼鼠却起中枢兴奋作用。而 GABAB 受体对幼鼠起中枢抑制作用。GABAA 受体的功能也是处于动态变化中,激动剂应用时间长了,受体数目可以下调而产生耐受性。也有人认为,小儿(胎儿、新生儿、儿童)对药物的敏感性与成人不同,主要是由于药代动力学差异而非受体差别造成的,尚需进一步研究。

(李　江)

第三节　小儿药物治疗学特点

儿童用药在许多方面与成人用药不同,主要由于儿童的生长发育比较快。因此不能在生理、医学或药学等方面认为儿童是"缩小的成人"。根据成人的剂量,按比例确定儿童剂量,尽管这是不合适的,但是过去长期使用这种方法。临床使用治疗范围比较大而且不良反应小的药物时,即使剂量不精确,也有令人满意的治疗效果。然而某些治疗范围较窄的药物,微量的差异即可引起毒性,例如地高辛、氨基糖苷类抗生素、细胞毒性药物。这些药物的剂量及给药方式需根据年龄、体质量、肝肾功能、疾病状态等决定。另外,还需要根据临床血药浓度监测结果和临床个体反应状况加以调整,使其药物剂量个体化。过去把成人的药物治疗范围用于儿童,这种做法或者降低了药物的疗效,或者增强了毒性。例如,根据成人用量推算的茶碱治疗小儿哮喘和窒息时剂量过量,以苯巴比妥治疗癫痫时剂量过低。目前药典规定的药物剂量(最小有效量、常用量、极量及中毒量)都是对成人而言。几乎所有药理学教科书和药物手册所列小儿药物剂量也都是以成人为基础折算,按成人比例递减。这是不恰当的,因为以下原因。

第一,将小儿看成"小大人",在治疗上存在不少弊端。往往导致剂量过大(如氨茶碱等)或过小(如苯巴比妥等)。小儿的解剖、生理和生化功能,尤其肝肾功能与成人差异很大,儿童与成人间对同一药物的反应可能存在着质和量的差别。如适合成人的药物,儿童可能禁用;有些药物儿童用量反比成人为大等。

第二,生长发育是儿童的重要特点。生长发育是一个循序渐进、连续不断的过程。随着年龄的增长，儿童的身高、体质量、体表面积、全身组织和器官都在逐步增长，细胞外液容积、蛋白结合能力、内脏尤其是肝肾功能在逐步成熟，对药物的转运、分布、解毒和排泄功能也日臻完善。药物代谢动力学、药效动力学及药物相互作用等诸多方面都呈现着年龄依赖性特征，年龄越小越明显。

第三，合理用药是儿科综合治疗的重要部分。小儿发育不成熟易发生疾病，且病情瞬息万变，因而儿科用药也就十分讲究。目前有些不负责任的广告宣传，助长了"多用药、用新药、用贵药、用进口药"的药物滥用倾向，后果十分严重。临床要求医生能够医药结合，既能准确把握病情，又能懂得儿科药物的药理机制、药代动力学、药效动力学规律。正确掌握小儿用药原则、剂量和方法。兼顾药物适应证、禁忌证、疗效、不良反应、毒性，不良反应的药物相互作用等。随时把少而精、个体化用药摆在首位，新生儿和婴幼儿尤要审慎。

一、小儿用药原则

（一）小儿选药原则

儿科临床强调综合疗法，药物治疗是综合疗法中关键的一环。根据疗效、不良反应、药代动力学选药，也要根据病情选药。如肺炎合并急性心力衰竭，选快效强心药毛花苷 C；心内膜弹力纤维增生症或慢性充血性心力衰竭则选地高辛。新药选用要特别慎重，因它虽然在成人临床试验中效果肯定，但儿童反应可能与成人完全不同。如苯巴英钠对成人癫痫是有效安全的，但对儿童不良反应大。环苯沙星影响骨骼发育等，故这些药对 12 岁以下儿童禁用或慎用。

（二）小儿用药剂型

儿科药物剂型很多，如彩色片剂、果味片剂、味感好的粉剂、糖浆、针剂、缓释片和控释片等。药物剂型和用药方式，决定着实际用药量。如地高辛醑剂，是醇溶液，药分子均等溶于其中，用时不需摇。而混悬剂，含未溶解的药物颗粒，给药前必须充分摇动，否则瓶内药物浓度越来越高，相同容积的药含量越来越大。

（三）小儿用药剂量

成人剂量的单纯线性缩减不一定是安全有效的小儿用量。厂家的说明书上应写有可靠的剂量资料，以每千克毫克（mg/kg）表示。已批准出售的儿童药物多数都有按说明书上提供的用量，再乘以体质量或体表面积计算。另外要注意小儿合作情况（如乱动泼洒）、取量误差及呕吐等；均影响药量的准确性，要酌情加减。

（四）小儿给药途径

给药途径分为吸入、口服、肌内注射、静脉注射、皮下注射、肛门直肠注入等。根据不同途径的生物利用度和临床目的灵活掌握。年长儿尽量口服，不能口服者可采用其他途径。新生儿用药大多采用静脉滴注或静脉注射。预防高热惊厥可用直肠安定栓剂等。

（五）小儿给药方法

根据药性和 $t_{1/2}$ 确定给药次数和时间，如苯巴比妥半衰期长，每日服一次即可。有些抗生素半衰期短，必须每日给予数次。催眠药睡前服，利尿和泻药宜早餐前服，驱虫药宜空腹，健胃药、抗酸药、收敛药、利胆药应饭前服。对胃肠道有刺激性药，如水杨酸类、奎尼丁等宜饭后，铁剂宜在两餐之间服用。一般认为，肾上腺皮质激素早晨服可减轻药源性肾上腺功能减迟。

二、小儿药量计算

小儿药物剂量，历来是儿科医生最为关注的问题，也是儿科区别于成人的用药难点，复杂而不易掌握。

国外医学曾报道过许多计算小儿药量的公式,如柯氏法、杨氏法、斐氏法、葛氏法、考氏法等。但都因公式笔算方法烦琐,而未被我国采用。我国医务工作者也曾推出数种小儿药量计算方法,如第一部药典提出的按年龄折算法、小儿剂量快速折算法、小儿药物剂量简便折算法、快速心算法、体表面积计算法等。它们都有各自的优点和缺点,在多年的临床实践中曾起过积极作用。有的虽合理但因计算繁杂难以掌握,有的虽准确但不方便,有的不适合于整个儿童年龄段等。目前比较常用的剂量计算方法有下述四种。

(一)按体质量千克计算

这是最基本、最简易的方法。不但适用于新生儿至成人,而且不论何种剂量单位或剂型(包括针剂、粉剂)均可。目前在临床上广泛应用。因多数药物已经知道了每千克每天(或每次)的剂量,所用的每日药物总量只需乘以体质量即可。应当称量实际体质量最为可靠,无条件时可按年龄推算体质量(kg)。

1~6 个月 体质量＝月龄×0.6+3。

7~12 个月 体质量＝月龄×0.5+3。

1 岁以上体质量＝实足年龄×2+8。

实际计算时还要考虑小儿营养状况、体型、性别因素,必要时实际称重。

(二)按体表面积计算

鉴于人体生理现象与体表面积的关系比与体质量、年龄的关系更密切。因此,按体表面积计算药量较为科学合理,而且不论年龄段均可按同一标准给药。即:小儿剂量＝成人剂量/每平方米(mg/m²)×小儿体表面积(m²)。此方法虽较合理,但需要记住每平方米的用药量,还要会计算各年龄的体表面积值。

小儿体表面积计算方法有以下两种。

(1)以体质量为横坐标,体表面积为纵坐标,绘制一个相关曲线,可在曲线上查出任何体质量所对应的体表面积值。如体质量 10 kg 小儿,可在曲线上查出体表面积为 0.45 m²,重 20 kg 小儿体表面积为 0.8 m²。也可从身高体质量查出表体面积。

(2)根据公式计算,即:体表面积(m²)＝体质量(kg)×0.035(m²/kg)+0.1(m²)。此公式只适合于提质量 30 kg 以内小儿。30 kg 小儿(相当于 11 岁),体表面积为 1.1 m²。30 kg 以上小儿每增加 5 kg,则体表面积增加 0.1 m²。即 35 kg 为 1.2 m²;40 kg 为 1.3 m²;50 kg 为 1.5 m²。

近年来,按小儿体表面积计算药物剂量广为推荐,重要药物提倡用体表面积计算。由于本法计算较复杂和烦琐,尚未在临床广泛采用。另外,婴儿用体表面积计算药物剂量与体质量计算的剂量不太吻合,尤其是新生儿。故按体表面积计算药量时仍要注意结合小儿生理特点及药物性质加以调整。

(三)按年龄(岁)推算

只需知道小儿年龄,即可按年龄比例推算出药物剂量,十分简便。但也比较粗糙,仅适用于一般不需十分准确的药物剂量计算,且初次应用量应偏小。如咳嗽药水可按每次 1~2 mL/每岁,硫酸镁等可按岁数递增。有些适应范围较大的药物,只分婴儿和儿童量,如蓖麻油;有的仅分 5 岁以下,5 岁以上,如复方颠茄片等;有的只适用于 5 岁以上,且整个儿童时期剂量变化不大,如谷维素等。

(四)按成人剂量折算

小儿药物剂量相当于成人药物剂量之比的折算方法,国内外约有数十种。剂量偏差甚大,实际应用较少。《中国药典》比较了 20 多种方法后推出了偏差最小的一种,编为"老幼剂量折算表"。还有些药物,如维生素、钙片、酚磺乙胺(止血敏)、破伤风抗毒素等,不必计算,略低于成人即可。临床上用药目的不同,剂量也各异,如可待因镇痛或止咳,前者按每日 3 mg/kg,后者按每日 1～1.5 mg/kg;有的儿童与成人同量,如大蒜素等;有的既按千克体质量又按年龄,如洋地黄毒苷的洋地黄化量:小于 1 岁为 0.045 mg/kg,1～2 岁 0.04 mg/kg,大于 2 岁为 0.03 mg/kg。临床实践中,药物有效剂量常受各种因素影响,公式计算的药量只供参考。医生还需根据患儿病情轻重、儿童各期生理特点,结合临床经验斟酌应用,切不可机械地生搬硬套公式。除新生儿外,一般年龄越小耐受性越大,剂量宜偏大;年龄增大,剂量反而相对减少。

三、小儿不同年龄用药特点

(一)胎儿期

药物通过胎盘进入胎儿,在不同时期,影响胎儿发育的程度是不同的。一般在孕期 14 周内,尤其孕初 8 周内,当受精卵开始分化成胚胎时,药物可影响胎儿细胞的分化,干扰组织和器官形成,致先天畸形。而 14 周后,器官分化已经基本完成,先天畸形的影响就小多了。但因胎儿仍在继续发育,药物可影响胎儿生长发育和器官功能等。若在分娩前用药,药物不能及时排出而积聚(大量积聚于肝、脑等重要器官)可致中毒。如孕母用哌替啶等中枢抑制药可致新生儿窒息等。

(二)新生儿期

新生儿期正处于一个生理、生化过程迅速变化的复杂阶段,药物代谢动力学过程也随日龄而迅速变化(如药酶系统、蛋白结合力、分布容积、肾功能等)。新生儿期又可分为初期新生儿、晚期新生儿、足月儿、过期产儿、早产儿。早产儿又可分为中度(孕期 32～37 周)、重度(孕期 28～31 周)早产儿等,很复杂。所以,新生儿药量绝对不能以成人剂量机械折算。日龄<7 d 和>7 d 者、体质量<2 kg 与>2 kg 的新生儿,用药剂量均不相同。如将 7 日龄的剂量给予 1 日龄患儿会发生中毒,最好根据药物特性按日龄进行计算和调整。

(三)婴幼儿期

从药物代谢方面,婴幼儿期已较新生儿显著成熟。但由于生理解剖特点,选用药时均应注意。婴幼儿期吞咽能力较差,大多不肯自愿服药,口服以糖浆剂和果味片剂为宜。肌内注射因局部血循环不足会影响药物吸收,为及时达到有效浓度、危重病儿宜用静脉注射方法。婴幼儿气道较狭窄,炎症时黏膜肿胀,渗出物较多,应选用祛痰剂而不用镇咳剂。婴幼儿期还易发消化功能紊乱,不宜过早用止泻剂,以免使肠毒素吸收加快,加重全身中毒症状,抗感染及液体疗法十分重要。婴幼儿对吗啡、哌替啶等麻醉药物,易引起呼吸抑制等中毒现象,故忌用。小儿神经系统发育未成熟,病后常易烦躁不安或惊厥,对镇静剂等耐受性较大,因此适当加用镇静剂,有利病儿康复。其他抗惊厥药或洋地黄毒苷等儿童期耐受量也较大。相反,氨茶碱虽不是兴奋药,但使用时易出现中枢神经系统兴奋作用,故婴幼儿使用须谨慎。

(四)儿童期

儿童正处于快速发育阶段,新陈代谢旺盛,循环时间较短,代谢产物排泄快,有利于物质代谢。但对水和电解质代谢功能还较差,易受环境和疾病影响而致水电解质紊乱。如长期应用酸碱类药物,更易引起酸碱平衡失调。利尿剂易致低钠、低钾现象,故应间歇给药,用量不宜过大,以利调节。雄性激素长期应用,常使骨骼闭合过早,影响小儿生长,甚至可使女婴男性化,切勿滥用。孕妇及儿童期之前的患儿均不宜服用四环素,否则可引起釉质发育不良和牙齿着色变黄。用肾上腺皮质激素可抑制体格发育,用中枢抑制药对学习和智力可能有影响。某些药物对有特异体质的儿童可产生严重反应,故应熟悉使用方法及注意事项,及时采取必要的措施。

(五)青春期

青春期是儿童期向成年期过渡的重要时期,青春期意味着生殖系统发育接近成熟,第二性征出现,智力飞速发展。由于营养较好,有的女孩月经来潮提前(10 岁),而在月经前后有水钠潴留,可诱发癫痫和行为障碍。此时心理发育正处于相对不稳定时期,违拗情绪十分严重,不可低估。患儿自行加量、减量或停药的现象,以及因种种原因服药自杀的例子也屡见不鲜。所以药物治疗要充分辅以心理治疗。对于青春期儿童,医生和患者间要相互合作,医生要给予患儿同情和理解、充分交流、教育和疏导,并尊重其个性特点、生活方式等,使之心情愉快,配合治疗。

四、儿科需要 TDM 的情况

TDM 就是治疗药物监测,是近 20 年来迅速发展起来的一门新型边缘科学,为拟定和调整个体化长期治疗方案提供了科学理论依据,其目的是通过测定血中药物浓度并利用药代动力学原理和公式,使给药方案个体化,以提高疗效,避免或减少中毒。同时也为药物过量、中毒、诊断和处理提供理论依据,使患者获得最大利益而冒最小风险。在 TDM 实践中,儿科医生认识到临床效应与血药浓度的相关程度大大超过了它与剂量的相关,认识到药代动力学对药物治疗的指导作用。因而能积极主动地从药代动力学的观点去制订和调整用药方案,使治疗方案个体化、合理化,从而减少了选药、改量、换药及停药的盲目性,降低了药物的不良反应,明显地提高了疗效。如小儿癫痫完全控制率由 TDM 前的 39.2% 提高到 TDM 后的 78.9%,难治癫痫患儿完全控制率可提高 55.7%。这说明一些原来经治无效的患儿并非对所用药物不敏感,而是其血药浓度过低或过高所致。经 TDM 精细调整剂量,获得有效血浓度后,仍能有效地控制临床发作。

(一)TDM 的指征

临床实际工作中,并非每一种药物、每一个患儿均需 TDM,要根据临床情况,考虑技术条件与经济条件,恰如其分地掌握好 TDM 指征,常见需要 TDM 的情况有如下方面。

(1)安全范围较窄(有效量与中毒量极接近)的药物,如强心苷、氨茶碱、庆大霉素等,需要常规监测。尤其新生儿和小婴儿。

(2)呈零级动力学消除的药物,个体差异较大,必须监测。如苯妥英钠,当机体对其消除能力达饱和时,任何小剂量的增加都可引起血浓度的剧增而致中毒。

(3)诊断或处理中毒,尤其中毒症状与治疗后症状不易区分,临床难辨剂量不足还是过量。常规治疗下出现临床中毒症状,急需测血药浓度。根据血浓度水平及时减量或停药,并做随访。不要忽视儿科慢性中毒所表现的神经、精神或不自主症状,如反应迟缓、言语及认知障碍等。

(4)多药合并应用,特别当疗效不满意或有并发症时,要监测血药浓度以调整合适剂量。

药物可在药动学和药效学各个环节上发生相互作用,常用量或大于常用量仍无效时,需测血药浓度以鉴别药量不足、药酶诱导、耐受还是中毒。

(5)慢性患者需要长期服药治疗。开始用药或更改药量前,要测血浓度基线。常规服药后要测定所用药量的达峰时间、稳态血药浓度及有效血药浓度,作为长期治疗的参考。在漫长的治疗过程中,机体难免发生心肝肾疾病、内外环境因素的改变而使药物在体内的代谢发生变化。为了及时发现剂量偏差和意外中毒,每半年监测一次血药浓度是有益的。

(6)监督和敦促患儿按规律服药。TDM是检查和鉴别患儿是否遵嘱服药的最有效手段。也是监督不明用药的有效武器。如我们已发现不少例服用"纯中药"患儿,血中苯巴比妥和苯妥英钠已达中毒浓度。还须强调的是TDM的主要任务,一是建立科学方法学、能提供准确的血药浓度测值,测值不准会贻误病情甚至危害病儿,这需要质量控制来保证。二是要能针对具体测值做具体分析、合理解释和处理,否则再准确的测值也只能是空洞的数字。在解释血药浓度时,要注意时效关系、量效关系、量与血药浓度关系及血药浓度与疗效的关系;要注意用药途径、给药间隔、采血方法、采血部位及采血时间;还要注意年龄特点,合并用药情况;疾病所致的生理、病理及心理变化等。这些都需要临床医生懂得一点血药浓度监测技术及临床药代动力学知识。把血药浓度监测和临床实践密切结合起来,才能获得药物治疗的最佳效果。

(二)常见需要 TDM 的药物

临床上有意义的 TDM 药物如下。①抗癫痫药:苯妥英钠、卡马西平、苯巴比妥、扑痫酮、乙琥胺、丙戊酸钠、安定类等;②抗心律失常药:奎尼丁、利多卡因、普鲁卡因胺、异丙吡胺、普萘洛尔;③强心苷:地高辛、毛花苷 C;④抗哮喘药:茶碱;⑤三环类抗抑郁药:阿米替林、去甲替林、丙咪嗪、地昔帕明;⑥抗躁狂症药:锂;⑦氨基糖苷类等抗生素:庆大霉素、链霉素、阿米卡星、卡那霉素、妥布霉素,氯霉素等;⑧抗肿瘤药:甲氨蝶呤;⑨免疫抑制剂:环孢素等。

（马　　鑫）

第四节　儿科常用药物与液体疗法

一、儿科抗感染药物应用

感染性疾病是儿童常见病,门诊可居首位,其中以呼吸系统、消化系统、泌尿系统、神经系统为多见。病原微生物更为广泛。抗生素是儿科常用药物之一。使用原则:明确适应证,不得滥用。用药前尽量明确病原,选择最敏感的抗感染药物。同时根据病变部位、病情严重程度、药代、动力学、药剂学、药效学知识,投以足量和恰当的疗程。同时注意不良反应及联合用药指征。

(一)抗生素

1.青霉素类

青霉素为杀菌剂,广泛分布于全身,除脑膜炎患儿外,不透过血-脑屏障。少量在肝脏代谢,主要经肾脏排泄。青霉素类不良反应少、唯变态反应最为严重。轻的如红斑疹、荨麻疹、血管神经性水肿;重者可速发过敏性休克,有生命危险;各种制剂、各种途径均可致过敏性休克,但以肌内注射发生率最高,故用前必须皮试。若发生过敏休克立即注射(或在青霉素注射处)1:1 000肾上腺素 0.2~0.5 mL(按年龄大小)或每次 0.02~0.03 mL/kg,最大<0.8 mL,必要时 10~15 min 重复。

2.头孢菌素类

头孢菌素类抗菌谱更广、耐青霉素酶。$t_{1/2}$ 短,不透过血-脑屏障,经肾小球滤过肾小管主动分泌而排泄。常用头孢菌素有 30 余种,按发明年代及抗菌性能可分为第一、第二、第三、第四代。头孢噻吩,又称先锋霉素Ⅰ,为第一代头孢菌素的原形,能抗耐青霉素的革兰阳性球菌。第二代头孢菌素抗革兰阳性菌能力同第一代,但具有抗革兰阴性菌的能力,故对大肠埃希菌、嗜血杆菌等耐第一代头孢菌素的菌株奏效。如头孢呋辛酯,用于脑膜炎,下呼吸道、泌尿、皮肤、软组织感染及败血症。第三代头孢菌素抗革兰阴性菌作用较第二代强 40~100 倍。具广谱、耐酶、高效、低毒、易透过血-脑屏障。是抗婴幼儿革兰阴性杆菌(肠道杆菌、流感杆菌)脑膜炎首选药,如头孢噻肟、头孢他啶等。第四代头孢菌素具有强大的抗革兰氏阴性菌作用,较第三代更强,耐 β-内酰胺酶,抗菌谱很广,主要用于耐第三代头孢菌素感染,常见有头孢匹罗、头孢吡肟、头孢立定等。

3.大环内酯类

大环内酯类是抗革兰阳性菌的较强的“窄谱”抗生素。以红霉素为代表,治疗儿童衣原体肺炎有效。给药剂量和次数应根据药动学、毒性、致病菌对药物敏感性及感染部位等。常用的高峰浓度和 $t_{1/2}$ 等参数常随年龄而异。螺旋霉素、麦迪霉素等抗菌谱同红霉素。交沙霉素为较新抗生素,不易产生耐药,组织中尤其肺中浓度最高,适于治疗各种呼吸道感染,几乎无不良反应。林可霉素、万古霉素、新生霉素、杆菌肽等,不良反应大,儿科少用。

4.氨基糖苷类

氨基糖苷类主要对各种革兰阴性杆菌,兼杀菌、抑菌作用。①链霉素治疗结核首选药,用药 4~5 d 后可产生耐药性。最大毒性是耳蜗损害和前庭障碍、眩晕、不能维持身体平衡等。②庆大霉素广谱,不宜与青霉素类合并静脉滴注。肾毒性大,尤对 2 岁以下小儿,易出现严重耳聋。③卡那霉素广谱抗革兰阳性、革兰阴性菌及抗酸杆菌,主要损害第八对颅脑神经。④妥布霉素,对绿脓杆菌有强大的抗菌作用,比庆大霉素强 2~4 倍。⑤新霉素口服吸收少,97%由粪便排出。治肠道感染,耐药菌株逐渐增多。⑥巴龙霉素对阿米巴原虫有较强抑制作用,可治疗绦虫病,疗程 7~10 d。⑦春雷霉素抗绿脓杆菌和抗稻瘟病。⑧阿米卡星对革兰阴性杆菌抗菌活性强,国内用于治疗耐药菌株的严重感染,对肾及听觉损害远较其他氨基糖苷类为低。

5.其他抗革兰阴性杆菌的抗生素

(1)多黏菌素:多肽类抗生素,分子量大,有 A、B、C、D、E、M 等,均损害肾脏,其中 B、E、M 危害最小,用于临床。此类抗生素纯度仅 65%~75%,故以单位计算(1 g 相当 10 000 单位)。此类抗生素抗菌谱窄,大剂量口服可治疗 G-杆菌引起的婴儿腹泻。

(2)创新霉素:我国首创新型抗生素。用于大肠埃希菌败血症、胆囊炎、婴儿腹泻、呼吸、泌尿道感染等,不良反应小。

(3)磷霉素:为全合成的广谱抗生素,属杀菌剂,作用于细胞壁合成早期,毒性小。有效浓度维持时间短,国内正在扩大试用。

6.广谱抗生素

可抗革兰阳性、革兰阴性菌、立克次体、支原体、衣原体、阿米巴等。常用的有以下几种。

(1)四环素:可与 Ca^{2+} 结合,沉积于牙釉质和骨骼;且可损害肾脏。其早期制剂内含有酸性赋形剂,可使四环素变质,服此变质的四环素可引起范康尼综合征样反应,特征为恶心、呕吐、多尿、烦渴、蛋白尿、酸中毒、糖尿、氨基酸尿等。四环素对于儿童已于 1982 年被淘汰。

(2)氯霉素:经肝代谢,肾脏排泄。氯霉素可抑制骨髓造血功能,因新生儿葡糖醛酸转移酶少,而不能很快代谢故可致灰婴综合征,甚至可导致骨髓抑制,引起再生障碍性贫血。其剂量应小于每日 50 mg/kg。

7.抗真菌药

灰黄霉素抗表浅真菌,与克霉素交叉过敏。制霉菌素抗各种真菌,对细菌无效,只有口服制剂。两性霉素 B 抗深部真菌,毒性大。还有氟胞嘧啶等。

8.合理用药

急性细菌性脑膜炎,又称化脓,是小儿尤其婴幼儿期常见的中枢神经系统感染性疾病,病死率高,后遗症也多,必须及早诊断和有效治疗。无疑敏感抗生素的选择是关键。但若病原菌未明时,可先选择针对常见的三种病原体即脑膜炎双球菌、肺炎球菌和流感杆菌都有效的抗生素,如青霉素和氯霉素,青霉素和氨卡西林等。因青霉素透过血-脑屏障较差,故应大量。一般青霉素每日(40～80)万 U/kg,氨卡西林为每日 150～300 mg/kg。若已知病原,可参考药敏试验给药,配合对症和支持疗法。

9.细菌的耐药性

近年来抗生素研制进展很快,但抗生素使用不当,其后果严重。如葡萄球菌可产生 β-内酰胺酶破坏青霉素。细菌可在原被药物抑制的代谢途径之外代谢,可产生与原药作用不同的新靶点,使抗生素失效。要充分了解抗生素原理,各种品种的抗菌谱及临床药理特点,合理选药。如对金黄色葡萄球菌,第一代头孢最强,第二代次之,第三代最弱;而对革兰阴性杆菌绿脓杆菌,则三代和四代头孢最强。重症深部感染,如金黄色葡萄球菌败血症,应选头孢唑啉,中、重症耐金黄色葡萄球菌化脑,应选头孢羧甲噻肟(头孢他啶)。千万不要用抗生素抗病毒、退热及预防用药。对于目前国内抗生素滥用倾向,应引起高度重视。

(二)磺胺类

对于流行性脑脊髓膜炎,磺胺药仍为首选。常用磺胺嘧啶(SD),也可与抗菌增效剂、甲氧卡啶(TMP)合用。须注意磺胺结晶尿、血尿、粒细胞减少和皮疹等。

(三)抗结核药

抗结核药主要有异烟肼、链霉素、对氨水杨酸、利福平和乙胺丁醇等。异烟肼能渗入细胞内,对细胞内外结核分枝杆菌都有效,称全杀菌药。异烟肼代谢个体差异很大,因为异烟肼乙酰化转移酶受遗传基因的控制。利福平为半合成抗生素,对繁殖期和静止期菌都有效,还可杀麻风杆菌。利福平是肝酶诱导剂,也易产生耐药性。治疗结核原则是早用药、剂量足、联合用药、规律用药、疗程足。结核性脑膜炎是小儿结核病最严重的病症。如不治疗,病死率 100%。严重结核性脑膜炎要三种抗结核药联合应用,强化治疗 3 个月。再用异烟肼巩固治疗1.5～2 年。

(四)氟喹诺酮类药物

喹诺酮类是人工合成的含 4-喹诺酮基本结构,对细菌 DNA 螺旋酶具有选择性抑制作用的抗菌药物。喹诺酮为杀菌剂,杀菌浓度与抑菌浓度相同或为抑菌浓度的 2～4 倍。其共同特点是:对多数革兰氏阴性菌具有相似或良好的抗菌活性;从第一代到第四代抗革兰氏阳性菌、抗铜绿假单胞菌及抗厌氧菌活性明显增强；对厌氧菌、分枝杆菌、军团菌、衣原体有良好的作用；对具有多重耐药菌株有较强的抗菌活性，细菌之间不交叉耐药；使用方便，既可静脉也可口服应用；体内分布广，组织体液浓度高，可达有效抑菌或杀菌水平。注意喹诺酮类药物对幼年动物可引起软骨组织损害，故不宜用于妊娠期妇女和骨骼系统未发育完全的小儿（16 岁以下不宜应用）。药物可分泌于乳汁，乳妇应用时应停止哺乳。

二、儿科呼吸系统疾病用药

维持正常呼吸需要正常的通气功能（使空气进出肺部）和换气功能（吸入肺泡的气体能与血液内的气体有效交换）。小儿易患上呼吸道感染和肺炎，如小儿喉炎是儿科急症之一。

呼吸系统用药主要有祛痰、镇咳、止喘。小儿一般不用镇咳药，尤其在多痰和肺淤血时忌用。祛痰也要在呼吸道炎症及其他病消除后。注意合理使用抗生素、肾上腺皮质激素，辅以雾化吸入和对症疗法。哮喘是常见的慢性气道炎症性疾患，儿童患病率为 $0.5\% \sim 2\%$。

近年来研究认为，肥大细胞和嗜酸性粒细胞参与炎症过程。除了识别和控制触发因素如过敏原、化学刺激物、药物（阿司匹林、非激素类抗感染药、β-受体阻断剂等可引起和加重哮喘）因素和病毒感染外，药物治疗包括抗感染药物和支气管扩张剂。抗感染药物能阻断支气管炎症的发展，皮质激素是目前治疗哮喘最有效的抗感染药物。其他还有色甘酸钠等。机制虽不完全清楚，但大多认为与干扰花生四烯酸代谢及白三烯和前列腺素合成、减少微血管渗出、抑制炎症细胞定向移动和活化并提高呼吸道平滑肌 β-受体反应有关。

支气管扩张剂有 β_2-受体激动剂，有长效与短效之分。机制为舒张气道平滑肌、加强黏膜纤毛的清除活动、降低血管通透性、调节肥大细胞和嗜碱性粒细胞的介质释放。另外有茶碱、氨茶碱、抗胆碱药物及抗组胺药物等。选用药物应根据哮喘严重程度与临床用药情况，运用国际统一方案灵活掌握用量和频度。治疗采用阶梯式治疗方案，用尽可能少的药物达到完全控制的目标。

吸入疗法比全身和口服途径效果更好，吸入 β_2-受体激动剂适用于儿童，可用氧气代替空气雾化，初始治疗每 20 min 一次，持续 1 h，以后每小时一次或连续雾化。目前哮喘气雾剂型有定向气雾剂和干粉剂，雾化吸入或由空气压缩泵产生的湿化溶液吸入对 5 岁以下儿童特别有用，尤其雾化吸入对 2 岁以下患儿应用价值较大。因肺部解剖和生理上的特点，婴幼儿呼吸衰竭危险性大，除了重复吸入 β_2-受体激动剂和尽早使用皮质激素外，还应同时辅以吸氧，使动脉氧饱和度大于或等于 95%（婴儿 90%）。

三、儿科消化系统疾病用药

婴幼儿期消化系统疾病多继发于急慢性感染性疾病，较大儿童可继发于肝脏疾患或其他全身性疾病。症状有食欲下降、呕吐、便秘、腹泻等。

（一）儿科助消化药、健胃药的应用

乳酶生，是乳酸杆菌干燥制剂，宜于二次进餐间单服。胰酶系肠溶糖衣丸，不宜咬碎，以免被胃破坏。胃蛋白酶宜饭前服。多酶片饭前服用，吞服，不宜咬碎。

（二）儿科止吐药的应用

儿科不轻易使用止吐药。胃肠道感染或功能紊乱是常见病因，应先去除病因并纠正水电解质紊乱，警惕中枢神经系统及外科性呕吐。排除上述情况后可用甲氧氯普安，胃复安，（灭

吐灵)等。

(三)儿科止泻药的应用

不要轻易应用止泻药(防止胃肠毒素过度吸收),必须在去除病因(如抗菌)或疾病恢复期才可用。细菌性感染,务必选择有效抗生素。腹泻严重且中度脱水者,要适当补液,纠正水电解质紊乱。活性炭不宜与乳酶生、口服抗生素、水杨酸、苯巴比妥合用。

(四)儿科泻药的应用

鉴于儿童易致水电解质紊乱,胃肠功能发育不全,易导致胃肠紊乱,一般不用强导泻药(蓖麻油)。常用缓泻药剂如硫酸镁、酚酞、液状石蜡(注意误吸引起吸入性肺炎)、果导及甘油栓等。婴幼儿便秘,首先考虑饮食习惯、进食量,排除先天畸形,如先天性巨结肠症等。鼓励多吃蔬菜、水果。

(五)儿科利胆药的应用

在黄疸严重,且有胆汁淤积、胆管阻塞时可用利胆药。去氢胆酸、胆酸钠等药儿科应用较少。儿科常用苯巴比妥治疗高胆红素血症,尤其新生儿。

(六)儿科抗酸药(治溃疡病药)的应用

儿童胃肠不适常由饮食不当引起,宜先调理饮食习惯。婴幼儿剧烈腹痛,不宜轻易服用止痛药和解痉药。须全面体检,排除外科情况后,再酌情使用氢氧化铝、胃舒平、碳酸钙、西咪替丁(甲氰咪胍)、阿托品、溴丙胺太林(普鲁本辛)、氢溴酸山莨菪碱碱、颠茄浸膏片等。

四、儿科循环系统疾病用药

儿童常见病有先天性心脏病、心肌炎和高血压,突出表现为心功能不全(充血性心力衰竭)和心律失常、高血压或低血压,低血压又为各种休克的重要体征。常用药如下。

(一)强心苷的儿科应用

小儿充血性心力衰竭可由循环系统疾病本身引起。也可继发呼吸、泌尿及全身性重病,除针对病因外,强心药的应用是关键。

目前,儿科常用制剂是地高辛。其优点是地高辛属中效,急慢性心力衰竭均可应用。胃肠吸收好,作用和排泄较快,疗效出现在中毒前。且剂型全,有片剂、针剂和醑剂(供婴儿口服),喂药方便又准确。应用强心苷时要注意以下几个方面。

(1)儿科使用强心苷的剂量应非常准确,尤其快速制剂,最好用 1 mL 注射器抽取。使用时应以 10%~25% 葡萄糖液稀释,注射速度不小于 5 min。尤其对心肌炎、心包炎等对强心苷耐受性差,更要谨慎。

(2)强心苷饱和量的用法要视儿童病情而异。小儿心力衰竭大多急而重,故常采取快速饱和量法,即首次静脉注射饱和量的 1/2,以后每隔 6~8 h 再给 1/4 量。首次给药后 24 h 开始给予维持量,为饱和量的 1/5~1/4,一日量分两次给予。若已达饱和尚未控制心力衰竭应酌情加呋塞米(速尿)等利尿剂。

(3)高度重视强心苷对儿童的毒性反应。地高辛等强心苷毒性常见,可致死亡。儿童常见不良反应为心动过速或过缓、心律改变或期前收缩、二联律、阵发性心动过速、心室颤动、各级房室传导阻滞等。应密切观察脉搏、心率,监测心电图,进行 TDM 以免过量中毒;一旦中毒,应停强心苷和利尿药,服钾盐和镁盐。有心律失常时,服利多卡因(作用迅速,持续时间短)、普萘洛尔。若传导阻滞位于房室结并由迷走效应所致,则阿托品有效。禁用奎尼丁,因它可将地高辛从蛋白结合位点上取代下来,增加地高辛血药浓度,加重毒性反应。

(二)抗心律失常药的儿科应用

小儿常见的心律失常有期前收缩、阵发性心动过速和房室传导阻滞,尤以室性期前收缩为常见。儿科抗期前收缩药物首选普罗帕酮(心律平)(Ⅰ。类)、氟卡尼(Ⅰ。类)等。其药理作用为明显抑制 0 相,显著减慢传导并轻度延长复极。起效快,不良反应轻。

阵发性心动过速首选洋地黄制剂和维拉帕米(异博停),难治性可用低能量射频电流导管消融术。房室传导阻滞可用阿托品、异丙肾上腺素等。病毒性心肌炎所致Ⅲ度房室传导阻滞可用肾上腺皮质激素。

(三)降压药(抗高血压药)的儿科应用

儿童原发性高血压极少见。继发性高血压常见于肾脏疾病、心血管系统疾病、中枢神经系统疾病、内分泌及代谢病、铅、汞中毒或原发性高钙血症等。一般由肾脏病引起的可选肾上腺素能神经阻滞药,周围血管扩张药和利尿药;中枢神经系统疾病引起的可选中枢性降压药和神经节阻断药;心血管病引起的血压升高多选周围血管扩张药。应反复正确测量小儿血压,必要时要测左右或上下肢血压,除精神因素外,寻求病因,必要时可几种联用。

(四)抗休克药的儿科应用

休克是儿科常见危重急症,是急性微循环障碍为主的综合征。主要是全身微血管舒缩功能异常。在扩充有效循环血量,纠正代谢性酸中毒的同时,选用扩血管药山莨菪碱(654-2)、多巴胺、异丙肾上腺素等。过敏性休克、心源性休克或麻痹引起的血管扩张,首选血管收缩药,切勿滥用。凡是缩、扩血管药物,都要注意浓度和滴速等。

五、液体疗法

体液是人体质量要组成部分,它有相对稳定的容量、分布和成分,任何过度失衡都可危及生命。小儿体液占体质量的百分比远比成人为大,年龄越小越明显。主要是间质液部分比例高。如新生儿间质液占体质量的 40%,婴儿 25%,年长儿占 20%,成人仅占 15%。血浆、细胞内液及电解质组成与成人相近,但新生儿血钾、血氯偏高。小儿体表面积大,不显性失水量按体质量千克计算是成人的两倍。体液代谢又旺盛,需排出较多代谢物,每日需水量与热量消耗成正比,水的交换比成人快 3~4 倍。可是各种调节机制功能又较差,因此年龄越小,对缺水的耐受性越差。小儿消化道体液交换(分泌及再吸收)较成人快,更易因消化道功能障碍造成水、电解质紊乱。新生儿尤其早产儿对钠和氯排泄能力低,血氯较高,碳酸氢根较低,排泄磷酸盐和产氨能力较差,易发生水肿和酸中毒。脱水、水电解质紊乱和酸碱失调十分常见又严重,及时正确补充和调整尤为重要。液体疗法目的是纠正水、电解质及酸碱平衡紊乱,恢复正常功能。小儿许多疾病用药需与液体疗法相配合。

(一)补液原则

补液前须全面结合病史及临床分析,判定体液紊乱的性质和程度,再确定补液总量、步骤和速度,掌握先快后慢、先盐后糖、见尿补钾原则,注意心、肺、肾功能,新生儿、早产儿更要小心调整。①急补累积损失量:先定液量,轻度脱水补 30~60 mL/kg,中度脱水 60~100 mL/kg,重度脱水 100~120 mL/kg;再定性质,低渗性脱水补 2/3 张(等张),等渗性脱水 1/2~2/3 张,高渗性脱水 1/3~1/5 张;后定速度,先快后慢;中、重度脱水时应用 2:1 等张液(两份生理盐水,一份 1/6 克分子碳酸氢钠或乳酸钠)20 mL/kg,30~60 min 快速输入,余量 8~12 h 内输入。②继续损失量:按丢多少,补多少的原则,一般补 30~40 mL/kg,用 1/3 等张。③生理需要量:按每日 70~90 mL/kg,用 1/5 张补充,直至能口服为止。继续损失量和生理需要量可在其余12~16 h均匀滴入。

(二)儿童常见病液体疗法

1.腹泻

等渗脱水,选择 1/2 张含钠液;低渗脱水选 2/3 张液;高渗脱水选 1/5 张液。先补累积损失量,对于中、重度脱水,首批给 2:1 等张液 20 mL/kg,快速(1/2~1 h 内)滴入。第二批补 60~80 mL/kg 1/2 张含钠液,每小时 10~12 mL/kg,8 h 内滴入。再补继续损失量,第三批 40~50 mL/kg,1/3 张含钠液,6~8 mL/(kg·h)静脉滴注。最后补生理需要量,每日 70~90 mL/kg,用 1/5 张液,因年龄而异,能口服即改口服。酸中毒时给 5% $NaHCO_3$ 每次 5 mL/kg,必要时重复一次。见尿给氯化钾,以<0.3%的浓度加入静脉滴注中均匀滴入。高渗性脱水滴速要慢。慢性腹泻营养不良、伴佝偻病时要补钙。能口服者即改口服,可按处方配制:①氯化钠0.5 g、碳酸氢钠 0.5 g、葡萄糖 20 g,加水至 200 mL;②氯化钠 3.5 g、$NaHCO_3$ 2.5 g、氯化钾 11.5 g、无水葡萄糖 20 g,加水至 1 000 mL。

2.感染

如婴幼儿重症肺炎,主要要控制感染。有休克时注意扩容、纠酸及使用血管活性药物。可按每日 70~90 mL/kg,1/4 或 1/5 张液补充。如进水不足呼吸道分泌物过稠时,可给 5%~10%葡萄糖每日 20~40 mL/kg 静脉缓慢滴注。有代谢酸中毒时,可给碱性液 5%碳酸氢钠3~5 mL/kg。并心力衰竭用洋地黄时注意补钾,浓度不超过 0.2%~0.3%。滴速为 8~10 滴/分钟。呼吸性酸中毒则对病因治疗;脑水肿时要用脱水剂。

3.肾脏疾病

急性肾炎要限盐、限入量,用脱水剂。疑有肾衰竭时,先试探性补液,给 5%~10%葡萄糖 350 mL/m² ,于 1 h 内匀速滴入,如尿量增加可除外肾衰竭,确有肾衰竭时要测体质量,记出入量、血压、尿常规、尿生化(BUN、Na^+、K^+、Cl^-、CO_2 CP)等检查。少尿期,量出为入,每日入量(mL)=前日尿量(mL)+异常损失量(mL)+(8~16 mL)×体质量(kg)。血钠>120 mmol/L不给电解质。利尿期,要适当补液(水和电解质),纠正低钾低钠,肾脏病伴低钠综合征时,要补钠。

4.外科补液

禁食脱水时可补 1/5 张液,中、重度脱水,术前 24 h 内补足 30%或多些,手术时给予 5%~10%葡萄糖或 1/5 张含钠液每小时 2~3 mL/kg,术后适当补充。

5.新生儿补液

新生儿补液更要小心,要按日龄计算。如生后 1~2 d 无明显失水,不需补液,生后 3~5 d,补液量为每日 40~80 mL/kg,7 d 每日 80~100 mL/kg,用 1/4 或 1/5 张。纠正酸中毒时,4%碳酸氢钠宜稀释成 1.4%的浓度。补液不宜快,8~10 滴/分钟,分次进行。

(曲艳春)

第五节 厌 食

小儿厌食或称"恶食""不嗜食",指小儿长期见食而厌,食欲缺乏,甚而拒食的病证,为小儿消化系统一种常见病、多发病。可发生于小儿的各个年龄段,1～6岁儿童多见,患儿除了食欲缺乏外,常无其他不适,预后良好,但若长期不愈,易致抵抗力下降而罹患他病。

一、病因病机

小儿脏器娇弱,脾常不足,若先天禀赋不足,脾胃虚弱,可致食欲低下;喂养失当,恣食肥甘,零食偏食,饮食无制,饥饱无度,进食杂乱,损伤脾胃而成厌食;病后失调,小儿为稚阴稚阳之体,抗病力差,病时用药不当,过用寒凉或温燥,损伤脾胃,脾胃运化失常而成;情志失调,小儿神气怯弱,易受惊恐,猝受惊吓,或更变环境,而致抑郁,肝失条达,脾胃受刑,形成厌食。上述原因均可致使脾胃损伤,升降失和,胃纳失健,脾运失职而生厌食之证。

临床症见长期食欲缺乏(或不思),厌恶乳食,纳呆食少,甚至拒食。脾虚者则脘腹饱胀,嗳气泛恶,面白体瘦,舌淡、苔白。阴虚者则口干肤燥,便秘尿黄,舌红少津,脉细数。

二、辨证用药

本病治疗原则应以开胃健脾为要。

1. 脾虚

治以健脾和胃。方用参苓白术散加减。

处方:党参、茯苓、白术、莲子肉、薏苡仁、缩砂仁、白扁豆、山药、三仙、鸡内金、甘草。

方中党参、茯苓、白术、甘草健脾益气;莲子肉、薏苡仁、白扁豆、山药健脾和胃渗湿;缩砂仁理气醒脾开胃;三仙、鸡内金健胃消食。合用能健脾和胃,消食益气。

2. 阴虚

治以滋阴养胃。方用麦门冬汤加减。

处方:麦冬、沙参、石斛、白芍、乌梅、甘草、粳米、大枣。

方中麦冬、沙参、石斛、粳米清养胃阴;白芍、乌梅、甘草养胃生津;大枣健脾和胃。

(曲艳春)

第六节 小儿积滞(消化不良)

小儿消化不良中医学称为"积滞",又称"伤食""食积""宿食"。是由于小儿内伤乳食,乳食停积中焦,聚而不化,气滞不行的常见脾胃病证。小儿各年龄段均可发生,以婴幼儿为多见。

一、病因病机

本病发病原因主要由于小儿脏腑娇嫩,脾胃虚弱,因乳食不节,喂养失宜,损伤脾胃,食聚中脘,气机阻滞而成。

胃主受纳,脾主运化。小儿脾胃娇嫩,脾常不足,乳食不能自控,如喂养不当,过急超量,冷热不适,饥饱失度,或肥甘厚味,贪食生冷,杂食坚硬,而致乳食内积,脾胃失健,纳化呆滞;或由于先天不足,脾胃素虚,或饮食失节,哺乳无度;或病后失调而致脾胃虚弱,运化无力,致使饮食停滞不化,形成积滞。

临床症见不思乳食,食而不化。嗳腐吞酸,大便不调,脘腹胀满,烦躁不安。舌红、苔腻,脉见弦滑,指纹紫滞或淡滞。

乳积者不欲吮乳,呕吐乳瓣,气味酸秽,口有乳酸味;腹满胀痛,大便酸臭;睡卧不宁,时时哭闹。食积者呕吐酸馊食物残渣,腹部胀满拒按,夜卧不安,烦躁多啼,溲短色黄。脾虚夹积者,面黄积瘦,体倦乏力;不思乳食,食后饱胀,便溏酸腥,便下乳瓣或不消化食物,夜卧不宁,舌淡、苔白腻,指纹淡滞。

二、辨证用药

本病治疗原则当以消食导滞,行气调中为主。

1. 乳积

治以消乳化食,和中导滞法。方用消乳丸加减。处方:香附、神曲、麦芽、陈皮、砂仁、炙甘草、生姜。

方中神曲、麦芽消乳化积;香附、陈皮、砂仁理气消滞除胀;炙甘草、生姜和中止呕。合用共收消乳化食,和中导滞之效。

2. 食积

治以消食化积,和中导滞。方用保和丸加减。

处方:山楂、神曲、半夏、茯苓、陈皮、连翘、莱菔子。

方中山楂、神曲、莱菔子消食化积;半夏、茯苓、陈皮和胃渗湿,理气止呕;连翘清解积热,合用共奏消食化积,和中导滞之效。

3. 脾虚

食积治以健脾和胃,消食化积。方用健脾丸治之。处方:党参、白术、陈皮、枳实、麦芽、山楂、神曲。

方中党参、白术益气健脾;陈皮、枳实理气导滞;麦芽、山楂、神曲消食化积。合用共奏健脾和胃,消食化积之效。

(曲艳春)

第七节　顿咳(百日咳)

百日咳中医学称为"顿咳""鹭鹚咳""天哮呛",本病是由于感受时邪疫气而发病。有很强的传染性,冬春季发病较多。临床以阵发性痉挛性咳嗽,咳嗽时伸长颈项,咳后有鸡鸣样吸气性回声为特征。

一、病因病机

小儿脏腑娇嫩,腠理不密,时邪外犯,侵袭肺卫,化火生痰或痰火内伏,痰热互结,闭郁肺经,气道壅遏,肺失肃降,逆气冲上而发病。

二、辨证用药

本病治疗以清肺降气,化痰止嗽为原则。

1.初期

(1)风寒:治以疏风散寒,宣肺降气,化痰止咳。方用杏苏散加减。

处方:紫苏叶、杏仁、半夏、茯苓、前胡、苦桔梗、枳壳、生姜、陈皮、防风、紫菀。

方中紫苏叶、前胡、防风、生姜散寒解表;杏仁、桔梗、紫菀、枳壳宣肺降气,祛痰止咳;半夏、茯苓、陈皮理气燥湿化痰。合用共收解表散寒,宣肺降气,化痰止咳之效。

(2)风热:治以疏风清热,宣肺降气,化痰止咳。方用麻杏石甘汤加减。

处方:麻黄、杏仁、生石膏、桑叶、菊花、连翘、桔梗、芦根。

方中麻黄、杏仁、桔梗宣肺降气,化痰止咳;桑叶、菊花、连翘疏风清热,宣肺解表;石膏、芦根泄热清肺。合用共收疏风清热,宣肺降气,止咳化痰之功。

2.中期(痰火阻肺)

治以泻肺清热,降逆化痰。方用桑白皮汤加味。

处方:桑白皮、半夏、紫苏子、杏仁、浙贝母、黄芩、葶苈子、百部、浮海石、竹茹。

方中桑白皮、黄芩清肺泄热;浙贝母、浮海石清热化痰;半夏、竹茹降逆化痰止呕;紫苏子、杏仁、葶苈子、百部降逆化痰止咳。合用共奏清肺泄热,降气宣肺,化痰止咳之效。

3.末期(气阴耗伤)

治以益气健脾,养阴清肺。方用人参五味子汤加减。

处方:党参、白术、茯苓、五味子、麦冬、芦根、石斛、甘草、浙贝母、白前、百部、生姜、大枣。

方中党参、白术、茯苓、甘草、生姜、大枣益气健脾;五味子、白前、百部、浙贝母敛肺止咳;麦冬、石斛、芦根养阴润肺。合用能益气健脾,养阴润肺,止咳化痰。

(曲艳春)

第八节　小儿遗尿

遗尿又称"遗溺",指已达控制排尿年龄(5周岁以上)睡中小便自遗,醒后方觉的一种证候。婴幼儿时期,因经脉未盛,气血未充,脏腑未坚,智力未全,排尿自控力差,排尿正常习惯未养成,或学龄期因游戏过度,精神疲劳,睡前多饮而致偶有尿床,不属病态。

一、病因病机

本病病因主要由于先天禀赋不足,下元虚冷,肾气不固,导致气化无力,膀胱失约而成遗尿证。

先天禀赋不足,重病久病之后,肾阳亏虚,下元虚冷,不能温养膀胱,气化失调,闭藏失职而成遗尿。

寒袭饮冷,悲哭过度,损伤肺气,肺气虚弱,治节失司,不能通调水道,下输膀胱,或饥饱无度,损伤脾胃,脾气虚弱,不能散精于肺,水无所制,膀胱失约,津液不藏而为遗尿。尤在泾所言:"脾肺气虚,不能约束水道而病为不禁者,《金匮》所谓上虚不能治下者也。"(《金匮翼》)

肝主疏泄,调畅气机,通利三焦,疏通水道,郁怒伤肝,气机不畅,湿热蕴结,下注膀胱,开阖失司而为遗尿。

临床症见每于睡中遗尿,甚者每夜 1~2 次或更多,可伴有面白唇白,畏寒肢冷,腰膝酸软,纳呆自汗,精神不振,智力低下,尿清便泄。下元虚寒证见睡中遗尿,多则一夜数次,小便清长,神疲乏力,面白肢冷,腰膝酸软,智力较差,舌淡、苔薄,脉沉无力;肺脾气虚症见睡中遗尿,面色无华,少气懒言,纳差便溏,自汗,易于感冒,舌淡、苔薄白,脉沉细无力;肝经湿热症见睡中遗尿,量少色黄,气味腥臊,急躁易怒,睡中梦语磨齿,唇红目赤,舌红、苔黄,脉见弦数。

二、辨证用药

本病治疗原则虚证扶正培本;实证祛邪。

1.下元虚寒

治以温阳补肾,固摄缩尿。方用《济生》菟丝子丸。

处方:菟丝子、肉苁蓉、牡蛎、附子、五味子、鹿茸、鸡内金、桑螵蛸、益智、乌药、山药。

方中菟丝子、肉苁蓉、鹿茸、附子温补肾阳,以暖下元;五味子、牡蛎益肾固涩,以缩尿;鸡内金、桑螵蛸补肾益精,固涩止遗;益智温肾纳气,暖脾摄津,固涩缩尿;乌药温散下焦虚寒,以助膀胱气化,固涩小便;山药健脾补肾,固涩精气。其中益智、乌药、山药三药相合为《妇人良方》缩泉丸,有温补心肾,缩尿止遗之效。

2.肺脾气虚

治以补肺健脾,固涩止遗,方用补中益气汤合缩泉丸。

处方:人参、白术、黄芪、山药、炙甘草、升麻、柴胡、当归、益智、乌药、陈皮。

方中人参、白术、黄芪、山药、炙甘草补肺益气,健脾和中;升麻、柴胡升阳益气;当归合黄芪为《内外伤辨惑论》当归补血汤,有补气生血之功;益智、山药、乌药培元补肾,固涩止遗;陈皮兼利气机。诸药共用有补肺健脾,固涩止遗之功效。

3.肝经湿热

治以泻肝清热,固涩止遗。方用龙胆泻肝汤加味。

处方:龙胆、黄芩、栀子、泽泻、木通、车前子、当归、生地黄、柴胡、生甘草、白薇、益智。

方中龙胆上清肝胆实火,下清下焦湿热;黄芩、栀子泻热清肝;泽泻、木通、车前子清热利湿,使湿热从水道排出;当归、生地黄养血补阴,以防苦寒燥湿诸药耗阴伤血之弊;柴胡是为引经药引导诸药入于肝胆;生甘草和药泻火;白薇、益智固摄小便。

(曲艳春)

第十六章 骨肿瘤的合理用药

第一节 恶性骨肿瘤的化疗药物及剂量强度

不同的肿瘤应选择不同的化疗。主要依据肿瘤的生物学特性及对抗肿瘤药物的敏感性来选择。如骨肉瘤是以大剂量甲氨蝶呤、顺铂、阿霉素、异环磷酰胺为主的化疗。而尤文肉瘤则是以长春新碱、阿霉素、放线菌素 D、环磷酰胺和 Vp-16 为主的联合化疗。

一、化疗药物

（一）相关概念

（1）细胞周期指细胞从前一次分裂结束起到下一次分裂结束为止的活动过程,可分为 G1 期（主要进行细胞体积的增大,并为 DNA 合成作准备。不分裂细胞则停留在 G1 期,也称为 G0 期）、S 期（DNA 合成时期）、G2 期（细胞分裂准备期,继续 RNA 和蛋白质的合成）、M 期（细胞分裂期）。

（2）增殖细胞群:指处于细胞周期中按指数不断分裂的细胞,这部分细胞占肿瘤全部细胞的比例称生长比率（growth fraction,GF）。GF 值越大,肿瘤生长越迅速,对药物越敏感。反之,亦然。

（3）静止细胞群:即 G0 期细胞。指暂不增殖的后备细胞。当增殖细胞群的细胞被大量杀灭后,这类细胞即可补充。G0 期细胞是肿瘤复发的根源。

（4）无增殖能力细胞群:细胞不具备增殖能力,最终老化死亡。

（二）作用机制

在恶性骨肿瘤的化学治疗中,化疗药物通过抑制 DNA 合成、破坏 DNA 的结构与功能、抑制蛋白质的合成及改变机体激素平衡等多方面,起到杀死肿瘤细胞的作用,从而达到临床治疗的作用。化疗药物通常杀伤增殖细胞群,GF 值愈大即细胞增殖周期愈短的肿瘤,对化疗愈敏感。

（三）分类

1. 按作用原理分类

（1）抑制 DNA 合成

1）二氢叶酸还原酶抑制剂:使二氢叶酸不能还原为四氢叶酸,脱氧胞苷酸合成受阻而抑制肿瘤细胞 DNA 的合成。如甲氨蝶呤等。

2）胸苷酸合成酶抑制剂:阻止脱氧尿苷甲基化,使其不能转变为脱氧胸苷酸而抑制肿瘤细胞 DNA 的合成,如氟尿嘧啶等。

3）嘌呤核苷酸合成酶抑制剂:阻止肌苷酸转变为腺苷酸和鸟苷酸,干扰嘌呤代谢,从而抑制肿瘤细胞 DNA 的合成,如巯嘌呤等。

4）核苷酸还原酶抑制剂:阻止胞苷酸转变为脱氧胞苷酸,抑制肿瘤细胞 DNA 的合成,如羟基脲等。

5)DNA 多聚酶抑制剂:影响 DNA 的合成,干扰 DNA 的复制,从而抑制肿瘤细胞 DNA 的合成,如阿糖胞苷等。

(2)抑制蛋白质合成

1)影响微管蛋白装配药:干扰肿瘤细胞有丝分裂时纺锤体的形成,如长春新碱等。

2)干扰核蛋白体功能药:抑制肿瘤细胞蛋白合成的起步阶段,如三尖杉酯碱等。

3)阻止氨基酸供应药:能降解血液中的门冬酰胺,使肿瘤细胞缺乏门冬酰胺酸的供应,如门冬酰胺酶。

(3)破坏 DNA 的结构与功能

1)烷化剂:烷化基团与瘤细胞的亲核基团反应,与 DNA 发生交联而破坏 DNA,如环磷酰胺。

2)金属化合反应剂:顺铂产生的二价铂可与 DNA 上的碱基交联而破坏 DNA。

3)嵌入 DNA 干扰核酸合成剂:药物通过嵌入 DNA 的碱基对之间,干扰转录。如放线菌素 D 等。

4)拓扑异构抑制酶:使受损伤的 DNA 得不到修复,如羟喜树碱。

(4)改变机体激素平衡:起源于激素依赖性组织的肿瘤,可通过改变机体激素的平衡状态而得到治疗,多用于骨转移癌。

1)直接或反馈作用剂:如应用地塞米松及甲羟孕酮酯治疗淋巴瘤及乳腺癌的骨转移。

2)阻断性激素受体作用剂:如他莫昔芬(三苯氧胺)阻断雌激素受体治疗乳腺癌、卵巢癌的骨转移。

2.按细胞增殖周期分类

(1)周期非特异性药物(CCNSA):可杀灭增殖细胞群中各期细胞,如烷化剂和抗癌抗生素。

(2)周期特异性药物(CCSA):仅对增殖周期中某一期有效。作用于 S 期的药物有羟基脲、氟氧嘧啶、阿糖胞苷、甲氨蝶呤等抗代谢药。作用于 M 期的药物有长春新碱、长春碱。作用于 G2 期和 M 期的有紫杉醇。

(四)常见化疗药物

1.抗代谢药

该类药物在化学结构上与核酸代谢必需物质如叶酸、嘌呤、嘧啶等类似,通过竞争作用而干扰核苷酸的代谢,阻止肿瘤细胞的增殖,属细胞周期特异性药物,主要对 S 期敏感。临床上用于骨肿瘤的主要有甲氨蝶呤和氟尿嘧啶。

(1)甲氨蝶呤(MTX):目前临床上多以大剂量甲氨蝶呤与甲酰四氢叶酸钙(HD-MTX-CF)解救的模式来应用此药。它是 1972 年由 Norman Jaffe 首先报道应用的,被认为是骨肉瘤治疗的转折点,这种化疗方法目前已成为骨肉瘤治疗的基本步骤。HD-MTX-CF 的单药有效率在 20%~30%。所谓大剂量 MTX 是指每次使用比常规剂量大 100 倍以上的 MTX 静滴,一般点滴 4~6 h,从而达到克服肿瘤的耐药性,提高肿瘤组织的坏死率的目的。在滴注完后,必须采取解救措施,以免出现生命危险。甲酰四氢叶酸钙是四氢叶酸的类似物,进入体内,转变为亚甲基四氢叶酸和 N10-甲烯四氢叶酸,可参与脱氧胞苷酸的合成,可以超越 MTX 的阻断部位,起到解救作用。在骨肉瘤治疗中,用量为 200 mg/kg 或 8~12 g/m²(10 岁以下

$12 g/m^2$,10 岁以上 $8 g/m^2$)。

(2)氟尿嘧啶(5-Fu):该药在联合化疗中用于骨转移癌,特别是原发于消化道的肿瘤和乳腺癌效果较好。一般用法是每次 $300 mg/m^2$,连用 5 d,4 周重复。

2.烷化剂类

烷化剂类是最早应用于肿瘤化疗的药物。该类药物均具有活泼的烷化基团,通过烷化反应,取代 DNA 相应基团中氢原子,而产生细胞毒作用。一般被列为细胞周期非特异性药物。临床上用于骨肿瘤的主要有环磷酰胺、异环磷酰胺和丙氨酸氮芥。

(1)环磷酰胺(CTX):它没有直接的抗肿瘤作用,必须经肝细胞色素 P450 氧化酶活化成醛磷酰胺,后者在肿瘤细胞内再分解出磷酰胺氮芥而发挥作用。适用于骨肉瘤、尤文肉瘤、横纹肌肉瘤、恶性淋巴瘤、多发性骨髓瘤、乳癌等。用法是单药按 $1 g/m^2$ 静推,定期重复,联合化疗和酌减。

(2)异环磷酰胺(IFO):它是环磷酰胺的同分异构体,作用机制与 CTX 相同,但抗肿瘤活性强于 CTX。适用于软组织肉瘤和骨肉瘤及骨转移癌。用法是按 $2 g/m^2$ 静滴,连用 $3\sim5$ d。

(3)丙氨酸氮芥(MEL):又称左旋溶肉瘤素,作用机制与氮芥一样,适用于尤文肉瘤、多发性骨髓瘤、乳癌等。用法:口服,$0.25 mg/(kg \cdot d)$,共 4 d,3 周重复。静脉滴注,每次 $20\sim40 mg$,定期重复。

3.抗生素

该类药物一般由放线菌或者真菌产生,它们在化学结构上具有醌式的芳香结构,通过嵌合于 DNA 改变 DNA 模板而干扰 mRNA 的合成,属于细胞周期非特异性药物。

(1)阿霉素(ADM):它是从链霉菌株发酵液中提取的一种氨基糖苷类抗生素,抗瘤谱广,对 S 期细胞最敏感。适用于软组织肉瘤、骨肉瘤、尤文肉瘤、横纹肌肉瘤等。用法为 $60 mg/m^2$ 分 2 d 给药。对血液系统和心脏的毒性作用需引起注意。

(2)吡柔比星(THO-ADM):该药作用机制与适应证与阿霉素类似,对阿霉素耐药的肿瘤细胞也有效。用法为 $60 mg/m^2$ 分 2 d 给药,主要的毒副作用在血液系统,心脏毒性较阿霉素小。

(3)表柔比星(EADM):与阿霉素的区别只是在氨基糖部分的 4 位羟基由顺式变为反式,疗效与阿霉素差别不大,其对心脏和骨髓的毒性明显降低。作用机制和适应证与阿霉素相似。用量是 $60\sim90 mg/m^2$ 单次给药或 $40\sim50 mg/(m^2 \cdot d)$,连续 2 d 滴注。

(4)米托蒽醌(MIT):其化学结构与阿霉素相近,具有较强的抗肿瘤活性,与很多抗癌药有协同作用,不会产生交叉耐药。适用于恶性淋巴瘤、乳腺癌、各种急性白血病等。用法:$8\sim14 mg/m^2$,3 周重复,限制剂量在 $160 mg/m^2$。该药也有血液系统和心脏的毒性作用。

(5)更生霉素(ACTD):又名放线菌素 D,是从一种放线菌发酵液中提取的。适用于尤文肉瘤、横纹肌肉瘤。用法:$10\sim15 \mu g/kg$,连用 5 d 为 1 疗程。可有血液及消化系统的不良反应。

(6)博来霉素(BLM):它与铁的复合物嵌入 DNA,引起 DNA 单链和双链断裂。该药进入体内后,迅速广泛分布,尤以皮肤和肺部较多,因为该处细胞中酰胺酶活性低,博来霉素水解失活少。

主要适用于食管癌、肺鳞癌、皮肤癌、恶性淋巴瘤等。用法是 $15 mg/m^2$,2 次/周,$4\sim6$ 周为 1 个疗程。该药可引起肺纤维化和高热等不良反应。

4.植物药

植物药是一类从植物中提取出的含有生物碱等抗肿瘤成分的药物,是细胞周期特异性药物,大部分作用于微管,阻止纺锤体的形成,将有丝分裂停止于中期;另有小部分作用于DNA拓扑异构酶,使细胞分裂停止于晚S期或早G2期。

(1)长春新碱(VCR):它是从夹竹桃科植物长春花中提取出的生物碱,通过抑制微管蛋白的聚合而发挥作用,它还可使细胞增殖同步化,在其后数小时使用的其他化疗药物可以提高疗效。适用于尤文肉瘤、软组织肉瘤、淋巴瘤、骨髓瘤。用法是 0.03 mg/(kg·次),静脉给药。该药有神经系统毒性。

(2)依托泊苷(VP-16):又叫鬼臼乙叉苷。通过作用于DNA拓扑异构酶Ⅱ,使DNA断裂后不能重新连接,从而发挥细胞毒作用。可用于治疗尤文肉瘤、骨肉瘤、横纹肌肉瘤、恶性淋巴瘤、乳腺癌等。用量是 $60\sim100$ mg/m² ,连用 $3\sim5$ d。

(3)替尼泊苷(VM-26):又叫鬼臼甲叉苷、威猛。一方面可以抑制胸腺嘧啶核苷合成,另一方面作用于DNA拓扑异构酶Ⅱ,从而抑制DNA合成和有丝分裂。主要用于治疗恶性淋巴瘤、颅内恶性肿瘤、小细胞肺癌、神经母细胞瘤、急性白血病等。用量是 100 mg/m² ,连用 3 d。可有消化系统、血液系统、过敏反应等毒副作用。

(4)紫杉醇(PTX):又称泰素,是一种新型的抗微管药物,可促进微管双聚体装配成微管而后通过防止去多聚化过程而使微管稳定化,而此种重组对于细胞生命周期和分裂功能是必要的。主要用于卵巢癌,乳腺癌,肺癌,消化道肿瘤等,用法是 $135\sim200$ mg/m² 静滴 3 h,3 周重复。该药可有过敏反应发生,化疗前应注意预防。

(5)紫杉特尔(TAT):是从欧洲紫杉的针叶中提取并加以半合成而获得的抗癌药。它的作用机制、适应证与泰素相似,但效果略强。用法是 75 mg/m²,静滴 1 h,3 周重复。

5.激素类

临床上多用于血液系统的肿瘤、骨转移癌,也可用于控制化疗的毒副反应。

(1)肾上腺皮质激素:在肿瘤治疗方面主要用于以下疾病。①治疗乳腺癌、淋巴细胞白血病、恶性淋巴瘤、多发性骨髓瘤;②恶性肿瘤并发症,如高钙血症、颅内压增高、上腔静脉压迫综合征、脊髓压迫综合征和癌性高热;③化疗中保护骨髓造血功能,控制呕吐等不适。

(2)雄性激素:可以对抗雌激素的作用,主要用于控制晚期乳腺癌、卵巢癌和多发性骨髓瘤。用法是丙酸睾酮 50 mg,深部肌内注射,2 次/周,连用 3 个月。

(3)雌性激素:抑制体内雄激素水平,改变体内激素平衡,破坏肿瘤的生长条件。可用于治疗前列腺癌。用法是溴醋己烷雌酚,10 mg/次,口服,3 次/d。

(4)抗雄性激素:通过竞争性结合雄激素受体,阻止肿瘤对雄性激素的摄取。如氟他胺,适用于前列腺癌。

(5)抗雌性激素:三苯氧胺,又称他莫昔芬,为非甾体抗雌激素药物。通过与雌激素竞争受体而达到抑制肿瘤细胞增殖的目的。用于乳腺癌的治疗。用量是 20 mg/d。

6.其他

(1)顺铂(CDP):又叫顺氯氨铂。顺铂分子中的铂原子在抗肿瘤作用中有重要意义,它与DNA链形成交联而抑制癌细胞的增殖,属于细胞周期非特异性药物。只有顺式有作用,反式无效。顺铂在水溶液中会逐渐转化为反式和水解。适用于骨肉瘤、软组织肉瘤、恶性淋巴瘤、卵巢癌、乳腺癌和肺癌。用法是 $80\sim120$ mg/m²,静脉或动脉滴注,定期重复。要注意水化利尿。顺铂可有泌尿系统和神经系统及过敏反应等毒副作用。

(2)达卡巴嗪(DTIC)：在肝微粒体混合功能氧化酶作用下转化为具有烷化活性的产物，抑制 DNA 和 RNA 的合成，而发挥作用。适用于软组织肉瘤、恶性淋巴瘤。用法：$400 \ mg/m^2$，连用 5 d。可有消化系统、血液系统、肝肾功能损伤等毒副作用，但较轻。局部刺激比较明显，应注意不要外漏。

二、剂量强度

Hryniuk 等在 20 世纪 80 年代提出了剂量强度的概念，他们所指的"剂量强度"是不论给药途径、用药方案如何，疗程中对单位时间内所给药物的剂量以 $mg/(m^2 \cdot w)$ 来表示。"相对剂量强度"(RDI)则指实际给药剂量强度与人为的标准剂量强度之比。如为联合化疗，则可计算出几种药物的剂量强度及平均相对剂量强度。剂量强度是整个疗程中平均每周所接受的剂量，因此在临床化疗中，不论减低每次给药剂量，还是延长给药间隔时间，剂量强度均有所降低。动物实验治疗中可见，减低治疗药物的剂量强度，常明显降低完全缓解率(CR)及治愈率。Atsumasa 等在 1996 年对骨肉瘤应用 HD-MTX、CDP、ADM 化疗方案(OOS-B)中，剂量强度达到或超过 80% 的，其 5 年生存率达到 72%；而剂量强度＜80% 的，其 5 年无瘤生存率仅为40%。两组患者在性别、年龄、肿瘤部位、组织学分型上无明显差异。在小鼠 Ridgway 骨肉瘤用 L-PAM 及 6-MP 联合实验治疗中，剂量强度减低时，CR 率及治愈率均明显降低，尤以 L-PAM 的剂量强度对疗效的影响最为明显，L-PAM 的 RDI 低于 0.55 时，即不能治愈，即使提高 6-MP 的 RDI 作为补偿也不能改善疗效。

在人类肿瘤的临床化疗中，也已有很多资料证明化疗剂量强度与治疗效果明显相关。在临床治疗中，对有治愈可能的患者，应尽可能使用可耐受的最大剂量强度的化疗以保证疗效。近年来，在粒细胞集落刺激因子(G-CSF)、自身骨髓移植(ABMT)及外周血造血干细胞移植(PBSCT)的支持下，使用高剂量强度化疗以提高化疗疗效，已日益引起重视。

MTX 的血浆浓度水平在不同患者有所不同，即使是同一患者，在不同疗程也不一样。这可能与年龄、肾脏对 MTX 的排泄能力等因素有关，同时也受到一些治疗因素的影响，如 MTX 的给药时间、水化程度等，这样就可以理解为什么很难确定 MTX 的总体剂量水平了。但是通过对 MTX 血浆浓度水平的研究，若干组数据表明 MTX 的血浆浓度同肿瘤反应率及生存率呈显著的正性关系。

回顾性研究证明，剂量强度对于其他药物也很重要。ADM 的剂量强度与肿瘤反应和无复发生存有显著联系。烷化剂的化疗反应呈陡峭的剂量-反应曲线。现在进行的联合 GPO-CCG 实验(POG-9354/CCG7942)，对尤文肉瘤的药物剂量及其疗效进行观察。实验中一组患者随机接受 48 周标准的 VACA(VCR，ADM，CTX，DACT)化疗，另一组患者则加用依托泊苷(鬼臼乙叉苷)和异环磷酰胺及 G-CSF，用药时间为 31 周。两组患者的用药总剂量相同，但后一方案的剂量强度是标准治疗强度的 1.5 倍。预测这种适度的剂量强度，可以增加 50% 的治愈率，其确切疗效尚在观察中。

三、术前动脉化疗

为减少全身毒性，提高肿瘤的化疗有效率，增加保肢手术的成功率，局部动脉化疗是一种可行的方法。动脉内用药可得到较高的平台期药物浓度，升高跨细胞膜的药物浓度梯度，使肿瘤对药物的吸收增加。肿瘤内的药物浓度与组织学坏死程度有直接关系，当肿瘤内顺铂

(CDP)浓度>16 μg/g 时,肿瘤组织学坏死为 60%～90%,而 CDP 浓度<12 μg/g 时,肿瘤组织学坏死程度低于 40%。Picci 等对 79 例行动、静脉 CDP 的化疗者进行研究,患者同时静脉全身应用 HD-MTX 和 ADM。两个方案所用的三种药物剂量相同,结果显示动脉内给予 CDP 肿瘤坏死率>90%者为 78%,明显高于静脉内给药者的 46%。因此现在恶性骨肿瘤的术前化疗中 CDP 提倡动脉给药。局部隔离灌注化疗作为一种动脉化疗方法,近年来在国外知名的骨肿瘤治疗中心已废弃,因化疗的主要目标是远处的微小转移,而不是局部原发灶,局部隔离灌注化疗不能达到有效的全身血药浓度,化疗次数多为一次,而且有可能因局部药物所致的软组织肿胀坏死而影响保肢治疗。

四、联合化疗

因为肿瘤细胞对单药化疗容易产生耐药性,因此不同药物的联合化疗比单一用药更为有效。联合化疗的原则是应用被证明对肿瘤具有治疗作用的药物,获得相加或协同作用,不增加细胞毒性,克服抗药性产生。如果阿霉素和大剂量 MTX 单独应用,每一种药物可以提高 20% 的无瘤生存率(从 20%～40%),联合应用这两种药物,可以期望使无瘤生存率增加到 60%。实际的连续性研究表明,联合应用大剂量 MTX 和阿霉素可达到 59% 的 5 年无瘤生存率。如果联合应用大剂量 MTX、阿霉素、顺铂、博来霉素、环磷酰胺、放线菌素化疗,无瘤生存率可达 76%。

(丁 路)

第二节 分子靶向治疗在骨与软组织肉瘤治疗中的应用

原发性骨与软组织肉瘤占成人肿瘤的 1%,儿童肿瘤的 15%,是严重危害青壮年人群身体健康的疾病类型,其恶性程度高,进展迅速,患者往往早期出现肺转移,预后很差。近二十年来,骨与软组织肉瘤的治疗取得了长足发展,随着外科分期的发展和放、化疗的应用,患者预后明显改善,骨肉瘤和尤文肉瘤的 5 年生存率达到 60% 以上,但复发和转移仍是目前亟待解决的问题。随着分子靶向药物在肿瘤治疗领域的广泛应用,很多研究机构都开展了针对骨与软组织肉瘤的前期临床试验和相关基础研究,本节将对这些成果进行介绍。

一、HER-2 基因抑制剂——赫赛汀(Trastuzumab,Herceptin)

(一)药理学基础

人表皮生长因子受体-2(HER-2)是一种原癌基因,该基因编码一种跨膜糖蛋白 HER-2,参与调控细胞的生长、增殖及分化,是公认的重要肿瘤分子标志之一,其过度表达是多种恶性肿瘤的表型。由于在预后不良的乳腺癌标本中往往可以检测到 HER-2 基因的异常扩增和蛋白的过度表达,因此现在 HER-2 被广泛用于乳腺癌的预后评价及治疗指导。2005 年版本的 St Gallen 指南指出,HER-2 是有别于肿瘤大小、淋巴结及激素受体以外的重要预后因子,Slamon 等也认为,除了淋巴结转移情况这一因素外,HER-2 是乳腺癌预后评价中最有价值的分子标志。目前经 FDA 批准,乳腺癌细胞 HER-2 的检测方法仅有两种:免疫组织化学法(immunohistochemistry,IHC)测定 HER-2 蛋白过表达(Hercep test/DAKO);荧光原位杂交法(FISH)定量检测 HER-2 基因扩增,后者一直被认为是 HER-2 诊断的金标准。另外,一种新的检测 HER-2 过度表达的方法——色素原位杂交法(CISH)也得到了一定的认识和应用,并且显示与标准 IHC 法和 FISH 法结果有较高的一致性。癌基因 HER-2 在其他肿瘤中过表达的情况也屡见报道。

赫赛汀是一种针对 *HER-2/neu* 原癌基因产物的人鼠嵌合单抗,能特异地作用于 HER-2 受体过度表达的乳腺癌细胞。无论单药还是与化疗药物合用治疗 *HER-2/neu* 过度表达的乳腺癌均取得了明显疗效。作用机制包括介导对过度表达 *HER-2/neu* 肿瘤细胞的抗体依赖性细胞毒性反应(ADCC)和补体依赖性细胞毒性反应(CDC)机制来抑制肿瘤生长;抑制 *HER-2/neu* 蛋白与受体络氨酸激酶(RTK)超家族的其他成员发生交联形成异质二聚体,减弱细胞生长信号的传递;介导 *HER-2/neu* 受体的内吞降解以减少其细胞表面密度,抑制肿瘤的进一步生长;通过诱导 P27KIPI 和 RB 相关蛋白 P130,大量减少 S 期细胞数目;下调细胞表面的 *HER-2/neu* 蛋白;减少血管内皮生长因子的产生。1998 年被美国 FDA 批准上市,适应证为 HER-2 阳性的转移性乳腺癌患者,与紫杉醇联用,可作为 *HER-2/neu* 过度表达或不适合采取蒽环类药物治疗的晚期乳腺癌的一线治疗方案。单药可作为紫杉醇、蒽环类药物及激素治疗失败的晚期乳腺癌的三线治疗方案。无论是联合用药或是单药,均取得了明显疗效。一项重要的Ⅲ期临床联合试验验证了赫赛汀联合阿霉素、紫杉醇较单用化疗疗效有明显提高。

NCCN 治疗指南也指出了 HER-2 检测用于指导赫赛汀治疗的重要性:HER-2 阳性(淋巴结阳性或淋巴结阴性,肿瘤≥1 cm)的乳腺癌患者都需要考虑含赫赛汀的辅助治疗方案;赫赛汀可以在 AC 序贯紫杉醇的辅助治疗方案中与紫杉醇联合使用或在辅助化疗完成后序贯使用。基于 HER-2 在乳腺癌诊断及治疗中重要的指导意义,采用最准确、合理的方法来检测乳腺癌细胞 HER-2 就尤为重要。

此外,有许多临床试验报道了采用赫赛汀联合化疗药治疗肺癌、膀胱癌和食管癌等其他恶性肿瘤也有效。

(二)应用

HER-2 基因在骨与软组织肉瘤发生发展中的作用早已引起国内外学者的广泛关注。Gorlick 等人研究显示,47 例骨肉瘤标本中 20 例 HER-2/erbB-2 出现过表达(42.6%),该组患者化疗反应较差,发生转移复发比率明显高于阴性组($P=0.03$),患者 5 年无瘤生存率也存在显著性差异(47% vs79%,$P=0.05$)。Anninga 回顾分析了 33 例骨肉瘤标本,免疫组织化学染色显示 HER-2 蛋白阳性 27 例。Scotlandi 等人对 84 例骨肉瘤和 113 例尤文肉瘤石蜡包埋标本进行免疫组化研究,结果显示 HER-2 基因在 32% 的骨肉瘤和 16% 的尤文肉瘤标本中过表达,这一部分患者的总体生存率和无瘤生存率均明显低于 HER-2 基因正常患者,同时,他们还发现,在肿瘤细胞体外培养过程中添加赫赛汀和胰岛素样生长因子 I 型受体(IGF-IR)拮抗剂后,细胞生长明显受到抑制,这提示 HER-2 蛋白可能与 IGF-IR 共同发挥作用,刺激肿瘤增殖,对上述通路的阻断,可能会起到一定治疗效果。Guan 等人则进行了应用赫赛汀治疗尤文肉瘤的相关体内研究,荷瘤裸鼠在接受赫赛汀和紫杉醇联合治疗后肿瘤缓解程度明显优于单纯应用紫杉醇组,肿瘤 HER-2 和血管内皮生长因子(VEGF)表达水平明显下调。结果提示赫赛汀在体内有诱导增加紫杉醇细胞毒性的作用。Olsen 等人曾报道,头颈部滑膜肉瘤中 HER-2 基因过表达高达 70%,在 2 例接受赫赛汀治疗的患者中,1 例部分缓解(PR),1 例稳定(SD)。

Foster 等人的研究显示,在 273 例软组织肉瘤标本中,29 例 *HER-2/neu* 过表达,占 10.6%,其中软骨肉瘤、恶性纤维组织细胞瘤和皮肤隆突状纤维肉瘤的阳性率最高分别为 40%、26% 和 18.2%,*HER-2/neu* 过表达患者的生存期比阴性病例低 8 个月($P = 0.035$)。鉴于 *HER-2/neu* 过表达与肿瘤预后的密切关系,应用赫赛汀治疗骨与软组织肉瘤可能拥有良好前景,但目前这一问题尚存在分歧,少数学者的试验结果提示赫赛汀的治疗效果不甚理想。

二、EGFR 抑制剂

(一)药理学基础

1. 西妥昔单抗(Cetuximab,IMC-C225,Erbitux)

西妥昔单抗是抗 EGFR 人鼠嵌合 IgG 1 单克隆抗体,和 EGFR 的细胞外配体直接结合,抑制肿瘤的生长,并与化疗、放疗有协同作用。Karashima 发现,西妥昔单抗治疗后,IL-8 mRNA 水平下调,且微血管密度降低,还可通过抑制 MMP-9 表达来抑制肿瘤细胞的迁移和侵袭能力。FDA 已批准其单药或与伊立替康联合使用治疗晚期结直肠癌。西妥昔单抗同时也对胰腺癌、头颈部肿瘤和非小细胞肺癌(NSCLC)疗效明显。Saltz 等为评价其单药对 EGRF 高表达且常规化疗耐药的结直肠癌的疗效和毒性而进行了 II 期临床试验,结果表明,每周静注一次西妥昔单抗具有中等的疗效、耐受性良好。另有研究显示,与伊立替康的联合疗效明显优于依立替康单药治疗,有效率分别为 22.9% 和 10.8%($P = 0.007$),疾病进展时间(TTP)分别为 4.1 个月和 1.5 个月($P < 0.001$)。西妥昔单抗与紫杉醇联用治疗难治或复发性 NSCLC 其有效率明显高于单用紫杉醇。其耐受性好且不会加重化疗药物的毒副作用,不良反应主要为皮疹。

目前,有关 EGFR 与靶向药物疗效关系的研究正在广泛开展,但还有许多问题尚待解决,其中最令人费解的情况包括:①西妥昔单抗可以部分恢复肿瘤对化疗的敏感性;②在靶向药物疗效不明显的情况下症状却可以明显改善;③部分 EGFR 阴性患者靶向药物治疗有效等,这些是否说明靶向药物还存在其他作用机制仍需进一步研究确定。

2. 易瑞沙(Tressa,ZD1839,Gefitinib)

易瑞沙是一种口服表皮生长因子受体-酪氨酸激酶(EGFR-TK)拮抗剂,也是信号传导干预治疗药物,属小分子化合物,表皮生长因子受体(EGFR)介导的信号传导异常与肿瘤的发生、发展关系密切,EGFR 高表达的肿瘤细胞侵袭性强、易转移、疗效差,患者预后不良。易瑞沙在阻断 EGFR 通路后可诱导细胞周期停滞,促进凋亡,并抗血管生成。2003 年 5 月 FDA 批准易瑞沙上市,主要用于治疗非小细胞性肺癌(NSCLC),单药治疗经含铂类化疗失败的晚期 NSCLC 的临床 II 期试验结果显示,客观有效率为 34%(CR + PR),女性和未吸烟者有更好的疗效,但采用易瑞沙联合化疗,对化疗没有益处,因此,不提倡化疗与易瑞沙联用;另有研究报道单药治疗化疗失败的晚期 NSCLC 可取得 53%(CR + PR + SD)的疾病控制率。除了 NSCLC 外,在体外实验中,易瑞沙抑制包括头颈癌、膀胱癌、乳腺癌、卵巢癌和结肠癌等多种肿瘤细胞株的生长。目前,正在进行易瑞沙治疗前列腺癌、乳腺癌、结直肠癌、头颈癌等多种肿瘤的临床研究,结果大多证实有效。易瑞沙的主要毒副作用为消化道反应和痤疮样皮疹,患者均容易耐受。

早期关于易瑞沙作用机制的研究主要集中在 EGFR 表达及其下游信号通路方面。Cappuzzo 及 Han 研究发现,易瑞沙对 p-AKT 阳性、p-ERK 阴性的肿瘤疗效最好;而对 p-AKT 阴性、p-ERK 阳性者无效。对易瑞沙较为敏感的患者,如女性、无吸烟史者及细支气管肺泡癌患者等,p-AKT 阳性率显著升高。而 EGFR 靶向药物的敏感性与 EGFR 和磷酸化表皮生长因子受体(p-EGFR)的表达水平无关。另有研究显示,易瑞沙的作用与癌基因 K-ras 的突变状态无相关性,但可能通过上调 P27KIP1 和 P21CIP/WAF1 的表达产生细胞 G1 期阻滞作用。

3. Tarceva(OSI-774,Erlotinib,R 1415,CP 358774,NSC 718781)

Tarceva 也是一种表皮生长因子受体 EGFR-TK 拮抗剂,属小分子化合物,它通过在细胞内与三磷酸腺苷竞争结合受体酪氨酸激酶的胞内区催化部位,抑制磷酸化反应,从而阻断向下游增殖信号传导,抑制肿瘤细胞配体依赖或配体外依赖的 HER-1/EGFR 的活性,达到抑制癌细胞增殖作用。2002 年 9 月,美国 FDA 批准其作为标准方案治疗无效的晚期 NSCLC。部分实验结果表明它与化疗方案合用可增加反应率和患者生存期。对于头颈部肿瘤、转移性肾癌、胰腺癌、乳腺癌,Tarceva 与化疗或其他靶向治疗药物并用显示出可喜疗效。

(二)应用

EGFR 在很多骨与软组织肿瘤中呈现突变和过表达情况,Yang 等人对 46 例软组织肿瘤标本进行免疫组化分析,结果显示 34 例 EGFR 表达高于瘤旁正常组织,Bode 等人对 13 例滑膜肉瘤新鲜冰冻标本进行回顾分析,所有标本均检测到 EGFR 表达(弥漫或局灶),其中 2 例标本存在 EGFR 突变。同其他肿瘤一样,EGFR 突变在对于预后判断方面的指导意义可能更为显著。很多机构也尝试应用西妥昔单抗、易瑞沙和 Tarceva 等药物治疗骨与软组织肿瘤。在 Jimeno 等人开展的应用易瑞沙治疗儿童实体瘤的 I 期临床研究中,1 例尤文肉瘤患者出现部分缓解,进一步研究显示,肿瘤 EGFR 存在突变。Daw 等人的另一个 I 期临床研究结果显示,接受 Tarceva 治疗后,1 例尤文肉瘤患者部分缓解,2 例稳定期大于 60 周(1 例肾母细胞瘤和 1 例胶质瘤)。这方面治疗的可行性仍需进一步研究确定。

三、新生血管抑制剂

(一)药理学基础

原发肿瘤的生长和转移是依赖于新生血管生成的。肿瘤既可通过新生血管从宿主获取营养,又可通过新生血管源源不断地向宿主输送转移细胞,并在机体的其他部位继续生长和诱导血管形成,导致肿瘤转移。肿瘤的血管系统已成为一个崭新的、有希望的抗肿瘤治疗靶点。人们正致力于开发和研究能破坏或抑制血管生成,有效地阻止肿瘤的生长和转移的药物,这类药物称为 TA(tumor angiogenesis)抑制剂,是当今新型抗肿瘤药物研究最活跃的领域之一。TA 抑制剂治疗具有许多优势:①肿瘤发生时,血管形成已被启动,故具有良好的特异性;②血管内皮细胞暴露于血流中,药物能直接发挥作用,故剂量小、疗效高、不良反应小;③内皮细胞基因表达相对稳定,不易产生耐药性。目前已有 20 余种 TA 抑制剂分别进入 I 至 III 期临床试验,大致可分为 5 大类。

1. Avastin(Bevacizumab)

Avastin 为鼠源 VEGF 单克隆抗体,利用基因工程方式将 93% 的结构改造成人类蛋白质,仅保留 7% 的鼠源氨基酸。将 Avastin 注射到人体后,不会因为物种不同而产生抗 Avastin 中和抗体。实验室研究中,Avastin 可抑制多种癌症细胞株的生长,并与化学治疗产生叠加作用。Avastin(Bevacizumab)已于 2004 年 2 月获得 FDA 批准,用于治疗转移性结直肠癌患者。目前 Avastin 已开始进行其他肿瘤 III 期临床试验,包括乳腺癌、非小细胞肺癌、肾细胞癌等。

2.索拉非尼(Sorafenib,Nexavar)

由拜耳药业开发的多靶点新药 Sorafenib(索拉非尼,商品名 Nexavar)2005 年 12 月经美国食品药品局(FDA)批准作为治疗晚期肾癌的一线药物上市。肾癌如果超越了手术切除的范围,多年来主要以生物治疗或生物化学治疗为主,但疗效不理想,中位生存期只有 10 个月左右。当一线方案失败后,更无有效的二线方案。拜耳和 Onyx 药业公司从肿瘤的发生机制和肿瘤生长需要新生血管提供营养入手,联合研制了索拉非尼。索拉非尼是一种口服的靶向治疗药物,能抑制 VEGFR、PDGF-β、KIT、FLT-3 多种受体的酪氨酸激酶活性,以及 RAF-1、B-RAF 的丝氨酸/苏氨酸激酶活性。索拉非尼具有双重的抗肿瘤作用:既可通过阻断由 RAF/MEK/ERK 介导的细胞信号传导通路而直接抑制肿瘤细胞的增殖,还可通过作用于 VEGFR,抑制新生血管的形成和切断肿瘤细胞的营养供应而达到遏制肿瘤生长的目的。索拉非尼在临床前动物试验中显示了广泛的抗肿瘤活性。索拉非尼治疗的耐受性良好,主要的不良反应为可控制的腹泻、皮疹、疲乏、手足综合征、高血压、脱发、恶心/呕吐和食欲减退。

目前正在开展索拉非尼治疗肝癌、转移性黑色素瘤和皮肤癌的Ⅲ期临床试验。索拉非尼治疗非小细胞肺癌的Ⅲ期临床试验已在 2006 年开始。索拉非尼是目前世界上唯一被批准应用于临床的多靶点的靶向治疗药物。

(二)应用

肉瘤与上皮来源肿瘤之间重要的组织学区别就在于瘤体血运丰富,肿瘤远处转移也以血行转移为主,在大多数组织学亚型中新生血管都发挥着重要作用。实验证明,血清中 VEGF 浓度与软组织肉瘤的组织学分级和微小转移灶的数量明显正相关。Sloan-Ketering 研究中心的大宗病例随访中发现,对于软组织肉瘤来说,肿瘤的边界和大小是最重要的预后因素,而肿瘤间质的新生血管计数及 VEGF 的表达与肿瘤的远处转移存在密切关联。当把 VEGF 的 cDNA 转移入纤维肉瘤内,肿瘤内部及边缘的新生血管明显阻止了肿瘤细胞的凋亡。同时,因为新生血管通透性的提高及基底膜的缺损为肿瘤进入血液循环创造了条件,迁移至远处的细胞团因为继续表达血管内皮生长因子,促进血管的长入,使转移灶的存活率大大提高。

日本学者在对 27 例原发性骨肉瘤患者 VEGF 表达与 CD34 阳性血管计数和预后的相关性研究中得出结论,在未接受治疗前,VEGF 的过度表达与肺转移和不良预后密切相关。瑞典斯德哥尔摩 Karolinska 研究所的研究显示,将 VECF 抑制剂血管稳定素(angiostatin)的 cDNA 转染人纤维肉瘤细胞后,肿瘤血管生长明显受抑制,肿瘤组织大量凋亡,肺转移发生率明显下降。

美国学者在对 26 例内生软骨瘤、软骨肉瘤及间充质软骨肉瘤的观察中发现,VEGFR 水平与肿瘤潜在的转移能力密切相关。对于滑膜肉瘤新生微血管密度与预后的关系目前存在争议,大多数学者认为两者的关系不具备统计学意义。如 Kawauchi 等人对 54 例原发及复发的滑膜肉瘤随访发现,VEGF 表达及微血管密度与无瘤生存率无相关性。

日本学者对大量血管肉瘤标本中的 VEGF 表达水平进行 ELISA 测定,患者的肿瘤大小与血清浓度明显正相关,而在对照组中,良性血管瘤中 VEGF 血清浓度无明显升高。英国曼彻斯特大学研究所就 VEGF 同源性因子胰岛素样生长因子(IGF)在横纹肌肉瘤中促进血管生成的作用进行了大量研究,结果显示,IGF 与 PAX3-FKHR 协同作用,明显促进新生血管的形成,进而促进肿瘤转移。鉴于上述实验依据,D′Adamo 等人首先进行了 Avastin 治疗转移复发的骨与软组织肉瘤的Ⅱ期临床观察,结果显示,在联合阿霉素化疗的情况下,17 例患者中 2

例部分缓解(12%),8例稳定(65%),患者受益率高于单纯应用阿霉素组。

四、格列卫(STI571,Imatinib,Glivec)

(一)药理学基础

格列卫是迄今为止靶向治疗最成功的范例,它是一种能抑制酪氨酸激酶第571号信号转导的抑制剂,可选择性抑制Bcr-ABL、c-kit和血小板衍生生长因子受体(PDGFR)等酪氨酸激酶,属小分子化合物,已成功用于慢性髓细胞白血病(CML)、胃肠间质瘤(GIST)、特发性嗜酸性粒细胞增多综合征以及恶性胶质瘤等的治疗,均显示出良好疗效。

慢性粒细胞白血病中特异性染色体易位形成费城染色体,重组出现融合基因Bcr-Abl,其蛋白产物具有酪氨酸激酶活性,其下游通路是慢性粒细胞性白血病(CML)发病机制中的重要环节,而格列卫能特异地与BCr-ABL蛋白跨膜结构的ATP位点结合,抑制该酶的活性,阻断肿瘤细胞信号传导,选择性抑制肿瘤生长,而不影响正常细胞的功能。在干扰素(INF)治疗失败的CML慢性期,加速期和急变期患者身上进行的Ⅰ、Ⅱ期临床试验,表明格列卫是剂量依赖型药物,具有明显的量效关系。Ⅲ期临床试验研究显示,对于初发的CML慢性期患者,首选格列卫治疗不论是疗效还是耐受性均优于INF-α+Ara-C。

有报道显示,应用格列卫治疗IFN-α治疗失败的Ph阳性的CML患者,可以延长其生存期和提高细胞遗传学缓解率和分子反应率,Terre C等报道了在1001例用格列卫治疗的Ph阳性的CML患者中克隆性染色体异常缓解率50%以上。Kantarjian等对CML慢性期患者在干扰素(IFN)治疗失败后进行格列卫补救治疗,近期结果显示,细胞遗传学缓解率(CyR)为60%,其中完全缓解者达40%,预计18个月的无进展生存率(PFS)和生存率分别是89%和95%。经过近4年的随访,88%的患者生存,75%仍处于慢性期,格列卫治疗的细胞遗传学缓解率(CyR)为73%,完全细胞遗传学缓解率(CyR)为63%。

(二)应用

格列卫在胃肠道间质瘤和皮肤隆突状纤维肉瘤治疗中的重要作用在全球范围内已经得到充分认可,而其在其他骨与软组织肿瘤中的治疗作用正广泛开展。格列卫的靶点包括BCr-ABL、c-kit和血小板衍生生长因子受体(PDGFR)三种跨膜结构的酪氨酸激酶,其中c-kit和PDGFR在很多骨与软组织肿瘤中均有表达。Gonzalez曾报道110例尤文肉瘤标本中c-kit阳性49例(44.5%),体外研究显示,c-kit阳性尤文肉瘤细胞系应用格列卫联合阿霉素+长春新碱后,凋亡率提高30%,细胞增殖抑制率提高36%。

Mer-chant等人进行的体内试验研究同样证实了格列卫的有效性。骨肉瘤标本中PDG-FR过表达的情况相对常见,McGray的体内试验研究证实,单纯应用格列卫可以有效控制裸鼠体内骨肉瘤细胞系的增殖,并诱导细胞凋亡,治疗效果与紫杉醇和阿霉素无统计学差异。另有研究显示,放疗诱发软组织肉瘤中c-kit阳性率高达88%(14/16),细胞阳性率高于80%,而同类型自发肉瘤仅为22%(5/23),这也提示格列卫可能在部分病例中具有良好的应用前景。

五、反义技术和基因治疗

(一)概述

反义技术是一种新的药物开发方法,一般包括反义DNA技术、反义RNA技术、RNAi技术和核酶(ribozyme)技术。反义技术能序列特异性地有效抑制靶基因的表达,可广泛用于功能基因组研究、药物靶标确认以及疾病治疗等多个领域。

利用反义技术研制的药物称为反义药物,包括反义寡核苷酸和 siRNA 等,多为人工合成的 DNA 或 RNA 片段。与直接作用于致病蛋白的传统药物不同,反义药物能与特定基因结合,从基因水平上干扰致病蛋白的产生过程,从而达到治疗疾病的目的。从理论上说,反义药物可用于治疗任何由基因表达或者基因缺失引起的疾病(比如癌症、病毒感染、心血管疾病和炎症等);而且,与传统药物比较,反义药物更具有选择性及效率。

反义技术一经面世,即引起人们关注,成为近年来新药研究和开发的一个热点。但是到目前为止,尽管科学家已经破译了人类基因组的完整序列,但对于基因产物影响疾病进程的整个过程仍然存有许多不明之处。利用第一代反义技术开发的新药频频受挫,不禁让人对此颇感失望。专家认为,其中的原因是多方面的。例如,某些反义药物无法使靶基因(即所谓"致病基因")序列完全沉默,与疾病真正有关的靶基因尚不明确等。不过,随着遗传基因实验技术的不断改进,人们发现,无论是在药物靶标的确认,还是在先导候选药物的筛选方面,直接靶向于信使 RNA(mRNA)的反义治疗策略都具有更好的时间—效益比和成本效益比。正因如此,新一代的反义治疗技术仍然受到众人青睐,并得到不断发展。

1. 第一代反义药物

硫代磷酸酯寡聚脱氧核苷酸(PSODN)是第一代反义化合物的主要代表,也是迄今研究最多和应用最广泛的反义寡聚核苷酸。其主要缺点是对靶 RNA 分子的亲和性较低以及存在某些毒副反应。比如,PSODN 能与某些蛋白,特别是那些能和带有多个负电荷的分子相互作用的蛋白(如肝磷脂结合蛋白)产生非特异性结合,从而引起细胞毒性;又如,PSODN 中的 CpG 模体(CpG motif)有可能在哺乳动物体内诱发先天性免疫反应,给机体造成多方面的损害。研究发现,改变给药方式和给药剂量可以降低这种全身性免疫反应的危险性。不过,即使是采取缓慢静脉输注方式,第一代反义 PSODN 药物也不可能得到广泛应用,这主要是因为科学家尚未找到合适的药物传输系统,无法将足够浓度的药物输入靶细胞,因而也使得反义 PSODN 药物不能有效抑制靶 mRNA 的表达。

目前唯一被美国食品药品监督管理局(FDA)批准上市的反义 PSODN 药物是 Isis 制药公司生产的福米韦生(Fomivirsen,ISIS-2922),此药由 21 个硫代磷酸酯寡聚脱氧核苷酸组成,核苷酸序列为 5′-GCGTTTGCTCTTCTTCTTGCG-3′,主要用于治疗艾滋病患者并发的巨细胞病毒(CMV)性视网膜炎。由于福米韦生是通过眼内直接注射给药,因而不存在反义药物进入靶组织剂量不足的问题。其他几种通过全身给药的第一代 PSODN 反义药物目前仍然处于临床开发阶段。不过,最近接二连三的失败已经沉重打击了人们对这类药物的信心。

Genasense(G3139,)是 Genta 公司和安万特公司共同开发的一种 Bcl-2 靶向抗癌药,其成分为 18-基体硫代磷酸酯寡聚脱氧核苷酸,直接针对 Bcl-2 mRNA 开放阅读框的前 6 位密码子。各种细胞系的临床前研究表明,Genasense 能诱导 Bcl-2 mRNA 核苷酸序列的特异性降解,抑制 Bcl-2 蛋白的表达。然而,美国肿瘤药物咨询委员会(ODAC)在审核了 Genasense 治疗转移性黑色素瘤的Ⅲ期临床试验结果后却认为,以患者的反应率和存活率来评价,静脉给予 Genasense 并没有带来什么实质性疗效,反而是增加了原有疗法的毒副作用。为此,FDA 否决了此药的上市申请。同时,ODAC 也承认,Genasense 在临床试验中也表现出一定的肿瘤反应率,不过,导致这种治疗作用的原因究竟是反义药物所引起的肿瘤细胞减少,还是药物中含有的 CpG 模体刺激产生的免疫反应的结果,目前尚存有争议。

2.第二代和第三代反义药物

为了解决第一代反义药物的种种问题,科学家们做出了许多尝试。比如,采取 $2'0$-烷基化、吗啉化、磷酰胺酯化(NPs)、肽核酸(PNA)、核酸锁(LNA)、六元环核酸或三环 DNA 等多种方式,对反义药物的骨架结构进行适当的修饰,从而提高了反义药物的靶标亲和性、核酸酶抗性,减少其毒副作用,避免免疫反应的产生;此外,还通过一些重要的化学和制剂改造,改善了反义药物的稳定性,增加了口服、灌肠等新的给药途径。

在第二代反义药物开发领域,Isis 制药公司的数种第二代反义药物已经或将要进入Ⅱ期临床试验阶段。另外,Hybridon 和 Aegera Therapeutics 公司也有数种第二代反义药物进入Ⅰ期临床试验。在早期实验中,各种第二代反义药物都已经表现出明显的安全性,而且,某些药物的生物标志物分析数据表明,受试者体内的靶蛋白水平也出现显著下降。

最近报道了一项关于治疗慢性骨髓性白血病的初步研究。这项研究中骨髓细胞被拿到体外进行净化,采用硫代磷酸酯寡聚脱氧核苷酸处理 c-myb 原癌基因。这种疗法使得 14 个患者中的 6 个得到缓解。用 c-myb 的反义寡核苷酸在各种难控制的白血病患者中进行灌输实验已经得到批准。

Avi BioPharma 公司(USA)正在对具有吗啉骨架的第三代反义寡核苷酸进行Ⅰ期和Ⅱ期临床实验。靶基因为原癌基因 c-myc 的 Avi4126 被用于治疗多囊肾病和实体瘤。另外一个以细胞色素 P450(CYP3A4)为靶标的吗啉寡核苷酸将被用于改变药物的新陈代谢状况。Geron 公司开发的一个反义分子被证明可以有效抑制自发永生化的乳房上皮细胞端粒酶的活性,从而达到治疗乳腺癌的目的。

尽管在大多数情况下患者对反义分子具有较好的耐受性,有了一些鼓舞人心的实验结果,然而在一些研究中反义分子没有引起任何应答或者只有微弱应答。总的来说,越来越多的反义寡核苷酸进入不同阶段的临床研究,并且涉及越来越多的疾病,但是仍然有一些问题有待于阐明。一些重要的问题,比如血清稳定性、药物的生物利用度、组织定位和细胞摄取都亟待解决。

3.RNA 干扰

RNA 干扰(RNAi)是指在进化过程中高度保守的、由双链 RNA(double-stranded RNA,dsRNA)诱发的、同源 mRNA 高效特异性降解的现象。近几年来 RNAi 研究取得了突破性进展,被《Science》杂志评为 2001 年的十大科学进展之一,并名列 2002 年十大科学进展之首。由于使用 RNAi 技术可以特异性剔除或关闭特定基因的表达,所以该技术已被广泛用于探索基因功能和感染性疾病及恶性肿瘤的基因治疗领域。

(二)应用

应用反义技术和基因疫苗技术治疗骨与软组织肉瘤仍处于基础研究阶段,未见前期临床应用报道。很多骨与软组织肿瘤含有特异性的染色体易位,形成融合基因,这些表型结构为反义技术和基因治疗提供了良好的靶点。

由于骨与软组织肉瘤属于少见病,目前在全球范围内尚未见分子靶向药物治疗的大宗报道,但是可以肯定,部分药物在特定肿瘤类型的治疗中可以发挥重要作用。

（丁　路）

第十七章 中药学概述

第一节 中药的炮制

炮制，是指药物在应用或制成各种剂型前进行必要的加工处理的过程。由于中药材大都是生药，同时有毒之品必须经过炮制后才能确保用药安全。《本草蒙筌》谓："凡药制造，贵在适中，不及则功效难求，太过则气味反失。"中药药效高低，除药材本身的质量外，与炮制适当与否密切相关。

一、炮制的目的

炮制的目的大致可归纳为以下几个方面：①纯净药材，保证质量；②便于调剂制剂贮藏；③矫味、矫臭，便于服用；④降低毒副作用，保证安全用药；⑤增强药物功能，提高临床疗效；⑥改变药物性能，扩大应用范围。

二、炮制的方法

炮制方法是历代逐步发展和充实起来的。传统炮制方法一般来讲可以分为以下五类。

（一）修治

1. 纯净药材

用手工或机械的方法，如挑、筛、簸、刷、刮、挖等方法，去掉泥土杂质、非药用部分，使药物清洁纯净。如刷除枇杷叶、石韦叶背面的绒毛，刮去厚朴、肉桂的粗皮，挖掉海蛤壳、石决明肉留外壳。

2. 粉碎药材

以捣、碾、研、磨、锉等方法，使药材粉碎达到一定粉碎度，以便于有效成分的提取和利用。如琥珀研末便于吞服；犀角、羚羊角等镑成薄片或碎屑，便于制剂或服用。

3. 切制药材

用切、铡的方法将药切成片、段、丝、块等一定的规格，便于进行炒、炙等炮制，也利于干燥、贮藏和调剂时称量。

如槟榔宜切薄片，白术宜切厚片，黄芪宜切斜片，茯苓、葛根宜切块，麻黄、白茅根宜切段等。

（二）水制

1. 漂洗

反复地换水，以除去杂质、盐分及腥味。如将海藻、昆布漂去盐分，紫河车漂去腥味等。

2. 浸泡

药物置于水中浸湿立即取出，称为"浸"；而将药物置于清水或辅料药液中，使水分渗入，药材软化，便于切制，或用以除去药物的毒质，称为"泡"。如用白矾水浸泡半夏、天南星等。

3.润

使清水或其他液体辅料徐徐渗入药物组织内部,至内外的湿度均匀,便于切制饮片。如淋润荆芥、泡润槟榔、酒洗润当归、姜汁浸润厚朴。

4.水飞

是借药物在水中的沉降性质分取药材极细粉末的方法。将不溶于水的药材粉碎后置乳钵、球磨机等容器内,加水共研,然后再加入多量的水搅拌,粗粉即下沉、细粉混悬于水中,随水倾出,倾出的混悬液沉淀后,将水除净,干燥后即成极细粉末。剩余之粗粉再如此反复操作,至全部成为悬浮液。常用于矿物类、甲壳类药物的制粉,如水飞朱砂、滑石等。

(三)火制

1.炒

将药物置锅中加热,炒至一定程度取出。

(1)炒黄:将药物炒至表面微黄或能嗅到药物固有气味为度。如炒牛蒡子、炒紫苏子。

(2)炒焦:将药物炒至表面焦黄,内部淡黄为度,如焦山楂、焦麦芽等。

(3)炒炭:将药物炒至外部焦黑,内部焦黄为度。如艾叶炭、地榆炭、姜炭等。炒黄、炒焦使药材宜于粉碎,并缓和药性。种子类药材经炒后煎煮时有效成分易于溶出。而炒炭能缓和药物的烈性或副作用,或增强其收敛止血、止泻的作用。

2.炙

将药物与液体辅料共置锅中加热拌炒,使辅料渗入药物组织内部或附着于药物表面方法称炙法。如蜜炙百部、款冬花、枇杷叶可增强润肺止咳作用;酒炙川芎、当归、牛膝可增强活血之功;醋炙香附、柴胡可增强疏肝止痛功效;醋制芫花、京大戟可降低毒性;盐炙杜仲、黄柏可增强补肾或引药入肾作用;姜炙半夏可增强止呕作用。

3.烫

先在锅内加热中间物体(如砂石、滑石、蛤粉等),用以烫制药物,使其受热均匀,膨胀松脆,烫毕,筛去中间物体即得。如蛤粉烫阿胶珠等。

4.煅

将药物用猛火直接或间接煅烧,使质地松脆,易于粉碎,便于有效成分的煎出。直接煅烧用于坚硬的矿物药或贝壳类药,以煅至透红为度,如龙骨、牡蛎。间接煅是将药物置于耐火容器中密闭煅烧,至容器底部红透为度,如棕榈炭、血余炭等。

5.煨

将药物用湿面或湿纸包裹,置于热炭火中或用吸油纸与药物隔层分开进行加热的方法称为煨法。其目的是缓和药性,降低副作用,增强疗效。如煨木香、煨生姜、煨葛根等。

(四)水火共制

1.煮法

煮法是将药物与水或辅料溶液置锅内共煮一定时间后把药物捞出。它可减低药物的毒性、烈性,增强药物的疗效。如醋煮芫花、姜矾水煮半夏。

2.蒸法

蒸法是以水蒸气或附加成分将药物蒸熟的加工方法。如清蒸玄参、酒蒸山茱萸、酒蒸大黄等。

如何首乌经反复蒸晒后补肝肾益精血;黄精经蒸制后可增强其补脾益气、滋阴润肺之功。

3.炖法

炖法是将药物置于钢罐中或搪瓷器皿中,同时加入一定的液体辅料,盖严后,放入水锅中炖一定时间。其优点是不致使药效走失,如炖制熟地黄。

4.淬法

淬法是将药物煅烧后,趁热迅速投入醋或其他液体辅料中,使之充分吸收并更加酥脆的方法。如醋淬自然铜、黄连煮汁淬炉甘石等。药物淬后不仅易于粉碎,且辅料被其吸收增强其疗效。

5.焯法

焯法是将药物快速放入沸水中,短暂潦过,立即取出的方法。常用于种子类药物的去皮及肉质多汁类药物的干燥处理。

(五)其他制法

制霜法是将药物榨去油质取之残渣,如巴豆霜;还有多种成分药液渗出的结晶,如将皮硝纳入西瓜中渗出的结晶,即西瓜霜。发酵法可改变原来药物的性质,增强和胃消食的作用,如神曲、半夏曲等。发芽法如麦芽、谷芽的制备等。

(陈　江)

第二节　中药的配伍

按照病情的不同需要和药物的不同特点,有选择地将两种以上的药物合在一起应用,称配伍。初期治疗疾病一般都是采用单味药物的形式,后来由于药物品种日趋增多,对药性特点不断明确,对疾病的认识逐渐深化,因而用药也就出现了多种药物配合应用的方法,并逐步积累了配伍用药的规律,从而既照顾到复杂病情,又增进了疗效,减少了毒副作用。

前人将单味药的应用同药与药之间的配伍关系,总结为七个方面,称为中药的七情,包括单行、相须、相使、相畏、相杀、相恶、相反。药物配合应用,相互之间会产生一定的作用,有的可以增进原有的疗效,有的可以相互抵消或削弱原有的功效,有的可以降低或消除毒副作用,也有的合用可以产生毒副作用。因此,《神农本草经·序例》将各种中药的配伍关系归纳为“有单行者,有相须者,有相使者,有相畏者,有相恶者,有相反者,有相杀者,凡此七情,合和视之”。李时珍在《本草纲目·序例第一卷·神农本经名例》进一步总结说:“药有七情,独行者,单方不用辅也。相须者,同类不可离也……相使者,我之佐使也。相恶者,夺我之能也。相畏者,受彼之制也。相反者,两不相合也。相杀者,制彼之毒也。”中药的七情之中除单行者外,其余都是谈中药之间的配伍关系。

一、单行

单行是指单用一味中药来治疗某种病情单一的疾病。对于病情比较单纯的病证,往往选择一种针对性较强的中药即可达到治疗目的,它符合简便验廉的原则。如独参汤,即重用人参一味药,治疗大失血等所引起元气虚脱的危重病证;清金散,即单用一味黄芩,治疗肺热咳嗽的病证;再如马齿苋治疗痢疾、夏枯草膏消瘿瘤、益母草膏调经止痛、鹤草芽驱除绦虫、柴胡针剂发汗解热、丹参片治疗胸痹心绞痛等,都是行之有效的治疗方法。

二、相须

相须是指两种性能功效类似的中药配合应用,可以增强原有药物的功效。如麻黄配桂枝,能增强发汗解表、祛风散寒的作用;附子、干姜配合应用,以增强温阳守中、回阳救逆的功效;陈皮配半夏以加强燥湿化痰、理气和中之功;全蝎、蜈蚣同用能明显增强息风止痉定搐的作用。像这种同类相须配伍应用的例证,历代文献有不少记载,它构成了复方用药的配伍核心,是中药配伍应用的主要形式之一。

三、相使

相使是将在性能功效方面有某些共性,或性能功效虽不相同,但是治疗目的一致的中药配合应用,以其中一种中药为主,另一种中药为辅,两药合用,辅药可以提高主药的功效。

如黄芪配茯苓治脾虚水肿,黄芪为健脾益气、利尿消肿的主药,茯苓淡渗利湿健脾,可增强黄芪补气利水的作用;枸杞子配菊花治目暗昏花,枸杞子为补肾益精、养肝明目的主药,菊花清肝明目,可以增强枸杞子的补虚明目作用;又如石膏配牛膝治胃火牙痛,石膏为清胃降火、消肿止痛的主药,牛膝引火下行,可增强石膏清火止痛的作用;黄连配木香治湿热泻痢,里急腹痛,黄连为清热燥湿、解毒止痢的主药,木香调中宣滞、行气止痛,可增强黄连清热燥湿、行气化滞的功效。可见相使配伍药不必同类,一主一辅,相辅相成,辅药能提高主药的疗效,即是相使的配伍。

四、相畏

相畏是指一种中药的毒性或副作用能被另一种中药降低或消除。如半夏畏生姜,即生姜可以抑制半夏的毒副作用,生半夏可"戟人咽喉",令人咽痛音哑,用生姜炮制后成姜半夏,其毒副作用得到缓解;甘遂畏大枣,大枣可抑制甘遂峻下逐水、损伤正气的毒副作用;熟地畏砂仁,砂仁可以减轻熟地滋腻碍胃、影响消化的副作用;常山畏陈皮,陈皮可以缓和常山截疟而引起恶心呕吐的胃肠反应。这都是相畏配伍的范例。

五、相杀

相杀就是一种药物能够消除或减轻另一种药物的毒副作用。如生白蜜杀乌头毒。可见相畏和相杀没有质的区别,也就是同一配伍关系的两种不同提法。

六、相恶

相恶就是一种药物能破坏另一种药物的功效。如人参恶莱菔子,莱菔子能削弱人参的补气作用。

七、相反

相反就是两种药物同用能产生剧烈的毒副作用。如甘草反甘遂;贝母反乌头等。

上述七情除单行外,相须、相使可以起到协同作用,能提高药效,是临床常用的配伍方法;相畏、相杀可以减轻或消除毒副作用,以保证安全用药,是使用毒副作用较强药物的配伍方法;相恶则是因为药物的拮抗作用,抵消或削弱其中一种药物的功效;相反则是药物相互作用,能产生毒性反应或强烈的副作用,故相恶、相反则是配伍用药的禁忌。除七情所总结的用药规律外,两药合用,能产生与原有药物均不相同的功效,如桂枝配白芍以调和营卫,解肌发表;柴胡配黄芩以和解少阳;熟地黄配附子以阴中求阳,阴阳并调等等,都是七情用药的发展。

(王利霞)

第三节　中药的用药禁忌

为了确保疗效、避免毒副作用的产生,必须注意用药禁忌。中药的用药禁忌主要包括配伍禁忌、证候禁忌、妊娠禁忌和服药的饮食禁忌几个方面。

一、配伍禁忌

所谓配伍禁忌,就是指某些中药合用会产生或增强剧烈的毒副作用,或降低、破坏药效,因而应该避免配合应用,即《神农本草经》所谓"勿用相恶、相反者"。目前医药界共同认可的中药配伍禁忌有"十八反"和"十九畏"。五代后蜀韩保昇修订《蜀本草》时,首先统计药物七情数目,提到"相恶者六十种,相反者十八种"。今人所谓"十八反"之名,盖源于此。至《证类本草》载反药 24 种,《本草纲目》载相反药物 36 种,但无论古代医籍所列举的相反药物如何增减,仍然沿用"十八反"的名称,可见"十八反"已经失去固定数量的含义。相畏为中药七情之一,内容已如前述。但从宋代开始,一些医药著作中,出现畏、恶、反名称使用混乱的状况,与《神农本草经》"相畏"的原义相悖。作为中药配伍禁忌的"十九畏"就是在这种情况下提出的。"十八反"歌诀最早见于金·张子和《儒门事亲》:"本草明言十八反,半蒌贝蔹及攻乌,藻戟遂芫俱战草,诸参辛芍叛藜芦。"十八反是指乌头(包括川乌、草乌、附子)反浙贝母、川贝母、平贝母、伊贝母、湖北贝母、瓜蒌、瓜蒌皮、瓜蒌子、天花粉、半夏、白及、白蔹,甘草反甘遂、京大戟、红大戟、海藻、芫花,藜芦反人参、西洋参、党参、丹参、玄参、南沙参、北沙参、苦参、细辛、白芍、赤芍。

"十九畏"歌诀首见于明·刘纯《医经小学》:"硫黄原是火中精,朴硝一见便相争,水银莫与砒霜见,狼毒最怕密陀僧,巴豆性烈最为上,偏与牵牛不顺情,丁香莫与郁金见,牙硝难合京三棱,川乌、草乌不顺犀,人参最怕五灵脂,官桂善能调冷气,若逢石脂便相欺,大凡修合看顺逆,炮爁炙煿莫相依。"十九畏是指硫黄畏朴硝(芒硝),水银畏砒霜,狼毒畏密陀僧,巴豆畏牵牛,丁香畏郁金,川乌、草乌畏犀角,牙硝(芒硝)畏三棱,官桂(肉桂)畏赤石脂,人参畏五灵脂。此后,虽然《本草纲目》《药鉴》《炮炙大法》等书所记略有出入,但不如上述十八反、十九畏歌诀那样广为传诵。反药能否同用,历代医家众说纷纭。一些医家认为反药同用会增强毒性、损害机体,因而强调反药不可同用。除《神农本草经》提出"勿用相恶、相反者"外,《本草经集注》也谓:"相反则彼我交仇,必不宜合。"孙思邈则谓:"草石相反,使人迷乱,力甚刀剑。"这些医家均强调了反药不可同用,有的医家如《医说》甚则描述了相反药同用而致的中毒症状及解救方法。现代临床、实验研究也有不少文献报道反药同用(如贝母与乌头同用、巴豆与牵牛同用)引起中毒的例证。

因此,《中国药典》1963 年版"凡例"中即明确规定:"注明畏、恶、反,系指一般情况下不宜同用。"此外,古代也有不少反药同用的文献记载,认为反药同用可起到相反相成、反抗夺积的效能。如《医学正传》谓:"外有大毒之疾,必有大毒之药以攻之,又不可以常理论也。如古方感应丸,用巴豆、牵牛同剂,以为攻坚积药;四物汤加人参、五灵脂辈,以治血块;丹溪治尸瘵二十四味莲心散,以甘草、芫花同剂,而妙处在此,是盖贤者真知灼见,方可用之,昧者不可妄试以杀人也。"《本草纲目》也说:"相恶、相反同用者,霸道也,有经有权,在用者识悟尔。"这些医家则强调了反药可以同用。正如上述,古今反药同用的方剂也是屡见不鲜的。如《金匮要略》甘遂半夏汤中甘遂、甘草同用治留饮,赤丸以乌头、半夏合用治寒气厥逆;《千金翼方》中大排风散、大宽香丸都用乌头配半夏、瓜蒌、贝母、白及、白蔹;《儒门事亲》通气丸中海藻、甘草同用;《外科正宗》海藻玉壶汤中海藻、甘草同用;《景岳全书》的通气散则以藜芦配玄参治时毒肿盛、咽喉不利。现代也有文献报道用甘遂、甘草配伍治肝硬化及肾炎水肿;人参、五灵脂同用治冠心病;芫花、大戟、甘遂与甘草合用治结核性胸膜炎,取得了较好的效果,从而肯定了反药可以同用的观点。由此可见,无论文献资料、临床观察或实验研究目前均无统一的结论,说明对十八反、十九畏的科学研究还要做长期艰苦、深入、细致的工作,去伪存真,才能得出准确的结论。科技部将十八反配伍禁忌本质的研究列入了 2011 年度国家重点基础研究发展计划(973 计划),从文献、实验及临床等方面对十八反的内容展开了深入细致的研究工作。但目前在尚未搞清反药是否能同用的情况下,临床用药应采取慎重从事的态度,对于其中一些反药若无充分把握,最好不宜配伍使用,以免发生意外。

二、证候用药禁忌

由于药物的药性不同,其作用各有专长和一定的适应范围,因此对于某类或某种病证,应当避免使用某类或某种药物,称证候用药禁忌,也称为病证用药禁忌。由于药物皆有偏性,或寒或热,或补或泻,或升或降,或润或燥等,因此任何一种中药,对于特定的证候,都有宜也有忌。临床用之得当,可以其偏性纠正疾病所表现出来的病理偏向;若使用不当,则其偏性可能会反助病势,加重病情或导致新的病理偏向。因此,凡药不对证,药物功效不为病情所需,而有可能导致病情加重、恶化或产生新的疾病,原则上都属于临床用药禁忌的范围。如麻黄辛温,功能发汗解表、散风寒,又能宣肺平喘、利尿,故只适宜于外感风寒表实无汗和肺气不宣的喘咳,而对表虚自汗及阴虚盗汗、肺肾虚喘者则应禁止使用。又如黄精甘平,功能滋阴补肺、补脾益气,主要用于肺虚燥咳、脾胃虚弱及肾虚精亏的病证,但因其性质滋腻,易助湿邪,因此,凡脾虚湿阻、痰湿壅滞、气滞腹满者则不宜服用黄精。一般而言,除了药性极为平和者无须禁忌外,中药大多有证候用药禁忌,其内容参见各论中每味中药的"使用注意"部分。

三、妊娠禁忌

妊娠用药禁忌是指妇女妊娠期间治疗用药的禁忌。妊娠禁忌药专指妇女妊娠期除中断妊娠、引产外,不能使用的药物。在传统的妊娠用药禁忌理由中,能损害胎元、引起堕胎是早期妊娠用药禁忌的主要理由。随着人们对妊娠禁忌药的认识逐渐深入,对妊娠用药禁忌理由的认识也逐步加深,归纳起来,主要包括:①对母体不利;②对胎儿不利;③对产程不利;④对小儿不利。今天,无论是从用药安全的角度,还是从优生优育的角度来认识这几点,都是应当给予高度重视的。总之,凡对妊娠期的孕妇和胎儿不安全及不利于优生优育的药物均属妊娠禁忌药。在为数众多的妊娠禁忌药中,不同的药物对妊娠的危害程度有所不同,因而在临床上也应区别对待。古代对妊娠禁忌药主要提禁用与忌用,较少提慎用。近代则多根据临床实际和药物对于胎元损害程度的不同,一般可分为禁用与慎用两大类:妊娠禁用药是指毒性强的药、攻邪作用峻猛的药以及堕胎作用较强的药,如巴豆、牵牛子、大戟、商陆、麝香、三棱、莪术、水蛭、斑蝥、马钱子、川乌、雄黄、砒石等；妊娠慎用药主要包括活血化瘀药、行气药、攻下导滞药、药性辛热的温里药以及性质滑利之品，如桃仁、红花、牛膝、枳实、大黄、附子、肉桂、干姜、木通、冬葵子、瞿麦等。对于妊娠妇女，凡属于禁用的药物是绝对不能使用的；而慎用的药物，可根据病情的需要斟酌使用，但要注意辨证准确，掌握好剂量与疗程，并通过恰当的炮制和配伍，尽量减轻药物对妊娠的危害，做到用药有效而安全。如《金匮要略》以桂枝茯苓丸治妊娠瘀病，吴又可用承气汤治孕妇时疫见阳明腑实证，此即《内经》所谓"有故无殒，亦无殒也"的道理。必须强调的是，除非是临床必用，一般应尽量避免使用此类药物，以防发生事故。

四、服药饮食禁忌

服药时的饮食禁忌是指服药期间对某些食物的禁忌，简称食忌，也就是通常所说的忌口。中医历来重视服药饮食禁忌，它对于确保临床用药安全而有效有重要的意义。服药时饮食禁忌的理由，前人也有不少论述，归纳起来包括避免影响疗效、诱发原有病证或导致新病、产生不良反应。《本草经集注》说："服药，不可多食生胡荽及蒜、生菜。服药，不可多食诸滑物果实。服药，不可多食肥猪、犬肉、肥羹及鱼腥脍。"其指出在服药期间，一般应忌食生冷、油腻、腥膻、有刺激性的食物。又根据病情的不同，饮食禁忌也有区别。如热性病应忌食辛辣、油腻、煎炸性食物；寒性病应忌食生冷食物、清凉饮料等；胸痹患者应忌食肥肉、脂肪、动物内脏，忌烟、酒等；肝阳上亢头晕目眩、烦躁易怒者应忌食胡椒、辣椒、大蒜、白酒等辛热助阳之品；黄疸胁痛应忌食动物脂肪及辛辣刺激之品；脾胃虚弱者应忌食油炸黏腻、寒冷固硬、不易消化的食物；肾病水肿者应忌食盐、碱过多和酸辣太过的刺激性食品；疮疡、皮肤病患者应忌食鱼、虾、蟹等腥膻发物及辛辣刺激性食品。

此外，古代文献记载，甘草、黄连、桔梗忌猪肉；鳖甲忌苋菜；常山忌葱；地黄、何首乌忌葱、蒜、萝卜；丹参、茯苓、茯神忌醋；土茯苓、使君子忌茶；薄荷忌蟹肉及蜜反生葱、柿反蟹等。以上这些也应作为服药饮食禁忌的参考。

（王利霞）

第四节　中药的剂量

中药剂量是指临床应用时的分量，也称为用量。它主要是指每味中药的成人一日量（按：本书每味药物标明的用量，除特别注明以外，都是指干燥后的中药饮片，在汤剂中成人一日内服用量），其次指方剂中每味药之间的比较分量，也即相对剂量。古代中药的计量单位有重量（如斤、两、钱、分、厘等）、数量（如片、条、枚、支、角、只等）、度量（如尺、寸等）、容量（如斗、升、合、勺等）。此外，还有"刀圭""方寸匕""撮"等较粗略的计量方法。由于古今度量衡制的变迁，后世主要以法定衡制作为计量标准，以重量单位作为药物剂量的主要单位。自明清以来，我国普遍采用 16 进位制的"市制"计量方法，即 1 市斤＝16 两＝160 钱。自 1979 年起我国对中药生产计量统一采用公制，即 1 公斤＝1 000 克＝1 000 000 毫克（1 kg＝1 000 g＝1 000 000 mg）。为了处方和调剂计算方便，按规定以如下的近似值进行换算：1 市两（16 进位制）＝30克；1 钱＝3 克；1 分＝0.3 克；1 厘＝0.03 克[1 市两（16 进位制）＝30 g；1 钱＝3 g；1 分＝

0.3 g；1 厘＝0.03 g]

尽管中药绝大多数来源于生药,安全剂量范围较大,用量不像化学药品那样严格,但用量得当与否,也是直接影响药效的发挥、临床疗效好坏的重要因素之一。药量过小,不能发挥治疗作用而贻误病情;药量过大,戕伐正气,也可引起不良后果,或造成不必要的浪费。同时中药多是复方应用,其中主要药物的剂量变化,可以影响整个处方的功效和主治病证的改变。因此,对于中药剂量的使用应采取科学、谨慎的态度。一般来讲,确定中药的剂量,应考虑如下几方面。

一、药物性质与剂量的关系

毒性大的药物或作用峻烈的药物,应严格控制剂量,开始时用量宜轻,逐渐加量,一旦病情好转,应当立即减量或停服,中病即止,防止过量或蓄积中毒;无毒的药物用量变化幅度可稍大。此外,花、叶、皮、枝等量轻质松及性味浓厚、作用较强的药物用量宜小;矿物、介壳等质重沉坠及性味淡薄、作用温和的药物用量宜大;新鲜的动植物药因含水分较多,故用量宜大(一般为干品的 2～4 倍),而干燥的动植物药则用量相对较小;过于苦寒的药物也不要久服过量,免伤脾胃;药材质优者药力充足,用量无须过大;质次者药力不足,用量可大一些。再如羚羊角、麝香、牛黄、鹿茸、冬虫夏草等贵重药材,在保证药效的前提下应尽量减少用量。

二、剂型、配伍、用药目的与剂量的关系

在一般情况下,同样的药物入汤剂比入丸散剂的用量要大些。单味药使用比入复方中应用剂量要大些;在复方配伍使用时,主要药物比辅助药物用量要大些。临床用药时,由于用药目的不同,同一药物的用量也有不同。如人参用以补益脾肺之气、生津止渴、安神益智的常用剂量为 3～9 g,而用以大补元气、急救虚脱则须 15～30 g。

三、年龄、体质、病情、性别、职业、生活习惯与剂量的关系

由于年龄、体质的不同,对药物耐受程度不同,则药物用量也有差别。一般老年人、小儿、孕妇、产后及体质虚弱的病人,都要减少用量,成人及平素体质壮实的患者用量宜重。小儿用量为方便计算,可采用下列比例用药:新生儿用成人量的 1/6,乳婴儿用成人量的 1/3,幼儿用成人量的 1/2,学龄儿童用成人量的 2/3 或接近成人用量。小儿一般病例可按上述比例拟定药物剂量,但若病情急重则不受此限制。病情轻重、病势缓急、病程长短与药物剂量也有密切关系。一般病情轻、病势缓、病程长者用量宜小;病情重、病势急、病程短者用量宜大。

就性别而言,对于一般药物,男女用量区别不大,但妇女在月经期、妊娠期,用活血祛瘀通经药时用量一般不宜过大。另外,临床用药还要考虑到患者在职业、生活习惯等方面的差异。如体力劳动者的腠理一般较脑力劳动者的致密,因而使用发汗解表药时,对体力劳动者用量可较脑力劳动者稍大一些。

四、地区、季节、居处环境与剂量的关系

在确定药物剂量时,应考虑到地区、季节、气候及居处的自然环境等方面的因素,做到"因时制宜""因地制宜"。如夏季发汗解表药及辛热药不宜多用,冬季发汗解表药及辛热药用量可以稍大;夏季苦寒降火药用量宜重,冬季苦寒降火药则用量宜轻。除了毒性大的药物,泻下、行气、活血作用峻猛的药物,精制药物及某些贵重药物外,一般中药常用内服剂量为 5～10 g,部

分质地重而无毒的矿物、贝壳、甲壳、化石类药常用量为 15～30 g,新鲜的动植物药常用量为 30～60 g。

（黄　芬）

第五节　中药的用法

传统的中药剂型很多,以下所述中药的用法,主要指汤剂的煎煮及不同剂型的服用方法。

一、汤剂煎煮方法

1.煎药用具

以砂锅、砂罐等陶瓷器皿为好。忌用铁锅。

2.煎药用水

现在多用洁净的自来水。

3.煎药火候

煎药火候有文、武火之分。文火,是指使温度上升及水液蒸发缓慢的火候;而武火,又称急火,是指使温度上升及水液蒸发迅速的火候。

4.煎煮方法

先将药材用水浸泡 30～50 min,用水量以高出药面 3 cm 为度。一般中药煎煮两次,第二煎加水量为第一煎的 1/3～1/2。早晚各服一次。煎煮的火候和时间,要根据药物性能而定。一般解表药、清热药煮沸后用文火煎 10～15 min 即可;补养药需慢煎,煮沸后用文火再煎 30～40 min。某些药物因其性能、临床用处及药材特性各异,煎煮方法比较特殊,处方上需加以注明,包括先煎、后下、包煎、另炖、烊化、泡服、冲服、煎汤代水等不同特殊煎煮法。

(1)先煎:一些有效成分难溶于水的一些矿物、介壳类药物,应打碎先煎,煮沸20～30 min,再放其他药物同煎。如磁石、赭石、石膏、龙骨、牡蛎、海蛤壳、瓦楞子、珍珠母、石决明、龟板、鳖甲等。此外,附子、川乌、草乌等毒副作用较强,宜先煎 60～90 min 后再放它药,称为久煎。久煎可降低毒性。

(2)后下:一些气味芳香的药物,其有效成分易于挥发而降低药效,须在其他药物煎沸 10～15 min后放入,如薄荷、青蒿、砂仁、豆蔻等。此外,有些药物久煎可破坏其有效成分,如钩藤、大黄等亦属后下之列。

(3)包煎:那些黏性强、粉末状及带有绒毛的药物,宜先用纱布袋装好,再与其他药物同煎,以防止药液混浊或刺激咽喉引起咳嗽及沉于锅底,加热时引起焦化或糊化。如滑石、旋覆花、车前子、蒲黄、灶心土等。

(4)另炖:指某些贵重药材,为了更好地煎出有效成分应单独另炖,煎液另服,如人参、西洋参、鹿茸等。

(5)烊化:又称溶化,指某些胶类药物及黏性大而易溶的药物,为避免入煎粘锅或黏附其他药物影响煎煮,可单用水或黄酒将此类药加热溶化即烊化后,用煎好的药液冲服,也可将此类药放入其他药物煎好的药液中加热烊化后服用,如阿胶、饴糖等。

(6)泡服:又叫焗服,某些有效成分易溶于水或久煎易破坏药效的药物,可用少量开水或药物的煎出液趁热浸泡,加盖闷润,半小时后去渣即可服用,如藏红花、番泻叶、胖大海等。

(7)冲服:某些贵重药,用量较轻,为防止散失,常需研成细末制成散剂用温开水或药物煎液冲服,如麝香、牛黄、珍珠、羚羊角等;某些药物,根据病情需要,也常研成散剂冲服,如止血的三七、白及、血余炭、棕榈炭及息风止痉的蜈蚣、全蝎、僵蚕、地龙等。此外,还有些液体药物如竹沥汁、姜汁、藕汁等也须冲服。

(8)煎汤代水:某些药物为了防止与其他药物同煎使煎液混浊,难于服用,宜先煎后取其上清液代水再煎煮它药,如灶心土等。此外,某些药物质轻量多体积大,吸水量大,如玉米须、丝瓜络、金钱草等也可煎汤代水用。

二、服药方法

服药方法是根据病情和药性决定的。服药方法是否得当,对临床疗效有着直接影响。

1.服药时间

汤剂一般每日一剂,煎二次分服,两次间隔时间为 6～8 h。也可根据病情增减,如急性病、热性病,可每隔 4 h 服药 1 次,甚至可一日两剂。一般来讲,病在胸膈以上者如头痛、目疾、咽痛等宜饭后服;如病在胸腹以下,如肝、肾等疾患,则宜饭前服;某些对胃肠有刺激性的药物宜饭后服;补益药宜饭前服;安神药宜睡前服。

2.服药方法

(1)汤剂:一般宜温服。寒证用热药宜热服,特别是辛温解表药用于外感风寒表实证不仅热服,服后还须盖好衣被或进热粥,以助汗出;至于治热证用寒药,一般仍以温服为宜。

(2)丸剂:颗粒较小者,可直接用温开水送服;大蜜丸者,可以分成小粒吞服;若水丸质硬者,可用开水溶化后服。

(3)散剂、粉剂:可用蜂蜜加以调和送服,或装入胶囊中吞服,避免直接吞服,刺激咽喉。

(4)膏剂:宜用开水冲服,避免直接倒入口中吞咽,以免黏喉引起呕吐。

(5)冲剂、糖浆剂:冲剂宜用开水冲服;糖浆剂可以直接吞服。此外,危重病人宜少量频服;呕吐患者可以浓煎药汁,少量频服;对于神志不清者可采用鼻饲给药法。在应用发汗、泻下、清热药时,若药力较强,应中病即止,不必尽剂,以免损伤人体的正气。

(张石宇)

第六节　影响中药作用的因素

影响中药药效作用的因素,主要包括药物因素、机体因素和环境因素。药物因素,如中药的品种、产地、采收季节、炮制、贮藏、剂型和制剂工艺、剂量、配伍与禁忌等;机体因素,如体质、年龄、性别、心理、遗传、种族等生理状况和不同的病理状况等;环境因素,如地理条件、气候寒暖、饮食起居、居住环境和室内环境等,均可对中药药理作用产生影响。

一、药物因素

药物因素是影响中药药效作用的首要因素。中药的品种、产地、采收季节、炮制、贮藏条件及剂量、剂型、生产工艺及给药途径等，均对中药作用的发挥有着显著的影响。

1. 品种

由于我国幅员广阔、历史上交通不便等因素，使中药材品种混乱现象严重，主要是一药多源，如《中国药典》（2015 年版）一部收载的石斛品种有金钗石斛、鼓槌石斛、流苏石斛等，实际上民间药用的品种、用于中成药原料的品种更多，主要具有增强免疫力、缓解体力疲劳等药理作用。石决明品种有 6 个，即杂色鲍、皱纹盘鲍、羊鲍、澳洲鲍、耳鲍、白鲍，主要具有镇静、降血压、拟交感、抗菌、抗凝等药理作用。黄连品种有 3 个，即毛茛科植物黄连、三角叶黄连、云南黄连，主要具有抗菌、抗内毒素、抗病毒、增强免疫、解热、抗溃疡、降血糖、解毒等药理作用。这些不同品种的药材，其基原不同，性状和成分也有差异，必然影响药理作用和临床疗效。其次是一种多品，即指某一具体中药，包括栽培品种、野生种及通过变异或培育形成的优质新品种，它们在遗传学上属同一物种，但在性状等方面已有较大差异，也可能明显影响药效。

2. 产地

中药主要来源于天然的植物药和动物药，自然生长环境具有一定的区域性，各地的土壤、水质、气候、雨量等自然条件都能影响药用植物生长、开花、结果等一系列生态过程，特别是土壤成分更能影响中药内在成分的质和量。同一种中药，由于产地不同，质量就有差异。自古就有"道地药材"的概念，即某一地区所产的某种药材质量高，疗效好，如"浙八味"——白术、白芍、浙贝母、杭白菊、延胡索、玄参、麦冬、温郁金；四川的黄连、川芎、川贝母等；东北的人参、五味子、刺五加等；河南的地黄、牛膝、山药等；山东的阿胶、沙参、金银花等；广东的陈皮、化橘红等。《新修本草》记载"离其本土，则质同而效异；乖于采摘，乃物是而实非"，很强调产地。产地不同，同一植物所含有效成分差异较大，从而影响药理作用，使临床疗效不稳定。如东北各省与朝鲜、日本的园参，人参总皂苷含量不同，皂苷单体的含量也不一样；吉林省七个产地所得人参样品，其人参茎叶皂苷含量差别相当悬殊。

3. 采收季节

不同中药的根茎、叶、花、果、种子或全草都有一定的生长和成熟期，故要选择植物有效成分含量最高时采收。如花类药材多在含苞欲放时或开放时采收，金银花、辛夷、丁香、槐米等皆在花蕾时采收；杭白菊以花开程度 70% 时采收最佳。果实、种子药材一般以果实充分成熟或完全成熟时采收，如诃子以 12 月采收为宜，此时没食子酸最高为 27.8%，鞣质含量最高为 56.47%；但较特殊的如覆盆子、青皮、枳实等药材，以未成熟果或幼果采收。采收叶类药材多在植物生长旺盛期，如大青叶、艾叶和荷叶等以开花前或果实成熟前为宜，此时植物地上部分枯萎后，植物处于休眠状态，营养物质消耗少，有效成分积累最高，如江苏引种黄连，在秋季小檗碱含量达 9.86%，比春季高一倍，石菖蒲挥发油含量冬季高于夏季。全草类药材多在植株生长充分，茎叶茂盛时采收，如青蒿在花前盛叶期采收，此时青蒿素含量最高；垂盆草的垂盆草苷含量从 4～10 月份逐渐升高，宜 10 月采收。皮类、茎木藤类药材，如厚朴药材的厚朴酚含量随树龄的增大而迅速增加，12 年后基本稳定，厚朴树应种植 12 年以上方可开始采收。动物类药材，传统上一般根据生长习性和活动规律来捕捉，如鹿茸在清明后 45～60 d 锯取，成茸比例高，角质化少；哈士蟆于秋末的"冬眠期"捕捉；蜈蚣秋季采收，蛋白质、游离氨基酸及组织胺含量均高于春季，镇痛作用也更强。因此，采收季节会直接影响中药的药效。

4. 炮制

中药饮片一般需要炮制后使用。中药在炮制的过程中，经加热、水浸及酒、醋、药汁等辅料处理后,使中药某些成分的理化性质产生不同程度的变化,有的成分被溶解出来,有的成分被分解或转化成新的成分,有的成分在提取物中的量有所增减,对中药作用与疗效产生不同程度的影响。如三七"生破熟补"之说,生三七偏于破血、蒸三七偏于补血,药理研究显示生三七改善血瘀证模型大鼠的血流变、微循环和凝血功能的作用优于蒸三七,而蒸三七改善血虚证模型大鼠的微循环作用优于生三七;生首乌具有泻下作用,经蒸制后,其泻下作用会随时间延长而逐渐减弱,当蒸到 50 h 后就失去泻下作用。炮制影响中药药理作用有多个方面,如斑蝥辛寒、有大毒,常用于恶性肿瘤,其主要有毒成分为斑蝥素,加热炮制可使斑蝥素部分升华而含量降低,使其毒性或副作用减弱;延胡索的有效成分为生物碱,水煎液溶出量甚少,醋炒后煎剂中溶出的总生物碱含量增加,从而加强镇痛作用;生大黄主要有泻下作用,炮制后的制大黄却出现较强的抗菌作用;芥子中芥子苷能被药材中共存的芥子酶水解,通过炒制使酶失活,避免芥子苷被水解,保持了药效稳定。若炮制工艺不规范,上述几方面均会产生变化而影响其药理作用。

5.贮藏

贮藏的条件直接影响中药质量。贮藏不当,容易霉烂变质、走油、虫蚀,从而影响药理作用和疗效。如含挥发油的药材随着时间延长,易氧化、分解或自然挥发(如樟脑、冰片、麝香)而使药效降低;刺五加在日照、高温、高湿的条件下贮藏 6 个月,其所含的丁香苷几乎完全损失;三颗针在见光和避光的条件下存放 3 年后,其小檗碱含量分别降低 54.1% 和 39.83%;苦杏仁苷在贮存过程中因温度、湿度等因素变化,易被苦杏仁酶等分解,苦杏仁苷的含量可降低 10% 以上。

6.剂型和制剂工艺

《神农本草经》曰:"药性有宜丸者,宜散者,宜水煮者,宜酒渍者,宜膏煎者,亦有一物兼宜者,亦有不可入汤酒者,并随药性,不得违越。"说明古人早已注意到剂型对药效的影响。同一种中药制成不同的剂型,药理作用也可产生明显差异,现代研究发现,枳实或者青皮煎剂口服,未见升高血压记载,但制成注射剂静脉注射,却出现强大的升压作用;把青皮制成口服药具有改善胃病灶周围血液供应,促进胃肠黏膜损伤上皮细胞再生,补充胃肠营养,增强消化和吸收作用。这是因为剂型不同,药物在体内的吸收程度不同,影响了药物在体内的血药浓度,从而改变药物的药理作用。

妇科常用的中成药益母草膏以红糖作为赋形剂和甜味剂,抵消了益母草的寒性,减弱了清热的力度,增添了暖宫散寒的作用,对于因为气血不足、下焦虚寒、血瘀不畅引起的月经量少、痛经等有明显的效果。同时被列入"基本药物目录"的益母草颗粒、胶囊、片剂,因其剂型、添加剂的不同,药物的作用也有所差异,益母草颗粒以蔗糖为添加剂,益母草胶囊则以淀粉为辅料,益母草片剂的辅料为糊精和糖粉,突出的是益母草清热解毒、活血缩宫、利水通便的作用,用于热性的月经量多、炎症引起的盆腔充血而出现的腰腹疼痛。而传统的益母草性质偏温,更适合用于虚寒性痛经和月经量少的患者。

同一剂型的中成药,若提取或制剂工艺改变,也会直接影响其作用和疗效,如临床使用的祖师麻注射液是从瑞香科植物黄瑞香的根皮和茎皮经水提醇沉法制成的注射剂,而黄瑞香注射液是从瑞香科植物黄瑞香的根皮和茎皮经蒸馏法制成的注射剂。两者所用原料药材相同,实为同一药材经不同工艺制得的灭菌水溶液,且两者均有祛风除湿、活血止痛的功效,用于风湿性关节炎、类风湿性关节炎等中医所称痹证者。但通过临床120例患者观察发现,祖师麻注射液有效率高于黄瑞香注射液。目前最常用的制剂方法是煎煮法，在煎煮过程中的火力大小、煎煮时间的长短、加水量的多少都会影响它的药效。

7. 剂量

中医治病有"中药不传之秘在于量"之说，说明中药剂量是发挥药效的关键因素。中药药理作用与中药剂量呈一定的量效关系，如附子的强心作用在一定剂量范围内，随剂量增加而加强。但也有研究报告量效关系不明显，常见小剂量有效，大剂量反而药效不明显或不一致。如人参小剂量对多数动物心脏呈现兴奋作用，大剂量则呈现抑制作用；人参皂苷小剂量可兴奋中枢，大剂量则抑制。

8. 配伍

合理配伍也是保证用药安全高效的重要环节。组方配合要遵循"君臣佐使"的配伍理论，才能使药效发挥最佳疗效。中药的配伍是指有目的地按病情需要和药性特点，有选择地将两味及其以上药物配合应用，以增强药物的疗效，调节药物的偏性，减低毒性或副作用。《神农本草经》记载："药有单行者，有相须者，有相使者，有相畏者，有相恶者，有相杀者，有相反者。凡此七情，合和视之。"如病情比较简单，选用一味针对性较强的药物即能获得疗效，如清金散单用一味黄芩治轻度的肺热咯血；若病情较重，或病情比较复杂，往往需要同时使用 2 种以上的药物，即药物配合使用。药与药之间会发生某些相互作用，有的能增强或降低原有药效，有的能抑制或消除毒副作用，有的则能产生或增强不良反应（adverse drug reaction，ADR）等。若相须、相使配伍，在药效上发挥了增效协同作用，相畏、相杀配伍能减低或消除毒性，以上均符合治疗要求；相恶配伍在药效上产生拮抗作用，配伍后可出现较多的不良反应或加重不良反应，这两种配伍在用药时应当避免。合理配伍可增效减毒，反之可能减效增毒。

二、机体因素

中药对机体的作用，往往随着生理、病理和心理状况的不同而有差异。中药在治疗疾病发挥疗效的过程中受多方面因素的影响，如患者的年龄、性别、个体差异、遗传因素、病理状态和精神因素等，了解和掌握相关知识，对于中药的合理使用、保证疗效和减少不良反应非常重要。

三、环境因素

环境即地理条件、气候寒暖、饮食起居、室内环境、居住位置等，对人的健康有较大影响，对药物作用也会产生影响。某些生活或工作环境中存在的化学污染物，如刚装修完毕的新房、化学品仓库或实验室等，较多接触多氯联苯、多环芳香烃、多种重金属及挥发性全麻药等，均能诱导肝药酶；长期饮酒或吸烟也可诱导肝药酶，加速中药代谢。但急性酒精中毒又可改变肝血流或抑制药酶活性而抑制中药代谢。噪声、通气条件、运动或休息也可影响中药作用。如在肺部炎症时运动过多，可使炎症向周围组织扩散，病情恶化，使药物不能发挥正常的治疗效果。当长期处于 CO_2 浓度过高的环境中，如坑道、坦克等空间狭小通风不良之环境，会过多吸入 CO_2，使体液 pH 值下降。大多数药物均为弱酸性或弱碱性电解质，在体液内均有不同程度的解离，体液的 pH 值都直接影响着药物的解离程度。当体液 pH 值改变将会影响药物的吸收、分布和代谢，从而影响药物疗效。

（杨胜强）

第十八章 清热药

第一节 清热泻火药

一、石膏

（一）性味归经

甘、辛，大寒。归肺、胃经。

（二）功效主治

生石膏：清热泻火，除烦止渴。用于外感热病，高热烦渴；肺热喘咳；胃火亢盛，头痛，牙痛。

煅石膏：收敛，生肌，止血。用于溃疡不敛，湿疹瘙痒，水火烫伤；外伤出血。

（三）临床应用

1. 单方验方

（1）三叉神经痛：生石膏 25 g、葛根 15 g、黄芩 10 g、赤芍 12 g、荆芥穗 10 g、钩藤 12 g、薄荷 9 g、甘草 9 g、苍耳子 12 g、柴胡 12 g、蔓荆子 12 g、全蝎 6 g、蜈蚣 3 条。每日 1 剂，水煎 2 次，分 3 次服用，7 d 为一个疗程，连服 2～3 个疗程。

（2）复发性口疮：竹叶 15 g、生石膏 12 g、半夏 9 g、麦冬 15 g、人参 15 g、茯苓 15 g、白术 15 g、黄芪 15 g、甘草 6 g。每日 1 剂，水煎服。

（3）2 型糖尿病：柴胡、白芍、知母、茯苓各 15 g，生地黄、玄参、山药各 20 g，枳实、地骨皮、五味子各 10 g，玉竹、麦冬各 25 g，苍术、白术各 12 g，生石膏 50 g，天花粉 18 g，黄连 5 g，黄芪 30 g，香附 9 g，甘草 3 g。每日 1 剂，水煎服。

（4）鼻窦炎：川芎 10 g、白芷 12 g、生石膏 30～60 g、苍耳子 15～30 g、辛夷 6 g、鱼腥草 15～30 g、桔梗 10 g、黄芩 12～30 g、赤芍 15 g、金银花 15 g、连翘 12 g、甘草 6 g。水煎服，每日 1 剂，分2～3 次服用，7 d 为一个疗程。

（5）关节扭伤：生石膏 30 g、黄柏 10 g 共为细末，加醋调糊状（无醋可用白酒），外敷患处，外加泡沫纸包扎好，防止药物外溢或散发醋味。如药干透，可取下来调成糊状再用，每日一剂。如损伤面积大，可按药物比例增加一倍或数倍。一般用 2～3 次痊愈，最慢者 4～7 次可痊愈。

2. 配伍应用

（1）用于清热泻火，除烦止渴。生石膏配知母：清泻肺胃之热。用于外感风寒传变化热，或温热之邪，入于肺胃。症见高热不退、口渴、烦躁，甚则神昏狂乱，脉象洪大而数等外感气分实热证；糖尿病，表现为上消口干、口渴，甚则大渴引饮者；齿衄。如白虎汤（《伤寒论》）。生石膏配薄荷：清解邪热，解表退热。用于外感风热为患，以致恶寒轻，或恶风，发热重，或昼凉暮热，久久不退。生石膏配细辛：清热泻火，通络止痛。用于邪热内蕴，随经上窜，以致牙痛、牙龈肿痛、口舌生疮等；风热外感，上窜清窍，以致头痛诸症。如二辛煎（《疡医大全》）。生石膏配淡竹叶：清热泻火，止咳平喘。用于心胃火盛，口舌生疮，牙龈肿痛；温病后期，余热未清，低热不退，胸中烦闷,舌红,少苔等;糖尿病之烦热咳逆,干渴多饮等。如竹叶石膏汤(《伤寒论》)。

(2)用于生肌敛疮。煅石膏配白及:生肌敛疮,清热止血。用于外伤出血不止;手足皲裂;疮疡肿毒溃破,久不收口;肛裂下血;水火烫伤。

3.鉴别应用

(1)石膏、知母:两者均能清热泻火、除烦止渴,用于热病高热烦渴,常须配伍同用。但知母甘寒质润,尚有滋阴润燥功能,故既可治疗肺胃实热诸证,又可治疗燥热咳嗽、阴虚劳嗽、骨蒸潮热、内热消渴、肠燥便秘等阴虚燥热诸证。石膏辛甘大寒,降火力强,并兼解肌,重在清解,善治肺热咳嗽、胃火头痛、牙痛及口舌生疮等肺胃实热病证;石膏煅用,有收湿敛疮之功,可治疮疡不敛、湿疹浸淫及水火烫伤。

(2)石膏、寒水石:两者同为硫酸盐类矿物的清热泻火药,性皆大寒,均具有清热泻火、除烦止渴之功,可用于热病邪在气分、壮热烦渴、脉洪大者。石膏主含硫酸钙,生用、煅用功异。生用能降火与解肌,又治肺热咳喘、胃火头痛、口舌生疮等;煅用能收湿敛疮,善治疮疡不敛、湿疹浸淫及水火烫伤。寒水石主含硫酸钠,多生用,能利窍消肿,治湿热水肿、闭尿;外用清火消肿,可缓解赤肿疼痛,治小儿丹毒、皮肤热赤及水火烫伤。

(四)用量用法

生石膏打碎先煎,15~60 g。煅石膏外用,适量研末,撒敷患处。

(五)使用注意

脾胃虚寒及阴虚内热者忌用。

二、知母

(一)性味归经

苦、甘,寒。归肺、胃、肾经。

(二)功效主治

清热泻火,滋阴润燥。用于热病烦渴,肺热燥咳,骨蒸潮热;内热消渴,肠燥便秘。

(三)临床应用

1.单方验方

(1)急性痛风性关节炎:桂枝、白芍各 10 g,生石膏 30 g,知母、防风、苍术各 15 g,薏苡仁 30 g,紫河车、秦艽、青风藤、石见穿、猪苓各 10 g,益母草 15 g,泽泻、泽兰各 12 g,全蝎、生甘草各 5 g。水煎服,每天 2 次,每次 150 mL,4 周为一个疗程。

(2)肌纤维疼痛综合征:桂枝 24 g、芍药 18 g、甘草 12 g、麻黄 12 g、生姜 12 g、白术 30 g、知母 24 g、防风 24 g、附子 12 g。水煎,1 天 1 剂,每日 3 服。7 d 为一个疗程。

(3)腱鞘炎:桂枝 12 g、赤芍 9 g、麻黄 9 g、白术 15 g、知母 12 g、防风 10 g、附子 6 g(先煎)、羌活 12 g、姜黄 12 g、甘草 6 g。每日 1 剂,水煎服。7 d 为一个疗程。

(4)恶性肿瘤长期发热:青蒿 18 g,知母 18 g。水煎服,每日 1 剂。连续服用 14~28 d。

2.配伍应用

知母配黄柏:滋阴清热退热,泻火解毒除湿。用于阴虚发热;骨蒸潮热,盗汗等症;阴虚火旺,相火妄动,以致梦遗、滑精,妇人阴痒等;小便不利,证属阴虚阳不能化者;男子"强中",女子性欲亢进。如知柏地黄丸(《医宗金鉴》)。糖尿病,血糖增高不降,前阴瘙痒等;一月经行两次,证属冲任火旺者(《施今墨对药》)。

知母配黄连：清热泻火，燥润相合，尤侧重于泻心胃之火。用于胃火炽盛、火盛阴伤而致的消渴病；甲状腺功能亢进并心动过速者（《中药药对大全》）。

知母配黄芩：清泻肺火滋阴。用于肺热实证之发热、咳喘、咽喉疼痛、咳吐黄黏痰。

知母配地骨皮：清热降火。用于热病烦渴，肺热咳喘，阴虚潮热，骨蒸盗汗等。

知母配川贝母：滋阴润燥，化痰止咳。阴虚燥咳，肺热咳嗽，痰壅喘急；肺痨咳嗽。如二母散（《急救仙方》）。

知母配百合：补虚清热。用于阴虚或热病后期余热未尽之心烦不安，及肺燥阴虚之咳嗽少痰。

知母配天花粉、葛根：滋阴润燥，生津止渴。用于内热津伤，口渴引饮之消渴病。如玉液汤（《医学衷中参西录》）。

知母配酸枣仁：补养心肝，安神定志，清虚热。用于心肝血虚之心悸、失眠、头晕烦躁。如酸枣仁汤（《金匮要略》）。

知母配生首乌、火麻仁：润肠通便。用于肠燥便秘。

3.鉴别应用

（1）生知母、盐知母：生知母长于清热泻火、滋阴润燥，多用于外感热病、高热烦渴，或热病后期，热伏阴分而致的夜热早凉、热退无汗，或肺热喘咳、阴虚消渴，或热病津伤所致的大便燥结。

盐知母专于入肾，能增强滋阴降火之功，多用于阴虚火旺所致的潮热骨蒸、五心烦热、盗汗、遗精、腰膝酸软等。

（2）知母、天花粉：两者皆能清热生津止渴，用于热病烦渴、肺热燥咳及阴虚消渴。但知母甘寒质润，能上清肺热而泻火，下润肾燥而滋阴，中泻胃火而止渴，既能清热泻火以治实热，又可滋阴润燥以治虚热，兼能润肠通便。天花粉甘、微苦、微寒，以清热生津见长，能清肺润燥，适用于肺热燥咳、痰热咳嗽带血；兼能消肿排脓；也可用于疮疡肿毒，脓未成者能消，脓已成者可促溃排脓。

（3）知母、黄柏：两者均苦寒而能清热泻火，退虚热，治阴虚内热证时相须为用。但知母甘寒质润，尤善清泻肺胃气分实火，又兼滋阴润燥之功，清中寓补，治阴虚内热证可标本兼顾。黄柏苦寒较甚，以清热燥湿为主，兼能泻火解毒，多用于湿热、实火及热毒证；若用于退虚热，则以治标降火为主，常配合补肾滋阴之品。

（四）用量用法

水煎服，6～12 g；或入丸、散。

（五）使用注意

本品性寒质润，有滑肠之弊，故脾虚便溏者不宜用。本品易受潮生霉，变成黄棕色或内心发黑即失效变质，不宜再使用。

三、天花粉

（一）性味归经

甘、微苦，微寒。归肺、胃经。

（二）功效主治

清热泻火，生津止渴，消肿排脓。用于热病烦渴，肺热燥咳，内热消渴，疮疡肿毒。

(三)临床应用

1. 单方验方

(1)乳头溃疡:天花粉 60 g,研末,鸡蛋清调敷。

(2)胃及十二指肠溃疡:天花粉 30 g,贝母 15 g,鸡蛋壳 10 个。研细末,每服 6 g,温开水送服(《辽宁常用中草药手册》)。

(3)肠腺化生:天花粉 12 g、黛蛤散 3 g(黛蛤散由青黛、煅蛤壳、煅石膏、黄柏、冰片按 12:9:9:6:1 比例配制研细而成)。每日 1 剂,20～40 d 为一个疗程,连用 2 个疗程。

2. 配伍应用

(1)用于清热泻火,生津止渴。天花粉配知母:清热泻火,润燥生津。用于温病热邪伤津,口干舌燥,烦渴;消渴病口渴多饮。天花粉配瓜蒌皮:清热生津,开胸散结。用于肺燥咳嗽,干咳少痰,热病阴伤之口干口渴,胸闷气逆等。天花粉配贝母:清热化痰润燥。用于痰热咳嗽,痰黄稠黏,咯吐不利,咽喉肿痛。天花粉配天冬、麦冬:清肺润燥。用于燥热伤肺,干咳少痰,痰中带血等肺热燥咳证。如滋燥饮(《杂病源流犀烛》)。

(2)用于消肿排脓。天花粉配薄荷:疏风清热,利咽消肿。用于风热上攻、咽喉肿痛,如银锁匙(《外科百效全书》)。用于疮疡肿毒,如仙方活命饮(《校注妇人良方》)。

3. 鉴别应用

天花粉、芦根:两者均可清热、生津、止渴,治热病津伤烦渴。但天花粉热病初起兼有表证者不宜用,其清热生津之力较强,又兼能清肺润燥,故可用于治疗肺热燥咳、痰热、咳嗽带血等;此外,能消肿排脓,可治痈肿疮毒。芦根作用较缓,善清肺胃之热兼透散,故可用于治疗外感热病初期兼表证、中期高热烦渴、后期热退津伤口渴;又能清肺利尿,兼祛痰排脓,可治胃热呕吐、肺热咳嗽、肺痈吐脓、热淋涩痛等。

(四)用量用法

水煎服,10～15 g。

(五)制剂与成药

精制天花粉蛋白:2 mL/支。用于中期妊娠引产,绒毛膜上皮癌及恶性葡萄胎。每次 1 支,肌内注射或羊膜腔内注射。

(六)不良反应

天花粉蛋白有较强的抗原性。部分患者口服天花粉可致皮肤、胃肠道过敏反应,见颜面四肢皮肤起疹做痒、恶心、腹泻等。接触天花粉也可出现流泪、打喷嚏、口唇发绀、呼吸急促、全身不适等过敏反应。注射天花粉蛋白后,可出现发热、头痛、咽喉痛、关节酸痛、颈项活动不利等不良反应。这些反应出现在注射后 6～8 h,2～3 d 后自行消失。约 5% 的患者发生药物性皮疹,大部分为局部散在性皮疹,伴有瘙痒,大多发生在用药后的 2～3 d 内。极少数病例在用药后次日发生恶心、呕吐反应、心率异常、出血。

(七)使用注意

过敏性体质者,慎用天花粉蛋白。肌内注射天花粉蛋白应先做过敏试验。天花粉蛋白给孕妇宫颈注射后,谷草转氨酶(AST)、谷丙转氨酶(ALT)、尿素氮(BUN)、IgM 等参数均比用药前有一过性增高,提示天花粉蛋白宫颈注射不宜用于心肌损害及肝肾功能不全者。本品性寒凉,虚寒证者慎用。孕妇忌用。

四、芦根

（一）性味归经

甘，寒。归肺、胃经。

（二）功效主治

清热生津，除烦，止呕，利尿，排脓。用于热病烦渴，胃热呕哕；肺热咳嗽，肺痈吐脓；热淋涩痛。

（三）临床应用

1.单方验方

治疗慢性支气管炎证属痰热者。芦根 15 g、薏苡仁 20 g、冬瓜仁 10 g、桃仁 8 g、葶苈子 6 g、苦丁茶 3 g。每日 1 剂，水煎取汁，分 2 次服，7 d 为一个疗程。

2.配伍应用

（1）用于清热生津。芦根配天花粉：清热生津。用于热伤津液之口干、口渴、心烦。芦根配地骨皮：清肺养阴。用于肺热阴伤，肺失清肃的喘咳。芦根配生石膏：清热除烦，生津止渴。用于温病发热缠绵，日久不退，或热病后期，余热未消，阴液已伤。症见心烦口渴、口干恶心、小便短赤等。

（2）除烦止呕。芦根配竹茹：清热止呕。用于各种热病呕吐。如芦根饮子（《备急千金要方》）。

（3）用于清热排脓。芦根配薏苡仁、冬瓜仁：清肺排脓。用于肺痈吐脓。如苇茎汤（《备急千金要方》）。

（4）用于清热利尿。芦根配白茅根：清热利尿。用于急性肾炎，尿路感染。症见发热、小便不利、水肿者（《施今墨对药》）。

3.鉴别应用

（1）芦根、苇茎：芦根为芦苇的根茎，长于生津止渴。苇茎为芦苇的嫩茎，长于清透肺热。目前药市多无苇茎供应，可以芦根代之。

（2）芦根、白茅根：两者均有清热生津止渴的作用。但芦根主清卫分、气分之热邪；白茅根善清营分、血分之邪热，且长于凉血止血，多用于血热妄行之衄血、咯血、吐血、尿血等。此外，芦根有清热排脓之功，可用于治疗肺痈；白茅根能清热利尿，可用于治疗热淋、小便不利、水肿等。

（3）芦根、鱼腥草：两者均有清透并俱之特点，能清热利尿排脓，治肺痈吐脓血、肺热或风热咳嗽及热淋涩痛等。但鱼腥草味辛微寒，能解毒消痈，治热毒疮肿及湿热泻痢；芦根则甘寒质轻，又能生津除烦止呕，治热病烦渴及胃热呕哕等。

（四）用量用法

水煎服，15～30 g；鲜品用量加倍，或捣汁用。

（五）使用注意

脾胃虚寒者忌服。

五、栀子

（一）性味归经

苦，寒。归心、肺、三焦经。

(二)功效主治

泻火除烦,清热利湿,凉血解毒。用于热病心烦,湿热黄疸,血淋涩痛,血热吐衄,目赤肿痛,火毒疮疡;外用治扭挫伤痛。

(三)临床应用

1. 单方验方

(1)创伤肿痛:生栀子(加工成细末)、面粉等比例和米醋调和成药膏,敷于肿痛处,边缘超过患处 2 cm,每天 1 次。

(2)青壮年失眠:生栀子 10～30 g,研碎布包,敷于两足底之涌泉穴处,每晚更换 1 次,1 周为一个疗程。

(3)婴幼儿腹泻:取生栀子(新鲜者尤佳)捣为泥,加少许食盐混匀,外贴于劳宫穴上,外用纱布包扎固定。每隔 12 h 换药 1 次,直至腹泻完全停止。

(4)急性水肿型胰腺炎:柴胡 10 g、栀子 12 g、生大黄(后下)10 g、败酱草 30 g、丹参 20 g、生甘草 5 g。煎剂,每日 1 剂,煎煮时加水 500 mL,煮沸 15 min 后,加入大黄再煎 5 min,取汁 250 mL,分 3 次服。7 d 为一个疗程。

2. 配伍应用

(1)用于泻火除烦。栀子配淡豆豉:清透郁热。用于外感风热,温病初起者;温病后期,余热留扰胸膈所致的胸中烦闷、躁扰不宁、失眠等症;急性胆囊炎,如栀子豉汤(《伤寒论》)。栀子配连翘:清心除烦,凉血解毒。用于热郁胸腔,心烦不安;热入心包,高热神昏,烦躁不安;心经留热,口舌生疮或尿赤短涩;痈疡疮毒、烫伤、烧伤,外用。栀子配黄芩、黄连:清三焦之火,止血热妄行。用于高热烦躁,神昏谵语,或火盛迫血妄行之吐血、衄血。如黄连解毒汤(《外台秘要》)。栀子配大黄:清泻三焦热邪。用于肝胆火热上攻之目赤肿痛,如栀子汤(《圣济总录》)。栀子配干姜:清上温下,平调寒热,辛开苦降,调畅气机。用于误下伤中,脾虚生寒兼郁热不除所致心烦腹满、便溏等;心下痞结,咽膈噎塞,日久不愈,即成反胃之证,如栀子干姜汤(《伤寒论》)。栀子配姜黄:清利肝胆,泻火解毒,理气止痛。用于肝胆热毒壅滞,血瘀气结所致发热、胁痛、口苦咽干等(《中药药对大全》)。

(2)用于清热利湿。栀子配黄柏:清热化湿。用于湿热黄疸及湿热淋症。如栀子柏皮汤(《伤寒论》)。栀子配滑石:清热利湿通淋。用于热淋、血淋诸证。栀子配茵陈:清热利湿退黄。用于湿热黄疸,如茵陈蒿汤(《伤寒论》)。栀子配瞿麦:清热凉血利尿。用于下焦湿热之小便淋沥热痛、血尿等。

(3)用于凉血解毒。栀子配牡丹皮:疏泄肝胆之热。用于肝郁火旺之胁痛、目赤、头痛,或肝郁血虚之潮热骨蒸、盗汗等。如丹栀逍遥散(《内科摘要》)。

3. 鉴别应用

(1)生栀子、炒栀子、焦栀子、栀子炭:生栀子苦寒较甚,长于泻火利湿、凉血解毒,用于温病高热、湿热黄疸、湿热淋证、疮疡肿毒、跌打损伤。因其苦寒之性较甚,易伤中气,且对胃有刺激性,脾胃较弱者,服后易吐,但炒后可除此弊。炒栀子与焦栀子功用相似,而前者比后者苦寒之性略强,均可清热除烦,常用于热郁心烦、肝热目赤。一般热甚者用炒栀子,脾胃较虚弱者用焦栀子。传统认为,栀子炭善于凉血止血,多用于吐血、咯血、衄血、尿血、崩漏下血。而根据现代研究,炒炭或炒焦后虽有一定的吸附能力而具有收敛止血作用,但是止血成分炒后被破坏,含量明显降低,其止血作用远不及生品稳定和持久,故临床应用于出血病症,仍以生栀子或炒栀子为宜。

（2）栀子皮、栀子仁：栀子皮偏于达表而去肌肤之热；栀子仁偏于走里而清内热。

（3）栀子、黄连：两者均为苦寒之品，皆有清热降火、凉血解毒、清心除烦之功。但栀子清轻上行，善泻心膈之热，适用于心火偏旺或热邪客于心胸、心神被扰之虚烦不眠、懊侬等；黄连大苦大寒，其清热降火之力较栀子为胜，尤善泻心火，不仅用于心烦懊侬，更适用于心火炽盛之烦热神昏、心烦不寐、胸闷口渴、面赤尿黄等。另外，栀子清热利湿，通利三焦，其利胆、利湿作用优于黄连，适用于湿热郁结肠胃之泄泻、痢疾等。黄连尚有苦寒坚阴之功，适用于火热伤阴所致的消渴，也可用于热痞、痰热互结之结胸。

（四）用量用法

水煎服，6～9 g。外用，生品适量，研末调敷。

（五）使用注意

本品苦寒伤胃，脾虚便溏、食欲缺乏者慎服。

六、夏枯草

（一）性味归经

辛、苦，寒。归肝、胆经。

（二）功效主治

清热泻火，明目，散结消肿。用于目赤肿痛，目珠夜痛，头痛眩晕；瘰疬，瘿瘤，乳痈肿痛。

（三）临床应用

1.单方验方

（1）甲状腺功能亢进症：夏枯草、酸枣仁各20 g，浙贝母、炒栀子各15 g，桃仁、红花各10 g，生地黄30 g。每日1剂，水煎服，分早、晚服用。

（2）肝郁化火证高血压：夏枯草口服液，每次10 mL，每日2次。

（3）皮肤烫伤：取干夏枯草50 g（创面大可加量），加水500 mL，煎沸12 min左右，倒在无菌容器里，凉至37℃左右，用无菌纱布浸湿，轻轻拍打患处，立即有清爽舒适感，再慢慢将患处擦干后，马上取出鲜芦荟肉质，均匀涂在患处，厚度为0.5 cm左右，用一层无菌纱布固定，以防脱落。

（4）乳腺增生症：夏枯草口服液，每次10 mL，每日2次，4周为一个疗程，连服4个疗程。

2.配伍应用

（1）用于清肝泻火，明目。夏枯草配桑叶、菊花：清肝明目。用于肝火上炎，目赤肿痛。夏枯草配决明子：清肝明目。用于肝热目疾诸症；肝肾不足，头痛眩晕，目暗不明等；高脂血症（《施今墨对药》）。夏枯草配牡蛎：镇肝息风，清利上窍。用于肝郁化火、虚风上扰，症见头晕、口苦心烦、夜寐多梦、耳鸣眼花；高血压病，证属虚风扰者（《施今墨对药》）。夏枯草配茺蔚子：清肝活血，降血压。用于高血压病，表现为头重脚轻、头昏目眩、血压增高者；脑动脉硬化，脑血管供血不足，以及脑血管意外之后遗症等。

（2）用于散郁结。夏枯草配浙贝母：清肝火，解毒热，散郁结，消瘰疬。用于瘰疬诸症（《施今墨对药》）。夏枯草配蒲公英：清肝行滞，解毒散结。用于肝胆热毒、湿热郁结之黄疸、胁肋疼痛；肝经实火、热毒内蕴所致的咽喉肿痛、目赤肿胀；火热邪毒郁结所致的疗疮痈肿、瘰疬痰核、乳痈初起等症（《中药药对大全》）。夏枯草配连翘：清热解毒散结。用于疮疡肿毒。夏枯草配重楼:清热解毒,散结消肿。用于痰火郁结之瘿瘤瘰疬。夏枯草配昆布、玄参:清肝软坚散结。用于治疗瘰瘤,如夏枯草膏(《医宗金鉴》)。

3.鉴别应用

(1)夏枯草、白毛夏枯草:两者均为唇形科植物,均味苦性寒,同具清热之功,可治火热及热毒病证。然白毛夏枯草为唇形科植物筋骨草的全草,既能清热解毒,又能祛痰止咳、凉血止血,主治热毒壅盛、痈肿疮疔、肺热咳嗽、痰黄黏稠、咽喉肿痛及血热咯血、衄血或外伤出血。夏枯草为清热泻火药,长于清肝火、散郁结、降血压,善治肝热或肝火上炎之目赤肿痛、羞明多泪或目生翳障、瘿瘤瘰疬、高血压属肝火盛者。

(2)夏枯草、决明子:两者均有清肝明目的作用,皆可用于肝热目疾。但决明子兼能益肾阴;夏枯草兼能养肝血,用于治疗肝肾不足之目昏、目暗、眩晕、头痛,两药常同用。决明子长于润肠通便,适用于血枯、肠燥之便秘;夏枯草善于降肝火、散郁结,适用于痰火郁结之瘰疬、痰核、瘿瘤。

(3)夏枯草、龙胆:两者均味苦性寒,归肝胆经,善清泄肝胆之火,降血压,治肝火头痛、眩晕、目赤肿痛,以及高血压属肝火或肝阳上亢者。然龙胆清泄力甚强,宜用于肝火上炎之重症,还能入下焦清热燥湿,治湿热下注之阴痒、带下、湿疹、黄疸、尿赤及淋痛等。夏枯草清肝火力不及龙胆,宜用于肝火上炎轻症,善散郁结,可用于治肝郁化火,痰火凝结之瘰疬、瘿瘤。

(四)用量用法

水煎服,9～15 g;或熬膏服。

(五)制剂与成药

夏枯草膏:用于头痛、眩晕、瘰疬、瘿瘤、乳痈肿痛、甲状腺肿大、淋巴结结核、乳腺增生症、高血压病。口服,每次 9 g,每日 2 次。

(六)使用注意

脾胃虚弱者慎用。

七、淡竹叶

(一)性味归经

甘、淡,寒。归心、胃、小肠经。

(二)功效主治

清热泻火,除烦,利尿。用于热病烦渴、口疮尿赤、热淋涩痛。

(三)临床应用

1.单方验方

(1)热病烦渴:淡竹叶 9 g、芦根 15 g、生石膏 12 g(先煎),煎服(《安徽中草药》)。

(2)尿血:淡竹叶 12 g、灯芯草 10 g、海金沙 6 g。水煎服,每日 1 剂(《江西草药》)。

(3)特发性水肿:淡竹叶 2 g,开水浸泡代茶饮,每日 1 剂,连用 1 个月。

(4)预防肛门术后小便困难:凡术后患者立即用淡竹叶、灯心草各 6 g,开水浸泡代茶饮,每日 1 剂,连用 2 d。

2.配伍应用

淡竹叶配荷梗:清心火,利小便,解暑湿。用于夏日中暑诸症;小儿发热,小便短赤等症;心移热于小肠,小便涩痛等;湿热发黄诸症。

淡竹叶配麦冬:清心除烦。用于虚烦不寐、心惊神疲、心烦口渴。

淡竹叶配生地黄:滋阴泻火。用于热病伤津、口渴、口舌生疮等症。如导赤散(《小儿药证直诀》)。

3.鉴别应用

淡竹叶、竹叶:两者均源于禾本科植物,味甘淡性寒,皆能清热除烦、利尿。然竹叶为禾本科植物淡竹的叶,其清心除烦之力较淡竹叶强,热病心烦者多用;又兼辛味,清中有散,能凉散上焦风热,治风热表证或湿温病初起。

其卷而未放的幼叶称"竹叶卷心",清心火之力强,有泻火解毒之功,温热病热入心包而致神昏谵语者多用之。淡竹叶为禾本科植物淡竹叶的茎叶,其通利小便力强,多用于口疮尿赤及热淋涩痛,并治水肿尿少及黄疸尿赤。

(四)用量用法

水煎服,10～15 g。

八、决明子

(一)性味归经

甘、苦、咸,微寒。归肝、大肠经。

(二)功效主治

清热明目,润肠通便。用于目赤涩痛,羞明多泪,目暗不明;头痛眩晕;肠燥秘结;高血压病。

(三)临床应用

1.单方验方

(1)乳腺小叶增生症:将决明子粉碎过80目筛,每次25 g,每天2次,开水冲服;如服后恶心可用生姜5 g泡茶送服;如大便稀溏则适当减量。连续服4周为一个疗程,一般治疗2个疗程。

(2)原发性高血压:决明子30 g,研末,每日分3次冲服。

(3)老年人便秘:炒决明子60 g,压粉,每次服3 g,早晚各1次。

2.配伍应用

决明子配石决明:清热平肝明目。用于肝热头昏、视物不明、目赤涩痛、头痛等症;高血压动脉硬化(《施今墨对药》)。

决明子配青葙子:清肝泻火明目。用于肝火上炎之目赤肿痛、眼生翳膜、视物昏花等。

决明子配黄芩、木贼:清肝明目。用于肝热目赤肿痛、羞明多泪。如决明子散(《银海精微》)。

决明子配菊花:疏散风热,清肝明目。用于风热上攻、头痛目赤。如决明子丸(《证治准绳》)。

决明子配山茱萸、生地黄:益肝滋阴明目。用于肝肾阴亏、视物昏花、目睛不明。如决明散(《银海精微》)。

3.鉴别应用

决明子、石决明:决明子又名草决明,与石决明均入肝经,皆有清肝、明目、退翳的作用,临床上治疗肝火上炎或肝经风热所致的目赤肿痛、多泪羞明、目生翳障等,常相须为用。决明子且能润肠通便,适用于肠燥便秘。石决明为凉肝、平肝之要药,又兼有滋养肝阴之功,故对肝肾阴虚、肝阳上亢之头晕目眩尤为适宜。煅石决明还有收敛、制酸、止痛、止血等作用,可用于胃酸过多之胃脘痛,外用可止血。

(四)用量用法

水煎服,9~15 g,打碎入煎。用于润肠通便,不宜久煎。

(杨胜强)

第二节　清热燥湿药

一、黄芩

(一)性味归经

苦,寒。归肺、胆、脾、大肠、小肠经。

(二)功效主治

清热燥湿,泻火解毒,止血,安胎。用于湿温暑温,胸闷呕恶,湿热痞满,黄疸泻痢;肺热咳嗽,高热烦渴;痈肿疮毒;血热吐衄;胎动不安。

(三)临床应用

1. 单方验方

(1)过敏性紫癜:黄芩 12 g、犀角 2 g(可用水牛角 9 g 代替)、生地黄 12 g、芍药 12 g、牡丹皮 10 g、黄连 9 g、金银花 15 g、连翘 15 g、玄参 15 g、竹叶 10 g、麦冬 10 g、柴胡 9 g、太子参 12 g。每日 1 剂,水煎分 2 次温服,10 d 为一个疗程。

(2)儿童慢性上颌窦炎:黄芩 9 g、辛夷 6 g、白芷 9 g、金银花 9 g、鱼腥草 15 g、薏苡仁 15 g、白术 9 g、茯苓 9 g、甘草 6 g(以上药量可根据年龄酌情增减)。水煎服每日 1 剂,分 2 次服,早晚各 1 次,20 d 为一个疗程。

(3)鼻衄:黄芩 20~60 g、白茅根 20~60 g、蜂蜜 30 g。肺经热盛型加桑白皮 10~15 g,并予局部用四环素软膏外敷或复方薄荷油滴鼻;胃热炽盛型加生石膏 30 g、大黄 9 g、知母 12 g、栀子 15 g;肝火上炎型加柴胡 9~12 g、郁金 9 g、龙胆草 15 g、栀子 15 g。上药加水适量泡 10~20 min,再煎沸 15 min 左右,滤渣放入蜂蜜约 30 g,待蜜化稍温顿服,每日 1 剂,2 次分服,3 剂为一个疗程。

(4)菌痢:黄芩 15 g、葛根 12 g、秦皮 12 g、白芍 15 g、苦参 30 g、马齿苋 30 g、甘草 6 g,水煎 2 次,取汁 300~400 mL,分 2 次服下,每日 1 剂,5~7 d 为一个疗程。

(5)银屑病:黄芩 20 g,水煎浓缩成浸膏,加凡士林 100 g,制成软膏;取黄芩膏 87 g,将枯矾 5 g、青黛 5 g、冰片适量研细末与之调匀制成。用手指将药物均匀涂布于皮损上,用保鲜膜覆盖其上,并用手抚平,使其吸附在皮肤上,封包治疗。晚间敷之,晨起除掉清洗。疗程最短 5 d,最长 2 周。

(6)痤疮:黄芩 15 g、桑白皮 15 g、黄连 12 g、栀子 12 g、苦参 15 g、枯矾 3 g、地肤子 20 g、香附 10 g、白芷 10 g。每日 1 剂,水煎分 2 次服,5 d 为一个疗程。

2.配伍应用

(1)用于泻火解毒。黄芩配黄连:清热泻火,燥湿解毒,清热安胎。用于上中焦火热炽盛。症见高热头痛、目赤肿痛、齿龈肿痛、口舌生疮、烦躁不眠等。如黄连解毒汤(《外台秘要》)。黄芩配天冬:清肺滋阴降火。用于肺热阴伤或肺虚燥热所致干咳少痰、咽干音哑;肺肾阴亏,虚火上冲所致烦渴引饮,多饮、多尿之上消证;肺痈后期,正气已伤而余邪尚盛者。黄芩配杏仁、桑白皮:清热泻肺止咳。用于外感肺热咳嗽、痰气喘满。如清肺汤(《万病回春》)。黄芩配百部、丹参:清热凉血,润肺止咳。用于肺热燥咳、肺痨咳嗽。如芩百丹方(上海市龙华医院验方)。黄芩配射干:清泻肺火,通利咽喉。用于肺痈、咽喉声音嘶哑,或肺痈初起发热恶寒,头痛胸痛,喉中鸡鸣之声。

(2)用于清热燥湿。黄芩配白芍:清热止痢,坚阴止痛。用于湿热痢疾,发热,里急后重,腹痛之症;妊娠恶阻。如黄芩汤(《伤寒论》)。黄芩配葛根、黄连:清热止痢。用于湿热蕴结肠道所致的发热口渴、暴注下泄、肛门灼热或湿热下痢诸症。如葛根黄芩黄连汤(《伤寒论》)。黄芩配青蒿:清泄湿热。用于胆热犯胃、湿浊中阻之口苦呕恶。如蒿芩清胆汤(《重订通俗伤寒论》)。

(3)用于安胎。黄芩配白术:清热健脾安胎。用于胎热、胎动不安。黄芩配砂仁:清热顺气安胎。用于胎热上冲,气机不调之胎动不安,妊娠恶阻。

(4)用于止血。黄芩配槐花:清热凉血止血。用于热伤血络所致的肠风下血、痔疮出血及崩漏月经过多者。黄芩配大黄:清热凉血止血。用于热毒炽盛,血热妄行之吐血、衄血等。如大黄汤(《圣济总录》)。

3.鉴别应用

(1)生黄芩、酒黄芩、炒黄芩、黄芩炭:生黄芩苦寒,以清热泻火力强,多用于治疗热病、湿温、黄疸、泻痢、痈疽疔毒等。酒黄芩升散,酒制后入血分,并可向上升腾和外行;同时因酒性大热,可缓和黄芩苦寒之性,以免损伤脾胃,多用于治疗肺热咳嗽及上焦热毒,如大头瘟、头风热痛等。炒黄芩经炒制后使其寒性减弱,多用于治疗胎动不安,小儿体弱者也可用炒制品。黄芩炭长于清热凉血止血,多用于血热所致的吐血、衄血、崩漏下血等。

(2)黄芩、黄连、黄柏:三者均为苦寒之品,而黄连为苦寒之最。三药皆以清热燥湿、泻火解毒为主要功效,用于治疗湿热内盛或热毒炽盛之证,常相须为用。但黄芩偏泻上焦肺火,且有清热安胎之功,多用于肺热咳嗽、胎动不安之证。

黄连偏泻中焦胃火,并长于泻心火,多用于中焦湿热、痞满呕逆、湿热泄泻、痢疾、心火炽盛之壮热烦渴、心烦失眠及胃火亢盛之牙龈肿痛、口舌生疮等。黄柏偏泻下焦相火、除骨蒸,多用于湿热下注之淋浊、小便不利、带下及骨蒸劳热等。故古人有"黄芩治上焦,黄连治中焦、黄柏治下焦"之说。

(3)枯芩、子芩:枯芩为其老根,体轻、中空、色黑;子芩又称条芩,为黄芩的新根,条实、体质量、色黄。两者性味功效相同,但子芩药力胜过枯芩。

(四)用量用法

水煎服,3~9 g。清热泻火多生用,安胎多炒用,清上焦热可酒炙用,止血可炒炭用。

(五)成药与制剂

1.黄芩苷片

每片含 0.25 g。用于急性、迁延性、慢性肝炎,血清丙氨酸转氨酶及浊度试验异常者。口服,每次 2 片,每日 3 次。

2.芩百冲剂

每包含黄芩、百部各 5 g。用于急、慢性支气管炎,肺结核。口服,1 次 1 包,每日 3 次,小儿酌减。

(六)使用注意

本品苦寒伤胃,脾胃虚寒者慎服。

二、黄连

(一)性味归经

苦,寒。归心、肝、胃、胆、大肠经。

(二)功效主治

清热燥湿,泻火解毒。用于胃肠湿热,脘腹痞满,呕吐吞酸,湿热泻痢;高热神昏,心烦不寐,血热吐衄;胃火炽盛,内热消渴,目赤牙痛,痈肿疔疮;外治湿疹、湿疮、耳道流脓。

(三)临床应用

1.单方验方

(1)糖尿病合并带状疱疹:取黄连 10 g,加水 100 mL,水煎,取 60 mL,分次外擦患处,每日 5 次。

(2)萎缩性舌炎:黄连 6～10 g,黄芩 6～10 g,白芍 12～15 g,阿胶 12～15 g,鸡蛋 1 个。煎服,前 3 味先煎,阿胶另煮,煎好后药液倾出,趁热将鸡蛋打入药液中搅匀,分 2 次温服。3 剂为一个疗程。

(3)酒精依赖综合征:黄连、甘草各 6 g,半夏、僵蚕、郁金、石菖蒲、陈皮、生姜各 10 g,竹茹、天麻、茯苓各 15 g。每天 1 剂,水煎,取汁 500 mL。早晚分服。治疗 7 d 为一个疗程。

(4)慢性胃炎:黄连、枳实、甘草各 6 g,茯苓 12 g,姜半夏、陈皮、竹茹各 10 g。每日 1 剂,水煎分 3 次服,1 个月为一个疗程。

(5)心律失常:在治疗原发病的基础上,加服黄连、甘草各 10 g,煎服,每日 1 剂,多次频服。7 d 为一个疗程,间歇 1 周后行第 2 个疗程。

2.配伍应用

(1)用于泻火解毒。黄连配大黄:泻热凉血解毒。用于热痞证,症见心下痞满,按之濡,其脉关上浮;热痢证,症见腹痛下痢,或里急后重,或大便不爽,舌红苔黄腻属胃肠湿热火毒壅滞者;实热火毒上炎所致的目赤肿痛、口舌生疮、牙龈肿毒等症;火热之邪,迫血妄行所致的发斑、吐衄、发狂等症。如大黄黄连泻心汤(《伤寒论》)。黄连配连翘:泻火解毒,散结消肿,用于热毒蕴结所致的疮痈肿毒、瘰疬、丹毒以及疔毒内攻、耳目肿痛诸症。黄连配黄芩、栀子:清泻三焦之火,止血热妄行。用于高热烦躁,神昏谵语,或火盛迫血妄行之吐血衄血。如黄连解毒汤(《外台秘要》)。黄连配天花粉:清热泻火,止消渴。用于消渴、小便滑数如油(《崔氏方》)。黄连配吴茱萸:清泻肝火,降逆和胃。用于肝火横逆、胃失和降之胁痛、口苦、呕吐吞酸、舌红苔黄、脉弦数诸证。如左金丸(《丹溪心法》)。黄连配枳实:泄热除痞,泻火宽肠。用于心下痞,症见心下痞满,按之不硬,脘腹热痛者;湿热泄泻、痢疾等症;痔疮、瘘管、便秘诸症。黄连配阿胶:养阴清热。用于阴亏火旺,心烦失眠等症;热痢、大便脓血等症。如黄连阿胶汤(《伤寒论》)。

(2)用于清热燥湿。黄连配木香:清热燥湿,行气导滞。用于细菌性痢疾或肠炎。症见下痢腹痛、里急后重、痢下赤白等。如香连丸(《太平惠民和剂局方》)。黄连配半夏:泻心消痞,化痰和胃。用于湿热痰浊,郁结不解,胸脘满闷,痰多黏稠,苔黄腻,脉弦滑;寒热互结,气机不畅所致的心下痞闷,按之作痛。如半夏泻心汤(《伤寒论》)。黄连配黄柏、白头翁:清热燥湿解毒。用于湿热痢疾,身热,里急后重;湿热下注,腿足湿肿热痛;湿热黄疸,身黄发热;肿疡,湿疹,口疮,痔肿,烫伤。如白头翁汤(《伤寒论》)。黄连配广藿香:清热祛湿。同入中焦脾胃,一除热中之湿,一除湿中之热,湿化则阳气通,热清则中焦畅。用于暑温病或湿热中阻而致的身热不扬、呕吐恶心、胸脘痞闷、下痢不畅、舌苔黄白相兼之证。湿重者重用广藿香,热重者重用黄连。黄连配佩兰:清热化浊。用于脾经湿热、口中甜腻、多涎、口臭等症。

3.鉴别应用

(1)生黄连、酒黄连、姜黄连、萸黄连:生黄连苦寒之性盛,善清心火,多用于心火亢盛、烦躁不眠、神昏谵语,以及湿热诸证,如湿温、痢疾、热毒疮疡等症。酒黄连能引药上行,善清头目之火,多用于肝火偏旺、目赤肿痛。姜黄连苦寒之性缓和,长于清胃止呕,多用于胃热呕吐。萸黄连(加吴茱萸水炮制)善散肝经郁火,多用于肝气犯胃之呕吐吞酸等症。

(2)黄连、秦皮:两者均苦寒而清热燥湿,泻火解毒,同治湿热泻痢、赤白带下等。但秦皮兼涩味,长于止痢、止带,善治热毒泻痢、赤白带下;又能清肝泻火、明目退翳,常用于治疗肝经郁火所致的目赤肿痛及目生翳膜。黄连大苦大寒,为治湿热郁火之主药,善清中焦湿热、泻心胃实火,并善解热毒,除用于肠胃湿热、泻痢呕吐外,还可用于治疗热病神昏、心烦不眠、胃热烦渴、消谷善饥。

(四)用量用法

水煎服,2～5 g;外用适量。

(五)制剂与成药

1.左金丸

黄连、吴茱萸。可泻火、疏肝、和胃、止痛。用于肝火犯胃,脘胁疼痛,口苦嘈杂,呕吐酸水,不喜热饮。口服,每次 3～6 g,每日 2 次。

2.戊己丸

黄连、吴茱萸、炒白芍。泻肝火,和脾胃。用于肝胃不和,口苦嘈杂,呕吐吞酸,腹痛泻痢。口服,每次 3～6 g,每日 2 次。

3.香连丸

黄连(吴茱萸制)、木香。清热燥湿,行气止痛。用于湿热痢疾,里急后重,腹痛泄泻;细菌性痢疾(菌痢)、肠炎。口服,每次 3～6 g,每日 2～3 次;小儿酌减。

4.黄连素片

盐酸小檗碱。主要用于治疗急性细菌性痢疾、肠炎等。口服,每次 0.1～0.4 g,每日 3 次。抗心律失常,每次 0.6 g,每日 3 次;小儿按体质量,每日 5～10 mg/kg,分 3 次给药。

5.复方黄连素片

黄连、蒲公英。消炎、退热。用于风热感冒,头晕眼胀,肠炎,痢疾,疖肿,外伤发炎,乳腺炎、胆囊炎等。口服,每次 2 片,每日 3 次,温开水送服。小儿酌减。

(六)不良反应

口服黄连及小檗碱的治疗剂量,偶有恶心、呕吐、皮疹和药热,停药后即消失。小檗碱静脉注射毒性较大,主要为心脏毒性,可引起急性心源性脑缺氧综合征,出现头昏、气急、心律紊乱、呼吸心搏骤停,甚至死亡。

小檗碱注射剂应用中也易出现过敏反应,表现为全身瘙疹、荨麻疹、体温升高、心慌、关节疼痛、呼吸急促、烦躁不安、恶心呕吐,严重者可致血压下降,出现过敏性休克。我国已宣布淘汰小檗碱的各种注射剂。

(七)使用注意

黄连大苦大寒,过服、久服易伤脾胃,脾胃虚寒者忌用。苦燥伤津,阴虚津伤者慎用。葡萄糖-6-磷酸脱氢酶缺乏的儿童禁用,以免引起溶血性贫血。本品制剂严禁静脉给药。

三、黄柏

(一)性味归经

苦,寒。归肾、膀胱、大肠经。

(二)功效主治

清热燥湿,泻火解毒,除骨蒸。用于湿热泻痢、黄疸,湿热带下、热淋、脚气,湿热痿证;骨蒸劳热,盗汗,遗精;疮疡肿毒,湿疹瘙痒。

(三)临床应用

1. 单方验方

(1)慢性结肠炎:苦参 20 g、黄柏(研末)6 g、甘草 12 g、儿茶(研末)3 g、白芍 15 g。用凉水 400 mL 煎至 250 mL,去渣,温度降至 38 ℃左右加庆大霉素注射液 8 万 U,用导尿管或灌肠器徐徐灌入肠腔,灌肠前应排净大便,灌肠后略垫高臀部,安静休息。每晚 1 剂,14 d 为一个疗程,疗程间隔 3~4 d。

(2)痔漏术后水肿:黄柏 750 g、苦参 500 g、生大黄 500 g、野菊花 500 g、芒硝(冲)、冰片(冲)100 g、五倍子 250 g、白芷 250 g。将上述药用凉水适量浸泡 30 min,用文火煎 30 min 后,分装 100 瓶,每瓶 500 mL。晨起排便后,取药液 150~200 mL,加开水 1 000~1 500 mL,先熏蒸 10 min,待水温稍凉后坐浴 10 min,用无菌纱布擦干,常规换药,7 d 为一个疗程,治疗期保持大便通畅。

(3)神经性皮炎:黄柏、生地黄各 30 g,金银花、苦参、菊花各 10 g,麦冬、赤芍、蛇床子、地肤子、土茯苓各 15 g,甘草 3 g。每日 1 剂,分 2 次煎服,1 个月为一个疗程。

(4)肛周湿疹:黄柏 30 g、百部 30 g、苍术 30 g、苦参 30 g、地肤子 30 g、川椒 20 g、败酱草 30 g。以上诸药择净、粉碎、过筛,呈细末状,经高温处理装瓶备用。使用时,取药放入盆内,用沸水 2 000 mL 冲泡,待水温降至 37 ℃时,外敷洗患处 0.5 h,每日 2 次,7 d 为一个疗程。

2. 配伍应用

黄柏配白头翁:泻热燥湿,清肠解毒。用于湿毒凝结肠道,腹痛,里急后重,肛门灼热,泻下脓血,赤多白少,舌红苔黄。如白头翁汤(《伤寒论》)。

黄柏配苍术:清热燥湿。用于湿热下注之筋骨疼痛,或足膝红肿疼痛,下肢痿躄,下部湿疮等。如二妙丸(《丹溪心法》)。

黄柏配肉桂:温阳燥湿清热。用于肾阳不足,气化不行,湿热内停所致的尿闭不通。症见尿热不甚,尿前带白,淋沥渐止,癃闭,小腹急结,但无茎中痛者。

黄柏配生地黄:泻火滋阴。用于阴虚火旺之骨蒸潮热、盗汗遗精、消渴;胃热牙宣;下焦湿热之尿血便血等。

　　黄柏配龟板:滋阴降火。用于阴虚火旺,骨蒸劳热,盗汗等症;肝肾亏虚,腰酸腿软,阴虚血热,月经过多,崩漏带下等。

　　黄柏配椿皮:清热燥湿止带。用于湿热下注,带下赤白,淋漓腥臭,小便黄赤或刺痛。如樗树根丸(《摄生众妙方》)。

　　黄柏配白蔹:清热燥湿,消肿止痛。用于冻疮等。

　　黄柏配木瓜:清热除湿,舒筋通络。用于风湿热痹,下肢肿痛,或湿热下注,足膝红肿,以及湿热阻于下肢筋脉之症。

　　黄柏配滑石:清热祛湿。用于湿热下注膀胱所致的小便淋沥涩痛;外用湿疹、湿疮、皮炎等各种皮肤病。

　　3.鉴别应用

　　(1)生黄柏、盐黄柏、酒黄柏、黄柏炭:生黄柏性寒苦燥而沉,长于清热、燥湿、解毒,多用于治疗热毒疮疡、湿疹、黄疸。盐黄柏能增强泻相火之力,多用于治疗肾虚火旺之证。酒黄柏可缓和其苦燥之性,不伤脾胃,可增强其清利湿热、通利关节的作用,多用于治疗痢疾、湿热泄泻、热淋、带下、足痿。黄柏炭苦寒之性大减,清湿热之余尚有收涩之性,长于凉血止血,可用于治疗湿热所致的便血、尿血、崩漏等。

　　(2)黄柏、椿皮:两者均能清热燥湿,用于湿热带下、泻痢、疥癣湿疮,常相须为用。但椿皮收涩凉血,对血热崩漏、便血及泻痢日久不愈者也常用之。黄柏清热燥湿作用更强,应用更广,如用于湿热黄疸、足痿等,且能清泄肾经相火,常用于阴虚火旺之证。

(四)用量用法

水煎服,3～12 g;外用适量。

(五)制剂与成药

1.口炎散

黄柏 600 g,硼砂 400 g。用于口腔炎、黏膜溃疡。外用适量,撒布患处,每日 2～3 次。

2.胆黄片

黄柏、青黛、胆汁等量,每片含生药 1.5 g。用于急性黄疸型肝炎。口服,1 次 3～5 片,每日 3 次。

(六)使用注意

本品苦寒,易伤胃气,故脾胃虚寒者忌服。

四、苦参

(一)性味归经

苦,寒。归心、肝、胃、大肠、膀胱经。

(二)功效主治

清热燥湿,杀虫,利尿。用于湿热泻痢、黄疸;湿热带下、小便不利;阴肿阴痒,湿疹,湿疮,皮肤瘙痒,疥癣。

(三)临床应用

1.单方验方

(1)低位单纯性肛漏术后:苦参 40 g、金银花 40 g、蒲公英 30 g、黄柏 20 g、菊花 15 g、红花 10 g、黄连 10 g 等,加水 1 000 mL,水煎 30 min,先熏后洗。

（2）神经性皮炎：黄柏、生地黄各 30 g，苦参、金银花、菊花各 10 g，土茯苓、地肤子、蛇床子、赤芍、麦冬各 15 g，生甘草 5 g。每日 1 剂，水煎药，分 2 次口服。

（3）前列腺增生症：当归 15 g、浙贝母 10 g、苦参 10 g、滑石（包煎）25 g、皂角刺 30 g。每日 1 剂，分 2 次水煎服，30 d 为一个疗程。

（4）真菌性阴道炎：蛇床子 30 g、苦参 30 g、地肤子 20 g、黄连 15 g、黄柏 15 g、苍术 15 g、白矾 15 g、百部 15 g、花椒 15 g、土荆皮 15 g、白鲜皮 15 g、紫草 9 g、龙胆 9 g。将上药（除白矾外）置砂锅内加水浓煎 1 500～2 000 mL，倒入干净盆中，冲入白矾，留药渣备二次用。高温时熏洗外阴，待温度降至适宜时坐浴，浸泡外阴及阴道 30 min，或将温度适宜的药液放入阴道冲洗器内自行冲洗阴道，使分泌物排出体外。每日坐浴或冲洗 1 次，每日 1 剂，7 d 为一个疗程，经期禁用。

（5）顽固性失眠：苦参 100 g，百合、枣柏仁各 40 g。将苦参等中药加水适量，第一次煎 40 min，第 2、3 次各煎 30 min，将 3 次药液浓缩至 1200 mL 过滤，装瓶备用，每晚临睡前 1 h 服 30 mL。

（6）慢性溃疡性结肠炎：黄连、吴茱萸、葛根、苦参、肉豆蔻、芡实、金樱子、白芍、党参、蒲公英、败酱草、连翘、甘草等煎成汤剂 200 mL，早晚温服 100 mL。

2. 配伍应用

苦参配女贞子：燥润相合。用于各种癌症放疗、化疗过程中有骨髓抑制和免疫抑制反应者（《施今墨对药》）。

苦参配木香：清热燥湿，行气止痛。用于湿热所致的腹痛、泻下、里急后重等。

苦参配白鲜皮：解毒清热，利水除湿。用于湿热蕴结、小便不利、灼热涩痛等。

苦参配生地黄：清热燥湿，凉血止血。用于湿热便血、痔漏出血。如苦参地黄丸（《杂病源流犀烛》）。

苦参配蛇床子：清热燥湿止痒。用于湿热带下、阴肿阴痒。如溻痒汤（《外科正宗》）。

苦参配皂角刺：清热燥湿止痒。煎水外洗用于治疗皮肤瘙痒。如参角丸（《鸡峰普济方》）。

3. 鉴别应用

（1）生苦参、苦参炭：生苦参苦寒之性较强，清热燥湿、杀虫止痒、利水作用强，常用于治疗湿热所致的黄疸、痢疾、赤白带下及皮肤瘙痒、疥癣、阴痒。苦参炭苦寒之性减弱，增加了涩味，以止血为主，常用于治疗痔漏出血、血痢。

（2）苦参、白鲜皮：两者均有清热燥湿、祛风止痒的作用，皆可治疗皮肤瘙痒、湿疮湿疹、疥癣及湿热黄疸等，常相须为用。

苦参有利尿作用，除治疗皮肤病外，又可用于治疗湿热泻痢、赤白带下、阴痒、小便不利、赤涩热痛等。白鲜皮兼祛风湿作用，尚可用于风湿热痹。

（3）苦参、龙胆：两者均苦寒能清热燥湿，治湿热疮疹、阴痒、阴肿、带下及黄疸等。然苦参又能杀虫止痒、利尿，治疥癣、麻风、湿热泻痢、便血及湿热淋痛、小便不利等。龙胆长于泻肝火，治肝火上炎之头痛、目赤、耳聋、胁痛、高热抽搐、小儿急惊及带状疱疹等。

（4）苦参、秦皮：两者均苦寒而具清热燥湿解毒之功，主治湿热泻痢、肠风下血、带下色黄等。然秦皮味涩而收敛，既能清热燥湿解毒，又能收敛止痢、止带，还能清肝泻火、明目退翳，可用于肝经郁火、目赤肿痛、目生翳膜。苦参善清下焦湿热，兼能通利小便，使湿热从小便排出，又能杀虫止痒。

(四)用量用法

水煎服,5～10 g。外用适量,煎汤洗患处。

(五)制剂与成药

1.苦参总碱片

每片含氧化苦参碱 45 mg。用于急性菌痢、扁桃体炎、乳腺炎、盆腔炎、淋巴结炎、上呼吸道感染、支气管炎、心律不齐、白细胞下降等。口服,每次 2～4 片,每日 3 次。

2.痢必灵糖衣片

苦参 500 g,白芍、木香各 25 g,每片含生药 0.5 g。用于菌痢、肠炎等。口服,8 片/次,儿童酌减,每日 3 次。

(六)不良反应

本品含毒性成分苦参碱,其制剂对胃肠道有刺激作用,临床不良反应率达 30％以上,常见不良反应有服后上腹部灼热感、恶心、呕吐、反酸、腹泻、食欲减退等。大剂量服用对中枢神经系统有毒害作用,中毒后可出现流涎、步态不稳、呼吸急促、脉搏快,严重者出现痉挛、惊厥、呼吸慢而不规则,甚至呼吸抑制危及生命。曾有报道服用苦参 60 g 水煎剂而出现中毒,一般在服后 20 min 至 3 h 后出现。

(七)使用注意

本品苦寒,易伤胃、伤阴,脾胃虚寒及阴虚津伤者忌用或慎用。

五、龙胆

(一)性味归经

苦,寒。归肝、胆经。

(二)功效主治

清热燥湿,泻肝胆火。用于湿热黄疸,阴肿阴痒,湿热带下,湿疹瘙痒;肝胆实火头痛,目赤肿痛,耳聋耳肿,胁痛口苦,高热惊风抽搐。

(三)临床应用

1.单方验方

(1)慢性前列腺炎:龙胆草 15 g、柴胡 10 g、黄芩 10 g、栀子 10 g、桃仁 10 g、红花 6 g、瞿麦 20 g、萹蓄 20 g、牛膝 12 g、泽泻 12 g、车前子 15 g、木通 10 g。每日 1 剂,水煎后早晚分服。气虚者加黄芪 30 g,党参 30 g。

(2)带状疱疹:龙胆草 10 g、黄芩 12 g、车前子 12 g、泽泻 12 g、木通 10 g、当归 6 g、柴胡 10 g、生地黄 20 g、栀子 12 g、金银花 12 g、连翘 12 g、板蓝根 30 g、土茯苓 20 g。每日 1 剂,水煎服,10 d 为一个疗程。

(3)小儿多发性抽动症:龙胆草 4～6 g,黄芩、焦栀子、泽泻、柴胡、生地黄、白芍各 10 g,钩藤 6～10 g,全蝎 1～2 g,生甘草 3～6 g。每日 1 剂,水煎服,1 个月为一个疗程。

(4)盗汗:龙胆草 6 g、黄芩 9 g、栀子 9 g、泽泻 12 g、车前子(另包)9 g、当归 9 g、玄参 9 g、生地黄 9 g、黄芪 12 g、炙甘草 6 g。水煎服,每日 1 剂,早、晚分两次服。7 d 为一个疗程。

2.配伍应用

(1)用于清热燥湿。龙胆配栀子、大黄:清利肝胆湿热。用于湿热黄疸。如龙胆散(《太平圣惠方》)。龙胆配泽泻、木通:清利下焦湿热。用于湿热下注,阴肿阴痒,湿疹瘙痒,小便淋浊,带下黄臭。如龙胆泻肝汤(《医方集解》)。龙胆配苦参:清利肝胆湿热。用于湿热黄疸。如苦参丸(《杂病源流犀烛》)。

(2)用于泻肝胆火。龙胆配大黄:泻火解毒,清利下焦。用于肝胆实火上炎所致的胁痛、口苦、目赤等症;肝胆湿热郁蒸之黄疸、热痢、阴囊湿肿;火盛迫血妄行而致的吐衄、惊狂等症(《施今墨对药》)。龙胆配钩藤:清肝胆实火,平息肝风。用于肝胆实火,肝阳上亢之头痛、眩晕、呕吐、抽搐等症。龙胆配石决明:平肝阳,清肝火。用于肝火上炎,肝阳上亢之头目昏痛、目赤肿痛;肝经火盛,热极生风之惊风、手足抽搐。龙胆配黄芩、栀子:清泻肝胆实火。用于肝火头痛、目赤耳聋、胁痛口苦。

(四)用量用法

水煎服,3～6 g。外用适量,煎水洗或研末调搽。

(五)制剂与成药

1.复方龙胆酊

1 000 mL 复方龙胆酊含龙胆 100 g、橙皮 40 g、豆蔻 10 g。用于消化不良、食欲缺乏、胃腹气胀。口服,2～4 mL/次,每日 3 次。

2.龙胆泻肝片(胶囊、颗粒、口服液、水泛丸)

由龙胆草、柴胡、黄芩、栀子、泽泻、木通、车前子、当归、地黄、甘草组成。用于肝胆湿热、头晕目赤、耳鸣疼痛、胁痛口苦、尿赤涩痛、湿热带下。口服,片剂,每次 4～6 片,每日 3 次;胶囊剂,每次 2～3 粒,每日 3 次;水泛丸,每次 3～6 g,每日 2 次。

(六)不良反应

本品饭后服用或用量过大,可使消化功能减退,消化液分泌减少,并可出现头痛、颜面潮红、眩晕等不良反应。

(七)使用注意

本品苦寒,易伤胃气,故脾胃虚寒及无湿热实火者忌服。

六、秦皮

(一)性味归经

苦、涩,寒。归肝、胆、大肠经。

(二)功效主治

清热燥湿,收涩止痢,止带,明目。用于湿热泻痢,带下阴痒;肝热目赤肿痛,目生翳膜。

(三)临床应用

1.单方验方

(1)单纯疱疹病毒性角膜炎:秦皮、秦艽、防风、柴胡各 10 g,大青叶、金银花各 30 g,玄参、赤芍各 15 g,薄荷、甘草各 6 g。水煎服,每日 1 剂。

(2)溃疡性结肠炎:白头翁 15 g,黄柏 10 g,黄连 8 g,秦皮 15 g。每日 1 剂,水煎,分 2 次温服,早晚各 1 次,15 d 为一个疗程,可连服 2～4 个疗程。

(3)慢性腹泻:秦皮、白头翁各 20 g,黄柏 15 g,黄连 10 g,败酱草、蒲公英、金银花各 30 g。每剂药加水煎 2 次,其浓缩药液约 200 mL。待药液温度降至 37 ℃～40 ℃,灌肠,滴入速度控制在 60 滴/分钟左右,滴完后平卧休息 2 h。每日 1 次。

2.配伍应用

(1)用于清热燥湿,解毒,止痢。秦皮配白头翁:清肝解毒,凉血止血,清化湿热。用于湿热带下,崩漏,阴痒,湿热痢疾,热淋;肝经湿热之目赤肿痛。秦皮配败酱草:清解肠间湿热瘀毒。用于湿热泻痢、便下脓血及湿热带下。秦皮配萆薢:清热利湿祛浊。用于湿热浊邪,小便混浊,白带过多,湿热痹证。

(2)用于明目。秦皮配菊花:清肝明目。用于肝经风热,目赤肿痛。秦皮配秦艽:清肝明目退翳。用于肝经风热,目赤生翳。如秦皮汤(《眼科龙木论》)。

(四)用量用法

水煎服,6～12 g;外用适量,煎洗患处。

(五)不良反应

口服秦皮煎剂,少数患者可致呕吐。

(六)使用注意

脾胃虚寒者慎服。

(杨胜强)

第三节　清热解毒药

一、金银花

(一)性味归经

甘,寒。归肺、心、胃经。

(二)功效主治

清热解毒,疏散风热。用于痈肿疔疮;外感风热,温病初起;热毒血痢。

(三)临床应用

1.单方验方

(1)预防大剂量化疗口腔溃疡:煎甘草、金银花汤剂 500 mL,每日 4～6 次,并用其漱口,连用 10 d。

(2)急性阑尾炎:三叶鬼针草(鲜草)60 g、金银花 30 g、蜂蜜 60 g。将三叶鬼针草、金银花水煎去渣,调入蜂蜜,分 2 次服,每日 1 剂。

(3)甲沟炎、指头炎:取大黄 100 g、金银花 50 g,共研细末,以米醋调匀为糊状备用。用比患指稍粗一些的小塑料袋 1 个(用避孕套亦可),装上调匀的药糊(不要装满,大半量即可),患指插入药袋中,开口处用细绳系在患指根部,松紧要适宜,以免影响血液循环。

2.配伍应用

金银花配忍冬藤:疏散风热,解毒消肿,止痛。用于外感发热,咽喉肿痛,肢体酸楚疼痛属温病初起,邪在卫分、气分者;关节炎,脉管炎,疮疡肿毒诸症。

金银花配连翘:清热解毒,透热解表。用于外感风热或温病初起表里俱热者;四时感冒,证属风热者;疮疡、痈疗,有红肿热痛属于"阳证"者;风热为患,上炎所致头痛、咽喉肿痛、目赤流泪及风热痒疹等症。如银翘散(《温病条辨》)。

金银花配皂角刺:清热解毒,消肿溃坚。用于痈疽疮疡,肿毒初起,赤肿焮痛等。如仙方活命饮(《校注妇人良方》)。

金银花配紫花地丁、野菊花:清热解毒,消肿散结。用于疗疮肿毒,坚硬根深者。如五味消毒饮(《医宗金鉴》)。

金银花配牡丹皮:清热解毒,凉血消痈。用于热毒壅滞之肠痈初起、发热、腹痛者。

金银花配黄芪:扶正祛邪,解毒生肌。用于痈肿脓成不溃,或溃脓不畅。

3.鉴别应用

(1)金银花、忍冬藤:两者均可用于痈肿疮毒。金银花为忍冬科植物忍冬的花蕾,其清热解毒作用较强,且有疏散风热、凉血止痢之功,适用于各种热毒病证。忍冬藤为忍冬的茎叶,其清热解毒作用相对较弱,多用于痈肿疮毒,但长于清经络中之风湿热邪而止疼痛,常用于风湿热痹。

(2)金银花、连翘:两者均为清热解毒药,性寒凉,轻清宣散,既能宣散表热,又能清里热而解毒,临床上治疗外感风热、温病、痈肿疮疡等热证,常相须为用。金银花气味芳香,甘寒清扬,善散在表之邪热,清心胃之热而不伤胃,并入血分具凉血止痢的作用,对于温热病卫气营血各阶段皆可与其他药物配伍同用,也常用于热毒血痢。

连翘苦寒,其清心火、散结消肿之力较强,长于解疮毒、消痈肿,故有"疮家圣药"之称,多用于痈肿疮毒、瘰疬痰核。此外,连翘兼有清心利尿之功,可用于温热病热入心包之烦躁神昏,或热淋涩痛。

(3)金银花、山银花:山银花与金银花极相似,过去中药文献资料上常将山银花视为金银花的一个品种,药市商品金银花与山银花也并不严格区分,常混同供临床使用。现在《中国药典》将二者分列记载,虽然性味功效记载仍然雷同,但因二者所含效用物质有差异,功效还是存在一定的差异性。一般认为金银花的功效优于山银花。

(四)用量用

水煎服,6～15 g。疏散风热、清泄里热用生品为佳,炒炭宜用于热毒血痢,露剂多用于暑热烦渴。

(五)制剂与成药

1.银黄片(注射液)

每片含金银花提取物 40 mg、粗黄芩素 50 mg;注射液每 2 mL 含金银花提取物 22.5 mg、黄芩提取物 36 mg。用于上呼吸道感染、急性扁桃体炎及急性咽喉炎等。片剂,口服,每次 2～4 片,每日 4 次;注射剂,深部肌内注射,每次 2～4 mL,每日 1～2 次。

2.双黄连口服液(片、颗粒、注射液)

金银花、黄芩、连翘按 1:1:2 比例配制,提取精制而成。注射液每毫升含绿原酸 2.75 mg、黄芩苷 5.8 mg。用于外感风热引起的发热、咳嗽、咽痛。口服液,每次 2 支,每日 3 次,小儿剂量酌减或遵医嘱;注射剂,肌内注射,每次 2～4 mL,每日 1～2 次。

3.金银花露

每 100 mL 含生药 6 g。用于暑热口渴、疮疖、小儿胎毒。口服,每次 60～120 mL,每日 2～3 次。

(六)不良反应

金银花口服临床未见不良反应报道。金银花所含绿原酸,口服无致敏活性,但应用其注射液或以本品为主药的复方注射液(如双黄连注射液)可引起过敏反应,甚至引起过敏性休克而死亡,应予注意。

(七)使用注意

脾胃虚寒及气虚疮疡脓清者忌用。

二、连翘

(一)性味归经

苦,微寒。归肺、心、小肠经。

(二)功效主治

清热解毒,消痈散结,疏散风热。用于痈疽疮毒,瘰疬痰核;外感风热,温病初起;热淋涩痛。

(三)临床应用

1.单方验方

(1)急性流行性腮腺炎:金银花、连翘各 10 g,黄芩、柴胡、板蓝根、栀子各 9 g,竹叶、赤芍、升麻各 6 g,甘草 3 g。每日 1～2 剂,水煎,分 2～4 次服完,5 d 为一个疗程,服完 5 d 观察疗效。另外,用仙人掌加食盐捣烂敷患处。

(2)带状疱疹:连翘 15 g、栀子 10 g、玄参 12 g、黄芩 12 g、羌活 10 g、防风 10 g、桔梗 6 g、柴胡 10 g、薄荷 10 g、升麻 6 g、牛蒡子 10 g、当归 10 g、川芎 10 g、赤芍 10 g。每包药煎 2 次,药沸后用温火煎 15～20 min,把药汁倒出,再继续煎煮 15～20 min。每日服 2 次,每次服 200 mL,坚持服 2 周,如果 2 周后仍未痊愈,继续服一周。如果 2 周后基本痊愈,但有微痛者且疱疹已结痂,则每日服药 1 次,每次 200 mL,服一周即可。

(3)中重度寻常性痤疮:生地黄 15 g,连翘、荆芥、当归、白芍(或赤芍)、川芎、黄芩、栀子、防风、枳壳、柴胡、白芷、桔梗各 10 g,黄连、薄荷、甘草各 6 g。水煎取汁 300 mL,口服,每日 2 次。4 周为一个疗程。

(4)肠痔:当归 15 g、连翘 15 g、赤小豆 10 g、薏苡仁 15 g、甘草 6 g。每日 1 剂,水煎分 3 次服,同时药渣熏蒸坐浴,每次 10～15 min。

(5)流行性感冒:连翘 15 g、桂枝 10 g、柴胡 10 g、白芍 9 g、黄芩 6 g、防风 6 g、荆芥 6 g、黄芪 6 g、杏仁 3 g、甘草 3 g。每日 1 剂,水煎,分 2 次服。服药时间为 3～5 d。

2.配伍应用

连翘配野菊花、蒲公英:清热解毒。用于痈疽疮毒。

连翘配皂角刺:清热解毒,消痈散结。用于疮痈红肿,坚硬未溃。如加减消毒饮(《外科真诠》)。

连翘配牡丹皮、天花粉:清热凉血,解毒排脓。用于疮疡脓出,红肿溃烂。如连翘解毒汤(《疡医大全》)。

连翘配竹叶:清心解毒利尿。用于心经有热,口舌生疮,小便短赤热痛等。

3.鉴别应用

连翘、连翘心:连翘为木樨科植物连翘的果实,而连翘心为其种子。两者作用相似。但连翘心长于清心泻火,多用于治疗热入心包之高热、烦躁、神昏等症。

(四)用量用法

水煎服,6~15 g。

(五)制剂

1.银翘注射液

由金银花、连翘、荆芥提取物精制而成。用于上呼吸道感染、急性扁桃体炎、急性咽炎。肌内注射,每次 2~4 mL,每日 2 次;静脉滴注,每次 20~100 mL,加入 10%葡萄糖 500 mL。

2.复方连翘注射液

由连翘、黄芩、大青叶提取物精制而成。用于牛皮癣。肌内注射,每次 2 mL,每日 2 次。

(六)使用注意

脾胃虚寒及气虚脓清者不宜用。

三、蒲公英

(一)性味归经

苦、甘,寒。归肝、胃经。

(二)功效主治

清热解毒,消肿散结,利湿通淋。用于疔疮肿毒,乳痈,肺痈,肠痈;湿热黄疸,热淋涩痛。此外,亦治目赤肿痛。

(三)临床应用

1.单方验方

(1)产后急性乳腺炎:干蒲公英 50 g,加水 500 mL,武火煮 10 min,改文火煎煮 20 min,滤去药渣,每日 2 次,空腹口服。如有乳汁排出不畅,可加王不留行 10 g、路路通 10 g。

(2)皮肤溃疡:蒲公英 50 g,生地黄、黄芩各 20 g,加水煎至约 500 mL,无菌纱布过滤备用。首先常规用 2%过氧化氢氧水消毒,清洗创面,然后用中药药液清洗 1 遍,最后用药液浸渍无菌纱布覆盖创面 3 层,每日 1 次。翌日方法同上,但不用 2%二氧化氢清创。

(3)乳头状皮肤病:取鲜蒲公英立即把流出的白乳汁涂抹在疣上。每日涂 3~5 次,2~3 d 疣即可萎缩脱落。

(4)难愈合伤口:取新鲜野菊花及蒲公英洗净后冷开水清洗沥干。捣烂呈糊状,敷于伤口表面,用无菌纱布覆盖,前 3 d 每天更换 2 次,以后视伤口情况改为每天 1 次,直至伤口愈合为止。

(5)慢性萎缩性胃炎:以丹参 10 g、蒲公英 15 g 为主药,随证加减。每日 1 剂,水煎服。

2.配伍应用

(1)用于清热解毒,消痈散结。蒲公英配紫花地丁:清热解毒,消肿行滞。用于痈肿疔毒、丹毒、乳痈等红肿疼痛之症;肠痈诸症;湿热黄疸。如五味消毒饮(《医宗金鉴》)。蒲公英配生甘草:清热解毒,缓急止痛。用于咽喉肿痛、口舌生疮,证属热毒炽盛者;慢性胃炎,胃及十二指肠溃疡,症见嘈杂反酸,胃脘挛急、疼痛等(《施今墨对药》)。蒲公英配天花粉:清热解毒,消散痈肿。用于乳痈初起,红肿热痛。蒲公英配野菊花:清热解毒。用于疮痈疔毒、丹毒,目赤肿痛,咽喉肿痛。蒲公英配败酱草:解毒化瘀,消肿排脓。用于热毒血瘀腹痛、腹部有硬块等。

(2)用于利湿通淋。蒲公英配车前子:清热利湿通淋。用于湿热蕴结膀胱,小便淋沥涩痛。

蒲公英配茵陈:清热解毒,利湿退黄。用于湿热黄疸。

3.鉴别应用

(1)蒲公英、紫花地丁:两者均有清热解毒消痈的功效,临床治疗疔毒疮痈疾病常配伍同用。但紫花地丁兼能凉血,善治疔疮肿毒,消痈散结解毒药力较蒲公英更胜一筹。蒲公英兼能利湿通淋、清肝明目,故能治湿热黄疸、热淋涩痛、目赤肿痛。

(2)蒲公英、野菊花:野菊花功专清热解毒,用于痈疽疔疖、丹毒,又治目赤肿痛、咽喉肿痛。临床在治疗上述病症时二者常配伍同用。

(3)蒲公英、重楼:两者均能清热解毒,善治痈肿疮毒。但重楼有小毒,兼能消肿止痛,治毒蛇咬伤、跌打肿痛及外伤出血;还能息风定惊,治肝热生风、惊风、癫痫、热病神昏抽搐等。

(四)用量用法

水煎服,9~15 g;外用鲜品适量,捣敷,或煎汤熏洗患处。

(五)不良反应

治疗剂量煎剂口服,偶见胃肠道不良反应,如恶心、呕吐、腹部不适及轻度腹泻;蒲公英注射液肌内注射,可致用药局部疼痛;静脉滴注,有个别患者出现寒战、面色苍白、发绀或精神症状;经常接触本品者,可能引起皮炎。

(六)使用注意

用量过大,可致缓泻。

四、紫花地丁

(一)性味归经

苦、辛,寒。归心、肝经。

(二)功效主治

清热解毒,凉血消痈。用于疔疮肿毒,乳痈肠痈,丹毒肿痛,毒蛇咬伤。

(三)临床应用

1.单方验方

(1)蜂窝织炎:患部清洁后,取鲜嫩的紫花地丁适量,放在清洁容器内捣烂,见绿色汁溢出,即可将捣烂的紫花地丁敷于患处,范围略大于红肿面积,轻轻包扎,严禁挤压。每日早晚换药。另取紫花地丁、蒲公英各 30 g,或两者鲜品各 60 g,洗净加水 350 mL,猛火煎 5~6 min,滤汁 250 mL,两煎药汁混合后分 2 次饭前温服,儿童酌减。

(2)疖肿:取新鲜紫花地丁 300~500 g,洗净,除去多余水分,加入食盐 3~5 g,捣烂成糊状备用。

使用时,洗净患处,常规消毒皮肤,根据患处部位大小,取适量药糊敷于患处,以较细密的敷料包扎固定。每日换药 2 次。

(3)腮腺炎:将紫花地丁及蒲公英鲜品捣烂为糊,用两层纱布包裹好,展平敷于患处,若无鲜品可用干品各 10~15 g,鸡蛋清调为糊状,同法敷于患处,每日早晚各 1 次,每次 30 min,7 d 为一个疗程。

(4)滴虫性阴道炎:儿茶 10 g,苦参 10 g,黄柏 10 g,半边莲 15 g,紫花地丁 15 g。上药煎制成 250 mL 药液,用一次性导尿管套在 20 mL 注射器上,冲洗阴道,每日 1 次,7 d 为一疗程,治疗一个疗程,月经期后,再行下一个疗程。

2.配伍应用

紫花地丁配野菊花:清热解毒消肿。用于热毒炽盛之蛇头疔、红丝疔及外科阳证疾病。如五味消毒饮(《医宗金鉴》)。

紫花地丁配大血藤:清热解毒,活血消痈。用于治肠痈。

(四)用量用法

水煎服,15～30 g;外用鲜品适量,捣烂敷患处。

(五)使用注意

体质虚寒者慎服。

五、野菊花

(一)性味归经

苦、辛,微寒。归肝、心经。

(二)功效主治

清热解毒。用于疔疮痈肿,咽喉肿痛,目赤肿痛;头痛眩晕。

(三)临床应用

1.单方验方

(1)新生儿红斑及脓疱疹:用 250～300 mL 热水冲泡野菊花 10 g,待药液温度降至 39℃～40℃时,用无菌纱布或无菌棉签蘸取药液轻轻擦洗新生儿的患处,每次擦洗间隔不超过 2 h。擦洗后用已消毒衣被包裹患儿,以防感染。

(2)传染性软疣:野菊花每日 5 g,用 250～300 mL 开水冲泡后代茶饮。

(3)慢性细菌性前列腺炎:野菊花 30 g、蒲公英 20 g、丹参 20 g、黄柏 15 g、赤芍 10 g、泽兰 15 g、红花 15 g、败酱草 15 g、王不留行 10 g。加水 250 mL,文火煎煮 30 min,过滤去渣,继续煎煮至药液 150 mL 止。保留灌肠,每日 1 次,12 d 为一个疗程。

(4)皮肤溃疡:野菊花 30 g、龙骨 25 g、冰片 5 g、银珠 8 g、生大黄 25 g、紫草 50 g、鹅不食草 50 g。将野菊花、紫草、鹅不食草过筛,另取植物油煎至药草枯脆后过滤,与龙骨、银珠、冰片研碎细末,加入适量麻油,不断搅拌使药粉与麻油均能沾在纱条上备用。溃疡面有脓性分泌物者,常规清创后将中草药油性纱条敷在创面,并延至创缘外 0.5～1 cm,外盖无菌纱带,每天 2 次或隔天 1 次,2 周为一个疗程。

(5)腮腺炎:鲜野菊花叶约 50 g,洗净,捣烂如泥状,加入赤小豆粉 30 g,用适量鸡蛋清调和上述药泥,涂在纱布上并贴于患处,加以固定。每日换 1 次药,重者 1 d 换药 2 次。

2.配伍应用

野菊花配蒲公英、紫花地丁:清热解毒。用于热毒蕴结,疔疖丹毒,痈疽疮疡,咽喉肿痛。如五味消毒饮(《医宗金鉴》)。

野菊花配金银花、密蒙花:清肝泻火,明目。用于肝火上攻之目赤肿痛。

野菊花配夏枯草:清肝明目。用于肝火上攻,目赤肿痛。

野菊花配决明子:清肝明目,平抑肝阳。用于肝火上炎之目赤肿痛,肝阳上亢之头痛眩晕。也可用于高血压病。

(四)用量用法

水煎服,9～15 g;外用适量,煎汤外洗或制膏外涂。

(五)制剂与成药

1.菊明降压片

每片含生药野菊花 2.4 g,决明子 0.6 g。用于原发性高血压、慢性肾炎型高血压。口服,每次 10 片,1 天 2 次。

2.野菊花栓

用于慢性前列腺炎、慢性盆腔炎。肛门给药。

(六)不良反应

口服野菊花煎剂或醇浸膏,少数患者可出现胃部不适、胃纳欠佳、肠鸣便溏等消化道反应。野菊花注射液肌内注射偶可引起轻泻,阴道后穹隆注射有一定刺激性。

六、四季青

(一)性味归经

苦、涩,寒。归肺、心经。

(二)功效主治

清热解毒,凉血止血,敛疮。用于水火烫伤,湿疹,疮疡;肺热咳嗽,咽喉肿痛,热淋,泻痢;外伤出血。

(三)临床应用

(1)单纯型慢性化脓性中耳炎:四季青水煎服。5~10 岁每剂 15 g,11~18 岁 20 g,19 岁以上 25 g。每日 1 剂。

(2)治疗慢性支气管炎:四季青 15 g,佛耳草 30 g,苍耳草 30 g,黄芪 30 g,党参 45 g,制成糖浆,每日 3 次,每次 20 mL,开水冲服。

(四)用量用法

水煎服,15~30 g。外用适量,鲜品捣敷;或水煎洗、涂。

(五)使用注意

煎剂内服可引起轻度恶心和食欲减退。脾胃虚寒者慎用。

七、穿心莲

(一)性味归经

苦,寒。归肺、胃、大肠、膀胱经。

(二)功效主治

清热解毒,燥湿消肿。用于外感风热,温病初起,肺热咳嗽,肺痈吐脓,咽喉肿痛;湿热泻痢,热淋涩痛,湿疹瘙痒;痈肿疮毒,蛇虫咬伤。

(三)临床应用

1.单方验方

治疗痰热咳嗽。金银花 15 g、麻黄 6~9 g、桔梗 12 g、苦杏仁 12 g、生石膏 12~20 g、远志 12 g、黄芩 15 g、穿心莲 15 g、黄连 10 g、紫菀 20 g、款冬花 15 g、鸡矢藤 20 g、生甘草 9 g。两日 1 剂,加水煎沸 10~15 min,去渣取汁,每次 150~250 mL,每日 3 次,微温服。

2.配伍应用

(1)用于清热解毒,消肿。穿心莲配玄参、牛蒡子:清热解毒,利咽消肿。用于咽喉肿痛。

穿心莲配野菊花:清热解毒。用于热毒壅聚,痈肿疮毒。穿心莲配金银花、重楼:清热解毒。用于热毒壅聚,痈肿疮毒。穿心莲配黄芩、桑白皮:清肺止咳。用于肺热咳嗽气喘。穿心莲配鱼腥草、桔梗:清热排脓。用于肺痈咳吐脓痰。穿心莲配牡丹皮:清热解毒,凉血消痈。用于疮痈肿毒。

(2)用于清热燥湿。穿心莲配茵陈:清热利湿,退黄。用于湿热黄疸。穿心莲配苦参、木香:清热燥湿,行气止痛。

用于腹痛泄泻,下痢脓血。穿心莲配车前子、白茅根:清热利湿,通淋。用于膀胱湿热,小便淋沥涩痛。

3.鉴别应用

穿心莲、苦参:两者均味苦性寒,功能清热燥湿利尿,治湿热泻痢、下痢脓血、热淋涩痛、湿疹瘙痒。

然苦参清热燥湿力胜,善清下焦湿热,故有良好的除湿热退黄疸作用,兼能杀虫止痒,用治湿热黄疸、带下色黄、阴肿阴痒等。

穿心莲燥湿力稍逊,功专清热解毒,善清上焦肺火,主治外感风热、肺热咳喘、温病初起、咽喉肿痛及肺痈吐脓。

(四)用量用法

水煎服,6～9 g;外用适量。

(五)制剂与成药

1.穿心莲片

每片含干浸膏 0.105 g。用于感冒、扁桃体炎、咽喉炎、支气管炎、肺炎、肠炎、痢疾、尿路感染、痈疖疮疡等。口服,每次 5 片,每日 3～4 次。

2.穿心莲苷酯片

每片含穿心莲苷 0.07 g、穿心莲内酯 0.03 g。适用范围同穿心莲片。口服,每次 1～2 片,每日 4 次。

3.穿心莲注射液

每毫升含总内酯 50 mg。适用范围同穿心莲片。肌内注射,每日 200～300 mg,分 2～3 次注射。

(六)不良反应

原生药煎服其味甚苦,口服较大剂量可致胃部不适、食欲减退、血清 ALT 升高(停药后可恢复)。个别患者在应用穿心莲片、穿心莲注射液后引起过敏反应,出现药疹、上腹痛等,严重者引起过敏性休克,应予注意。

(七)使用注意

本品苦寒,易伤胃气,不宜多服久服。

八、大青叶

(一)性味归经

苦,寒。归心、胃经。

(二)功效主治

清热解毒,凉血消斑。用于温病热入营血,温毒发斑;喉痹口疮,痄腮丹毒。

（三）临床应用

1.单方验方

（1）阑尾炎：大青叶、芙蓉叶、黄连各 10 g，大黄、黄柏、白矾、五倍子、铜绿、没药、黄丹、乳香、胆矾、川楝子各 5 g，花椒 2.5 g，蜂蜡 40 g。上述药物制成软膏，外敷右下腹患处皮肤，每天换药 1 次。

（2）扁平疣：柴胡 15 g、黄芩 10 g、香附 10 g、木贼 10 g、大青叶 10 g、败酱草 15 g、马齿苋 20 g、紫草 15 g。风热毒邪型加桑叶 10 g、菊花 10 g、板蓝根 15 g；气滞血瘀型加枳实 10 g、桃仁 10 g、红花 10 g；肝郁化火型加龙胆草 10 g、栀子 10 g。每日 1 剂，水煎 2 次取汁 300 mL，分早晚2 次服。

（3）流行性腮腺炎：板蓝根 20～30 g、大青叶 10～15 g、金银花 10～15 g、连翘 10～15 g、紫花地丁 10～15 g、黄芩 10～12 g。每日 1 剂，水煎 2 次共约 200 mL，早晚各 100 mL，连服3～7 d。

（4）面部接触性皮炎：大青叶 9～15 g、紫花地丁 6～12 g、苦参 6～15 g、蛇床子 6～15 g、地肤子 6～15 g、金银花 6～12 g。每日 1 剂，水煎 2 次，早晚冷湿敷患处 30 min。

2.配伍应用

大青叶配玄参：清热解毒，凉血利咽。用于乳蛾肿痛。

大青叶配重楼：清热解毒，凉血消肿。用于温热邪毒，血分火热，邪毒炽盛者。

大青叶配水牛角：清热解毒，凉血消斑。用于热入血分发斑之证。

大青叶配板蓝根：清热解毒凉血。用于病毒感染之疾病，如乙型脑炎、腮腺炎、乙型肝炎、流感等。

大青叶配升麻、生地黄：清心胃之火，凉血解毒。用于心胃火盛，咽喉肿痛，口舌生疮。如大青汤（《圣济总录》）。

3.鉴别应用

大青叶、板蓝根植物来源相同，前者用其叶，后者用其根。两者均性寒，能清热解毒、凉血消斑。然大青叶长于凉血消斑，用于温毒发斑最宜；板蓝根长于解毒散结，主要用于咽喉肿痛、痄腮、丹毒等。

（四）用量用法

水煎服，9～15 g。

（五）不良反应

大青叶内服或外用，未见明显不良反应，仅少数病例有轻度消化道不适症状。

（六）使用注意

脾胃虚寒者忌服。

九、板蓝根

（一）性味归经

苦，寒。归心、胃经。

（二）功效主治

清热解毒，凉血，利咽。用于外感发热，温病初起，咽喉肿痛；温毒发斑，痄腮，丹毒，痈肿疮毒。

(三)临床应用

1.单方验方

(1)痤疮:板蓝根 150 g、薏苡仁 150 g,冷水 1 500 mL,先煮板蓝根 30 min,将板蓝根药渣去掉,用药水将薏苡仁煮为稀饭即可。每次服 15 g,每天 2 次。服用 30 d。

(2)跖疣:板蓝根、大青叶、金银花、马齿苋、苦参、香附、大飞扬各 30 g,木贼 10 g。水煎 30 min,口服,每日 2 剂。另外,把蒜头剁碎,用纱布包着涂擦患处,每日 2 次。

(3)流行性感冒:板蓝根 15 g、青蒿 8 g、黄芩 10 g、金银花 10 g、天葵子 10 g、大青叶 15 g、竹茹 10 g、土茯苓 15 g、芦根 10 g、甘草 5 g。每日 1 剂,水煎取汁温服,每日 3 次;服药后覆加衣被取汗。

(4)带状疱疹:取板蓝根液(板蓝根注射液或板蓝根煎成的水溶液)局部外涂,每天 4~6 次,或视皮损范围大小随用随擦。

(5)小儿水痘:板蓝根 30 g,金银花、野菊花、连翘各 15 g,桑叶、牛蒡子、黄芩各 12 g,土茯苓 20 g,苦杏仁 10 g,荆芥、蝉蜕各 8 g,甘草 6 g。药量根据患儿年龄大小及病情轻重适当增减。每天 1 剂,水煎 2 次分服。

(6)流行性腮腺炎:板蓝根 60~120 g,小儿量减半,水煎服,每日 1 剂,同时用 30% 板蓝根溶液涂患处。

(7)传染性肝炎:板蓝根 30 g,栀子根 45 g,水煎服,每日 1 剂,煎 2 次,早晚分服。

2.配伍应用

板蓝根配山豆根:清热解毒,消肿利咽。用于里热蕴结之咽喉肿痛、口舌生疮、牙龈肿痛。

板蓝根配玄参、牛蒡子:清热解毒,清利咽喉,消肿止痛。用于丹毒、痄腮、大头瘟疫、咽喉肿痛。如普济消毒饮(《东垣试效方》)。

板蓝根配茵陈:清利湿热,凉血解毒。用于病毒性肝炎及肝胆疾患。

板蓝根配白茅根:清热凉血止血。用于血热迫血妄行之鼻衄、呕血等。

板蓝根配贯众:清热解毒。用于温病发热,或预防时疫。

3.鉴别应用

(1)板蓝根、山豆根:两者均有清热解毒利咽作用,皆为治疗咽喉肿痛之要药。但板蓝根长于解毒、凉血;山豆根能降胃肠之火、清热燥湿,尚可用于牙龈肿痛、湿热下痢、痔疮等。

(2)北板蓝根、南板蓝根:《中国药典》2015 年版将十字花科植物菘蓝的根定为板蓝根正品,而爵床科植物马蓝的根茎及根,在南方地区亦作为板蓝根使用。前者习称"北板蓝根",后者习称"南板蓝根"。两者药性、功效、应用基本相同。

(四)用量用法

水煎服,9~15 g。

(五)制剂与成药

1.板蓝根冲剂

由板蓝根、大青叶、连翘、拳参组成,每包 10 g,相当于板蓝根生药 7.5 g。用于感冒、上呼吸道感染、腮腺炎、流行性乙型脑炎、肝炎、扁桃体炎、咽炎、肺炎等多种病毒感染性疾病。口服,每次 1 包,每日 3 次。

2.板蓝根注射液

每 2 mL 含板蓝根生药 1 g。适用范围同上。肌内注射,每次 2~4 mL,每日 1~2 次。

（六）不良反应

板蓝根的不良反应很小，口服少数患者有过敏反应及消化道不适症状；个别患者口服板蓝根糖浆致溶血反应。其注射液引起过敏反应报道较多，如荨麻疹、多形性红斑、过敏性皮炎、多发性肉芽肿以及过敏性休克。

（七）使用注意

脾胃虚寒者忌服。

（杨胜强）

第四节　清热凉血药

一、生地黄

生地黄为玄参科植物地黄的干燥块根。

（一）性味归经

甘、苦、寒。归心、肝、肾经。

（二）功效主治

清热凉血，养阴生津。用于热入营血，舌绛烦渴，血热妄行，斑疹吐衄；阴虚内热，骨蒸劳热；津伤口渴，内热消渴，肠燥便秘。

（三）临床应用

1. 单方验方

（1）糖尿病肾病：生黄芪 30 g，党参、生地黄、丹参、葛根各 15 g，枸杞子、川芎、苍术各 10 g，山茱萸 6 g，牡丹皮 9 g，水煎，每日 1 剂，早晚分服。

（2）更年期综合征：当归 15 g、生地黄 15 g、熟地黄 15 g、黄连 6 g、黄芩 6 g、黄柏 6 g、黄芪 15 g。水煎服，每日 1 剂。

（3）免疫性不孕症：生地黄、熟地黄、山茱萸、山药、炒当归、赤芍、柴胡各 10 g，白术、牡丹皮、茯苓各 12 g，五味子、甘草各 6 g。每天 1 剂，水煎，早晚分服，2 个月为一个疗程。

（4）急性眼部外伤：生地黄 50 g，高压蒸 15 min 后，捣汁加蜂蜜 10 g 外敷伤处，上午 2 次，下午 2 次，每次 15 min，晚上睡眠时外敷0.5 h，连续 3～5 d。

2. 配伍应用

（1）用于清热凉血。生地黄配牡丹皮：凉血散瘀，清热宁络。用于急性热病，热入心营之神昏谵语；血热妄行之吐血、衄血等症；热病后期，邪热未尽，阴液已伤所致的夜热早凉、热退无汗等症；肝肾阴亏，骨蒸劳热。生地黄配知母、地骨皮：滋阴清热除骨蒸。用于阴虚内热，潮热骨蒸。如地黄膏（《古今医统大全》）。生地黄配大黄：滋阴增液，通便泄热。用于心胃火炽，气火升腾，挟血上逆之吐血、衄血；热结便秘证。生地黄配白茅根：清热，凉血，退热。用于热性病热邪入营所致的发热、口渴、舌绛或身现斑疹等症；血热妄行，症见衄血、吐血、脉细数者；热病伤阴，低热不退者；手术后发热，及原因不明之低热。

（2）用于生津养阴。生地黄配石斛：养阴清热，泄热除烦。用于热病后期，由于高热伤阴，以致口干舌燥、烦渴欲饮、津少纳呆、舌红少苔;温热病伤阴,阴虚内热,低热不退;胃病日久,阴液不足,胃口不开。生地黄配熟地黄:滋阴补肾,益精填髓,补血生血,养阴凉血,清热除蒸。用于热病之伤阴、低热不退诸症;阴虚血亏,骨蒸潮热等症;肝肾不足,精亏血少,以致眩晕、心悸、失眠、月经不调、月经稀少或崩漏等症;糖尿病,表现为中消者;胎漏下血诸症。如二黄散(《景岳全书》)。生地黄配玄参:清热凉血,养阴生津。用于热入血分之神昏谵语,斑疹显露或吐血、衄血,舌绛苔少等症;热病后期,津液损伤,心烦口渴,大便秘结等症;肾阴亏损,虚火上炎之咽喉焮肿、口干舌燥等症。如增液汤(《温病条辨》)。

3.鉴别应用

(1)鲜地黄、干地黄:鲜地黄多汁,苦重于甘,清热凉血生津效佳,热甚伤津者多用。干地黄质润,甘重于苦,清热力稍差而长于滋阴,阴虚血热、骨蒸潮热多用。

(2)生地黄、熟地黄:生地黄是地黄的块根晒干而成,性寒凉,具有清热凉血、养阴生津的作用,长于滋阴、凉血、润燥,但其滋阴之力不及熟地黄,适用于温热病热入营血证,热病后期低热不退及津伤口渴,消渴证,血热妄行之出血证等。熟地黄为生地黄加辅料炮制加工而成,性微温,长于滋养肝肾之阴,补益精血,适用于肝肾阴虚证及精血亏虚之证。

(3)生地黄、玄参:两者同属清热凉血药。生地黄甘寒偏入血分,凉血之功较玄参强,且能养血、止血,其治重在血分,适用于温热病后期或内伤之阴虚发热、消渴,血热妄行之出血证,女子月经不调,邪热伤津或津液不足之大便秘结。玄参咸寒偏入阴分,降火解毒之功较胜,且能散结、清肺利咽,其治重在阴分,适用于阴虚发热,消渴证,温热病邪入营血之发斑发疹,咽喉肿痛,瘰疬瘿瘤等。

(四)用量用法

水煎服,9～15 g。鲜地黄用量加倍,或捣汁入药。

(五)不良反应

少数患者有腹泻、腹痛、恶心、头晕、疲乏、心悸等不良反应,但均为一过性,继续服药数日内即消失;个别患者可出现肝功能轻度障碍,表现为血清谷丙转氨酶、脑磷脂胆固醇升高,麝香草酚浊度试验(TTT)异常。

二、玄参

玄参为玄参科植物玄参的干燥根。

(一)性味归经

甘、苦、咸,微寒。归肺、胃、肾经。

(二)功效主治

清热凉血,泻火解毒,滋阴。用于温邪入营,内陷心包,温毒发斑;热病伤阴,津伤便秘,骨蒸劳嗽;目赤、咽痛、瘰疬,白喉,痈肿疮毒。

(三)临床应用

1.单方验方

(1)喉源性咳嗽:麦冬 6 g、玄参 6 g、桔梗 4.5 g、生甘草 6 g、五味子 3 g、百部 6 g、菊花 6 g、薄荷 6 g。以上诸药以清水漂洗 1～2 次除去浮灰,再用沸水冲泡后即可饮用;或将诸药先放入砂锅中稍加煮沸再倒入茶杯中饮用。以后再反复添加开水频服,至药汁清淡而弃。每日 1 剂。

(2)脉管炎:玄参 90 g、金银花 90 g、当归 60 g、甘草 30 g、制乳香 6 g、制没药 6 g、黄柏(盐水炒)6 g。每日 1 剂,水煎早晚 2 次分服,6 d 为一个疗程,连续服药 5 个疗程。

(3)放射性食管炎:玄参 10 g、生地黄 10 g、麦冬 10 g、沙参 10 g、石膏 30 g、桃仁 10 g、牡丹皮 10 g、连翘 10 g、金银花 15 g、白及 20 g、半枝莲 10 g、石上柏 15 g、延胡索 10 g、川楝子 10 g、八月札 10 g、甘草 10 g。水煎服,每日 1 剂。

(4)肛肠病术后发热:玄参 30 g,麦冬、生地黄各 25 g,大黄 9 g,芒硝 4.5 g。腹胀者加枳实、厚朴;渴甚者加天花粉、黄连;呕吐者加竹茹。每日 1 剂,水煎,分早晚 2 次服,3 d 为一个疗程,治疗期间禁食辛辣刺激之品。

(5)治疗高血压病:玄参 15 g,生地黄 15 g,白芍 10 g,钩藤 15 g,夏枯草 15 g,牛膝 10 g,麦冬 10 g,菊花 10 g,丹参 10 g,泽泻 10 g。每天服中药 1 剂,15 d 为 1 个疗程。

2.配伍应用

(1)用于清热凉血、养阴。玄参配苍术:益脾气,敛脾精,止淋浊,降低血糖。用于中气虚弱,清浊不分之尿浊膏淋等;雀目,夜盲;糖尿病,或伴有胆固醇增高者(《施今墨对药》)。玄参配麦冬:养阴生津,润燥止渴。用于糖尿病,表现为津少口干、口渴多饮、舌红少苔等症者;虚劳诸症,以阴虚为主者。如增液汤(《温病条辨》)。玄参配百合、生地黄:滋补肺肾之阴。用于肺肾阴虚,骨蒸劳嗽。如百合固金汤(《慎斋遗书》)。

(2)用于解毒散结。玄参配牡蛎:泻火解毒,软坚散结。用于阴亏火旺,灼津成痰,痰火郁结,郁而不散所致的瘰疬、瘿瘤、痰核等。如消瘰丸(《医学心悟》)。玄参配贝母:清热解毒,化痰散结。

用于肝肾阴虚,虚火内盛,灼津成痰,痰火凝结而成的瘰疬。玄参配板蓝根、黄芩:清热泻火,解毒散结。用于瘟毒热盛,咽喉肿痛。如普济消毒饮(《东垣试效方》)。

3.鉴别应用

玄参、麦冬:两者均有滋阴清热功效,用于肺胃阴伤有热之证。然玄参清热解毒力强,尚有清热凉血功效,实火虚火皆可用之,如常用于温毒发斑、目赤咽痛、痈肿疮毒等病证。麦冬长于润肺益胃,生津滋阴,清心除烦,用于肺胃阴伤、咽干鼻燥、肠燥便秘、心烦失眠等。

(四)用量用法

水煎服,9～15 g。

(五)制剂与成药

玄麦甘桔颗粒(冲剂):由玄参、麦冬、甘草、桔梗组成。用于虚火上灼,口鼻干燥,咽喉肿痛。开水冲服,每次 10 g,每日 3 次。小儿酌减。

(六)使用注意

脾胃虚寒,食少便溏者不宜服用。

三、牡丹皮

牡丹皮为毛茛科植物牡丹的干燥根皮。

(一)性味归经

苦、辛,微寒。归心、肝、肾经。

(二)功效主治

清热凉血,活血化瘀。用于温毒发斑,吐血衄血;温病伤阴,阴虚发热,夜热早凉,无汗骨蒸;血滞经闭,痛经,跌仆伤痛;痈肿疮毒。

(三)临床应用

1. 单方验方

(1)过敏性紫癜:大黄 10 g、牡丹皮 10 g、桃仁 10 g、冬瓜子 10 g、生槐花 30 g、茜草炭 30 g、金银花炭 20 g、蝉蜕 6 g。每日 1 剂,水煎,早晚 2 次分服。15 d 为一个疗程。

(2)急性阑尾炎:大黄 9~18 g(后下)、牡丹皮 9~12 g、桃仁 9~15 g、红花 9~15 g、冬瓜仁 15~30 g、芒硝 9~12 g(分冲)。每日 1 剂,连服 2 d。

(3)急性胆囊炎:大黄 12 g,牡丹皮、桃仁各 12 g,玄明粉 10 g(分 2 次冲服),冬瓜子 10 g。每剂煎 2 次,每 6 h 服 1 次,7 d 为一个疗程,一般 1~3 个疗程。

(4)肾病综合征出血热少尿期:大黄 30 g、牡丹皮 15 g、桃仁 12 g、芒硝(冲)6 g、蒲公英 30 g、丹参 45 g。水煎服,每天 1~2 剂,分早、晚 2 次服下。

2. 配伍应用

(1)用于清热凉血。牡丹皮配栀子:清热凉血,祛瘀化斑。用于温毒发斑。如牡丹汤(《圣济总录》)。牡丹皮配赤芍:凉血活血。温热病热入营血之吐血、衄血、发斑;血热妄行之吐血、衄血、尿血、月经过多等;瘀血经闭、痛经;疮痈肿痛。牡丹皮配紫草:清热凉血,活血透疹。用于热病皮下出血,过敏性紫癜。

(2)用于活血化瘀止痛。牡丹皮配桃仁、桂枝:活血祛瘀。用于血滞经闭、痛经。如桂枝茯苓丸(《金匮要略》)。牡丹皮配大黄:清热散瘀消痈。用于肠痈初起,少腹肿痞;附件炎、盆腔炎等属里热实证者。如大黄牡丹皮汤(《金匮要略》)。牡丹皮配乳香、没药:活血化瘀止痛。用于跌打伤痛。如牡丹皮散(《证治准绳》)。

3. 鉴别应用

(1)牡丹皮、地骨皮:两者均能清退虚热、凉血,皆可用于骨蒸潮热。牡丹皮长于治疗无汗之骨蒸潮热,且具活血化瘀之功,可用于治疗血滞经闭、痛经、症瘕、跌打损伤等瘀血病证,也可用于肠痈初起而未成脓者。地骨皮善治有汗之骨蒸潮热,且能清泄肺热,常用于治疗肺热咳喘。

(2)牡丹皮、赤芍:两者均能清热凉血、活血行瘀。赤芍活血散瘀之力较牡丹皮强,但其凉血清热之力不及牡丹皮,故适用于热入血分之实火,血热妄行或血瘀所致的出血实证,及血瘀所致的月经不调、胸胁腹痛等。牡丹皮善清血热,既能清血分之实热,又能除阴分伏热,适用于热入营血斑疹吐衄,也可用于阴虚发热、骨蒸劳热。

(四)用量用法

水煎服,6~12 g。

(五)使用注意

血虚有寒,月经过多及孕妇不宜服用。

四、赤芍

赤芍为毛茛科植物赤芍的干燥根。

(一)性味归经

苦,微寒。归肝经。

(二)功效主治

清热凉血,散瘀止痛。用于温毒发斑,吐血衄血;目赤肿痛,痈肿疮疡;肝郁胁痛,经闭痛经,症瘕腹痛,跌仆损伤。

(三)临床应用

1. 单方验方

(1)肝性脑病:赤芍 10～30 g、厚朴 20 g、枳实 20 g、玄明粉(冲服)4～6 g、生大黄(后下)15～20 g。每日 1 剂,水煎服,每次 100～150 mL,每天 2 次。

(2)重症急性胰腺炎:赤芍 120 g、丹参 30 g、柴胡 15 g、败酱草 30 g、生大黄 15 g、厚朴 15 g,开水 150 mL 泡制,胃管内注入后夹闭胃管 30～60 min,每日 2 次,必要时加以灌肠。

(3)黄疸型肝炎:赤芍 60 g,茵陈、白花蛇舌草、车前草各 30 g,丹参 20 g,白术、茯苓、猪苓各 15 g,柴胡 12 g,生大黄 10 g。水煎,每日 1 剂,分 3 次口服,每次 200 mL,4 周为一个疗程。

(4)肠痈:大黄(后下)15 g、赤芍 20 g、重楼 15 g、蒲公英 15 g、大血藤 15 g、甘草 6 g。水煎 2 次,两煎液混合,每日 2 剂,每 6 h 服药汁 250 mL。

(5)淤胆型慢性乙型肝炎:赤芍 45 g、茵陈 30 g、栀子 20 g。每日 1 剂,水煎分 2 次服。

2. 配伍应用

赤芍配水牛角、生地黄、牡丹皮:清热解毒,凉血散瘀。用于温病热入营血,温毒发斑。如犀角地黄汤(《备急千金要方》)。

赤芍配白芍:清热凉血。用于血虚兼有瘀滞之月经不调、闭经、痛经;血分有热,低热久久不退;阴虚津亏,余热未清之口干舌燥、目赤肿痛;肝郁血滞之胸胁疼痛、腹痛坚积。

赤芍配大黄:泄热逐瘀,和营止痛。用于肠痈初起,少腹疼痛;瘀血经闭、痛经;急慢性盆腔炎所致下腹疼痛等实热证。如神明度命丸(《备急千金要方》)。

赤芍配当归尾:化瘀止痛。用于瘀血所致痛经、闭经、症瘕、产后腹痛;风湿痹痛。

赤芍配赤茯苓:利水消肿,凉血活血。用于血热挟瘀之小便不利、水肿、尿血,血热所致的衄血、吐血等证(《施今墨对药》)。

赤芍配川芎:行血化瘀破滞。用于瘀血经闭、痛经及月经不调;血痹;痈疮肿痛。

赤芍配柴胡、牡丹皮:疏肝解郁,活血止痛。用于肝郁血滞之胁痛。

3. 鉴别应用

赤芍、白芍:《神农本草经》不分赤芍、白芍,通称芍药。唐末宋初将两者区分。两者虽同出一物,均为芍药的根,但赤芍多为野生芍药,药材表皮色赤,直接入药;白芍多为人工栽培,多去栓皮加工后入药。赤芍功偏泻、散,以凉血活血、散瘀止痛为主,适用于血热妄行之出血证,血瘀所致的月经不调、痛经、闭经、胸胁腹痛及跌仆损伤。白芍功偏补、收,以养血敛阴、缓急止痛为主,兼能平抑肝阳,适用于血虚肝旺所致的眩晕、耳鸣,阴血亏虚所致的月经不调、闭经、崩漏下血,肝脾不和之胸胁腹痛,肝血不足,筋脉失养所致的四肢挛急、麻木不仁及营卫不和之症。

(四)用量用法

水煎服,6～12 g。

(五)不良反应

有过敏反应报道。

(六)使用注意

血寒经闭者不宜服用。

(杨胜强)

第十九章 消食药

一、山楂

山楂为蔷薇科植物山里红或山楂的干燥成熟果实。

(一)药理研究

1. 对心肌的保护作用

山楂中的金丝桃苷(Hyp)对心肌缺血与再灌注均有保护作用,还有抑制丙二醛(MDA)产生、抗心肌脂质过氧化、增强心肌收缩力、增加心排血量、减慢心率等作用。

2. 对脑的保护作用

Hyp可显著减少一氧化氮(NO)和氧自由基(OFR)含量,抑制超氧化物歧化酶(SOD)和乳酸脱氢酶(LDH)活性,还能抑制脑组织中谷胱甘肽氧化酶活性的降低,减少脑组织脂质过氧化产物MDA含量的增高,并促进脑电图(EEG)变化的恢复。

3. 降血脂、防止血管粥样硬化

Hyp具有抗氧化作用,并能扩张冠状血管,增加冠脉血流量,降低心肌耗氧量和增加氧利用率;熊果酸是山楂三萜类物质的主要成分,具有抗氧化和降低血脂的作用。

4. 抗凝血

槲皮素(Que)有降低凝血酶和活化血小板作用,亦可降低内皮细胞培育液中内皮素(ET)含量,升高细胞内皮环磷酸鸟苷(cGMP)含量,Que还对OFR有清除作用,起抗凝血作用。

5. 其他

抗肿瘤、利尿、止痛、止血等作用。

(二)性味归经

酸、甘,微温。归脾、胃、肝经。

(三)功能主治

消食健胃,行气散瘀。用于肉食积滞,胃脘胀满,泻痢腹痛;瘀血经闭,产后瘀阻,心腹刺痛,疝气疼痛;也用于高脂血症。

(四)临床应用

1. 单方验方

(1)子宫肌瘤:山楂15 g,生大黄6 g,共研为末,开水冲泡代茶饮,每日1剂,经期停用。1个月为一个疗程,一般2～3个疗程见效。

(2)冻疮:取山楂切厚片,放于炉火烧烤或炒至焦黑,取出研末待用。治疗时嘱患者先用温水浸泡患部(水温宜在40℃以下),然后将山楂炭末撒于患部后反复涂擦十余次。如患部已有水疱或溃破者,则将药末均匀撒于局部。每日治疗2～3次。

(3)单纯性乳糜尿:生山楂90 g,每日1剂水煎服,15 d为一个疗程,治疗时忌油脂。

(4)产后宫缩痛:每日给生山楂100 g,加红糖适量煎服,取汁300 mL,分3～5次口服,共服1～2 d,服药后疼痛明显缓解。

(5)高脂血症:红参 10 g、生山楂 30 g,泡水代茶饮,频服。3 个月为一个疗程。

2.配伍应用

(1)用于消食健胃。山楂配神曲、麦芽:消食除积,破滞除满。用于饮食停滞之脘腹胀痛、嗳气腐臭、矢气频频,或腹泻、大便臭如败卵等。山楂配连翘:消食和胃,清热散结。用于食积发热,症见脘腹痞满胀痛,嗳腐吞酸,恶食呕逆,苔厚腻,脉滑数。如保和丸(《丹溪心法》)。山楂配青皮、木香:行气消滞。用于积滞脘腹胀痛。如匀气散(《证治准绳》)。

(2)用于行气散瘀。山楂配丹参:行气活血,祛瘀止痛。用于冠心病心绞痛,高脂血症。山楂配小茴香:化瘀散结,散寒止痛。用于寒疝腹痛。山楂配紫草:活血化瘀,和解毒透疹。用于麻疹不透。山楂配当归、香附:化瘀止痛。用于产后瘀阻腹痛、恶露不尽或痛经。如通瘀煎(《景岳全书》)。

3.鉴别应用

(1)生山楂、炒山楂、焦山楂:生山楂长于活血化瘀,多用于治疗瘀血停滞,如产后瘀阻腹痛、血瘀闭经、疝气疼痛、心脉瘀滞之心痛等;炒山楂酸味减弱,可缓和对胃的刺激性,善于消食化积,常用于积食停滞、脾虚食滞;焦山楂不仅减弱酸味,而且产生苦味,可增强其消胀止泻痢的功能,多用于治疗食积停滞之脘腹胀满、嗳腐吞酸、呕恶纳呆等。

(2)山楂、神曲、麦芽:三者均有健胃消食作用,常用于治疗食积不消、胃脘胀满、不思饮食等症,三者炒后合用,通常称之为"炒三仙",能互相增加其消食导滞的能力。但神曲善消谷食积滞,且有一定的解表作用,对于感冒而兼有谷食积滞不化者尤为适宜;山楂善消肉食积,且有行气散瘀的作用,多用于肉食积滞及瘀血阻滞之心腹疼痛、产后腹痛等;麦芽善消面食积,且生者通乳,炒者回乳,多用于面食积滞、乳汁郁积不通(生用)、回乳断奶(炒用)。

(五)用量用法

水煎服,10~15 g。生山楂、炒山楂多用于消食散瘀,焦山楂多用于止泻止痢。

(六)制剂与成药

1.脉安冲剂

每袋 30 g,相当于山楂、麦芽各 15 g。用于Ⅱa 及Ⅱb 型高脂血症。冲服,每次 1 袋,每日 3 次。

2.心舒片

每片含山楂干浸膏 0.21 g。用于冠心病、高血压病、动脉硬化、高脂血症等。口服,每次 5~6 片,每日 3 次。

3.山楂糖浆

每毫升含原生药 0.65 g。用于高血压病。口服,每次 20 mL,每日 3 次,饭后服。

(七)使用注意

胃酸分泌过多者慎用。

二、神曲

为辣蓼、青蒿、杏仁、赤豆粉、苍耳草等药加入面粉或麸皮混合后,经发酵制成的曲剂。

(一)药理研究

1.调节肠道菌群

神曲对大黄煎剂造成的肠道菌群失调病理模型所引起的肝脏、肾脏和肠道病变有调整和保护作用。

2.助消化

神曲所含的多种酶类能促进消化,增进食欲,维持正常消化功能。

3.其他

健胃止泻、解热等。

(二)性味归经

甘、辛,温。归脾、胃经。

(三)功能主治

消食和胃。用于饮食停滞,消化不良,脘腹胀满,食少纳呆,呕吐泻痢。

(四)临床应用

1.单方验方

(1)妇女产后欲断奶:神曲120 g,略炒,研细末。每次用温酒调服6 g,每天2次(《本草纲目》)。

(2)婴儿腹泻:炒神曲3～6 g,用温开水调糊,加红糖服用,每日3次;配合常规治疗(《临床药物新用联用大全》)。

(3)癫痫:以神曲、赭石各等份,研极细末。1～5岁每次服6～10 g,6～10岁每次服10～15 g,11～15岁每次服15～20 g,16岁以上按成人量每次服20～25 g。每天服3次,饭后开水调服,1个月为一个疗程。如伴抽搐严重者,可加蜈蚣、全蝎少量。

2.配伍应用

神曲配陈皮:消积导滞,健脾化痰。用于饮食积滞,胃失和降之腹痛腹胀、嗳腐吞酸或痰湿停滞之恶心呕吐、脘腹胀闷,或咳嗽气逆、胸闷等症。如保和丸(《丹溪心法》)。神曲配苍术:消食健脾。用于食积内停、湿阻脾胃之脘闷腹胀、食欲不振、恶心呕吐、腹泻等症。神曲配麦芽、木香:消食行气。用于食欲不振,气滞腹胀。

3.鉴别应用

(1)生神曲、焦神曲:生神曲偏于消食解表,多用于饮食积滞而挟外感之证,症见脘腹胀满、不思饮食、恶寒发热等。焦神曲能增强醒脾和胃、化积止泻的功能,多用于治疗食积泄泻、脾虚食少。

(2)神曲、建神曲:神曲、建神曲所用原料和工艺各不相同,功用有一些差别。神曲用面粉、赤小豆、杏仁、鲜青蒿、鲜苍耳子草、鲜辣蓼6种药发酵而成,其味甘辛,性温,为消食化滞和胃常用药。建神曲又名泉州神曲、范志曲,简称建曲。建神曲用108种草药发酵制成,故又称百草曲。表面黄褐色,有草质纤维外露,有草腥气,主产于福建泉州。现代应用的建神曲为面粉、麸皮、紫苏、荆芥、防风、厚朴、白术、木香、枳实、青皮等40多种药物经混合发酵而成。味微苦,性温,功能与神曲相似,但因本品尚有理气化湿、发散风寒,兼有健脾和中的功效,故宜用于风寒感冒、食滞胸闷、小儿感冒挟食者;也可用于暑湿泄泻、呕吐不食等症。

(五)用量用法

水煎服,10～15 g。

三、麦芽

麦芽为禾本科植物大麦的成熟果实经发芽干燥而得。

(一)药理研究

1.抗结肠炎

麦芽中含有富含谷氨酰胺的蛋白质和富含半纤维素的纤维,这些物质对溃疡性结肠炎有治疗作用。

2.肌松

麦芽细根中含有一种毒素白栝楼碱即 p-羟-β-苯乙基三甲铵盐基属于一种快速去极化肌肉松弛剂,既有去极化作用,又能降低肌肉对乙酰胆碱的敏感性,在某些组织上还表现出烟碱样作用。

3.抗衰老

麦芽醇能减轻由活性氧及 H_2O_2 所诱发的溶血,抑制红细胞膜脂质过氧化,使 MDA、脂褐质及亚油酸胆固醇的过氧化物形成减少。

4.抗动脉粥样硬化

麦胚芽能降低血清胆固醇及甘油三酯含量,同时可抑制高脂饮食诱导肝组织胆固醇、甘油三酯过氧化脂质含量的增加。

5.其他作用

调节肠道菌群、降血糖、回乳和催乳、助消化等作用,另外麦芽醇还对缺血所致的血管内皮细胞损伤有保护作用。

(二)性味归经

甘,平。归脾、胃经。

(三)功能主治

消食健胃,回乳消胀。用于食积不消,脘腹饱胀;乳汁郁积,乳房胀痛,回乳断奶。

(四)临床应用

1.单方验方

(1)浅部真菌感染:5％乙醇浸泡麦芽,以浸液备用,每日早晚各搽 1 次,4 周为一个疗程。

(2)乳腺小叶增生症:生麦芽 30～50 g,泡水代茶饮,连续服药 30～90 d,总剂量 1 000～3000 mL,并注意服药期间的情志调节。

2.配伍应用

麦芽配鸡内金:疏肝解郁,健脾消食。用于治疗脾胃虚弱,消化不良,食欲不振,久病及温热病之后,胃气不生,不饥少纳;各种癌肿放化疗后食欲不振等(《施今墨对药》)。

3.鉴别应用

(1)生麦芽、炒麦芽、焦麦芽:生麦芽健脾和胃,疏肝行气,用于脾虚食少、乳汁郁积。炒麦芽行气消食回乳,用于食积不消、妇女断乳。焦麦芽消食化滞,用于食积不消、脘腹胀痛。现代研究认为,麦芽生用、炒用均有回乳作用,故哺乳期妇女忌用麦芽,现已在大多中药文献使用注意中有所记载。

(2)麦芽、谷芽:两者均能消食开胃,皆可用于治疗食积不消、脾虚食少之证,常配伍同用。但麦芽善消面食,消导之力较谷芽强,且能退乳消胀,多用于面食积滞、乳汁郁积不通、回乳断奶。

谷芽消食之力较缓和,善消谷食,能和中补虚,多用于谷食积滞及脾虚食少之证。

（五）用量用法

水煎服,9～15 g,回乳 60～120 g。

四、谷芽

谷芽为禾本科植物粟的成熟果实经发芽干燥而得。

（一）药理研究

谷芽含有的淀粉分解酶能把淀粉分解为单糖,起到健胃、助消化作用,可以开胃、消滞。

（二）性味归经

甘,温。归脾、胃经。

（三）功能主治

消食和中,健脾开胃。用于食积不消,腹胀口臭,脾胃食少。

（四）临床应用

1.单方验方

(1)脾虚久泻,完谷不化:炒谷芽 20 g,大枣 10 枚。水煎服《山西中草药》。

(2)病后脾土不健者:谷芽蒸露,代茶饮(《中国医学大辞典》)。

2.配伍应用

谷芽配鸡内金:疏肝解郁,健脾消食。用于脾胃虚弱,消化不良,食欲不振或久病之后,不饥食少,甚无食欲等。谷芽配砂仁、白术:健脾开胃。用于脾虚食少。如谷神丸(《澹寮方》)。谷芽配麦芽:消食和中,健脾开胃。用于米面薯芋食滞,脘腹饱胀,或脾虚食少等。常相须配伍为用。

3.鉴别应用

生谷芽、炒谷芽、焦谷芽:生谷芽以养胃消食力胜,具有养胃和中、健脾进食、促进食欲之功,用于热病后期、胃中气阴两伤、不思饮食等。炒谷芽健脾消食力强,健脾启运,开胃进食,用于治疗食谷不化、脘腹痞满、饮食减少、大便不实等。焦谷芽和脾止泻力强,善化积食,用治饮食停滞、脘腹胀闷、不饥而恶食等。

（五）用量用法

水煎服,9～15 g。生用长于和中开胃,炒用偏于消食。

五、莱菔子

莱菔子为十字花科植物萝卜的干燥成熟种子。

（一）性味归经

辛、甘,平。归肺、脾、胃经。

（二）功能主治

消食除胀,降气化痰。用于食积气滞,脘腹胀痛,大便秘结,积滞泻痢;喘咳痰多,胸闷食少。

（三）临床应用

1.单方验方

(1)术后腹胀:炒莱菔子 200 g,研成细末,用纱布包成药垫状,置于脐部,再用 TDP 照烤加温,至腹胀缓解。

（2）术后尿潴留：在手术后采用中药莱菔子 5 g 放在神阙穴上,用麝香止痛膏固定,以防止药物外漏。同时,用热水袋热敷,促进药物吸收。8 h 后酌情再用。

（3）崩漏：莱菔子 1 500～2 000 g,用纱布包紧取汁 250～300 mL,加入白糖 30 g,为一次量,搅匀后炖热温服,每日早晚各 1 次。一般服药后 30 min 即见出血减少,1 h 后出血即可停止。

（4）老年习惯性便秘：用炒莱菔子 50 g,加水 500 mL,煎 30 min,取汁分 2 次空腹服,每日 1 剂,7 d 为一个疗程。据病情轻重,可连续重复数个疗程。

（5）退乳：炒莱菔子 30 g,打碎,水煎,分 2 次温服,此为一天量。效果不明显者,可重复使用。

（6）急性湿疹：莱菔子 60 g,置于热砂锅中拌炒 30 min,取出冷却后研末,与适量棉籽油调成糊状,备用。用时取适量莱菔子膏敷在患处,每日 1 次。

2.配伍应用

（1）用于消食除胀。莱菔子配木香：消食导滞,消胀除满。用于食积气滞之胃脘痞满胀痛,嗳气酸腐,腹胀肠鸣,矢气频频等症。莱菔子配山楂：行气除胀,消食化积。用于食滞的胃脘胀、嗳腐吞酸、腹痛泻痢,并常与神曲、麦芽同用。如保和丸（《丹溪心法》）。莱菔子配白术：健脾消食。用于食积气滞兼脾虚者。如大安丸（《丹溪心法》）。

（2）用于降气化痰。莱菔子配苦杏仁：宣肃肺气,化痰化滞。用于痰气不利的咳嗽、气喘、痰多。如治痰嗽方（《丹溪心法》）。莱菔子配白芥子：降气消痰,止咳平喘。用于痰涎壅盛之咳嗽喘逆、痰多胸痞,食少难消等症。如三子养亲汤（《韩氏医通》）。

3.鉴别应用

（1）生莱菔子、炒莱菔子：生莱菔子具有消食除胀、降气化痰之功,涌吐痰涎力强,用于痰涎壅盛、脑卒中口噤等;炒莱菔子药性缓和,有香气,可避免生品服后恶心的不良反应,并长于消食除胀、降气化痰,可用于食积腹胀、恶食嗳腐、脘腹痞满胀痛、痰壅气滞、咳嗽喘逆等。

（2）莱菔子、莱菔叶、地骷髅：三者为同一来源、不同部位,分别为十字花科莱菔的成熟种子（莱菔子）、叶（莱菔叶）、结果植株的根（地骷髅）。莱菔子,味辛、甘,性平,长于消食除胀、降气化痰,用于饮食停滞、脘腹胀痛、大便秘结、积滞泻痢、痰壅喘咳。莱菔叶,味辛、苦,性平,能消食和中、化痰止咳,有生津利气之效,可用于胸膈痞满、食滞不消、噫气呃逆、妇女乳肿、乳汁不通等。地骷髅,味辛、甘,性凉,有化痰消谷、下气宽中、解毒之功,用于食积腹满、痰咳失音、消渴口干。

（四）用量用法

水煎服,4.5～9 g。生用吐风痰,炒用消食下气化痰。

（五）使用注意

不宜与人参同用。

六、鸡内金

鸡内金为雉科动物家鸡的干燥沙囊内壁。

（一）药理研究

鸡内金含有大量蛋白质,不仅能促进胃腺分泌,还能增强胃运动,具有理脾胃、消水谷、去积、止痢、止遗尿的功效。

(二)性味归经

甘,平。归脾、胃、小肠、膀胱经。

(三)功能主治

健胃消食,涩精止遗,化坚消石。用于食积不消,呕吐泻痢,小儿疳积;遗尿,遗精;石淋,胆结石。

(四)临床应用

1.单方验方

(1)遗精:鸡内金18 g,焙干后研末,分6包,早晚各服1包,以热黄酒150 mL冲服(《吉林中草药》)。

(2)遗尿:鸡内金30 g,焙干后,研成细末,分成6小包,每日早晚各1包,温开水送服(《中国民间小单方》)。

(3)多发性肾结石:将鸡内金烤干,研成粉末,用玻璃瓶装好备用。使用时将鸡内金粉15 g倒入杯中,冲300 mL开水,15 min后即可服用。早晨空腹时服,一次服完,然后慢跑,以助结石排出。

(4)扁平疣:鸡内金100 g,白醋300 mL,均装入封口瓶内,浸泡30 h后,用镊子夹住消毒棉球蘸上药液,涂擦患处,每日3次,10 d为一个疗程,不愈者继续用药一个疗程。

(5)胃、十二指肠溃疡:鸡内金(微炒研细末)70 g,蜂蜜500 mL。每次取蜂蜜约25 mL,冲开水适量,吞服鸡内金5 g,每日2次,早晚饭前1 h服。

(6)小儿厌食症:全蝎8 g、鸡内金10 g,共研极细末,装瓶备用。2岁以下每次0.3 g,每日2次。3岁以上每次0.6 g,每日2次,连服4 d为一个疗程,可服2～3个疗程,每个疗程间隔3 d,服药期间禁食生冷油腻食物。

2.配伍应用

(1)用于消食健胃。鸡内金配槟榔:健脾胃、消积滞。用于食积内停之腹痛拒按、食少纳呆、腹泻等症。鸡内金配白术:健脾宽中、消积化滞之功。用于脾胃虚弱,食滞不化所致的脘腹胀满痞闷、纳谷不香、食谷难消之症;且多用于年老、小儿或病后调养。如益脾饼(《医学衷中参西录》)。

(2)用于涩精止遗。鸡内金配菟丝子、桑螵蛸:涩精止遗。用于遗尿。如鸡脞胫散(《太平圣惠方》)。

(3)用于化坚消石。鸡内金配海金沙:通淋化石、清热消积。用于石淋。

3.鉴别应用

(1)生鸡内金、炙鸡内金、醋炙鸡内金:生鸡内金以攻积祛瘀、化石通淋力强,多用于治疗砂石淋证、食滞腹胀。炙鸡内金偏于消食化积、固脬缩尿,多用于治疗饮食停滞、小儿疳积、遗尿及脾虚食少泄泻等症。醋炙鸡内金作用与炙鸡内金相同,但除腥及疏肝助脾作用较前者为强,多用于治疗气郁臌胀。

(2)鸡内金、山楂:两者均有消食导滞的作用,皆可用于食积停滞、胃脘之脘闷腹胀、嗳气吞酸、食少便溏等症,常可相须为用。但鸡内金健脾消食,善消一切宿食积滞,并能化石、通淋、缩泉止遗,适用于砂石淋证、遗尿。山楂善于消肉积,兼能活血化瘀,可用于产后瘀血腹痛、恶露不尽及疝气坠胀疼痛、儿枕痛。

（五）用量用法

水煎服,3～9 g。研末服,每次 1.5～3 g,每日 2～3 次。研末服效果比煎服好。

七、鸡矢藤

鸡矢藤为茜草科植物鸡矢藤或毛鸡矢藤的地上部分及根。

（一）性味归经

甘、苦,微寒。归脾、胃、肝、肺经。

（二）功效主治

消食健胃,化痰止咳,清热解毒,止痛。用于饮食积滞,小儿疳积,热痰咳嗽,热毒泻痢,咽喉肿痛,痈疮疖肿,烫火伤,多种痛证。

（三）临床应用

1.单方验方

(1)气郁胸闷,胃痛:鸡矢藤根一至二两(30～60 g),水煎服(《福建中草药》)。

(2)食积腹泻:鸡矢藤一两(30 g),水煎服(《福建中草药》)。

(3)皮肤溃疡久不收口:鲜鸡矢藤叶或嫩芽适量(视病变范围而定),捣烂搽患处,每次搽 5 min,每日 2～3 次,连用 7 d(《全国中草药汇编》)。

(4)软组织损伤:取鸡矢藤鲜叶捣烂,贴敷患部(压痛点)皮肤上,形成 3～5 mm 厚的药层,然后点燃艾条,实行回旋灸,烘熏至温热深透患部深处,持续约 3～5 min 后,去掉烘干的药层,重新更换上湿药,又如上继续施灸,一般更换湿药 2～3 次即可,每日灸治 1 次,直至痊愈为止。

(5)糖尿病足:足部溃疡给予清创,取鸡矢藤鲜药 200～250 g 洗净(干药用 100 g 先浸泡 1 h),煎煮后去渣加少许盐,将药液盛于干净容器内待凉,温度为 37℃～40℃时,患者有病变的脚浸泡于药液中(将溃疡面全部浸泡于药液中)浸泡时间为 10～15 min。泡脚后患肢自然晾干,再用无菌纱布覆盖溃疡面。每天浸泡 2 次。4 周为一疗程。

(6)麦粒肿:取鲜鸡矢藤 10 g,洗净,加水 300 mL,加盖,煮沸,然后文火煮 10 min,加入豆腐 200 g,再文火煮 10 min,去药渣,即可食用。分早、晚各 1 剂。

(7)慢性阑尾炎:以鸡矢藤、败酱草,鲜品各用 150 g 或者干品各用 60 g 加水煎服,每日 1 剂,分 4 次服,以 10 d 为 1 个疗程。症状及体征消失后,可改为每天适量餐后热饮 1～2 周,以巩固疗效。

2.配伍应用

①用于消食健胃。鸡矢藤配山楂、神曲:消食健胃。用于饮食积滞所致的腹痛、腹泻等证。鸡矢藤配党参、白术:健脾消食。用于脾虚食少,消化不良。②用于化痰止咳。鸡矢藤配瓜蒌皮、枇杷叶:清热化痰,止咳平喘。用于肺热所致的咳嗽,气喘,咳吐黄痰等。③用于清热解毒。鸡矢藤配金银花、黄芩:清热解毒,消肿止痛。用于热毒泻痢,咽喉肿痛,痈疮疖肿等。

（四）用法用量

水煎服,10～15 g,大剂量可用到 30～60 g。外用适量,捣敷或煎水洗。

（五）使用注意

孕妇忌服。服用过量可能会出现头晕。

（杨胜强）

第二十章　泻下药

第一节　攻下药

一、大黄

(一)性味归经

苦,寒。归脾、胃、大肠、肝、心包经。

(二)功效主治

泻下攻积,清热泻火,凉血解毒,逐瘀通经。用于实热便秘,积滞腹痛;血热吐衄,目赤咽肿;热毒疮疡;湿热痢疾,泻痢不爽,湿热黄疸,湿热淋证;妇女产后瘀阻腹痛,瘀血经闭,跌打损伤;外治水火烫伤。

(三)临床应用

1.单方验方

(1)肝性脑病:生大黄粉口服,每次 10 g,每日 3 次,5 d 为一个疗程,不能口服者给予胃管鼻饲。

(2)化疗性静脉炎:敷药前先用 75% 乙醇清洁患部,用麻油将生大黄粉调成糊状,均匀摊在消毒纱布上。纱布大小视患处面积而定。将纱布包敷患处,包扎固定,24 h 换药 1 次。

(3)急性化脓性扁桃体炎:生大黄 9～12 g,以开水 150～200 mL 泡药,待药汤温度降至暖热时缓缓饮服,4～6 h 后若体温未降至正常,可泡服第 2 汁。

(4)胆系感染:大黄 15 g,加水 150 mL,煎 10～15 min,待药凉后空腹服下,每日分 4～6 次服用。根据大便次数酌情调整剂量,大便以每日 5～7 次为宜,5～7 d 为一个疗程。

(5)流行性腮腺炎:生大黄 10～30 g,加入开水 100～300 mL,浸泡 30 min,每日 3 次口服,每次 10～100 mL;发热退后,酌情减量服用,保持大便每日 1～3 次为宜。外用生大黄粉及芒硝粉各等份,取适量米醋调敷患处,每日 2～4 次。

(6)急性乳腺炎:大黄、芒硝各 80 g,研成粉末并混匀,用棉布缝制一个布袋,装入布袋后封口,嘱患者定时排空患乳敷于患处,范围应大于炎症直径 2～3 cm,厚 5 mm,外用纱布和乳罩固定,每日 1 次。

2.配伍应用

(1)用于泻下攻积。大黄配芒硝:泻热导滞,攻下破积。用于胃肠实热积滞,大便秘结,积食不下,腹痛痞满等症;热强便秘,壮热,神昏,谵语,苔黄等症;习惯性便秘;急性肾衰竭;赤鼻久不瘥者。如大承气汤(《伤寒论》)。大黄配荆芥穗:清热通便。用于风秘(由于风搏肺脏,传于大肠,津液干涸所致。症见大便燥结,多见于老年体弱及素患风病者);癃闭,大小便不通,小腹急痛,肛门肿痛;风热疮疖,咽喉肿痛。如倒换散(《赤水玄珠全集》)、荆芥散(《圣济总录》)。大黄配附子:温阳散寒,通腑荡积。用于肾阳衰微、阴寒内盛、寒凝内滞者,症见便秘、腹痛、手足不温、胁下或腰胯偏痛;年老体弱,寒实内结之便秘等症;寒疝、脉弦紧、胁下偏痛发热者。如大黄附子汤(《金匮要略》)。大黄配肉桂:寒热并用,振脾阳通大便。用于习惯性便秘;肝郁多怒,胃郁气逆,以致吐血、衄血;胃脘痛,证属寒热错杂者。如秘红丹(《医学衷中参西录》)。大黄配枳实:泻热除积,利气消痞。用于气滞食停之腹胀便秘、胸腹痞满、舌苔老黄、脉滑而疾;痢疾初起,腹中胀痛,或脘腹胀满,里急后重者。如小承气汤(《伤寒论》)。

(2)用于清热泻火,凉血解毒。大黄配黄芩、栀子:清热泻火。用于火邪上炎所致的目赤、咽喉肿痛、牙龈肿痛等。如凉膈散(《太平惠民和剂局方》)。大黄配黄连、黄芩:清热泻火,凉血止血。用于血热妄行之吐血、衄血、咯血。如泻心汤(《金匮要略》)。

(3)用于活血逐瘀。大黄配桃仁:逐瘀通经。用于妇女瘀血经闭。如桃核承气汤(《伤寒论》)。大黄配土鳖虫:逐瘀止痛。用于妇女产后瘀阻腹痛、恶露不尽者。如下瘀血汤(《金匮要略》)。大黄配当归、红花:化瘀止痛消肿。用于跌打损伤,瘀血肿痛。如复元活血汤(《医学发明》)。

(4)用于清利湿热。大黄配茵陈:清热利湿,前后分消。用于湿热黄疸。如茵陈蒿汤(《伤寒论》)。

(5)其他。大黄配地榆:清热解毒敛疮。研粉麻油调敷用于治疗烧烫伤。大黄配枯矾:解毒敛疮。等份为粉末涂擦患处,治口疮糜烂(《太平圣惠方》)。大黄配硫黄:清热解毒,杀虫止痒。用于肺风粉刺、鼻面疙瘩、酒糟鼻。如颠倒散(《医宗金鉴》)。

3.鉴别应用

(1)生大黄、酒大黄、大黄炭:生大黄泻下力强,故欲攻下者宜生用,入汤剂后下,或用开水泡服,久煎则泻下力减弱。酒大黄泻下力较弱,活血作用较好,宜用于瘀血证。大黄炭则多用于出血证。

(2)大黄、土大黄:两药药名相近,同为蓼科植物的根茎入药,均含蒽醌类衍生物,有泻下、清热、行瘀、解毒作用。但大黄苦寒峻泻,攻积导滞,荡涤肠胃之力比土大黄强。土大黄为蓼科植物钝叶酸模及红丝酸模的根及根茎,味辛、苦,性凉,泻下作用不及大黄的一半,但有较好的清热利湿、解毒杀虫、凉血止血作用,用于治疗鹅掌风、体癣、痈疖肿毒初起热痛、水火烫伤、咯血、吐血、衄血及尿血等,收效良好。

(3)大黄、巴豆:两者均系攻下药,泻下作用峻烈,具有荡涤胃肠宿食积滞、燥屎坚积的作用。但大黄为苦寒沉降之品,峻下实热,荡涤胃肠,为临床荡涤实热、清除燥结、积滞的苦寒攻下药,主要用于热结便秘。巴豆为辛热有毒之品,能荡涤胃肠沉寒痼冷、宿食积滞,主要用于寒积便秘。且大黄尚能泄热凉血、行瘀破积,治疗血热所致的吐血、衄血及血瘀经闭、癥瘕、跌仆损伤等。巴豆尚可祛痰逐饮、利水消肿,可用于治疗臌胀及水肿实证,外用可治疮疡脓成未溃者。

(4)大黄、虎杖:两药同属蓼科植物,性味苦寒,功能清热、泻下、活血、解毒、利湿,均可用治热结便秘、湿热黄疸、瘀阻经闭、跌仆损伤、痈疡肿毒等。然虎杖尚能活血祛瘀以通经,又善清热利湿以退黄,又可用于风湿痹痛、损伤瘀阻、湿热黄疸及淋浊带下等;其解毒之功对于疮肿及毒蛇咬伤,内服外敷均有效;还有清肺化痰止咳的作用,用于肺热咳嗽。大黄则为泻下导滞之要药,药力峻猛,直折火邪,凉血止血效好,这几个方面均远胜虎杖。

(四)用量用法

水煎服,5～15 g。用于泻下宜用生大黄,后下,不宜久煎。外用适量,研末调敷患处。

(五)制剂与成药

1.大黄片

大黄醇提取物。用于急性胰腺炎。口服,每次 3～4.5 g,1～2 h 1 次,每日 6～7 次。待腹痛减轻,尿淀粉酶恢复正常后,逐渐减量至每次 1.5 g,以巩固疗效。

2.大黄浸膏

用于便秘。口服,每次 0.1～0.5 g,每日 3 次。

3.新清宁片

熟大黄,每片 0.3 g,含总蒽醌衍生物不低于 7 mg。用于内结实热,喉肿牙痛,目赤便秘,下痢,感染性炎症,发热等。口服,每次 3～5 片,每日 3 次。

(六)不良反应

服用过量可引起恶心、呕吐、头晕、腹痛、严重腹泻等不良反应;长期服用含蒽醌类泻药可能引起肝硬化和低血钾等电解质紊乱症状。有报道老年患者长期服用(2 年)大黄苏打片,每日 15～21 片,引起严重缺铁性贫血。服用大黄片引起过敏性紫癜及哮喘患者服用大黄苏打片出现皮肤痒疹、红斑、哮喘加重各有个案报道。

(七)使用注意

老年体弱者,应中病即止,勿重剂或久服。因其有攻下、活血功效,故孕妇、月经期应慎服。其泻下成分可从乳汁分泌,故哺乳期应慎服。

二、芒硝

(一)性味归经

咸、苦,寒。归胃、大肠经。

(二)功效主治

泻热通便,润燥软坚,清火消肿。用于实热便秘,大便燥结;咽痛,口疮,目赤及痈疮肿痛。

(三)临床应用

1.单方验方

(1)静脉炎:芒硝50 g、冰片50 g,搅拌均匀,根据疼痛硬结部位大小,用 2 层纱布将药物包好平整放于病变部位,外层再用棉质布料包裹固定好,持续外敷,24 h 换药 1 次。

(2)急性乳腺炎:芒硝60 g、大黄30 g,研碎成粉末,两者混匀,装入布袋后封口,贴敷在乳腺肿块上面,范围应大于肿块直径约 2 cm,药物厚度不应小于 3 mm。如肿块较大,可按大黄和芒硝1∶2 的比例适当增加药物量,用乳罩和绷带固定,24 h 换药 1 次。

(3)痛风:芒硝50 g、生栀子100 g、生黄柏50 g、生大黄50 g、生黄芩50 g、秦艽50 g、独活50 g、威灵仙30 g、汉防己50 g、冰片10 g,研末,以陈醋调敷患处,纱布固定,每日 1 次,1～7 d 为一个疗程。

(4)腮腺炎:芒硝、地龙各等份,共研细末,用米醋拌匀(醋药之比为 2∶1),外敷于患处,每日 4 次,保持湿润,或以开水浸泡 10 min 后用纱布吸湿敷于患处。

(5)胆囊炎:芒硝50 g、冰片5 g 混匀,用一块大小适合的纱布平铺于桌面上,撒上药粉约 1 cm厚,纱布向一面折数层,将薄层面敷于腹部胆囊投影区,用胶布固定,再裹数层纱布,3 d 换药 1 次,3 次为一个疗程。

(6)老年性便秘:萝卜500 g,芒硝、白芍各 20 g,枳实、炙甘草各 10 g,柴胡、桔梗各 6 g,生黄芪、肉苁蓉各 20 g,生白术 50 g,每日 1 剂,每日 3 次,用水 500 mL 先煎炖萝卜 40 min,再取其汤液与芒硝兑服,当大便通即停用芒硝,其余药继用,以巩固疗效,7 d 为一个疗程。

(7)急性胆源性胰腺炎:芒硝 500 g 装入 20 cm×30 cm 纱布袋内,均匀平铺于胰腺体表投影区。6～8 h 后芒硝凝结成块,似板状,需重新更换,一般 8 h 换药 1 次。

2.配伍应用

(1)用于软坚,泻下。芒硝配大黄:泻下攻积。用于实热积滞,大便燥结。如大承气汤、调胃承气汤(《伤寒论》)。芒硝配瓜蒌:清热润燥,通便泻下。用于大便硬结不通,习惯性便秘。芒硝配茯苓:涤痰软坚。用于痰停中脘,流注肢节,两臂疼痛等症。如茯苓丸(《全生指迷方》)。芒硝配甘遂:逐水通便。用于水肿臌胀,大便不通。

(2)用于清热泻火。芒硝配硼砂、冰片:解毒泻火,防腐止痛。用于咽喉红肿,口舌生疮等。如冰硼散(《外科正宗》)。芒硝配白矾:清热燥湿止痒。用于湿疹,荨麻疹等。

3.鉴别应用

(1)朴硝、芒硝、玄明粉:朴硝取原药材除去杂质而成,具有泻热通便、润燥软坚、清火消肿的作用,其泻下作用峻于芒硝、玄明粉,但质地不纯,不宜内服,多作外用。芒硝以朴硝与萝卜共煮重结晶,或用热水溶解、过滤、析出的结晶,可提高其纯度,可以内服,并增强其润燥软坚、消导、下气通便的功效,多用于实热便秘、大便燥结、积滞腹痛、肠痈肿痛。玄明粉(风化硝)为芒硝经风化干燥所得,质地纯净,其泻下作用缓和,但解毒力量较强,多外用于口腔科、眼科疾患。

(2)芒硝、大黄:两者均为泻下药,能治疗实热积滞、大便秘结,常相须为用。但大黄苦寒,泻下力强,有荡涤肠胃之功,为治热结便秘之主药;芒硝咸寒,可软坚泻下,善治燥屎坚结。此外,大黄且有凉血解毒,逐瘀通经之功,可以用于治疗血热吐衄、烧烫伤及妇科、伤科瘀血诸证;而芒硝有清热软坚消肿之力,常用于咽喉肿痛,口舌生疮,乳痈、肠痈初起肿痛。

(四)用量用法

内服,10～15 g,一般不入煎剂,待汤剂煎得后,溶入汤剂中服用。外用适量。

(五)使用注意

孕妇及哺乳期妇女忌用或慎用。

三、番泻叶

(一)性味归经

甘、苦,寒。归大肠经。

(二)功效主治

泻下通便,行水消胀。用于热结便秘,腹腔积液肿胀。

(三)临床应用

1.单方验方

(1)乳腺增生症:番泻叶 4～6 g,加开水约 200 mL 浸泡 15 min 后饮用,每日重复浸泡 4～5 次。月经前 7 d 开始服用,月经期停药,3 个月为一个疗程。

(2)胃肠胀气:番泻叶 10～20 g,儿童、年老体弱者用量酌减,将番泻叶放入 80℃ 左右的 200～300 mL 热水中,加盖浸泡15～20 min后,把药液 1 次服下,嘱患者轻度活动,每日 1 次。服药后稍感肠鸣音增强,或有轻微腹痛,4～8 h 即腹泻,并有大量气体排出或泻下燥屎,随后腹胀减轻。此法在妇女月经期、妊娠期禁用。

(3)老年患者便秘:番泻叶 3 g,代茶饮,每日 1 次。

2.配伍应用

番泻叶配陈皮:通便导滞。用于热结胃肠,腑气不通所致的腹胀食少等症;习惯性便秘(《中药药对大全》)。

番泻叶配牵牛子:攻逐水饮。用于水肿腹胀,二便不利。

3.鉴别应用

番泻叶、芦荟:两者均能泻下通便,治热结便秘。但番泻叶泻下力强,效速,且能行水消胀,治腹腔积液水肿;少量用还能助消化,治食积腹胀。芦荟善清肝、杀虫,治肝经实火诸证、小儿疳积、虫积腹痛;外用还能治癣疮。此外,番泻叶泡水服即效,入煎剂当后下,芦荟则只入丸、散用。

(四)用量用法

煎水服,3～6 g,宜后下;或开水泡服,1.5～3 g。

(五)不良反应

本品轻量应用多无不良反应,用量大(＞20 g)可致腹痛、恶心、呕吐等胃肠道反应,面部麻木、三叉神经分布区有痛觉减退以及头晕、走路不稳等中枢神经系统反应。有报道番泻叶顿服 30 g,1 h 后出现头痛、频繁呕吐、躁动不安、血压升高至 29.2/16 kPa(219/120 mmHg)。番泻叶也能引起过敏反应,表现为全身发冷、胸闷不适、寒战、呼吸困难、口唇发绀、体温上升、皮疹、固定型药疹和瘙痒,甚至出现过敏性休克。

(六)使用注意

本品为苦寒攻下药,同时又易使盆腔充血,故痔疮、月经期、妊娠期及哺乳期者忌用。部分肠梗阻者慎用,完全肠梗阻者禁用。有过敏史者应慎用本品。

四、芦荟

(一)性味归经

苦,寒。归肝、胃、大肠经。

(二)功效主治

泻下通便,清肝热,杀虫。用于热结便秘,烦躁惊痫,小儿疳积;外治癣疮。

(三)临床应用

1.单方验方

(1)复发性口腔溃疡:将新鲜芦荟叶洗净烘干,研成粉末涂在口腔溃疡处,每日 4～6 次,连用 1 周,溃疡面积较大者,可连用 10 d。

(2)扁平疣:用生长期 2 年以上芦荟(美国库拉索芦荟,生长期长者效果好),取其鲜叶,洗净,取叶时叶根部的黄色汁液不要丢弃,每次用刀割取 2～3 cm 鲜叶(也可视病变面积大小而定),洗净皮肤患处,擦干后,将叶片撕开,直接用鲜叶叶肉涂擦数分钟(注意防止叶片表皮划伤皮肤),每日 1 次,治愈为止。如扁平疣表皮较厚,可局部消毒后,用消毒针头刺破扁平疣,再涂搽芦荟,效果更好。

(3)老年痔疮:取新鲜芦荟叶 100 g,削成薄片,加水 2 000 mL,煮沸 5～7 min,然后将药液倒出 100 mL,口服,每日早晚各 1 次,每次 50 mL。余药液待冷却后,用以清洗肛门,早晚各

1 次,大便后要加洗 1 次。10～15 d 为一个疗程。

(4)慢性支气管炎:取生长 3 年以上的厚质芦荟,榨成汁,兑 1/4 量椴树蜜,早晚分服,每次 10 mL,重症酌加,1 个月为一个疗程。

(5)小儿便秘:鲜芦荟外敷(新鲜芦荟 2～3 枚,清水洗净,去针刺,取汁,自内向外擦患儿小腹部内侧 2～3 遍;或把鲜芦荟打碎外敷小腹部,用绷带包扎 1～2 h),联合推拿疗法治疗。

2.配伍应用

(1)用于泻热通便。芦荟配朱砂:清火通便。用于热结便秘,兼见心肝火盛,烦躁失眠者。如更衣丸(《先醒斋医学广笔记》)。

(2)用于清肝火。芦荟配龙胆:清肝泻火,导热下行。用于肝经火盛,便秘溲赤,胁痛惊痫者。如当归龙荟丸(《宣明论方》)。芦荟配天竺黄:清肝化痰,定惊止痉。用于小儿痰热内盛,肝热惊风,症见高热、抽搐、喉间痰鸣者。

(3)用于杀虫。芦荟配使君子:驱蛔杀虫。用于小儿虫疳证。如布袋丸(《补要袖珍小儿方论》)。

(四)用量用法

入丸、散服,每次 1～2 g。外用适量,研末敷患处。

(五)不良反应

本品有泻下作用,其作用部位在结肠和直肠,伴有显著腹痛和盆腔充血。用量过大可引起消化道功能紊乱及肾脏损害,出现恶心、呕吐、呕血、腹痛、腹泻、血便、里急后重,肾脏损伤时可出现少尿、蛋白尿,孕妇可致流产。

(六)使用注意

脾胃虚寒者及孕妇禁用。

(王利霞)

第二节　润下药

一、火麻仁

(一)性味归经

甘,平。归脾、胃、大肠经。

(二)功效主治

润肠通便。用于老人、产妇及体弱津血不足的肠燥便秘证。

(三)临床应用

1.单方验方

(1)慢传输性便秘:玄参、火麻仁、桃仁、炒莱菔子、枳壳、槟榔各 15 g,决明子、生白术各 30 g,大枣 6 枚。每日 1 剂,水煎取汁 400 mL,分 2 次服,10 d 为一个疗程。

(2)老年人慢性便秘:黄芪 20 g、火麻仁 15 g、陈皮 10 g、当归 10 g。每日 1 剂,水煎服,加蜂蜜送服,15 d 为一个疗程。

2. 配伍应用

火麻仁配郁李仁:补虚润肠通便。用于热病后、产后、老年人体虚之阴虚肠燥,大便秘结难下;习惯性便秘(《中药药对大全》)。

火麻仁配瓜蒌仁:润肠通便。用于肠胃燥热,津液不足,大便干结,小便频数。

火麻仁配苏子:养血润燥,顺气通便。用于老年阴血不足、产妇或病后虚弱之肠燥便秘。如麻仁苏子粥(《普济本事方》)。

火麻仁配杏仁:滋润通便。用于肠中津液枯涸,大便秘涩。如五仁丸(《世医得效方》)。

火麻仁配当归:养血润肠,滋阴通便。如润肠丸(《沈氏尊生书》)。

3. 鉴别应用

(1)火麻仁、郁李仁:两者均为植物种仁而善润肠通便,凡年老、体虚、久病及产妇因津血不足所致肠燥便秘即可选用。火麻仁甘平油润,又善补虚。郁李仁则苦降散满,又兼行气、利水消肿,以肠燥兼气滞者用之为宜,还治水肿、脚气,兼便秘者尤佳。

(2)火麻仁、肉苁蓉:两者均有润肠通便作用,皆可用于肠燥便秘,尤以老年便秘最宜。火麻仁滋脾润肠而通便,适用于津枯血虚之肠燥便秘。肉苁蓉滋肾润肠而通便,适用于老年体弱、肾虚津亏之肠燥便秘。另外,肉苁蓉能补肾壮阳、益精补血,常用于肾阳不足、精血亏损之阳痿、遗精、腰膝冷痛、宫冷不孕等。

(四)用量用法

水煎服,9～15 g。打碎入药。

(五)制剂与成药

麻仁胶囊(丸):由火麻仁、苦杏仁、熟大黄、枳实、厚朴、白芍组成。用于肠燥便秘,更适用于老年人无力性便秘、习惯性便秘、痔疮便秘等。口服,胶囊,每次 2～4 粒,早晚各 1 次,或睡前服;水蜜丸,每次 6 g,每日 1～2 次。

二、郁李仁

(一)性味归经

辛、苦、甘,平。归脾、大肠、小肠经。

(二)功效主治

润肠通便,利水消肿。用于肠燥便秘;水肿腹满,脚气水肿,小便不利。

(三)临床应用

1. 单方验方

(1)肛门疾病术后便秘:郁李仁 24 g、秦艽 10 g、当归 10 g、泽泻 10 g、桃仁 15 g、火麻仁 24 g、黄芩 15 g、生地黄 24 g、酒军 35 g、苍术 10 g、枳实 15 g。水煎 2 次混合,每日 1 剂,分 2 次口服。

(2)婴幼儿便秘:北沙参 15 g、麦冬 8 g、广木香 5 g、鸡内金 10 g、神曲 12 g、谷芽 15 g、麦芽 15 g、枳实 8 g、厚朴 8 g、杏仁 6 g、火麻仁 12 g、郁李仁 10 g、生地黄 12 g、阿胶 12 g、胖大海 8 g、甘草 5 g。水煎 2 次混合,小于 3 个月者分 6 次服完,3 个月～1 岁分 4 次服完,1～3 岁分 3 次服完。剩余的药物置冰箱内保存,下次服用前先煮沸。7 d 为一个疗程,可连用 2 个疗程。

(3)老年糖尿病顽固性便秘:桃仁 10 g、杏仁 10 g、柏子仁 10 g、松子仁 10 g、郁李仁 10 g、陈皮 10 g、熟地黄 24 g、山茱萸 12 g、山药 12 g、泽泻 9 g、茯苓 9 g、牡丹皮 9 g。每日 1 剂,水煎早晚 2 次服,2 周为一个疗程。

2.配伍应用

郁李仁配当归、生地黄:养血润肠。用于产后津亏血少,大便秘结。如郁李仁饮(《圣济总录》)。

郁李仁配薏苡仁:利水消肿。用于水肿小便不利,腹满喘促及脚气水肿。

郁李仁配桑白皮、赤小豆:利水消肿。用于水肿胀满,如郁李仁汤(《圣济总录》)。

(四)用量用法

水煎服,6～12 g,打碎入煎。

(五)不良反应

本品含苦杏仁苷、皂苷等,大剂量服食可致中毒。大剂量苦杏仁苷遇酶水解后产生氢氰酸,可致延髓中枢先兴奋后麻痹;皂苷大量应用能破坏红细胞,可造成溶血。

三、蜂蜜

(一)性味归经

甘,平。归肺、脾、大肠经。

(二)功效主治

补中,润燥,止痛,解毒。用于脘腹挛急疼痛,肺虚久咳,肺燥干咳,肠燥便秘;缓解乌头类药毒;外治疮疡不敛,水火烫伤。

(三)临床应用

1.单方验方

(1)咳嗽:生姜 50 g,捣烂挤汁,加蜂蜜 150 g,盛于瓷器中调匀,隔水炖热约 8 min,使药液温度为 60℃～80℃,早晚 2 次分服,连用 2～3 d。以上为成人用量,小儿应酌减。

(2)新生儿红臀:蜂蜜和香油(按 2:1 比例)调制成糊状,加热煮沸约 1 min,待冷却后即可使用。用时将患儿臀部用温水洗净,用纱布或净洁软布轻轻拭干后,用棉签蘸油膏均匀涂于患处。更换尿布时可使用。

(3)急性咽炎:用纱布包裹 10 g 左右的苦丁茶放在茶杯里,用开水冲泡。稍凉后(温度要低于 60℃),加入一汤匙蜂蜜搅拌均匀放凉后,用此水在口中含漱 2～3 min,每天数次,每 5 d 为一个疗程。

2.配伍应用

(1)用于润肠通便。蜂蜜配杏仁:润肺止咳,润肠通便。用于肺燥干咳无痰,胸闷胁痛,咽喉干燥;体虚津伤肠燥便秘。如琼玉膏(《洪氏集验方》)。

(2)用于缓急止痛,解毒。蜂蜜配乌头:散寒缓急止痛。用于寒疝腹痛,手足厥冷。如大乌头煎(《金匮要略》)。

3.鉴别应用

(1)生蜂蜜、炼制蜂蜜:生蜂蜜味甘,性微凉,以滑肠通便、解乌头毒之力为胜,多用于肠燥便秘、乌头中毒或防止乌头中毒。炼制蜂蜜味甘,性微温,以润肺止咳、补中缓急止痛力强,多用于肺燥干咳、中虚胃痛等。

(2)蜂蜜、饴糖:两者均味甘补中,且作用平和,可用于脾胃虚损之证。蜂蜜性平,能润燥通便、润肺止咳,多用于肠燥便秘、肺燥咳嗽;饴糖性微温,能缓急止痛,其滋润滑肠之力不及蜂蜜,多用于虚寒腹痛。

(四)用量用法

煎服或冲服,15~30 g,大剂量 30~60 g。外用适量。本品作栓剂肛内给药,通便效果较口服便捷。

(董 健)

第三节 峻下逐水药

一、甘遂

(一)性味归经

苦,寒;有毒。归肺、肾、大肠经。

(二)功效主治

泻水逐饮,消肿散结。用于水肿,臌胀,胸胁停饮;风痰癫痫;外用治疮痈肿毒。

(三)临床应用

1. 单方验方

(1)肝硬化腹水:甘遂(研末)30 g、茵陈 300 g、黄芪 100 g、当归 50 g、半夏 60 g、陈皮 100 g、白术 100 g、山药 100 g、枸杞子 100 g、桑椹子 100 g、女贞子 100 g、墨旱莲 100 g、猪苓 100 g、茯苓 100 g、泽泻 100 g、车前子 300 g、香附 100 g、郁金 100 g、延胡索 100 g、枳壳 100 g、龟甲 300 g、鳖甲 150 g、炒谷芽 300 g,加饴糖 500 g 制成膏方,早晚各 1 匙,豆浆送服,治疗 1 个月。

(2)慢性支气管炎:用梅花针扣刺双侧肺俞、膏肓俞、心俞、膈俞等穴位;然后取白芥子、细辛各 20 g,延胡索、甘遂各 12 g,研末分 3 次用;再取生姜适量,捣烂、取汁、调和药末;最后将调和好的药末分摊于油纸上,分贴于双侧肺俞、膏肓俞、心俞、膈俞等穴位上,外用胶布固定,4~6 h 后取下。每年夏季治疗,治疗 3 次为一个疗程,每次治疗间隔 10 d。

2. 配伍应用

甘遂配商陆:攻逐水饮。用于各种重症之水肿臌胀,伴二便不利、腹大胀满。

甘遂配半夏:逐水蠲饮。用于水饮内停或小便癃闭之证。症见咳嗽,痰喘,引胸作痛,痰涎清稀,或见面目全身水肿,皮色黄晦,小便不利等。如甘遂半夏汤(《金匮要略》)。

甘遂配牵牛子:泻下利水。用于水肿腹满。如二气汤(《圣济总录》)。

甘遂配京大戟、芫花:攻逐水饮。用于水肿臌胀,胸胁停饮,邪盛而正气未衰者。如十枣汤(《伤寒论》)。

甘遂配小茴香:温肝散寒,消肿散结。用于寒滞肝脉,疝气偏坠,肿胀疼痛。

3. 鉴别应用

(1)生甘遂、醋制甘遂:生甘遂有毒,药力峻烈,临床仅可外用,用于痈疽疮毒、二便不通。醋制甘遂毒性降低,以泻水逐饮力强,内服多用于胸腹积水、痰饮积聚、气逆喘咳、风痰癫痫、二便不利。

（2）甘遂、京大戟、芫花：三者均为有毒之品，都能泄水、逐痰、消肿散结。甘遂泄水之力猛烈，且偏走谷道，行经隧脉络之水湿，多用于水湿壅盛所致的水肿、结胸、留饮等。京大戟泄水之力不及甘遂，且谷道水道分消，偏于泄脏腑之水湿，适用于水湿泛滥机体的水肿喘满、胸腹积水、痰饮结聚及悬饮等。芫花毒性最大，逐胸胁之水湿，多用于饮停胸胁、咳唾引痛、心下痞满等。此外，甘遂尚能破癥瘕积聚，外用可治痈肿疮毒；京大戟能泄热散结，攻毒消肿，又去经络之痰凝，可用于治疗颈项腋间痈疽、瘰疬；芫花尚有解毒杀虫的作用，外用可治疗疮疡、秃疮、疥癣、冻疮。三者入药均须醋制，以降低毒性。

（四）用量用法

内服宜醋制，每次 0.5～1.5 g，多入丸散用。外用适量，宜用生品。

（五）制剂与成药

甘遂浸膏片：每片相当于生药 0.3 g。用于各种水肿，腹胀形气俱实者。口服，每次 1～2 片，每日 2 次。

（六）不良反应

本品对肠黏膜有强烈刺激作用，引起炎症充血及蠕动增加，并有凝聚、溶解红细胞及麻痹呼吸和血管运动中枢的作用。甘遂中毒剂量为 9～15 g，中毒潜伏期为 0.5～2 h，主要为消化道刺激症状，如腹痛、腹泻、水样大便及里急后重。严重者可出现霍乱样米汤状大便、恶心、剧烈呕吐、头痛、头晕、心悸、血压下降、脱水、呼吸困难、谵语、发绀，最后由于呼吸循环衰竭而导致死亡。有个案报道炮制甘遂引起接触性皮炎。

（七）使用注意

生甘遂毒性较大，泻下作用峻猛，只供外用；内服须经醋制后使用，以缓和其毒性，但仍不可过量或久服。年老体弱、孕妇、经期、新产后妇女及有胃肠道疾病者应禁用或慎用。不宜与甘草同用。

二、京大戟

（一）性味归经

苦，寒；有毒。归肺、脾、肾经。

（二）功效主治

泄水逐饮，消肿散结。用于水肿，臌胀，胸胁停饮；痈肿疮毒，瘰疬痰核。

（三）临床应用

1. 单方验方

（1）肝硬化腹水：京大戟制成粉剂，装入胶囊吞服。成人每次 0.6～0.9 g。清晨空腹服，隔日或隔 2 d 服药 1 次。服 7～8 次后停药 1 周。

（2）急、慢性肾炎水肿：京大戟 500 g，食盐 9 g，加水混匀，烘干呈淡黄色，研成细粉，装入胶囊内，每次 0.45～0.6 g(《全国中草药汇编》)。

2. 配伍应用

京大戟配白芥子：祛痰逐饮。用于痰饮停于胸膈，咳喘胸胁满痛者。如控涎丹(《三因方》)。

京大戟配木香：行气泄水逐饮。用于水饮内停，胸腹积水，腹大胀满，小便不利等症。

京大戟配干姜:温阳化湿,攻逐水饮。用于脾肾阳虚所致之臌胀,小便不利,畏寒便溏,舌质淡暗,苔白腻,脉虚缓或沉细。

京大戟配当归、生半夏:消肿散结。治颈间痈疽(《本草汇言》)。

3. 鉴别应用

(1)生京大戟、醋制京大戟:生京大戟泄下力猛,具有解毒疗伤、解毒散结的功效,除体质壮实者外,多外用,治虫蛇咬伤、热毒肿结。醋制京大戟毒性降低,药性缓和,具有逐水退肿、逐痰止咳的作用,可内服,用于水肿壅盛、痰涎留于上焦、咳唾稠黏、喘急背冷及痰迷心窍。

(2)京大戟、红大戟:两者均苦寒有毒,具泄水逐饮,消肿散结作用。京大戟源于大戟科植物,毒性大,泻下逐水力强;红大戟源于茜草科植物,毒小,但消肿散结力强。醋制均可减其毒。

(四)用量用法

内服宜醋制,1.5～3 g,水煎服;入丸散服,每次 1 g。外用适量,生用。

(五)不良反应

本品有强烈的刺激性。鲜品接触皮肤可引起皮炎,生品口服可引起口腔黏膜及咽部肿胀,胃肠黏膜充血水肿,肾功能不良,甚至发生肾衰竭。侵犯中枢神经时,可见眩晕、昏迷、痉挛、瞳孔散大,最后因呼吸麻痹而死亡。

(六)使用注意

本品醋制和配伍大枣可缓和其毒性。体质虚弱者及孕妇忌用。不宜与甘草同用。

三、红大戟

(一)性味归经

苦,寒;有小毒。归肺、脾、肾经。

(二)功效主治

泄水逐饮,消肿散结。用于胸腹积水,二便不利;痈肿疮毒,瘰疬痰核。

(三)临床应用

1. 单方验方

(1)瘰疬:红大戟 90 g,甘遂(制)60 g,白芥子 24 g,麻黄 12 g,生南星、僵蚕、朴硝、藤黄、半夏(姜制)各 48 g。熬膏贴之,膏上掺九一丹少许,未溃者贴此甚效(《中国医学大辞典》引《许楣方》消核膏)。

(2)风火牙痛:红大戟、薄荷各 10 g,生地黄 15 g。煎水待凉后含漱,不咽服。

(3)顽固性皮炎:红大戟 20 g,芫花 10 g,地肤子 15 g,土茯苓 100 g。煎水外洗,每日 1 次。

(4)慢性咽炎:红大戟每次 3 g,放入口中含服,每日 2 次,至症状消失。含服后咽干咽痛、咽喉黏膜充血缓解快,淋巴滤泡消失较慢。

2. 配伍应用

红大戟配生天南星、藤黄:消肿散结。熬膏外用,治瘰疬未溃者。

红大戟配山慈菇:辟秽解毒,泻热逐痰,消肿止痛。用于中暑时疫,外敷疔疮疖肿、虫咬损伤、无名肿毒。如紫金锭(《万氏秘传片玉心书》)。

(四)用量用法

内服宜醋制,1.5～5 g,水煎服;研末服每次 1 g。外用适量,生用捣敷或熬膏贴。

（五）使用注意

孕妇忌服，体虚者慎用。不宜与甘草同用。

四、芫花

（一）性味归经

苦、辛，温；有毒。归肺、脾、肾经。

（二）功效主治

泄水逐饮，祛痰止咳，杀虫疗疮。用于胸胁停饮，水肿，臌胀；咳嗽痰喘，痰饮积聚；外用治头疮，白秃，顽癣，痈肿。

（三）临床应用

1. 单方验方

（1）冻疮：芫花、甘草各 10 g，先用水 2 000 mL 煎煮甘草 5 min 后加入芫花继续煎煮 5 min。待水温降至 40 ℃ 左右时，用以浸洗冻疮部位，每次 20～30 min。每日 2～3 次，3 剂为一个疗程。

（2）牙痛：取新鲜芫花根二层皮 500 g，洗净砸碎，置入容器，倒入开水 600 mL，冷却后装瓶备用，也可加少许白酒以防腐，3～5 d 后即可使用。用棉球或棉签蘸药液放于患牙上 3～5 min。芫花根皮有毒，药液不可咽下。

2. 配伍应用

芫花配枳壳：行气逐饮。用于水肿臌胀。芫花配朱砂：逐水消痰，通血滞而散结。用于疟母弥年，腹胁坚痛，如消癖丸（《仁斋直指方论》）。

芫花配牵牛子：峻下逐水。用于水肿臌胀，二便秘塞。如舟车丸（《古今医统大全》）。

芫花配芥子、京大戟：祛痰逐饮。用于水饮内停，悬饮胸胁引痛，及水肿腹胀实证。如控涎丹（《三因极一病证方论》）。

3. 鉴别应用

生芫花、醋制芫花：生芫花有毒，擅长解毒杀虫，多外敷用于秃疮、头癣等。醋制芫花，毒性减低，增强泄水逐饮作用，多内服用于治疗胸腹积水、水肿胀满、痰饮积聚、气逆喘咳、二便不利。

（四）用量用法

内服宜醋制，1.5～3 g，水煎服。研末吞服，每次 0.6 g，每日 1 次。外用适量。

（五）不良反应

芫花对胃肠道有较强烈的刺激，并可刺激神经系统引起神经症状。内服过量可出现恶心、呕吐、剧烈腹痛、腹泻、头痛、头晕，甚至昏迷，并可延长凝血时间，出现血尿。外用对皮肤有刺激，可引起皮肤充血、发疱。

（六）使用注意

内服用量宜轻，逐渐增加，中病即止，不可久服。严重心脏病、溃疡病、消化道出血及孕妇均应禁服。不宜与甘草同用。

五、商陆

（一）性味归经

苦，寒；有毒。归肺、脾、肾、大肠经。

(二)功效主治

泄下逐水,消肿散结。用于水肿,臌胀,二便不通;外治痈肿疮毒。

(三)临床应用

1.单方验方

(1)精神病:鲜商陆 40～60 g,洗净切细,加开水 40～60 mL,浸泡 1 h,去渣取汁,加白糖适量,空腹 1 次服下,间隔 5 天 1 次,共 2 次。

(2)血小板减少性紫癜:仙鹤草、鸡血藤、白茅根各 50 g,商陆、生地黄、牡丹皮各 30 g,山茱萸 20 g,何首乌、甘草各 15 g,鳖甲、龟板各 10 g,三七 5 g,大黄 3 g。先将商陆用醋制与鳖甲、龟板合并先煎 1 h,加入剩余药,再煎煮 2 次,每次 1 h,然后过滤,将滤液浓缩至 1 000 mL,酌加 0.5% 苯甲酸钠后装 100 mL 塑料瓶中密闭。每日 3 次口服,每次 50 mL,30 d 为一个疗程。

2.配伍应用

(1)用于泻下利水,消肿散结。商陆配槟榔:行气逐水。用于水肿臌胀,气机闭阻者。如疏凿饮子(《严氏济生方》)。商陆配赤小豆:利水消肿。用于水气肿满。如商陆豆方(《圣济总录》)。

(2)用于消肿散结。商陆配苦参:清热消肿散结。用于肿毒痈疮。

3.鉴别应用

(1)生商陆、醋制商陆:生商陆有毒,擅长消肿解毒,多用于外敷痈疽肿毒。醋制商陆毒性减低,以逐水消肿见长,多用于内服治水肿胀满。

(2)商陆、牵牛子:两者均有通泻二便、逐水消肿的作用,皆可用于二便不通、水肿胀满。牵牛子毒性较商陆小,且有导滞消积杀虫的作用,可用于虫积腹痛、宿食不消等。商陆内服毒性大,外用有解毒消肿的作用,可用于痈疽肿毒。

(3)白商陆、红商陆:商品商陆药材分红白两种,唐代苏恭谓"商陆有赤白二种,白者入药用,赤者甚有毒,但贴肿处"。现代毒性研究证明,红商陆较白商陆毒性大一倍。故一般内服用白商陆,红商陆仅供外用。

(四)用量用法

水煎服,5～10 g,宜醋制用,若用生品宜久煎。外用适量,鲜品捣烂或干品研末涂敷。

(五)不良反应

商陆含商陆毒素,对黏膜有刺激性。误服或服用过量易引起中毒,大剂量可致惊厥。一般在服后 20 min 至 3 h 发病。早期有恶心、呕吐、腹痛、腹泻等消化道反应,严重者出现眩晕、头痛、言语不清、躁动不安,甚至血压下降、心跳减慢、呼吸减弱、神志恍惚或昏迷,孕妇有流产的危险。

(六)使用注意

商陆鲜品经煎煮或蒸煮 0.5 h 以上,毒性可大大降低;干品除久煎外,制成蜜丸、蜜浆、乙醇浸膏,其毒性亦均减弱。本品外貌形似人参易误服,须注意。脾虚水肿者及孕妇忌服。

(王利霞)

第二十一章　辛温解表药

一、麻黄

(一)性味归经

辛、微苦,温。归肺、膀胱经。

(二)功效主治

发汗散寒,宣肺平喘,利水消肿。用于风寒感冒,咳嗽气喘,风水水肿。

(三)临床应用

1. 单方验方

(1)变应性鼻炎。加味麻黄附子细辛汤:麻黄5g,制附子10g,细辛3g,黄芪30g,熟地黄10g,防风6g,白术15g,墨旱莲、苍耳子、地龙、鹿角霜各10g,全蝎3g,乌梅10g,每日1剂,水煎分2次服。

(2)老年皮肤干燥症。桂枝二麻黄一汤:桂枝12g、白芍12g、杏仁10g、甘草6g、炙麻黄6g、生姜3片、大枣5枚,每日1剂,10d为一个疗程。

(3)恶性胸腔积液:麻黄、白芥子、熟地黄、生黄芪各30g,干姜3g,附子12g,鹿角胶10g(烊化),桂枝5g。每日1剂,水煎分2次温服。

(4)缓慢性心律失常。加味麻黄附子细辛汤:炙麻黄7g,制附子9g,细辛3g,人参15g,黄芪20g,麦冬10g,五味子10g,桂枝10g,丹参15g。每日1剂,水煎,分2次服。

(5)小儿咳嗽变异性哮喘:射干10g、炙麻黄10g、细辛3g、半夏10g、紫菀15g、款冬花15g、五味子5g、生姜10g、大枣6枚、地龙10g、蝉蜕10g。每日1剂,水煎分2次服。

(6)小儿遗尿症:麻黄,5~7岁3g;8~15岁5g;15岁以上10g。水煎1次,去上沫,每晚睡前顿服。连服1个月。

2. 配伍应用

(1)用于发汗解表。麻黄配桂枝:发汗散寒。用于风寒表实证。症见恶寒、发热、头痛无汗、脉浮紧等。如麻黄汤《伤寒论》。麻黄配薏苡仁:解表祛湿。用于风湿在表证。症见一身尽痛、发热日晡加剧等。如麻杏薏甘汤《金匮要略》。麻黄配葛根:升散发汗,解表祛邪。用于风寒客于肌表,卫气被外邪郁闭所致的发热、无汗、项背强直不适等。如葛根汤《伤寒论》。麻黄配羌活、独活:祛风解表、除湿止痛。用于外感风寒表实证之身痛无汗及风湿痹痛。

(2)用于宣肺平喘。麻黄配杏仁:宣肺解表,止咳平喘。用于感冒风邪。症见鼻塞声重,语音不出,咳嗽胸闷等。如三拗汤《太平惠民和剂局方》。麻黄配生石膏:清肺平喘。用于表邪未解,肺热咳喘。症见发热、喘急、苔黄、脉数等。如麻杏石甘汤《伤寒论》。麻黄配细辛:温肺,化痰止咳。用于寒痰停饮。症见咳嗽气喘,痰多清稀。如小青龙汤《伤寒论》。麻黄配射干:宣肺降气,消痰平喘。用于风寒束表、肺失宣降、痰饮上逆之喘咳气急等症。如射干麻黄汤《伤寒论》。

(3)用于利水消肿。麻黄配赤芍:利水消肿,凉血活血。用于血热夹瘀之小便不利、水肿、尿血,血热所致的衄血、吐血等(《施今墨对药》)。麻黄配白术:发汗解表,散寒祛湿。用于风寒袭表,肺失宣降,水道不通所致的头面眼睑水肿之风水证。如越婢加术汤(《金匮要略》)。麻黄配浮萍:发表宣肺,利水消肿。用于水肿,小便不利兼风热表证。麻黄配车前子:利水消肿,平喘止咳。用于外邪袭肺,肺气郁闭,水道不通所致的发热恶风,头面四肢水肿兼有胸闷气喘、咳嗽痰多者。

3.鉴别应用

(1)生麻黄、蜜炙麻黄、麻黄绒:生麻黄发散力强,多用于风寒表实证及风水水肿。蜜炙麻黄发散力弱,兼有润肺作用,多用于咳喘证。麻黄绒其发散之力缓于生麻黄,适用于体虚及老弱而外感风寒患者。

(2)麻黄、麻黄根:麻黄的药用部位为地上部分的草质茎,具有发汗解表、宣肺平喘、利水消肿的作用。麻黄根的药用部位为根及根茎,其性收涩,具有敛汗固表之功,常用于自汗、盗汗症。

(3)麻黄、桂枝:两者均能解表散寒发汗,用于风寒表证。麻黄发汗解表力强,适用于风寒表实证;桂枝发汗力不及麻黄,外感风寒表实、表虚证皆可用。麻黄且有宣肺平喘、利水消肿的功效,可用于多种原因引起的咳喘及风水、小便不利。桂枝具有温阳化饮、温通经脉的功效,可以治痰饮水湿及寒凝所致的月经不调、风湿痹痛、中焦虚寒等证。

(4)麻黄、香薷:两者均有发汗解表作用。但香薷兼有和中化湿祛暑功能,习称"夏月麻黄",多用于夏季外感风寒,阳气被遏之头痛、形寒、发热无汗及腹痛吐泻。此外,香薷也可治脚气肿痛。麻黄发汗力强,善治风寒表实无汗,又能宣肺平喘,可用于治疗肺气壅遏之咳喘。

(5)麻黄、浮萍:麻黄性温,适用于风寒表证,且能宣肺平喘,用于肺气壅塞的咳嗽气喘证。浮萍性寒,适用于风热表证,且能透疹止痒而治麻疹不透、风疹瘙痒等。

(四)用量用法

水煎服,2～9 g。发汗解表宜生用,体虚及老弱者宜用麻黄绒;止咳平喘多炙用。

(五)制剂与成药

1.麻黄止咳丸

麻黄、甘草、桔梗,按 1:1:2 比例炼蜜为丸。用于支气管哮喘。口服,每次 3～9 g。孕妇及高血压患者忌服,体弱多汗者慎服。

2.气喘冲剂

麻黄、生姜、五味子、炙甘草,按 8:8:1:0.3 比例制成。用于肺寒咳嗽,气喘。每次 5 g,每日 2 次,早、晚开水冲服。心源性气喘、高血压患者忌服。

3.止喘灵注射液

麻黄、洋金花等。用于寒痰伏肺之各型支气管哮喘、喘息性支气管炎。肌内注射,每次 2 mL,每日 2～3 次;7 岁以下儿童酌减,3 岁以下儿童慎用。1～2 周为一个疗程。

(六)不良反应

麻黄常规治疗剂量水煎服,一般无不良反应。但麻黄碱的毒性较大,口服麻黄碱治疗量的 5～10 倍时即可中毒,一般在服药后 30 min 至 2 h 可出现症状,主要表现为交感神经及中枢神经系统兴奋。中毒早期可见烦躁不安、焦虑、谵妄、失眠、心悸气短、头晕震颤、恶心呕吐、血压升高、大量出汗、鼻黏膜干燥、排尿困难、尿潴留、心前区痛、瞳孔散大等。重度中毒者,可见休克、昏迷、呼吸困难、惊厥、心律失常,甚至呼吸衰竭、心室纤颤等。

二、桂枝

(一)性味归经

辛、甘、温。归心、肺、膀胱经。

(二)功效主治

发汗解肌,温通经脉,助阳化气。用于风寒感冒,寒凝血滞诸痛证,痰饮、蓄水证,心悸。

(三)临床应用

1.单方验方

(1)原发性低血压:桂枝、炙甘草为基本方,气虚者加黄芪,血虚者加当归,阴虚者加五味子、麦冬。

(2)颈椎病:以桂枝、白芍、甘草、生姜、大枣、葛根为基本方,按神经根型、交感型、椎动脉型、脊髓型加减,并配合牵引。

(3)糖尿病性疼痛:桂枝 6 g、白芍 10 g、干姜 6 g、苍术 6 g、甘草 5 g、大枣 4 枚。每日 1 剂,水煎服。

(4)糖尿病周围神经病变:桂枝 15 g、白芍 15 g、葛根 25 g、当归 15 g、全蝎(冲服)5 g、生姜 5 g、大枣 3 枚、甘草 5 g。水煎服,每日 1 剂,分 2 次服,连服 30 d。

(5)活动期类风湿关节炎:桂枝 10 g、白芍 20 g、赤芍 30 g、知母 20 g、防风 10 g、黄柏 15 g、薏苡仁 30 g、苍术 15 g、怀牛膝 30 g、忍冬藤 30 g、穿山龙 50 g、地龙 20 g、土茯苓 30 g、甘草 15 g。每日 1 剂,分 2 次服。

2.配伍应用

(1)用于发汗解肌。桂枝配白芍:调和营卫,解肌发表。用于风寒表虚之证。症见发热、恶风、汗出、脉浮缓等。如桂枝汤(《伤寒论》)。桂枝配柴胡:解表退热,透泄少阳。用于风寒表证未解,半里邪热已见之太阳、少阳合病者。如柴胡桂枝干姜汤(《伤寒论》)。桂枝配青蒿:透达调卫,解肌退热。用于无汗之久热不退等症。

(2)用于温经通脉。桂枝配枳实、薤白:温经通阳,理气止痛。用于胸阳不振,心脉瘀阻,胸痹心痛。如枳实薤白桂枝汤(《金匮要略》)。桂枝配牛膝:温中散寒,活血止痛。用于肢节疼痛、血寒闭经诸证。桂枝配当归、吴茱萸:温经散寒,活血止痛。用于血寒瘀阻之经闭腹痛、脉沉紧等。如温经汤(《妇人良方》)。桂枝配附子:温经通脉,散寒祛湿。用于风寒湿痹之肩臂疼痛等。如桂枝附子汤(《金匮要略》)。桂枝配川芎:祛风寒,温经脉,利关节,止痹痛。用于风寒湿痹、胸痹属胸阳闭阻、脉络不通者;痛经、闭经属寒凝经脉者。桂枝配姜黄:温经散寒,活血,通脉止痛。用于风湿痹证,气滞血瘀之痛经、闭经、产后腹痛,跌打损伤之瘀阻肿痛。

(3)用于助阳化气。桂枝配茯苓:温阳化饮,健脾利湿。用于脾阳不运,痰饮眩悸,舌苔白滑,脉弦滑等。如苓桂术甘汤(《金匮要略》)。桂枝配防己:祛风除湿,通阳利水。用于着痹、水肿、脚气。桂枝配甘草、人参:温阳,补心,安神。用于心气不足之心动悸,脉结代。如炙甘草汤(《伤寒论》)。

(四)用量用法

水煎服,3～9 g;大剂量可用至 15～30 g。或入丸、散。

(五)制剂与成药

桂枝茯苓胶囊:由桂枝、茯苓、牡丹皮、芍药、桃仁组成,每粒 0.31 g。活血化瘀,消癥。用于妇人瘀血阻络所致症块、闭经、痛经、产后恶露不尽;子宫肌瘤、慢性盆腔炎包块、卵巢囊肿等。口服,每次 3 粒,每日 3 次。

(六)使用注意

温热病及阳盛阴虚之证,血热妄行所致的血证均忌服。孕妇慎用。

三、紫苏

(一)性味归经

辛,温。归肺、脾经。

(二)功效主治

解表散寒,行气宽中。用于风寒感冒,咳嗽痰多;脾胃气滞,胸闷呕吐;胎气不和,妊娠恶阻;鱼蟹中毒,腹痛吐泻。

(三)临床应用

1.单方验方

(1)慢性原发性肾小球疾病:紫苏叶、蝉蜕、桔梗、薄荷各 15 g,金银花、白茅根各 20 g,僵蚕、地肤子、牛蒡子、玄参、麦冬各 10 g,甘草 6 g。每日 1 剂,水煎,分 2 次服。

(2)慢性胃炎:紫苏、草豆蔻、党参各 15 g,吴茱萸 6 g,黄连、半夏、川楝子、枳实、桔梗、甘草各 10 g,白芍 30 g。每日 1 剂,水煎,分 2 次服。

(3)胆汁反流性胃炎:香附、法半夏各 10 g,紫苏、陈皮各 6 g,甘草 5 g,党参 15 g,黄连 3 g。每日 1 剂,水煎,分 2 次服。

(4)荨麻疹:取新鲜紫苏和新鲜樟树叶各 500 g,洗净加水 5 L,烧开后用小火煎 15 min,将煎液倒入小桶中,先用蒸汽熏浴全身,待水温降至 40℃时,再用煎剂擦洗全身 10 min,每日 1 次,连用 7 d。

2.配伍应用

(1)用于发汗解表。紫苏配广藿香:疏解表邪,化湿理气,和胃止呕。用于外感风寒湿邪而夹有里湿;内伤暑湿之呕吐,及脾胃气滞、湿浊内停。如藿香正气散(《太平惠民和剂局方》)。紫苏配前胡、苦杏仁:轻宣凉燥,理肺止咳。用于外感凉燥证。症见恶寒无汗,咳嗽稀痰,咽干,苔白,脉弦等。如杏苏散(《温病条辨》)。

(2)用于行气宽中。紫苏梗配桔梗:开胸顺气,消胀除满。用于一切气机不畅,以致胸闷不舒,气逆诸证(《施今墨对药》)。紫苏梗配藿香梗:理气宽中,消胀止痛。用于脾胃不和,气机不畅,湿滞中阻。症见胸腹满闷,纳食不化,嗳气呕吐等(《施今墨对药》)。紫苏配黄连:清热和胃,理肺畅中。用于湿热阻困上中二焦,恶心呕吐,胸闷不舒;胃中气滞热郁,胃失和降之胃脘痞满、嗳气、呕恶、不寐、眩晕等;肝胃郁热,胃气上逆所致的妊娠恶阻,胎动不安;外感风寒或脾胃气滞兼见呕恶,腹泻偏有里热者。如苏叶黄连汤(《温热病篇》)。

3.鉴别应用

紫苏、紫苏梗:紫苏用其叶,简称苏叶;紫苏梗为紫苏的茎。紫苏梗的性味虽与苏叶相同,而发汗解表之力较弱,长于理气宽中安胎,适用于气郁食滞、胸腹满闷、胎动不安、恶心呕吐等。而紫苏叶长于发散风寒,解鱼蟹毒,适用于外感风寒表证及鱼蟹中毒。

(四)用量用法

水煎服,5~9 g,不宜久煎。

四、香薷

(一)性味归经

辛,微温。归肺、胃经。

(二)功效主治

发汗解表,和中化湿,利水消肿。用于暑天风寒感冒,兼有脾胃湿阻者,见恶寒发热,头痛无汗,脘腹疼痛,呕吐腹泻;或水肿脚气,小便不利,兼有表证者。

(三)临床应用

1.单方验方

(1)口疮:香薷草液清洗口腔溃疡面,然后含香薷草液并保留 3 min。每天用药 3 次,严重者用药 4 次,一周为一个疗程。

(2)暑湿感冒:香薷 15 g、柴胡 10 g、广藿香 10 g、羌活 10 g、薄荷(后下)8 g、厚朴 10 g、金银花 15 g、板蓝根 15 g、六一散(包)10 g,每日 1 剂,水煎服。

(3)小儿疱疹性咽炎:香薷、佩兰、厚朴各 3 g,金银花、连翘各 5 g,生大黄 2 g(另包),扁豆 6 g,共为粗末,每天 1 剂,年长儿剂量酌加。将上述药倒入保温杯中,加开水 200 mL 左右浸泡 30 min 以上。首次服药 20～30 mL,以后可小量频服。

(4)湿疹:香薷 12 g,天竺黄 10 g,蝉蜕、杭菊花各 10 g,防风 8 g,黄芪、金银花各 15 g,牡丹皮、玄参各 12 g,水牛角 15 g,石决明 10 g,陈皮 6 g。每日 1 剂,水煎,分 2 次服。

2.配伍应用

(1)用于发汗解表、和中化湿。香薷配广藿香、佩兰:祛暑解表,和中化湿。用于夏令外感之头痛身热,呕恶脘闷,腹痛腹泻等。

香薷配厚朴、扁豆:发汗解表,化湿和中。用于暑天贪凉饮冷,风寒感冒兼脾胃湿困,恶寒发热,头痛身重,无汗胸闷,或腹痛吐泻者。如三物香薷饮(《太平惠民和剂局方》)。香薷配白茅根:和中利湿。用于夏日外感之身热头痛,小便赤涩不利。香薷配杏仁:发散表邪,降肺和胃。用于夏月外感寒湿所致的恶寒发热、无汗咳嗽等。

(2)用于利水消肿。香薷配白术:宣肺利水,健脾消肿。用于水气泛滥之小便不利,脚气水肿。如薷术丸(《僧深集方》)。香薷配车前子:和中渗湿,止泻。用于暑热吐泻,烦闷口渴,小便不利。如车前子散(《证治准绳》)。

3.鉴别应用

香薷、广藿香:两者均芳香辛散,具解暑发表、芳化湿浊之功,常相须为用,用于暑季贪凉饮冷而致寒热头痛,呕吐腹泻及湿阻中焦之证。但香薷发汗解表之力较广藿香强,主要用于夏令感暑伤寒,且有利水消肿的作用,也可用于水肿脚气、小便不利。而广藿香善于止呕,治湿郁呕吐,四季皆可使用。

(四)用量用法

水煎服,3～9 g。

五、荆芥

(一)性味归经

辛,微温。归肺、肝经。

(二)功效主治

祛风解表,透疹消疮,止血(炒炭后)。用于外感表证;风疹瘙痒,麻疹不透;疮疡初起兼有表证;吐衄下血。

(三)临床应用

1.单方验方

(1)慢性下肢溃疡:荆芥 20 g、防风 12 g、白芷 12 g、柴胡 6 g、薄荷 12 g、连翘 15 g、黄芩 15 g、黄连 15 g、黄柏 20 g、栀子 15 g、生地黄 15 g、川芎 12 g、枳壳 12 g、黄芪 25 g、甘草 3 g、当归 15 g、白芍 15 g、桔梗 15 g。每日 1 剂。加水 1 500～2 000 mL,煎熬 15 min 后断火。稍后待温,以不烫为宜,将患部置入药液中浸泡 30 min。分泌物多者每天 4～5 次,分泌物少者每天2～3 次,创面干净者每天 2 次,泡后用无菌敷料覆盖创面。若患部不便浸泡者,可用消毒敷料蘸洗及湿敷亦可。治疗以 1 个月为一个疗程。

(2)中重度寻常性痤疮:生地黄 15 g,荆芥、连翘、当归、白芍(或赤芍)、川芎、黄芩、栀子、防风、枳壳、柴胡、白芷、桔梗各 10 g,黄连、薄荷、甘草各 6 g。水煎取汁 300 mL,口服,每日 2 次。

(3)支气管哮喘:荆芥、防风、前胡、柴胡、黄芩各 10 g,炙麻黄 6 g,当归 12 g,川芎、苏子、郁金各 15 g,黄芪 30 g,五味子、补骨脂各 20 g,生甘草 3 g。每日 1 剂,水煎,分 2 次服。

2.配伍应用

(1)用于发表散风。荆芥配防风:发散风寒。用于风寒感冒,风疹瘙痒,荨麻疹。如荆防败毒散(《摄生众妙方》)。荆芥配当归:养血祛风。用于肠风下血,产后外感,产后血虚之风动晕仆等。荆芥配黄芩:解表退热。用于外感风寒,内有郁热,恶寒发热,身痛无汗,口渴烦躁,脉浮紧,或脉浮数(《施今墨对药》)。

(2)用于透疹消疮。荆芥配蝉蜕、薄荷:解表透疹。用于表邪外束,小儿麻疹不透。如透疹汤(《太平惠民和剂局方》)。荆芥配苦参:疏风清热,除湿止痒。用于风疹湿疹。如消风散(《外科正宗》)。荆芥配僵蚕:祛风清热,清肝明目,消肿散结。用于外感风寒,恶寒发热,头痛身痛,鼻塞流涕,咽喉肿痛,目赤口疮。如白僵蚕散(《证治准绳》)。荆芥配胡荽:发汗透疹。用于风寒外束,疹出不畅,或疹出又复隐者。

(3)用于止血。荆芥炭配棕榈炭:固崩止血。用于妇女崩漏、月经过多等。荆芥炭配槐花:凉血止血。用于肠风痔漏下血。

3.鉴别应用

(1)荆芥、荆芥穗、荆芥炭:荆芥为全草入药,荆芥之花穗入药称荆芥穗,荆芥炒炭后入药称荆芥炭。荆芥性较平和,为发表散风之通用药,无论风寒、风热表证均可配伍应用,且能透表消疮。荆芥穗性味功能与荆芥相同,但药力较强,其发汗解表之力大于荆芥。荆芥炭无辛散之性,功专收涩,止血较好。

(2)荆芥、防风:两者皆有祛风解表、止痒的作用,用于外感表证(风寒、风热表证皆可),风疹瘙痒,且常相须为用。但防风偏温而质润,为"风药中之润剂",祛风之力比荆芥强,且能胜湿止痛、止痉,也可用于风湿痹痛、破伤风证等。荆芥性质轻扬宣散,发汗之力比防风强,且有透疹消疮、止血(炒炭后)功效,可用于麻疹不透、疮疡初起及吐衄下血。

(四)用量用法

水煎服,4.5～9 g,不宜久煎。发表、透疹及消疮宜生用,止血宜炒用。

（五）制剂与成药

荆防冲剂：由荆芥、防风、羌活、独活、柴胡、前胡、川芎、枳壳、茯苓、桔梗、甘草组成，制成颗粒冲剂。用于风寒感冒、头痛发热、恶寒身痛、鼻流清涕、咳嗽白痰。亦可用于疮疡初起，肿痛、发热、恶寒者。

（六）不良反应

荆芥内服引起过敏反应，出现上腹不适、腹痛、恶心、呕吐、胸闷、皮肤疼痛、瘙痒、瘀血及皮疹等。口服荆芥后食鱼、虾，也有致敏反应报道。

六、防风

（一）性味归经

辛、甘，微温。归膀胱、肝、脾经。

（二）功效主治

祛风解表，胜湿止痛，止痉。用于外感表证，风疹瘙痒，风湿痹痛，破伤风证，及肝郁侮脾之腹痛泄泻。

（三）临床应用

1. 单方验方

（1）肠易激综合征：白术（土炒）、白芍各 15～20 g，陈皮、防风各 9～12 g，葛根 10～15 g，枳实 6～9 g，木香 7～10 g，甘草 6～10 g 为基本方，治疗肝旺脾虚之肠易激综合征。

（2）寻常性痤疮：防风 15 g、白芷 10 g、桔梗 6 g、桑白皮 10 g、枇杷叶 10 g、黄芩 9 g、白花蛇舌草 15 g、生地黄 12 g、滑石粉 15 g、丹参 15 g、姜半夏 6 g、牡丹皮 10 g。水煎取汁 250 mL，每日 3 次，饭后 0.5 h 口服。

（3）慢性溃疡性结肠炎：防风 10 g、苍术 10 g、白术 10 g、茯苓 10 g、白芍 10 g、党参 15 g、黄芪 30 g、佛手 10 g、肉桂 3 g（后下）、黄连 3 g、田三七 5 g。每日 1 剂，水煎分 2 次口服。

2. 配伍应用

（1）用于发表散风。防风配黄芪：祛风固表。用于表虚腠理不密之自汗盗汗，及卫气不固肌表易于感冒者。如玉屏风散（《医方类聚》）。防风配苦参、荆芥：疏风清热，除湿止痒。用于风疹，湿疹。如消风散（《外科正宗》）。防风配白芷：祛风止痛。用于外感风寒头痛及鼻渊头痛。防风配川芎：祛风止痛。用于外感之头痛身痛等症。防风配羌活：祛风散寒，胜湿止痛。用于风湿在表之偏正头痛，身重关节痛而偏于游走性者。如九味羌活汤（《此事难知》）。防风配大黄、黄芩：表里双解。用于外感风邪，内有蕴热，表里俱实之证。如防风通圣散（《宣明论方》）。防风配菊花：疏清风热。用于风热袭表之恶风、头痛、目痒，风疹。防风配谷精草：疏风明目止痒。用于目生翳膜，视物不清；风邪客于肌表之瘙痒。

（2）用于胜湿止痛。防风配防己：祛风胜湿，利水止痛。用于风寒热痹，全身关节疼痛。防风配乌梢蛇：祛风通络。用于手足缓，不能伸举之行痹。如乌蛇丸（《太平圣惠方》）。防风配秦艽：祛风除湿，通络止痛。用于风寒湿痹，筋脉拘急，肢体麻木等（《中药药对大全》）。

（3）用于止痉。防风配天麻、天南星：祛风定痉。用于破伤风。症见牙关紧闭、角弓反张等。如玉真散（《外科正宗》）。

（4）用于止泻。防风配白术、白芍：补脾柔肝，祛湿止泻。用于肝郁侮脾，腹痛泄泻等。如痛泻要方（《医学正传》）。

3.鉴别应用

防风、羌活:两者皆有祛风解表、除湿的作用。但羌活辛温发散,气味雄烈,善于升散发表,有较强的解表散寒、祛风胜湿、止痛之功,其祛风胜湿之力较防风强,多用于外感风寒表证或风湿表证、风寒湿痹等。防风为"风药中之润剂",以祛风解表为主,虽不长于散寒,但能胜湿、止痛,因其药性甘缓微温不峻烈,故外感风寒、风湿、风热表证均可配伍使用。

(四)用量用法

水煎服,4.5~9 g;或入丸、散。外用适量,煎水熏洗。

(五)不良反应

内服防风可引起过敏反应,停药后即愈。

七、羌活

(一)性味归经

辛、苦,温。归膀胱、肾经。

(二)功效主治

解表散寒,祛风胜湿,止痛。用于风寒感冒,头痛身疼;风寒湿痹,肩臂酸痛。

(三)临床应用

1.单方验方

(1)白癜风:内服九味羌活汤,由羌活、防风、白芷、川芎、生地黄、苍术、黄芩、细辛、甘草组成。外用加减九味羌活汤酊,由羌活 10 g、防风 10 g、白芷 10 g、川芎 10 g、细辛 5 g、红花 5 g组成,加入 200 mL 75%乙醇中浸泡 1 周,过滤备用。每日 2~3 次,外涂白斑区。

(2)偏头痛:川芎 30 g、白芷 12 g、羌活 15 g、藁本 10 g、当归 15 g、白芍 20 g、僵蚕 10 g、蔓荆子 10 g、红花 10 g。随证加减。每日 1 剂,水煎服。15 d 为一个疗程。

(3)肩周炎:羌活、秦艽、木瓜、防风各 10 g,海风藤 30 g,五加皮、川续断各 15 g,细辛 3 g。每日 1 剂。10 d 为一个疗程。

2.配伍应用

(1)用于解表散寒。羌活配细辛、苍术:解表散寒,祛湿止痛。用于外感风寒夹湿,恶寒发热,肌表无汗,头痛项强,肢体酸痛较重者。如九味羌活汤(《此事难知》)。

(2)用于祛风胜湿止痛。羌活配独活、川芎:发散风寒,除湿通痹,活络止痛。用于风寒湿痹,头痛身痛等。如羌活胜湿汤(《内外伤辨惑论》)。羌活配威灵仙:祛风湿,通经络,止痹痛。用于风寒湿痹,尤以上半身痹痛最宜。羌活配当归、姜黄:活血祛风,胜湿止痛。用于风寒湿痹,肩背肢体疼痛,腿脚沉重。如蠲痹汤(《是斋百一选方》)。羌活配川芎、藁本:祛风湿,通瘀滞,止痹痛。用于风寒湿邪侵袭肌表,凝阻脉络之偏正头痛,或一身肢节疼痛、重着酸楚。如羌活芎藁汤(《审视瑶函》)。

3.鉴别应用

羌活、独活:两者皆有祛风胜湿、止痛作用。但羌活性较燥烈,发散力强,长于发散肌表风寒,及偏上半身之风寒湿邪,且可通利关节而止痛,故常用于治疗风寒或风湿在表之头痛、身痛及上半身之风湿痹痛。独活性较和缓,发散力较羌活弱,而胜湿通痹止痛作用较羌活为强,且长于祛下半身风湿,故治疗风湿痹痛而以腰以下为甚者及少阴头痛则用独活为佳。若风寒湿痹,一身尽痛,两者常相须为用。

（四）用量用法

水煎服，3～9 g。

（五）制剂与成药

九味羌活颗粒：由羌活、防风、苍术、细辛、川芎、白芷、黄芩、甘草、地黄组成，制成颗粒剂。用于恶寒发热、无汗、头疼口干、肢体酸痛。1 次 5 g，1 天 2～3 次，温开水冲服。阴虚气弱者慎用。

八、白芷

（一）性味归经

辛，温。归肺、胃、大肠经。

（二）功效主治

解表散寒，祛风止痛，通鼻窍，燥湿止带，消肿排脓。用于风寒感冒，头痛鼻塞；阳明头痛，齿痛，鼻渊，风湿痹痛；白带过多，疮疡肿毒及皮肤风湿瘙痒。

（三）临床应用

1. 单方验方

(1)慢性肠炎：茵陈白芷汤（茵陈、白芷、秦皮、茯苓皮、黄柏、广藿香）为基本方，随症加减，每日 1 次，1 个月为一个疗程。

(2)压疮：取白芷 20 g，放入容器内捣碎，用细纱布过滤后备用，用 0.15% 碘伏彻底消毒压疮部位，再用棉签或棉球蘸取白芷粉涂于患处。

(3)婴儿湿疹、尿布疹：紫草 270 g、白芷 170 g，轧成粗粉，加石蜡油 3 000 g 浸润 24 h，加热至 130℃，维持约 30 min 使白芷至焦黄色为止，两层纱布过滤，去渣，滤液中加入羟苯乙酯 4 g、蜂蜡 800 g 搅拌至全溶，继续搅拌至冷凝即得红臀软膏，每日 3 次，洗净，涂抹。

2. 配伍应用

(1)用于解表散寒。白芷配葛根：发表解肌，退热。用于外感风寒，表邪未解，郁于肌腠化热之恶寒发热、无汗项强、头痛心烦等。白芷配藁本：祛风解表，散寒止痛。用于风寒头痛以巅顶为甚者；妇人湿胜之带下病；湿盛下注之腹痛腹泻。

(2)用于通窍止痛。白芷配苍耳子：通窍止痛。用于鼻渊头痛，时流浊涕。如苍耳子散（《严氏济生方》）。白芷配升麻：清胃火，散风热，止痛。用于阳明头痛，以前额痛甚者及齿痛。白芷配细辛：通窍止痛。用于外感头面疼痛较重者，及眉棱骨痛、齿痛等。如一捻金散（《御药院方》）。白芷配石膏：祛风清火，消肿止痛。用于风热牙痛。如风热散（《仙拈集》）。白芷配僵蚕：祛风止痛，胜湿止带。用于风热上攻，眉棱骨痛；妇人带下；黄褐斑（《施今墨对药》）。

(3)用于燥湿止带。白芷配鹿角霜：温阳燥湿止带。用于寒湿带下等。白芷配黄柏：清热燥湿止带。用于湿热带下。白芷配乌贼骨、血余炭：清热燥湿止带。用于妇人赤白带下。如白芷散（《妇人良方》）。白芷配苍术：健脾燥湿。用于妇人湿浊带下。

(4)用于消肿排脓。白芷配金银花、当归：清热解毒，消肿排脓。用于痈疽初起，红肿疼痛等。如仙方活命饮（《校注妇人良方》）。白芷配黄芩：清热解毒，消肿排脓。用于乳痈、疮肿。

3. 鉴别应用

(1)白芷、细辛：两者均能祛风散寒、通窍止痛。但细辛散寒力强，既散在表之风寒，又除在里之痼冷，且能温肺化饮，可治阳虚外感、寒痰停饮、气逆喘咳。此外，细辛兼能通利关节、开窍醒神、吹鼻取嚏,用于中恶、痰厥之神昏窍闭证。白芷善治眉棱骨痛、风冷牙痛,并能燥湿止带、消肿排脓,又为寒湿带下、风湿瘙痒、痈肿疮毒必用之品。

(2)白芷、羌活:两者均为治疗头痛的常用药,但白芷所治以阳明经头痛(前额部)为主,羌活所治以膀胱经头痛(后枕部)为主。

(四)用量用法

水煎服,3~9 g。外用适量。

(五)不良反应

近年发现,大剂量内服白芷可致恶心、呕吐、头晕、心慌、气短、大量出汗、血压升高、惊厥、烦躁不安、呼吸困难等,严重者,最后因呼吸中枢麻痹而死亡。其毒性成分为白芷毒素、东莨菪素、花椒毒素等。采挖白芷可引起接触性皮炎,症状见皮肤红斑、水肿、水疱、丘疹、渗液、瘙痒、灼痛、胀木感及结膜充血水肿等。在治疗白癜风的过程中,用白芷制剂于局部,如日光照射时间过长,也可产生类似症状。

九、细辛

(一)性味归经

辛,温;有小毒。归肺、肾、心经。

(二)功效主治

祛风散寒,通窍止痛,温肺化饮。用于风寒感冒,阳虚外感;头痛,牙痛,鼻塞,鼻渊,风湿痹痛;寒痰停饮,气逆喘咳。

(三)临床应用

1.单方验方

(1)复发性口腔溃疡:每日取细辛 10 g,加水 100 mL,煎煮 5~10 min,取液 60 mL,分 3 次口含、漱口,每次 10~15 min,吐出,不可吞咽入胃,溃疡面愈合后即可停药,最多用 2 周。

(2)面瘫:取细辛叶适量,用 75% 乙醇浸湿,揉搓成团塞健侧鼻孔,以舒适为度,也可取细辛、冰片等量研末,用纱布裹紧塞健侧鼻孔,治疗脑卒中后遗症、言语謇涩。

(3)慢性咳嗽:麻黄 10 g,附子 15 g(先煎 1.5 h)、细辛 5 g。每天 1 剂,水煎 2 次,混合后分 2 次温服。

(4)变应性鼻炎:生麻黄 3 g、细辛 3 g、制附子 12 g(先煎)、地龙 12 g。舌质淡红、舌苔薄润、无口干咽燥者,加桂枝 6 g、生黄芪 12 g;舌质红、舌苔黄、口干咽燥者,加黄芩 12 g、桑白皮 5 g;舌质暗红者,加赤芍 9 g、丹参 9 g;鼻塞症状明显者加辛夷 9 g(包煎)。

(5)口腔溃疡:细辛适量研末,每次取 2 g,生姜汁调和,外敷脐部,上覆塑料薄膜,胶布固定,观察 4~6 h 揭下,连用 5~7 d。

(6)牙痛:麻黄 5 g、细辛 10 g、制附片 20 g(先煎 1 h),以上 3 味药以文火煎取 300 mL 药汁,分 3 次温服。

(7)偏头痛:川芎 10 g、白芷 10 g、细辛 3 g、桃仁 10 g、红花 10 g、僵蚕 15 g、地龙 20 g、柴胡 10 g、白芍药 15 g。每日 1 剂,水煎 2 次,早晚各服 1 次,每次约 300 mL。10 d 为一个疗程。

2.配伍应用

(1)用于祛风散寒。细辛配独活:祛风散寒,止痛。用于风寒外感波及少阴所致的头痛如劈、痛连齿颊,及外感风寒之肢节疼痛;也可用于寒湿痹痛。细辛配附子、麻黄:助阳解表。用于阳虚外感风寒,发热恶寒,脉沉者。如麻黄附子细辛汤(《伤寒论》)。细辛配松节:温散寒湿,蠲痹止痛。用于历节风,风寒湿痹,寒邪偏胜,疼痛明显者。

(2)用于通窍止痛。细辛配川芎:疏风止痛。用于风邪头痛,或巅顶作痛,恶寒发热,目眩鼻塞。如川芎茶调散(《太平惠民和剂局方》)。细辛配辛夷、苍耳子:疏风通窍。用于风邪犯肺,鼻塞鼻渊,头痛流涕等。细辛配熟地黄:养血补肾,祛风止痛。用于腰部酸重疼痛,转侧不利,劳累或遇凉后加重,属肾虚寒侵,经络不利及血虚头痛。细辛配通草:通经活络,散寒止痛,通气下乳。用于寒凝脉络所致的手足厥冷、乳汁不下及冻疮、痛经等多种疼痛。细辛配黄连:清宣心肾郁火。用于心经旺盛,口舌生疮,疼痛难忍之症;肝火上炎所致耳肿耳聋、目赤畏光;胃火上冲所致齿龈肿痛、口臭牙宣等。

(3)用于温肺化饮。细辛配半夏、干姜:温肺化饮。用于寒饮证。症见喘咳,痰多清稀,舌苔白滑者。如小青龙汤(《伤寒论》)。细辛配茯苓:温肺化饮。用于寒饮咳嗽。症见咳痰量多,清稀色白,舌苔白滑,脉弦滑。如苓甘五味姜辛汤(《金匮要略》)。细辛配五味子:一散一收,化饮止咳。用于风寒感冒或肺寒咳嗽、痰多而稀、不渴,以及肺肾两虚,久咳虚喘。如小青龙汤(《伤寒论》)。

(4)用于通关开窍醒神。细辛配皂荚:通关开窍,醒神。用于中恶或痰厥所致卒然口噤气塞,昏不知人,面色苍白,牙关紧闭。如通关散(《丹溪心法附余》)。

(四)用量用法
水煎服,1～3 g。外用适量。

(五)制剂与成药
1.头风膏

细辛、白芷、薄荷油各等份,制成黑色药膏,每张重1 g。用于风热头痛、产后冒风头痛。加热软化,对贴于两侧太阳穴。

2.细辛皂角栓

细辛、皂角各20 g,蜂蜜200 g,制成长5 cm、直径1 cm的栓剂。用于蛔虫性肠梗阻、便秘等。每次1～2粒,塞入肛门内。

(六)不良反应
服细辛过量中毒,一般在服药40 min至1 h后出现中毒症状,可见头痛、呕吐、出汗、烦躁不安、面赤、呼吸迫促、脉数、颈项强直、瞳孔散大、体温及血压升高;严重者出现牙关紧闭、角弓反张、意识不清、四肢抽搐,最后因呼吸衰竭而死亡。有细辛过量致心律失常和心力衰竭的报道。还有服用超量(8 g)细辛出现重度中毒的病例,经抢救后恢复。

(七)使用注意
细辛毒性成分主要在挥发油部分,故入煎剂煎煮时间不宜太短,可在30 min以上,以便其中挥发油逸去而使毒性下降。研末内服一般宜慎,不宜久服。细辛对肾脏有一定毒性,故肾功能不全者慎用。细辛挥发油中有增强脂质代谢及升高血糖的成分,糖尿病患者应慎用。气虚汗多,阴虚肝阳头痛,肺燥伤阴干咳等忌服。

(董　健)

第二十二章　化湿药

一、广藿香

广藿香为唇形科植物广藿香的地上部分。

(一)药理研究

1.对消化系统的作用

广藿香的水提物、去油水提物和挥发油对离体兔肠自发收缩以及由乙酰胆碱或氯化钡引起的痉挛性收缩均有抑制作用,其中挥发油对乙酰胆碱或氯化钡引起的收缩抑制作用最强。此外,水提物、去油水提物和挥发油均可抑制冰醋酸引起的小鼠内脏绞痛,其中水提物的作用最强。同时,广藿香水提物、挥发油以及去油其他部分均能不同程度地促进消化液的分泌。

2.抗病原微生物

广藿香水提物和挥发油对沙门菌、大肠埃希菌、志贺菌、金黄色葡萄球菌等均有一定抑制作用,对金黄色葡萄球菌的作用明显强于肠道杆菌。广藿香酮和桂皮醛是抗真菌的主要活性成分,广藿香挥发油具有较强的抗疟作用。广藿香中的黄酮类物质具有抗病毒活性,可用于抑制上呼吸道病原体鼻病毒的繁殖增长。广藿香水煎剂在低浓度对钩端螺旋体有抑制作用,高浓度能杀死钩端螺旋体。

3.抗炎、镇痛

广藿香挥发油和水提物灌胃给药,能抑制二甲苯所致的小鼠耳郭肿胀以及醋酸所致的小鼠扭体腹痛,提示广藿香具有一定的抗炎镇痛作用。

4.其他

广藿香还具有镇吐、抑制子宫收缩以及抗毒蛇与蚊虫咬伤等药理作用。β-丁香烯具有平喘、祛痰作用,广藿香酮和丁香酚还有消炎防腐作用,广藿香酸性醇提取物对实验用常见食品污染菌有较强的抑制作用,0.02%的广藿香酮对内服液体药剂具有良好的防腐效果。

(二)性味归经

辛,微温。归肺、脾、胃经。

(三)功效主治

祛暑解表,化湿和胃,止呕。用于湿阻中焦,胸脘痞闷,少食作呕;夏令感冒,寒热头痛,伴呕恶吐泻者;外用治手、足癣。

(四)临床应用

1.单方验方

(1)小儿暑湿发热:柴胡 10 g、广藿香 10 g、枯芩 6 g、连翘 10 g、芦根 10 g、竹茹 5 g、射干 10 g、杏仁 10 g、前胡 10 g、厚朴 10 g、法半夏 10 g、陈皮 10 g、白扁豆 10 g、生甘草 5 g。水煎,每日 1 剂,日服 4～5 次。

(2)外感夹湿型感冒:广藿香 15 g、紫苏 15 g、桂枝 15 g、白芍 15 g、白芷 15 g、茯苓 15 g、川芎 10 g、枳壳 10 g、陈皮 15 g、法半夏 15 g、黄芩 10 g、生姜 3 片、大枣 5 枚、生甘草 10 g。每剂水煎 3 次,所得药液混合共 450 mL,分 3 次服用,3 d 为一个疗程。

(3)骨科术后非感染性发热:广藿香、苍术、半夏、当归各 10 g,陈皮、柴胡、川芎、蔻仁各 6 g,薏苡仁 18 g,黄芪 60 g。每日 1 剂,早晚温服。

(4)缓解海洛因成瘾戒断症状:戒毒期间服藿香正气口服液(10 mL/次,每日 4 次)和刺五加片(4 片/次,每日 2 次)可缓解戒断症状,72 d 为一个疗程。

(5)口臭:口服藿香正气软胶囊,每次 4 粒,每日 3 次,并嘱禁食生冷油腻刺激之物。1 周后症状明显减轻,口臭基本消失,巩固治疗 3 周。

(6)难治性水肿:广藿香 10 g、紫苏 10 g、苏梗 10 g、白芷 10 g、生白术 10 g、茯苓 30 g、陈皮 10 g、大腹皮 10 g、生大黄 5 g、黄连 5 g、黄芩 10 g、泽泻 10 g、滑石(包煎)15 g、阿胶(烊化) 10 g、生甘草 5 g。3 周为一个疗程。

2.配伍应用

(1)用于祛暑解表。广藿香配紫苏:解表化湿,和胃止呕。用于暑月外感风寒,内伤湿滞,恶寒发热,脘痞不舒,恶心呕吐,舌苔黏腻等。如藿香正气散(《太平惠民和剂局方》)。广藿香配白扁豆:解暑和中化湿。用于伤暑吐泻。广藿香配佩兰:化湿解暑。用于暑湿,湿阻中焦等证。

(2)用于化湿和胃、止呕。广藿香配苍术、厚朴:芳香化湿,理气和胃。用于寒湿困脾,脘腹痞闷,少食作呕,神疲体倦。如不换金正气散(《太平惠民和剂局方》)。广藿香配半夏:芳香化湿,和胃止呕。用于湿浊中阻,脾胃不和,头目昏沉,胸脘痞闷,呕恶腹泻。如藿香半夏汤(《太平惠民和剂局方》)。广藿香配陈皮:辟秽化浊,止呕止泻。用于外感暑湿或湿浊内蕴所致的脘闷痞满,食少纳呆,吐泻并作等症。广藿香配砂仁:理气和中,止呕安胎。用于妊娠呕吐及气滞脘闷的胃纳不佳。广藿香配白术:健脾益胃,化湿止泻。用于脾胃虚弱之呕吐泄泻。

(3)用于清热化湿。广藿香配黄连:清热祛湿。用于暑温病或湿热中阻而致的身热不扬,呕吐恶心,胸脘痞闷,下痢不畅,舌苔黄白相间之证。湿重者重用广藿香,热重者重用黄连。广藿香配黄芩、滑石:化浊利湿,清热解毒。用于湿温初起,湿热并重者。如甘露消毒丹(《温热经纬》)。

3.鉴别应用

(1)鲜广藿香、干广藿香:鲜广藿香,燥性微弱,善于清化暑湿之邪而不伤阴,暑月湿热蒸腾之季尤为适宜。干广藿香即广藿香阴干而成,其性辛香疏散,发表而不峻烈;微温芳香,化湿而不燥烈,湿化气行而脾胃和则呕逆自止,为治疗夏伤暑湿、寒热身重、头晕头痛、胸膈满闷、脘腹绞痛、吐泻之佳品,感受暑湿重症尤宜。但辛温发散之性较鲜品强,有伤阴之弊。

(2)广藿香叶、广藿香梗:两者都具有芳香化湿、发表解暑、和中止呕功效。但广藿香叶味辛发散之性较强,长于发表散邪;广藿香梗能宽中畅膈,理气行滞,长于和中止呕。

(3)广藿香、佩兰:两者均芳香入脾胃而善化湿解暑,治湿阻中焦、湿温及暑湿等证常相须为用。广藿香微温,化湿力较强,且善发表,又善治夏月感寒饮冷之阴暑证;还能止呕,治寒湿等所致的恶心呕吐。佩兰性平偏凉,药力平和,又为治脾经湿热之口甜或口苦、多涎之要药。

(4)广藿香、藿香:两者均为唇形科植物广藿香和藿香的地上部分,前者主产于广东、海南、云南等地,后者主产于大江南北,以四川、江苏、湖南等地为主。广藿香别名藿香,藿香别名土藿香、川藿香、苏藿香。因其性味、功效和应用相似,故常两者不分,都以藿香药材名应用于临床。根据药材来源不同,《中国药典》将两者分别单列。从效用而言,一般认为广藿香为优。

(五)用量用法

水煎服,6~10 g;鲜品加倍。或入丸、散。外用适量,煎水洗,治手足癣。

(六)制剂与成药

1.藿香正气水(颗粒、胶囊)

由广藿香、紫苏叶、白芷、白术、陈皮、半夏、厚朴、茯苓、桔梗、甘草、大腹皮、生姜、大枣组成。用于夏日呕吐、腹泻,胃肠型感冒、急性胃肠炎及四时感冒。口服,水剂,每次 5~10 mL,每日 2 次。

2.藿胆丸(片)

由广藿香、猪胆膏组成。用于鼻流腥涕,头胀头痛,鼻塞不通,不闻香臭等。口服,丸剂,每次 3~6 g;片剂,每次 3~4 片,每日 2 次。

二、佩兰

佩兰为菊科植物佩兰的干燥地上部分。

(一)药理研究

1.祛痰

小鼠酚红法试验表明,佩兰挥发油有明显的祛痰作用。

2.抗病毒

挥发油中对-聚伞花素、乙酸橙花醇脂、5-甲基麝香草醚 B_1 等可直接抑制流感病毒。

3.抗炎

佩兰挥发油对巴豆油引起的小鼠耳郭炎症有明显的抑制作用。

4.其他

抗肿瘤、增强免疫等作用。

(二)性味归经

辛,平。归脾、胃、肺经。

(三)功效主治

化湿,解暑。用于湿浊中阻,脘痞呕恶,脾经湿热,口中甜腻,口臭,多涎;暑湿表证或温病初起。

(四)临床应用

1.单方验方

(1)小儿夏季热:丝瓜叶、广藿香、金银花各 3 g,苦瓜叶、佩兰叶各 2 g,白扁豆、麦冬各 6 g,鲜薄荷叶、苇根、太子参各 10 g,鲜荷叶 15 g。将太子参、麦冬、白扁豆三味药加水煎沸5~10 min后再入其他药,沸后再煎 2 min 即可。每日 1 剂,分 2~4 次服。6 d 为一个疗程。

(2)小儿轮状病毒性肠炎:佩兰 6 g、广藿香 6 g、白术 10 g、苍术 6 g、茯苓 10 g、法半夏 6 g、广木香 3 g、厚朴 6 g、薏苡仁 15 g、车前子 6 g、炒川连 3 g、甘草 3 g、生姜 6 g。水煎浓缩至100 mL。小于 6 月龄者每次服 10 mL,6 月至 1 岁者每次 20 mL,1~2 岁者每次服用 30 mL,分早、中、晚 3 次,3 d 为一个疗程。

(3)小儿厌食:佩兰叶 10 g、广藿香 10 g、苏梗 10 g、竹茹 10 g、佛手 10 g、焦三仙 10 g、天花粉 10 g、乌梅 6 g、砂仁 3 g、鸡内金 10 g、荷叶 10 g、生谷芽 10 g、生麦芽 10 g。水煎服用,同时配合捏脊,每日 1 次。2 周为一个疗程。

（4）闭经：佩兰叶 9 g、泽兰叶 9 g、大腹皮 9 g、茯苓块 9 g、川续断 9 g、杜仲炭 12 g、盐橘核 9 g、台乌药 9 g、杭白芍 9 g、香附米 9 g、砂仁米 9 g、丝瓜络 9 g。每日 1 剂,水煎服,12 剂为一个疗程。

2.配伍应用

佩兰配滑石:解暑醒脾,清热利尿。用于夏令暑症。佩兰配砂仁:芳香化湿,醒脾开胃,降逆止呕,用于湿阻气滞,呕恶不食,脘闷苔腻等。佩兰配荷叶:轻清宣透,清热解暑化湿。用于暑湿内蕴之发热头胀、脘闷不饥等。

佩兰配泽兰:芳香化浊,活血利水消肿。用于湿阻血瘀,水肿膨胀,小便不利及外伤肿痛等。佩兰配石菖蒲:芳香开胃,理气和中。用于湿阻中焦及肝胃不和所致的脘闷腹胀,呕恶泄泻,胁痛苔腻等。

（五）用量用法

水煎服,5～10 g。鲜品加倍。

三、苍术

苍术为菊科多年生草本植物茅苍术或北苍术的干燥根茎。

（一）药理研究

1.对消化系统的作用

苍术水煎剂对脾虚泄泻动物能增加体质量,抑制小肠推进运动,提高血清锌、铁含量,降低血清铜含量,还能对抗盐酸盐所致大鼠胃炎及幽门结扎所致大鼠溃疡的形成,抑制胃蛋白酶活力。β-桉叶醇和茅术醇为苍术促进胃肠活动的主要活性成分。

2.抗炎

苍术烯内酯甲可抑制醋酸引起的小鼠血管通透性增加,促使角叉菜胶引起的大鼠足跖肿胀消退。

3.保肝

不同产地苍术提取物对四氯化碳、半乳糖胺所致小鼠肝中毒模型有一定的保肝作用。有效成分为苍术酮、β-桉叶醇。还有研究发现苍术酮对叔丁基过氧化物诱导的 DNA 损伤及大鼠肝细胞毒性有抑制作用。

4.抗肿瘤

苍术挥发油、β-桉叶醇和茅术醇在体外对食管癌细胞有抑制作用,其中以茅术醇作用最强。

5.其他

降血糖、利尿、抑制血小板聚集、抗缺氧、抗菌抗病毒、抗心律失常等作用。

（二）性味归经

辛、苦,温。归脾、胃、肝经。

（三）功效主治

燥湿健脾,祛风散寒,明目。用于湿阻中焦,脘腹胀满,呕恶食少,吐泻乏力;风湿痹证,风寒挟湿感冒;夜盲症。

（四）临床应用

1.单方验方

（1）植物神经功能紊乱:熟地黄 30 g、苍术 45 g、五味子 10 g、炮姜 10 g、厚朴 10 g、茯苓

15 g、黄连 6 g、肉桂 3 g。水煎服,每日 1 剂,2 周为一个疗程。

(2)肠易激综合征:炒苍术(必要时 50 g)、炒党参各 30 g,茯苓、焦六曲各 20 g,木香、台乌药、补骨脂、炒白术、肉豆蔻各 15 g,炮附子、淡干姜、炙甘草各 10 g。水煎服,每日 1 剂,2 周为一个疗程。

(3)妊娠呕吐:陈艾叶(2 年以上)250 g,苍术 50 g,先将苍术研为细末,再将艾叶揉撮成团状,两者混匀,用细麻线(或易燃的薄纸)卷裹成 20~25 cm 长的艾条,直径约为 1.2 cm。取中脘、天突、内关、神门、巨阙、足三里等穴,点燃艾条对准选定的穴位,距皮肤 1 寸上下熏灼,直到所灸穴位皮肤呈潮红色为止。每日 1 次,治疗 3~5 次。

(4)小儿厌食:苍术、白术、山楂、炒谷芽、炒麦芽、六神曲、陈皮各 6 g,鸡内金、胡黄连各 5 g,枳实 3 g。水煎 2 次,约 200 mL,2 岁以内小儿每日分 4~6 次,5 岁以内小儿每日分 3~4 次,口服,每日 1 剂,1 个月为一个疗程,治疗期间停用其他营养、健胃消食药物。

(5)胃下垂:取苍术 15~20 g,煎汤或用滚开水浸泡,每次煎药 2 次或冲泡 2~3 杯。服时慢慢呷饮,像品茶那样,坚持服用 1~3 个月。

(6)过敏性紫癜:苍术 15 g、黄柏 10 g、川牛膝 10 g、薏苡仁 30 g、泽泻 10 g、紫草 15 g、生地黄 30 g、牡丹皮 15 g、赤芍 15 g、草薢 15 g。每天 1 剂,水煎日服 3 次,10 d 为一个疗程。

2.配伍应用

(1)用于燥湿健脾。苍术配厚朴:燥湿运脾,行气和胃。用于湿阻中焦证,症见脘腹胀满、苔厚腻等。如平胃散(《太平惠民和剂局方》)。苍术配白术:燥湿健脾。用于脾胃不健,纳运失常,而见纳差,纳后腹胀,脘闷呕吐等;外湿困脾,气机不利,胸脘满闷,呼吸不畅等;湿气下注肠间,症见腹胀、肠鸣、泄泻等。苍术配神曲:消食健脾。用于食积内停、湿阻脾胃之脘闷腹胀、食欲不振、恶心呕吐、腹泻等症。苍术配茯苓、泽泻:健脾利水。用于脾虚湿聚,水湿内停所致痰饮、水肿。如胃苓汤(《证治准绳》)。苍术配地榆:燥湿、清热、止血。用于大肠湿热所致的痢疾、便血、痔疾下血等。苍术配花椒:温中散寒,燥湿化浊止泻。用于脾胃虚寒,脘腹冷痛,寒湿内蕴,泻久不愈,纳呆,舌苔白滑;妇女下焦虚寒,寒湿带下等。如椒术丸(《普济方》)。苍术配车前子:健脾燥湿。用于妇女带下或泄泻因湿邪导致者。

(2)用于祛风散寒。苍术配羌活、防风:解表祛湿。用于风寒表证挟湿者,症见寒热头痛、肢体一身酸痛。如神术散(《太平惠民和剂局方》)。

(3)用于祛风湿止痹痛。苍术配石膏、知母:祛风湿热,止痹痛。用于湿热痹痛,关节红、肿、热、痛。如白虎加苍术汤(《普济本事方》)。苍术配白芥子:除肌表痰湿,通经络止痛。用于风湿痰郁阻于经络所致的关节疼痛、肢体痿废等。

(4)其他。苍术配黑芝麻:补肝肾明目。用于内外障、青盲、雀目等。苍术配黄柏:清热燥湿。用于湿热下注证,症见筋骨疼痛,或两足痿软,或足膝红肿疼痛,或湿热带下、下部湿疮等。如二妙丸(《丹溪心法》)。苍术配黄柏、牛膝:清热燥湿。用于湿热下注证,症见两脚麻木,或如火烙之热。如三妙丸(《医学正传》)。苍术配黄柏、牛膝、薏苡仁:清热利湿,舒筋壮骨。用于湿热痿证,症见两脚痿软无力。如四妙丸(《成方便读》)。苍术配玄参:敛脾精,降血糖。用于糖尿病、浊淋、膏淋等(《施今墨对药》)。

3.鉴别应用

(1)苍术、白术:两者皆能燥湿健脾,皆可用于脾虚湿阻证。苍术性温而燥,走而不守,功偏燥湿而健脾,适用于湿邪困脾之实证,能治上中下三焦的湿邪。白术性缓不燥,守而不走,偏于益气健脾而除湿,适用于脾胃虚弱之证而夹湿者。苍术能发汗解表,常用于风寒感冒。白术能止汗,常用于治疗表虚自汗。苍术能祛风除湿、明目,常用于治疗风湿痹痛及青盲、雀目等目疾。白术能健脾利水安胎,常用于治疗脾虚水肿及胎动不安等。

(2)生苍术、麸炒苍术、制苍术、炒(焦)苍术:根据临床治疗需要,苍术有不同炮制品。其中,生苍术温燥而辛烈,燥湿、祛风、散寒力强;制苍术功同生品,但经米泔水浸泡后能缓和燥烈之性,降低辛烈温燥之性,增强和胃的功效;麸炒苍术辛性减弱,燥性得以缓和,气变芳香,增强了健脾和胃的作用;焦苍术辛烈之性大减,以固肠止泻为主。

(五)用量用法

水煎服,5～10 g。苍术生用燥性强,临床一般多用燥性缓和的制苍术。

(六)使用注意

阴虚内热,气虚多汗者忌服。

四、厚朴

厚朴为木兰科植物厚朴或凹叶厚朴的干燥干皮、根皮及枝皮。

(一)药理研究

1.对胃肠活动的作用

厚朴挥发油低浓度兴奋家兔、豚鼠、小鼠离体肠管活动,高浓度则抑制。厚朴碱静脉注射使麻醉猫在体小肠张力下降,并可抑制组胺所致大鼠十二指肠痉挛。厚朴生品、姜炙品煎液均可对抗大鼠幽门结扎型溃疡和应激型溃疡,姜炙后抗溃疡作用增强。厚朴酚可抑制应激反应时胃液分泌的增加,并抑制应激反应引起的胃黏膜对胃液抵抗力减弱带来的胃出血。厚朴酚、和厚朴酚有镇吐作用。

2.抗菌、抗病毒

厚朴煎剂在体外对金黄色葡萄球菌、白喉杆菌、枯草杆菌、痢疾杆菌、伤寒杆菌、副伤寒杆菌、大肠埃希菌、绿脓杆菌、肺炎链球菌、百日咳杆菌有抑制作用。厚朴醇提物对致病性皮肤真菌及结核分枝杆菌也有较强的抑制作用。厚朴酚、和厚朴酚、四氢厚朴酚被认为是其有效成分。

3.抑制中枢

小鼠腹腔注射厚朴酚,对脑干网状结构及下丘脑神经通路有抑制作用。和厚朴酚也有中枢抑制作用,是抗焦虑作用的主要成分。β-桉叶醇可减轻小鼠电休克癫痫发作。

4.其他

肌松、抗氧化、抑制血小板聚集、扩张血管、保护心肌、抗溶血、抗动脉粥样硬化、抗癌等作用。

(二)性味归经

苦、辛,温。归脾、胃、肺、大肠经。

(三)功效主治

燥湿消痰,下气除满。用于湿阻中焦,脘痞吐泻;食积气滞,腹胀便秘;痰饮喘咳。

(四)临床应用

1.单方验方

(1)胃轻瘫综合征:法半夏10 g、制厚朴10 g、茯苓10 g、紫苏梗10 g、生甘草3 g。脾胃虚弱加党参 20 g、黄芪 20 g、白术 10 g；肝胃不和加川楝子 10 g、八月札 10 g、佛手片 10 g；中焦瘀热加制香附 10 g、丹参 10 g、蒲公英 30 g、黄连 3 g；胃阴不足加玉竹 10 g、石斛 10 g、南沙参 10 g、麦冬 10 g。上药加水 500 mL，煎成 200 mL，分 2 次口服或由胃管注入，每日 1 剂，分 2 次口服。

（2）十二指肠胃反流：半夏厚朴汤 150 mL，每日 2 次，每 7 d 记录一次病情变化，疗程 4 周。停服其他中西药。

2.配伍应用

（1）用于行气，燥湿。厚朴配干姜：温中化湿，行气消胀。用于急、慢性胃炎、肠炎、消化不良，妇人带下属寒湿气滞者。如厚朴温中汤（《内外伤辨惑论》）。厚朴配白术：健脾燥湿。用于脾虚或寒湿困脾，症见胃脘痞满、呕恶纳呆、纳后腹胀，或便溏泄泻、舌淡胖、苔白滑、脉沉缓。厚朴配泽泻：行气利水。用于湿邪困脾，或脾虚水停、气机不利，症见脘闷腹胀、尿少肿满。厚朴配半夏：燥湿化痰，行气降逆。用于痰气凝结之胸闷咳喘，脘闷腹胀，呃逆呕吐；痰郁互结所致之咽中如有异物，吐之不出，咽之不下，即梅核气。如半夏厚朴汤（《金匮要略》）。厚朴配砂仁：化湿行气和胃。用于湿阻气滞所致的脾胃不和诸证，尤以寒湿气滞多宜。厚朴配豆蔻：化湿行气和胃。用于湿阻中焦及脾胃气滞所致的脘腹胀满、不思饮食等。厚朴配草豆蔻：温中止痛，散寒除湿降逆。用于寒湿困脾所致的脘腹疼痛、呕吐纳呆等。

（2）用于消积除满。厚朴配枳实：破气除满，行痰消痞。临床无论寒热虚实的胸腹胀满、脘腹痞闷、喘满呕逆、大便不通等皆可应用。如厚朴三物汤（《金匮要略》）。厚朴配山楂：行气消食。如食积之嗳气吞酸，脘腹胀满，痞满不舒等。

（3）用于平喘。厚朴配杏仁：宣肺下气，消痰平喘。用于气逆喘咳。如厚朴杏子汤（《伤寒论》）。厚朴配苏子：降气化痰，定喘止咳。用于痰湿内阻，胸闷喘咳。如苏子降气汤（《太平惠民和剂局方》）。

（五）用量用法

水煎服，3～10 g。

五、砂仁

砂仁为姜科植物阳春砂、绿壳砂或海南砂的干燥成熟果实。

（一）药理研究

1.对胃肠运动的作用

阳春砂煎剂可使豚鼠、大鼠小肠收缩加强，加大剂量时对肠管有抑制作用，张力降低，振幅减少。对乙酰胆碱和氯化钡引起的大鼠小肠肠管紧张性、强直性收缩有部分抑制作用。乙酸龙脑酯可抑制番泻叶所致小鼠腹泻、冰醋酸乙酸所致小鼠疼痛和离体家兔小肠平滑肌运动。

2.抗炎、镇痛

乙酸龙脑酯对小鼠热板法致痛的痛阈值有一定程度的提高，对小鼠醋酸致痛引起的扭体次数有明显的降低作用，能抑制二甲苯致小鼠耳郭肿胀。

3.其他

抑制血小板聚集、抗肿瘤等作用。

（二）性味归经

辛，温。归脾、胃、肾经。

（三）功效主治

化湿开胃，温脾止泻，理气安胎。用于湿浊中阻，脘痞不饥；脾胃虚寒，呕吐泄泻；妊娠恶阻，胎动不安。

（四）临床应用

1. 单方验方

治疗腹胀。萎缩性胃炎、胃溃疡、浅表性胃炎出现腹胀属于脾虚气滞证，可用六君子汤加木香、砂仁，一般砂仁(后下)6 g，用药时间不宜太长，5～10 d 为宜。

2. 配伍应用

(1)用于化湿行气。砂仁配豆蔻：行气止痛，芳香化浊，醒脾开胃，和中消食。用于脾胃虚寒，运化失职，湿浊内蕴，气机不畅，以致纳食减少、胸闷不舒、脘腹胀痛、反胃、呕逆等症；小儿胃寒消化不良、吐乳等症(《施今墨对药》)。砂仁配陈皮：理气除湿，和胃畅中。用于湿滞中焦，脾不健运之纳呆、腹泻或胃气不利之嗳气饱闷，甚或呕吐痰涎等。

砂仁配草果：化湿浊，温脾阳，和胃气。用于寒湿困阻中焦，脾胃气机升降不利而见胸脘痞闷、恶心呕吐、腹痛等。砂仁配木香、枳实：行气化滞。用于脾胃气滞，脘腹胀满，不思饮食。如香砂枳术丸(《景岳全书》)。

(2)用于温中止呕止泻。砂仁配干姜：温中止呕止泻。用于脾胃虚寒吐泻。

(3)用于安胎。砂仁配苏梗、白术：化湿行气安胎。用于湿阻气滞，胎动不安。

3. 鉴别应用

(1)砂仁、豆蔻：两者性味相同，功效相近，皆有芳香化湿、行气宽中的作用，均可用于湿阻中焦、脾胃气滞之证。砂仁香气浓郁，温燥之性较强，偏行中下二焦之气滞，适用于脾胃气滞、寒湿郁结之脘腹胀满、呕吐泄泻及妊娠恶阻、胎动不安。豆蔻则芬芳清香，温燥之性较小，兼宣通肺气，偏行中上二焦之气滞，善治噎膈，也常用于寒湿中阻之脘腹胀满、呕吐泄泻及湿温初起之胸闷不畅、身热不扬等。

(2)砂仁、砂仁壳：前者为成熟果实，后者为砂仁之果壳。性味功效两者相似，但砂仁壳温性略减，药力薄弱，适用于脾胃气滞，脘腹胀痛，呕恶食少等症。用量同砂仁。

（五）用量用法

入煎剂，3～6 g，宜后下。

六、豆蔻

豆蔻为姜科植物白豆蔻或爪哇白豆蔻的干燥成熟果实。

（一）药理研究

1. 对消化系统的作用

豆蔻煎剂能促进胃液分泌，兴奋肠管蠕动，驱除肠内积气，并抑制肠内异常发酵，同时还有止呕作用。

2. 抑菌

豆蔻煎剂对痢疾杆菌有抑制作用，挥发油能增强小剂量链霉素对豚鼠实验性结核的治疗作用。

3. 平喘

豆蔻对豚鼠气管平滑肌有松弛作用。

（二）性味归经

辛，温。归肺、脾、胃经。

（三）功效主治

化湿行气，温中止呕。用于湿浊中阻，脘腹胀满，不思饮食；湿温初起，胸闷不饥；胃寒湿阻，气滞呕逆。

（四）临床应用

1. 单方验方

（1）小儿腹泻：柴胡 10 g、黄连 6 g、炒黄芩 10 g、吴茱萸 3 g、白芍 10 g、车前子 10 g、薏苡仁 15 g、茯苓 10 g、豆蔻 10 g、生甘草 3 g。每日 1 剂，水煎服，连服 4 d。

（2）妇产科腹部术后肠功能恢复：豆蔻 10 g，研细末，加水 150 mL 煮沸后，于术后 6 h 即服，每日 2 次，服至患者饮食正常为止。

2. 配伍应用

（1）用于化湿行气。豆蔻配杏仁、薏苡仁：宣畅上中二焦。用于湿温初起，胸闷不饥，头痛身重，午后身热，苔白腻等。如三仁汤（《温病条辨》）。

豆蔻配陈皮：理气健脾。用于脾胃虚弱，湿浊瘀滞的胸腹满闷、泛恶纳呆、吐泻。豆蔻配党参、白术：理气健脾。用于脾胃虚弱，湿阻气滞的胸腹虚胀、食少无力者。如白豆蔻丸（《太平圣惠方》）。

（2）用于温中止呕。豆蔻配广藿香、半夏：行气宽中，温胃止呕。用于寒湿阻滞所致胃脘胀满，气滞呕吐。如白豆蔻汤（《沈氏尊生书》）。豆蔻配丁香：温中行气，和胃降逆。用于寒凝气滞之胃脘疼痛、呕吐呃逆等症。

3. 鉴别应用

（1）豆蔻、草豆蔻：两者均属辛温，有化湿散寒止呕的作用，皆可用于寒湿中阻之证。豆蔻芳香气清，长于行气温中化湿，尤善行中上二焦之气滞，常用于寒湿中阻之脘腹胀满、呕吐泄泻、噎膈及湿温初起之胸闷不畅、身热不扬等。草豆蔻辛温燥烈之性甚于豆蔻，长于燥湿化浊，适用于中焦寒湿郁结之脘腹胀闷、胃脘冷痛、气逆呕吐等。

（2）豆蔻、肉豆蔻：两者均有温中行气的作用，皆可用于治疗中焦虚寒气滞之脘腹胀满、呕吐泄泻。肉豆蔻固摄力强，能涩肠止泻，多用于脾胃虚弱之久泻不止及脾肾阳虚之五更泄泻。豆蔻则行气止呕力强，兼能化湿和胃，多用于中焦湿阻气滞、腹胀、纳呆等症，也可用于湿温初起之证。

（3）豆蔻、红豆蔻：豆蔻为姜科植物白豆蔻或爪哇白豆蔻的成熟果实，红豆蔻为姜科植物大高良姜的果实。性味功效相似，均能化湿行气，温中散寒。用于寒湿阻滞，脾胃气滞引起的脘腹冷痛，消化不良，呕吐等症。但红豆蔻温燥之性较豆蔻为甚，多服易伤阴动火。用量3～6 g，入煎剂，后下。

（五）用量用法

水煎服，3～6 g，宜后下。研末适量，入丸、散剂。

（六）使用注意

阴虚、血燥者忌服。

七、草豆蔻

草豆蔻为姜科植物草豆蔻的干燥近成熟种子。

（一）药理研究

1. 对消化系统的作用

草豆蔻煎剂对离体豚鼠肠管低浓度兴奋,高浓度则为抑制作用。挥发油对离体肠管起抑制作用。水浸出物不刺激狗胃酸分泌,但能增加胃蛋白酶活性。

2. 抑菌

草豆蔻煎剂在试管内对金黄色葡萄球菌、痢疾杆菌及大肠埃希菌有抑制作用。

（二）性味归经

辛,温。归脾、胃经。

（三）功效主治

燥湿行气,温中止呕。用于寒湿中阻,脘腹胀满、冷痛,不思饮食;寒湿呕逆,腹痛泄泻。

（四）临床应用

1. 单方验方

（1）功能性消化不良:枳实、党参各 15 g,白术、茯苓、白芍各 30 g,麦芽 20 g,柴胡、陈皮、法半夏、石菖蒲、草豆蔻、甘草各 10 g。每日 1 剂,水煎分两次口服,每次 200 mL。4 周为一个疗程。

（2）顽固性呃逆:柴胡、白芍各 9 g,山药、赭石、苏子各 30 g,党参、半夏、草豆蔻、炒麦芽各 15 g,枳实 20 g,甘草 6 g。水煎服,每日 1 剂,连服 7 剂。

（3）高胆红素血症:茵陈 1 500 g、蒲公英 1 500 g、茯苓 900 g、泽泻 900 g、白术 900 g、车前子 600 g、草豆蔻 600 g。制成总量 2 000 mL,摇匀、过滤、分装、灭菌即得。水煎服之,儿童每日 2 次,每次10 mL,1 岁以下酌减。

（4）恙虫病:柴胡 18 g、黄芩 15 g、半夏 15 g、党参 15 g、黄连 10 g、连翘 18 g、夏枯草 15 g、大黄 6 g、羌活 15 g、独活 15 g、草豆蔻 18 g、青蒿 18 g、大枣 10 g、生姜 15 g。小儿剂量减半,每日 1 剂,开水浸泡 30 min 煎沸即可,大便干结者大黄可酌情加量。服用 3～9 d。

2. 配伍应用

草豆蔻配半夏:燥湿化浊,行气消胀。用于脾胃寒湿偏重,气机不畅所致的脘腹胀满,不思饮食等。如豆蔻汤（《圣济总录》）。

草豆蔻配厚朴、干姜:温中散寒,化湿行气。用于寒湿瘀滞中焦的脘腹冷痛,恶心呕吐。如厚朴温中汤（《内外伤病辨惑论》）。草豆蔻配白术:温脾和胃。用于湿困脾胃或脾虚湿盛所致的纳呆不食、呕吐泄泻、脘痞或痛等。草豆蔻配吴茱萸:散寒止痛。用于脾胃气滞,寒湿郁阻的腹痛、呕泻。草豆蔻配肉桂、高良姜:温中散寒,降逆止呕。用于寒湿困脾所致的脘腹疼痛、呕吐纳呆等。如草豆蔻散（《博济方》）。

3. 鉴别应用

（1）用草豆蔻、炒草豆蔻、姜制草豆蔻:草豆蔻生品散寒祛湿、理气开郁较强,常用于寒湿中阻所致的胸腹胀满、食欲不振、呕吐或腹痛泄泻等。草豆蔻炒制后辛香走散作用减弱,偏于温暖脾胃,常用于治疗虚寒泄泻。草豆蔻姜制后偏于温中止呕,适用于胃寒呕吐。

（2）草豆蔻、草果:两者性味皆辛温,都有健脾、燥湿、温中之功,用于寒湿内阻之脘腹胀满、恶心呕吐。草果偏于除湿祛寒、除瘴截疟,多用于疟疾、瘟疫初起。草豆蔻偏于温中调胃、止呕消胀,多用于寒湿困脾之脘腹胀满、呕吐等。

（五）用量用法

水煎服,3～6 g,宜后下。

八、草果

草果为姜科植物草果的干燥成熟果实。

（一）药理研究

1.对消化系统的作用

草果可拮抗由冰醋酸引起的小鼠腹痛,拮抗肾上腺素引起的回肠运动抑制和乙酰胆碱引起的回肠痉挛。草果提取物混悬液对消炎痛(吲哚美辛)、利血平引起的胃溃疡有明显的抑制作用。

2.其他

草果精油中的 1,8-桉油素具有驱风、镇静、抗菌、抗病毒、杀灭寄生虫及发汗作用。柠檬醛、α-蒎烯等具有平喘、祛痰、抑菌的作用。樟脑具有刺激神经,使头脑清醒灵活的作用。α-松油醇、香叶醇、橙花叔醇等有明显的镇静、抗菌作用。

（二）性味归经

辛,温。归脾、胃经。

（三）功效主治

燥湿温中,除痰截疟。用于寒湿内阻,脘腹胀痛,痞满呕吐;疟疾寒热。

（四）临床应用

1.单方验方

(1)剖宫产术后腹胀:草果 50 g,加冷水 200 mL,浸泡 30 min,煮沸 15 min 后口服。

(2)便秘:草果、枳实、郁金、石菖蒲各 10 g,冬瓜仁、薏苡仁各 30 g,海浮石、肉苁蓉各 20 g,全瓜蒌 60 g,生干姜 2 g,浙贝母 15 g,蚕沙(另包)12 g。每日 1 剂,水煎服。7 d 为一个疗程。

2.配伍应用

(1)用于燥湿温中。草果配吴茱萸、砂仁:燥湿利气,温中止呕。用于寒湿中阻,脘腹冷痛,呕吐泄泻。

(2)用于除痰截疟。草果配常山、槟榔:化浊截疟。用于疟疾寒湿偏盛者。如草果饮(《慈幼新书》)。

3.鉴别应用

炒草果、姜草果:炒草果长于除痰截疟,散邪外出,多用于治疗疟疾,瘟疫初起。姜草果燥烈之性缓和,温中祛寒止痛、止呕力强,多用于寒湿阻滞脾胃之脘腹胀满、呕吐食少等症。

（五）用量用法

水煎服,3～6 g。去壳取仁捣碎用。

（六）使用注意

气虚血少及素体阴虚者慎用。

(时淑芳)

第二十三章　平抑肝阳药

一、石决明

(一)性味归经

咸,寒。归肝经。

(二)功效主治

平肝潜阳,清肝明目。用于肝阳上亢,头晕目眩;目赤翳障,视物昏花;煅石决明可用于胃酸过多之胃脘疼痛,外伤出血等。

(三)临床应用

1. 单方验方

(1)局部皮肤破损:将石决明剥去肉,将贝壳洗净晒干,放在火炉中烘烤,然后将其研成粉末备用。使用时可直接将其涂于患处,纱布覆盖包扎固定,2～3 d换药1次,10 d为一个疗程。本品适用于未裸露肌腱、骨质或肌腱骨质存在有血运膜覆盖的各种皮肤破损。

(2)烧烫伤:石决明100 g,洗净晒干,研细末,过滤去渣,撒于已清理之创面上,勿包扎,每隔12 h重复用药1次。

2. 配伍应用

(1)用于平肝潜阳。石决明配天麻、钩藤:平肝潜阳息风。用于肝阳偏亢,肝风上扰之眩晕头痛、失眠等。如天麻钩藤饮(《中医内科杂病证治新义》)。石决明配牡蛎、生地黄、白芍:滋阴平肝潜阳。用于肝肾阴虚,肝阳上亢之眩晕头痛,急躁易怒,心烦不安。如阿胶鸡子黄汤(《通俗伤寒论》)。石决明配磁石:滋肾平肝潜阳。用于肝肾阴虚,肝阳上亢之头晕、目眩、头痛、耳鸣耳聋、失眠多梦。如施今墨用其治高血压病(《施今墨对药》)。石决明配紫石英:平肝降逆。用于肝阳上亢之头晕头痛、头胀、失眠等(《中药药对大全》)。

(2)用于清肝明目。石决明配菊花、决明子:清肝明目。用于肝火目赤疼痛,双目红肿,畏光流泪,目眵增多,视物昏花等。如石决明散(《圣济总录》)。石决明配熟地、菟丝子:补肝肾明目。用于肝虚血弱,目久昏暗。如石决明丸(《圣济总录》)。石决明配女贞子:滋阴平肝。用于肝肾阴虚发热,眩晕,头痛耳鸣,腰膝酸软,目暗不明等。

3. 鉴别应用

石决明、决明子:两者均有清肝明目功效,皆可用治目赤肿痛、翳障等偏于肝热者。然石决明咸寒质重,尚有凉肝镇惊,滋养肝阴功效,无论实证、虚证之目疾均可应用,尤宜用于血虚肝热之畏光、目暗、青盲等。决明子苦寒,功偏清泻肝火而明目,常用于肝经实火之目赤肿痛。

(四)用量用法

水煎服,3～15 g,打碎先煎。或入丸、散剂。平肝清肝宜生用,外用点眼宜煅用,水飞。

(五)使用注意

脾胃虚寒者及孕妇慎用。

二、珍珠母

(一)性味归经

咸,寒。归肝、心经。

(二)功效主治

平肝潜阳,清肝明目,镇惊安神。用于肝阳上亢,头晕目眩;惊悸失眠,心神不宁;目赤翳障,视物昏花;外用能燥湿收敛,治湿疮瘙痒、溃疡久不收口、口疮等。

(三)临床应用

1. 单方验方

(1)过敏性皮炎:将珍珠母粉 20 g、冰片 2 g,共研细末。对有渗液的创面可直接将药粉撒上,对干燥的创面,可加甘油调匀,涂在皮损表面,每日 2～3 次,3～5 d 可以治愈。无不良反应。

(2)压疮:用生理盐水清洗局部,彻底清创后以珍珠母油膏(主要成分有珍珠母、茶油)均匀涂于创面,然后覆盖无菌纱布,每天换药 2～3 次,每 2 h 翻身一次,尽量避免创面受压。

2. 配伍应用

(1)用于平肝潜阳。珍珠母配生地黄、龙齿:滋阴平肝潜阳。用于肾阴不足,肝阳上亢之头痛、眩晕、耳鸣、心悸失眠等。如甲乙归藏汤(《医醇剩义》)。珍珠母配白芍:补血柔肝,平肝潜阳。用于肝血不足,肝阴亏损,肝阳上亢,头晕目眩,胁肋疼痛,四肢拘挛等。

(2)用于清肝明目。珍珠母配菊花、夏枯草:清肝平肝明目。用于治疗肝阳上亢并有肝热之急躁易怒,头痛眩晕,目赤肿痛。

(3)用于镇惊安神。珍珠母配朱砂、琥珀:镇惊安神。用于心悸失眠,心神不宁。如珍珠母丸(《普济本事方》)。珍珠母配酸枣仁:养心安神,镇心定惊。用于治疗虚烦不眠,惊悸多梦。珍珠母配胆南星、天麻:清热化痰,息风止痉。用于癫痫,惊风抽搐等。

3. 鉴别应用

(1)珍珠母、石决明:两者皆为介类咸寒之品(泛指以动物甲壳或贝壳入药的药物,称介类药物),入肝经,均能平肝潜阳,清肝明目,对于肝经有热、肝阳上亢之头晕头痛、耳鸣、目赤肿痛、目生翳膜等,均可用之。

然珍珠母尚入心经,有类似珍珠之镇惊安神之效,故失眠、烦躁、心神不宁等神志病常用之;而石决明清肝潜阳之中又有滋阴养肝之功,故血虚肝热之畏光、目暗、青盲等目疾,或阴虚阳亢之眩晕、耳鸣等,用之尤为适宜。

(2)珍珠母、珍珠:两者出于同源不同入药部位。前者为贝类动物的贝壳的珍珠层,后者为贝类动物外套膜结缔组织受刺激形成的珍珠囊,不断分泌珍珠质产生的颗粒。两者均有清肝明目,镇心安神功能,用于肝热所致目赤翳障及惊悸失眠,心神不宁等症。但珍珠母长于平肝潜阳,治疗肝阳上亢,头晕目眩。珍珠长于镇心安神,治疗惊悸怔忡,烦躁失眠等症。多入丸、散,不入汤剂。研末冲服,每次 0.3～0.6 g。外用,研细末干撒、点眼、吹口腔咽喉,治疗口疳、舌疮、喉痹、疮疡疮口不敛、目赤肿痛、目生翳障等。

(四)用量用法

水煎服,10～30 g,宜打碎先煎。或入丸、散剂服。外用适量,研末外敷或水飞极细粉点眼。

（五）制剂与成药

1. 珠层片

珍珠层粉制成,每片 0.25 g。用于小儿智能发育不全,亦可作为癫痫、神经衰弱等症辅助治疗。口服,每次每岁 1～2 片,每日 3 次。

2. 珍珠层注射液

2 mL 含总氮量 1.4 mg。用于肝炎、神经衰弱、小儿发热、支气管炎等。肌内注射,每次 2 mL,每日 2 次。儿童酌减。

（六）使用注意

脾胃虚寒者及孕妇慎用。

三、牡蛎

（一）性味归经

咸、涩,微寒。归肝、胆、肾经。

（二）功效主治

平肝潜阳,镇惊安神,软坚散结;煅用收敛固涩,制酸。用于肝阳上亢,头目眩晕;心神不安,惊悸失眠;痰核、瘿瘤、瘰疬,症瘕积聚;自汗、盗汗、遗精、滑精、遗尿、尿频、崩漏、带下等滑脱诸证及胃痛泛酸。

（三）临床应用

1. 单方验方

(1)早期慢性肾功能不全:生大黄 15 g、煅牡蛎 30 g、蒲公英 30 g 等。取中药煎汁100 mL,待药液温度降至 39℃～41℃,行高位保留灌肠每日 1 次,15 d 为一个疗程。治疗期间给予优质低蛋白、低盐、低磷饮食,降压、降血糖等常规治疗。

(2)高脂血症:用牡蛎提取物金牡蛎胶囊治疗高脂血症,视病情而定,每次 2 粒,每日 2～3 次,服用 1～2 周,自觉症状(头晕、疲乏、胸闷、心悸、食欲缺乏)改善者,连续服药 48～60 d。

(3)糖尿病:金牡蛎胶囊,每次 2 粒,每天 3 次,饭前 0.5 h 服用。同时配合饮食控制。

2. 配伍应用

(1)用于平肝潜阳。牡蛎配龟板:滋阴潜阳,息风止痉。用于阴虚阳亢之头目眩晕、烦躁、心悸失眠,以及热病伤阴,肝风内动之痉挛抽搐。如镇肝息风汤(《医学衷中参西录》)。牡蛎配鳖甲:滋阴潜阳,软坚散结,滋阴固涩。用于阴虚阳亢之头目眩晕,烦躁,心悸失眠,以及热病伤阴,肝风内动之痉挛抽搐;症瘕积聚;还可治疗妇人崩中漏下。如大定风珠(《温病条辨》)。牡蛎配葛根:活血散瘀,镇静降压。用于治疗高血压病,表现为肝阳上亢之头晕目眩,心悸怔忡,烦闷失眠。如吕景山经验(《施今墨对药》)。

(2)用于镇惊安神。牡蛎配龙骨:镇惊安神。用于心神不安,惊悸怔忡,失眠多梦等。如桂枝甘草龙骨牡蛎汤(《伤寒论》)。

(3)用于软坚散结。牡蛎配浙贝母、玄参:清热化痰,软坚散结。用于痰火郁结之瘿瘤,瘰疬痰核。如消瘰丸(《医学心悟》)。牡蛎配鳖甲、莪术:软坚活血散结。用于症瘕积聚。

(4)用于收敛固涩。煅牡蛎配煅龙骨:镇惊安神,平肝潜阳,收敛固涩。用于肝阳上亢之头晕头痛,烦躁易怒以及遗精滑泄,自汗盗汗等各种滑脱证候。如金锁固精丸(《医方集解》)。牡蛎配黄芪:益气敛阴,固表止汗。用于自汗盗汗证。如牡蛎散(《太平惠民和剂局方》)。牡蛎配山茱萸:补肾固涩。用于气虚自汗,阴虚盗汗,男子遗精、滑精,女子崩漏带下等。如来复汤(《医学衷中参西录》)。

3.鉴别应用

牡蛎、龙骨:两者功效相近,均有镇惊安神、平肝潜阳、收敛固涩作用,均可用治心神不安,惊悸失眠,阴虚阳亢,头晕目眩,烦躁易怒及各种滑脱证候。然牡蛎平肝潜阳功效显著,又可软坚散结,用于治疗瘰疬、痰核、癥瘕积聚等,其安神和收敛固涩作用逊于龙骨;龙骨以镇惊安神功效见长,且收敛固涩作用也优于牡蛎,但无软坚散结功效。

(四)用量用法

水煎服,10～30 g,宜打碎先煎。外用适量,研末干撒或调敷患处。收敛固涩、制酸宜煅用。

(五)制剂与成药

牡蛎浸膏片:每片相当于原生药 3 g,含可溶物 12 mg。用于心烦易怒,失眠头晕,遗尿滑精,盗汗自汗,女子赤白带下。口服,每次 2～5 片,每日 2 次。

四、紫贝齿

(一)性味归经

咸,平。归肝经。

(二)功效主治

平肝潜阳,镇惊安神,清肝明目。用于肝阳上亢,头晕目眩;惊痫抽搐,惊悸失眠;目赤翳障,目昏眼花等。

(三)临床应用

1.单方验方

小儿痘疹入眼:紫贝一个,生用为末,用羊子肝批开,掺药末一钱(3g),线缠,米泔煮熟,入小瓶内盛,乘热熏,候冷取出,星月下露一宿,来早空腹服。

2.配伍应用

(1)用于平肝潜阳。紫贝齿配紫石英:重镇安神,平肝潜阳。用于肝阳上亢、心神不安之心烦多梦、失眠、头晕目眩等。

紫贝齿配石决明:平肝潜阳,清肝明目,镇心安神。用于肝阳亢盛之头晕头痛,目赤肿痛,视物不清,心悸不寐等。紫贝齿配龙齿:镇惊安神,平肝潜阳。用于心神不安之心惊狂烦躁,失眠健忘,神昏谵语;肝阳上亢之头晕头痛,目赤耳鸣。紫贝齿配羚羊角、钩藤:清热解毒,平肝息风。用于小儿惊风,高热,抽搐。

(2)用于清肝明目。紫贝齿配菊花:平肝,清肝明目。用于肝阳上扰之头晕目眩,及外感风热或肝郁化火之头痛目昏,目赤肿痛,多泪。

3.鉴别应用

紫贝齿、龙齿:两者均能镇惊安神,平肝潜阳。然紫贝齿咸平,具有介类潜阳之功,长于平肝潜阳,又有清肝明目作用;龙齿质重味涩,重以去怯,涩以收敛,长于镇惊安神,收敛固涩。

(四)用量用法

水煎服,10～15 g,宜打碎先煎。或研末入丸、散剂。

（五）使用注意

脾胃虚弱者慎用。

五、赭石

（一）性味归经

苦，寒。归肝、心经。

（二）功效主治

平肝潜阳，重镇降逆，凉血止血。用于肝阳上亢，头晕目眩；呕吐，呃逆，噫气，噎膈；气逆喘息；血热吐衄，崩漏，便血。

（三）临床应用

1. 单方验方

（1）腹部术后顽固性呕吐：赭石 30～60 g 研细末，水煎取浓汁 100 mL，每次 30 mL，每日 3 次。插胃管者经胃管注入，夹管 30 min 后放开，能进食者直接口服。服药时间不超过 3 min。或生晒参 15 g，水煎取汁 150 mL，送服赭石粉 30 g，分 3 次服，每日 1 剂。

（2）肝阳上亢之头痛：赭石 45 g，川芎 10 g，水煎服，每日 2 剂，早晚各 1 剂。

2. 配伍应用

（1）用于平肝潜阳。赭石配牛膝、牡蛎：益肾平肝，重镇降逆。用于肝阳上亢，气血上逆的眩晕、脑转耳鸣、目胀头痛等。如镇肝息风汤、建瓴汤（《医学衷中参西录》）。

（2）用于重镇降逆。赭石配石膏：清胃降火镇逆。用于胃火上冲，循经上炎而见于呕吐呃逆、牙龈肿痛、口气臭秽、口渴心烦等。赭石配党参、山茱萸、胡桃肉：补肺肾，降逆平喘。用于肺肾不足，阴阳两虚之虚喘。如参赭镇气汤（《医学衷中参西录》）。

（3）用于凉血止血。赭石配白芍：平肝柔肝，养血止血。用于肝阳上亢，眩晕耳鸣，血热妄行，吐血、衄血等。如寒降汤（《医学衷中参西录》）。赭石配禹余粮、赤石脂、五灵脂：凉血化瘀止血。用于血热崩漏下血。如震灵丹（《太平惠民和剂局方》）。

3. 鉴别应用

赭石、磁石：两者皆为矿石类重镇之品，皆能平肝潜阳、降逆平喘，用于肝阳上亢之眩晕头痛及肺胃气逆之证。然赭石偏于平肝潜阳、凉血止血，善于降肺胃之逆气而止呕、止呃、止噫、平喘；磁石偏于益肾阴而镇浮阳、纳气平喘、镇静安神，故肾虚精亏、眩晕目暗、耳鸣耳聋、肾虚作喘以及惊悸失眠用之尤其适宜。

（四）用量用法

经煅制、醋淬、水飞炮制后入药，水煎服，10～30 g，打碎先煎。入丸、散剂，每次 1～3 g。平肝降逆宜生用，收敛止血宜煅用。

（五）使用注意

生赭石中含杂质砷等有害物质，故入药必须先经炮制，而研究的结果认为以煅后醋淬水飞法除砷效果最好。

六、蒺藜

（一）性味归经

辛、苦，微温；有小毒。归肝经。

（二）功效主治

平肝潜阳,疏肝解郁,祛风明目,祛风止痒。用于肝阳上亢,头晕目眩;胸胁胀痛,乳汁不通;风热上攻,目赤翳障;风疹瘙痒,白癜风。

（三）临床应用

1. 单方验方

乳腺炎、疖肿、痈:取鲜蒺藜或干蒺藜去刺,粉碎为面,加等量红糖、醋调成糊状,外敷患处。一般用药 3～7 d 痊愈。

2. 配伍应用

（1）用于平肝、明目。蒺藜配沙苑子:平肝明目,补益肝肾。用于肝肾不足、肝阳上亢之头晕目眩、视物不清、肾虚腰酸遗精等（《施今墨对药》）。蒺藜配制首乌:益肾平肝,健脑益智明目。用于肝肾不足,精血亏损,水不涵木,肝阳上亢之头昏、头痛、失眠、记忆力减退等（《施今墨对药》）。蒺藜配菊花:平肝明目。用于肝阳上扰或肝郁化热生风之头痛,以及风热目赤肿痛、多泪多眵或翳膜遮睛等。如白蒺藜散（《银海精微》）。蒺藜配木贼:祛风明目。用于风热目赤肿痛,翳膜遮睛等（《施今墨对药》）。

（2）用于平肝止痉。蒺藜配僵蚕:平肝祛风,镇痉止痛。适用于肝风上扰之头痛、头晕目眩、抽搐等。如白蒺藜散（《三因极一病证方论》）。施今墨将其配伍用于各种头痛（《施今墨对药》）。

（3）用于祛风止痒。蒺藜配防风:祛风止痒。用于湿疹,风疹皮肤瘙痒。如白蒺藜汤（《太平圣惠方》）。蒺藜配地肤子:祛风清热,除湿止痒。用于湿疹,皮肤瘙痒。如当代名医祝谌予常将其用于糖尿病引起的皮肤瘙痒（《施今墨对药》）。蒺藜配荆芥穗:祛风止痒。用于荨麻疹,皮肤瘙痒等（《施今墨对药》）。蒺藜配当归、何首乌:养血祛风。用于血虚风盛,瘙痒难忍者。

3. 鉴别应用

蒺藜、沙苑子:蒺藜,又名刺蒺藜、白蒺藜,为蒺藜科植物蒺藜的成熟种子,其味苦、辛,性微温,长于平肝疏肝,为祛风明目之要药,且能散郁结,治肝郁乳汁不通,又能祛风止痒,治风疹瘙痒。沙苑子,又名沙苑蒺藜、潼蒺藜,为豆科植物扁茎黄芪的成熟种子,味甘性温,长于补肾固精,养肝明目,为补肾明目之要药。善治肾虚腰痛、阳痿遗精、遗尿、白带过多及目暗不明,头昏眼花。

（四）用量用法

水煎服,6～10 g。或入丸、散剂。外用适量,捣敷或研末撒,也可水煎洗患处。

（五）不良反应

《药性论》载有小毒,后世本草大多未宗其说。少数患者服用常用量蒺藜煎剂后出现猩红热样药疹。

七、罗布麻叶

（一）性味归经

甘、苦,凉;有小毒。归肝经。

（二）功效主治

平抑肝阳,清热利尿。用于肝阳上亢及肝火上炎之头晕目眩,烦躁失眠;水肿、小便不利而有热象者;高血压病。

（三）临床应用

1. 单方验方

（1）高血压病：取蒸炒揉制过的罗布麻叶 10 g，放入瓷杯中，早晚饭后各用 300 mL 开水冲入，浸泡 20 min 饮下。4 周为一个疗程。

（2）高脂血症：口服罗布麻冲剂（每包 12 g，含黄酮苷 100 mg），每日 3 包，分 3 次开水冲服；或罗布麻胶囊（每粒含黄酮苷 25 mg），每日 3 次，每次 4 粒，连服 3 个月。

2. 配伍应用

（1）用于平肝息风。罗布麻叶配天麻：平抑肝阳，息风止痉。用于治疗肝阳化风，头晕抽搐，肢体麻木。罗布麻叶配羚羊角：清热平肝息风，定惊止痉。用于热极生风，惊风抽搐。

（2）用于清热利尿。罗布麻叶配车前子、茯苓：清热利尿。用于水肿，小便不利而有热象者。罗布麻叶配泽兰：疏肝醒脾，利水祛瘀。用于治疗肝病臌胀。

3. 鉴别应用

罗布麻叶、天麻：两者均可平抑肝阳，治疗肝阳上亢之头晕目眩、高血压病。但罗布麻叶平肝降压之力较天麻强，兼可清热利尿，用于治疗湿热水肿、小便不利。天麻长于息风止痉，尚能祛风通络，可用于治疗惊痫抽搐、风湿痹痛、肢体麻木。

（四）用量用法

水煎服或开水泡服，3～15 g。肝阳眩晕宜用叶片，治疗水肿多用根。也有用叶适量卷烟燃吸。

（五）制剂与成药

1. 罗布麻叶浸膏片

每片 0.5 g。用于高血压病。口服，每次 3 片，每日 3 次。

2. 复方罗布麻冲剂

由罗布麻叶、菊花、山楂组成。用于治疗高血压、神经衰弱引起的头晕、心悸、失眠等。冲服，每次 1～2 袋，每日 3 次。

（六）不良反应

罗布麻叶对胃肠道有一定刺激性，部分患者口服后出现胃痛、腹部不适、食欲下降、恶心、腹泻等，也可出现心动过缓和期前收缩。吸罗布麻叶纸烟时可出现头晕、呛咳、恶心、失眠等。罗布麻叶含强心苷类物质，剂量过大，对心脏有一定毒性。内服中毒量为 30～60 g，中毒潜伏期 0.5～3 h。

早期出现恶心、呕吐、厌食、头痛、头晕、疲倦；继而出现腹痛、腹泻、四肢麻木、厥冷、视物模糊；严重者出现心律失常、谵语、神智昏迷，甚至死亡。

（七）使用注意

罗布麻叶有小毒，使用时不宜过量。

（杨胜强）

第二十四章　止血药

第一节　凉血止血药

一、大蓟

大蓟为菊科植物蓟的地上部分或根。

(一)药理研究

1.止血

大蓟全草汁能使凝血时间、凝血酶原时间缩短,血沉加速,炭炒后能明显缩短出血和凝血时间。黄酮化合物柳穿鱼苷可能是其止血有效成分。

2.抗菌

大蓟根煎剂或全草蒸馏液对人型结核分枝杆菌、脑膜炎球菌、白喉杆菌、金黄色葡萄球菌、肠炎杆菌、伤寒杆菌、副伤寒杆菌和炭疽杆菌等均有抑制作用。

3.对心血管系统的作用

大蓟水煎液对离体蛙心具有明显的抑制作用,使心肌收缩幅度减少,心率减慢,继而出现不同程度的房室传导阻滞。

(二)性味归经

甘、苦,凉。归心、肝经。

(三)功效主治

凉血止血,散瘀解毒消痈。用于吐衄、咯血、崩漏等血热出血证;热毒痈肿疮毒。

(四)临床应用

1.单方验方

(1)上消化道出血:用鲜大蓟、小蓟各 30 g,洗净,放碗中捣烂,挤出液汁,慢火炖开加糖服下即可。

(2)肌肉硬结:①大蓟粉与淀粉按 1∶1 比例拌匀,加温水调为糊状,摊在纱布上,四周向内折叠,置于患处,6 h 换药 1 次。一般 3～5 次硬结明显软化、吸收、疼痛消失;②用大蓟粉、芒硝,温开水调成糊状,外敷患处,治疗小儿肌内注射硬结有效。

(3)带状疱疹:①大蓟 60 g,水煎,得 200～300 mL 过滤去渣的药液,涂洗患部,每日 3 次,每次 30～60 mL;②大蓟、小蓟各 60 g,加牛奶捣膏外敷。

(4)关节扭伤:大蓟粉与淀粉按 1∶1 的比例拌匀,加温水调为糊状,摊在纱布上,四周向内折叠,置于患处,每日 1～2 次。伤后立即进行冷敷并抬高患肢,24 h 以后开始应用本方,同时注意患肢的抬高与制动,一般 3～5 d 疼痛及肿胀即可消失。

2.配伍应用

(1)用于凉血止血。大蓟配小蓟:凉血止血,散瘀消肿。用于血热妄行的吐血、衄血、尿血及崩漏下血,以及疮痈肿毒。如十灰散(《十药神书》)。大蓟与地榆:凉血止血,解毒消痈。用于血热所致的各种出血证及热毒痈肿(《本草汇言》)。大蓟配栀子、牡丹皮:清热泻火凉血,散瘀止血。用于血热迫血妄行的各种出血证。如十灰散(《十药神书》)。

(2)用于解毒消痈。大蓟配金银花:清热解毒散瘀。用于肠痈、内疽诸证(《本草汇言》)。

3.鉴别应用

鲜大蓟、生大蓟、大蓟炭:大蓟生品以凉血消肿力强,多用于热淋、疮痈肿毒及血热出血;鲜品凉血止血、散瘀消痈之力较生品为强,多用于血热出血或痈疮肿毒,多捣汁外用;炒炭后凉性减弱,收敛止血作用增强,用于各种出血证。

(五)用量用法

水煎服,10～15 g,鲜品可用 30～60 g。外用适量,捣敷患处。

二、小蓟

小蓟为菊科植物刺儿菜的地上部分或根。

(一)药理研究

1.止血

小蓟水煎液及醚提取物能缩短小鼠凝血时间,具有明显的促进血液凝固作用,止血有效成分是绿原酸及咖啡酸。小蓟止血主要通过使局部血管收缩,抑制纤溶而发挥作用。

2.对心血管系统的作用

小蓟水煎剂和乙醇提取物对离体兔心、豚鼠心房肌有增强收缩力和频率的作用,普萘洛尔可阻滞此作用。小蓟水煎剂能增强兔主动脉的收缩作用,此作用可被酚妥拉明所拮抗,这些作用的产生可能是儿茶酚胺类物质所致。

3.抗菌

小蓟乙醇浸剂对人型结核分枝杆菌有抑制作用,而水煎剂对结核菌的抑制浓度要比此大300倍。

(二)性味归经

甘、苦,凉。归心、肝经。

(三)功效主治

凉血止血,散瘀解毒消痈。用于血热妄行所致的吐血、衄血、尿血、崩漏等出血证;热毒痈肿疮毒。

(四)临床应用

1.单方验方

(1)尿血:将鲜小蓟洗净,捣烂如糊状,每晚敷两侧肾俞(第二腰椎棘突下,旁开1.5寸)穴,用敷料盖好,胶布固定。第2 d清洗后更换,一周为一个疗程。如无鲜小蓟,可用干品为末,加米醋调成糊状外敷,但效果不如鲜者为佳。

(2)功能性子宫出血:小蓟 60 g,益母草 120 g。每日 1 剂,水煎分 2 次服,一般当日有效,出血停止 5 d 后停用。一个月经周期为一个疗程,持续 1～5 个疗程。

(3)关节炎:小蓟、蓖麻籽剥皮,同捣烂如泥,在膝关节上反复擦约 30 min,至膝关节周围皮肤生出许多密集小红丘疹即可。

(4)皮肤擦伤:取鲜小蓟嫩叶洗净、晾干,用压榨机榨取汁液;离心分离,取上清液按0.05%

的比例加入羟苯乙酯,装入瓶中严封备用。创面用1‰新洁尔灭或络合碘清洗消毒,将敷料放入小蓟液中浸泡后,取出覆盖创面,包扎即可,隔日换药。

(5)寻常疣:取鲜小蓟茎叶适量,洗净,用干净纱布包裹绞汁装瓶备用。用时用棉签蘸取药液涂擦寻常疣体上,每日5~10次。一般1~2周疣体便可自行脱落。

(6)原发性高血压:用小蓟150~500 g煎水,每日分2~3次服用。

(7)疖疮:取小蓟全草500 g,加水约1 500 mL,煎8~10 min,滤出药液倒入容器内,再加水约1 000 mL,煎5~8 min,滤出药液后,将两次药液混合,浓缩成膏状即可,然后装入干净容器中密闭,备用。

使用时先用2.5%碘酊和75%乙醇消毒疖肿皮肤,然后取适量小蓟膏涂患处,用纱布覆盖包扎,每日换药1次,疗程5~8 d。

2.配伍应用

(1)用于凉血止血。小蓟配白茅根:凉血止血,清热利尿。用于血热妄行之尿血、血淋等。如十灰散(《十药神书》)。小蓟配茜草:凉血止血化瘀。用于血热妄行之出血证。如十灰散(《十药神书》)。小蓟配滑石、木通:利尿通淋,凉血止血。用于湿热下注膀胱之热淋、小便不利、尿血血淋。如小蓟饮子(《济生方》)。小蓟配生地黄:清热凉血止血,滋阴养血。用于血热妄行之吐血、尿血、崩中下血等。如小蓟饮子(《严氏济生方》)。

(2)用于化瘀止血。小蓟配蒲黄:化瘀止血,利尿通淋。用于血热妄行之尿血、血淋等。如小蓟饮子(《严氏济生方》)。小蓟配益母草:凉血止血,活血通经。用于妊娠堕胎,瘀血不消之出血不止。如小蓟饮(《圣济总录》)。

(3)用于解毒消痈。小蓟配乳香、没药:散瘀解毒消痈。用于热毒疮疡初起肿痛。如神效方(《普济方》)。

3.鉴别应用

(1)鲜小蓟、生小蓟、小蓟炭:鲜小蓟散瘀消痈之力较强,可治疗痈肿疮毒。生小蓟凉血消肿之功较好,常用于热淋、疮痈肿毒及邪热偏盛之出血证。炒炭后凉性减弱,收敛止血作用增强,广泛用于呕血、咯血等多种出血证。

(2)小蓟、白茅根:两药均有凉血止血之功,多用于治疗血热迫血妄行的各种出血证。但小蓟兼有散瘀消痈的作用,可以治疗痈疮肿毒。白茅根兼有清热利尿之功,可以用于小便淋沥涩痛,尚可用于水肿,小便不利以及温热烦渴,胃热呕吐,肺热咳嗽及湿热黄疸等。

(3)大蓟、小蓟:两者均能凉血止血,散瘀解毒消痈,广泛用于治疗血热出血诸证及热毒疮疡,常配伍同用。

然大蓟散瘀消痈力强,止血作用广泛,对吐血、咯血及崩漏下血尤为适宜;小蓟兼能利尿通淋,故治血尿、血淋为佳。

(五)用量用法

水煎服,10~15 g。鲜品可用30~60 g,亦可捣汁或研末服。外用适量,捣敷或煎汤外洗。

(六)不良反应

口服可有身热、头昏、倦怠、呕吐、腹痛、尿频、尿多等反应,一般在1~2周内消失。

三、地榆

地榆为蔷薇科植物地榆或长叶地榆的根。

(一)药理研究

1. 止血

地榆能使血液中红细胞百分比含量增多,外周血浆层厚度减少,使全血浓度增高,血流速度趋缓,利于血小板抗凝血功能的发挥。通过比浊法测定其对家兔血小板聚集性的作用,认为地榆煎液既能促进 ADP 诱导的血小板促聚,本身又能直接促聚。

2. 抗炎

小鼠耳部涂抹地榆鞣质或口服,明显抑制巴豆油诱发的耳肿胀。大鼠腹腔注射地榆水提取液、醇提取液,明显抑制大鼠甲醛性足肿胀,在 48 h 内使肿胀恢复正常,推测是降低了毛细血管的通透性,减少渗出,从而减轻了组织水肿。

3. 抗菌

地榆对金黄色葡萄球菌、绿脓杆菌、溶血性链球菌、枯草杆菌均有明显抑制作用。地榆煎液可使噬菌体灭活,并可在菌体内抑制噬菌体繁殖,但不能阻止噬菌体与细菌吸附。

4. 止泻和抗溃疡

小鼠灌服生地榆煎剂,明显对抗蓖麻油和番泻叶造成的动物实验性腹泻,抑制小鼠肠推进运动,对乙醇所致急性胃黏膜损伤有明显保护作用,减小溃疡面积。

(二)性味归经

苦、酸、涩,微寒。归肝、大肠经。

(三)功效主治

凉血止血,解毒敛疮。用于血热妄行之便血、痔血、崩漏;水火烫伤,湿疹,疮疡痈肿等。

(四)临床应用

1. 单方验方

(1)膀胱血尿:用地榆炭 100 g 加醋 500 mL,煎至 200 mL,每日分 2 次服,血尿严重者经导尿管向膀胱内灌注,每次 50 mL,每日 2 次,灌注后保留 30 min 以上,并嘱患者变换体位,使药液充分与膀胱内壁接触。

(2)急性湿疹:生地榆 50～100 g,水浸泡 10～15 min 后,用微火慢慢煎煮 1 h 过滤药渣再加水少许煎 30 min 过滤合并上液,再用微火浓缩至 100 mL 时,待冷却后装瓶备用。用地榆液湿敷糜烂渗出部位,每日 3 次,每次 20 min。敷后用消毒纱布擦干患面,再涂上一层红霉素软膏。

(3)烧伤:将地榆炭研末,过筛后取其粉,与普通新鲜麻油调和成糊状。烫伤局部小水疱无需处理,大水疱可用针或剪刺出小孔,将疱内液压出,尽量保存上皮组织。用棉棒将药糊均匀涂在创面上,1～2 mm 厚,用绷带包扎,药糊干燥或敷料渗湿时应及时更换。一般用药 2 d 后创面肿胀及局部疼痛减轻,渗液减少,7 d 左右治愈,无继发感染现象。

(4)带状疱疹:地榆 30 g,紫草 18 g,蜈蚣 6 g,凡士林适量,将前三味药物研细粉,用凡士林适量调匀,每次用药适量涂于患处,每日 2 次。

(5)子宫肌瘤:用地榆粉微粒(直径 300～500 μm)根据子宫肌瘤供血血管,栓塞双侧或单侧子宫动脉。单侧一般用量为 15 g,最大用量不超过 30 g,以免用量过多溢出而造成误栓。

2. 配伍应用

(1)用于凉血止血。地榆配槐花:凉血止血。用于下焦血热所致的便血、痔疮出血等。如槐榆散(《景岳全书》)。地榆配蒲黄:清热凉血止血。用于下焦血热之便血、痔血、崩漏下血等。如地榆汤(《圣济总录》)。地榆配侧柏叶:凉血止血。用于心肺热盛,吐血不止者。如地榆散(《太平圣惠方》)。地榆配黄芩、赤芍:清热凉血,止血散瘀。用于下焦血热所致的便血、痔疮出血等。如地榆汤(《太平圣惠方》)。地榆配黄连、木香:清热凉血,清肠止痢。用于热盛迫血之血痢。如地榆丸(《普济方》)。

(2)用于解毒敛疮。地榆配黄柏:清热泻火,解毒除湿。用于水火烫伤,皮肤湿疹等。地榆配银花:清热解毒消痈。用于肠痈。如地榆饮(《卫生鸿宝》)。地榆配黄连、冰片:清热解毒敛疮。研末调敷,治水火烫伤。地榆配煅石膏、枯矾:解毒敛疮。研末外用治湿疹、皮肤溃烂。

3.鉴别应用

(1)生地榆、地榆炭:生地榆凉血、解毒作用强,多用于治疗水火烫伤、热毒疮疡。地榆炭止血收敛作用强,多用于治疗便血、痔血、崩漏下血等。

(2)地榆、紫珠:两药均具有凉血止血、解毒疗疮之功,用于各种出血证和疮痈肿毒。但地榆以凉血止血为主,善治便血、痔血、血痢、崩漏等多种血热出血证。

另外,地榆解毒生肌敛疮作用显著。紫珠性凉泄热,味涩收敛,具有清热凉血、收敛止血的作用,以收敛止血为主。

(五)用量用法

水煎服,10~15 g,大剂量可用至30 g。或入丸、散剂。外用适量。止血多炒炭用,解毒敛疮多生用。

(六)不良反应

大面积烧伤患者,使用本品制剂外涂,所含鞣质被大量吸收可引起中毒性肝炎。

四、槐花

槐花为豆科植物槐的干燥花蕾及花。

(一)药理研究

1.止血

槐花含有红细胞凝集素,对红细胞有凝集作用,其所含芦丁能增加毛细血管稳定性,降低其通透性和脆性,可预防糖尿病、高血压之出血。

2.对心血管系统的作用

槐花煎液可显著降低家兔心肌收缩力,减慢心率,减少心肌耗氧量,有保护心功能的作用,对于心动过速、房性和室性早搏、心绞痛等心脏病具有治疗作用。

3.抗炎

槐花对大鼠因组胺、蛋清、5-羟色胺、甲醛、多乙烯吡咯酮引起的足肿胀,以及透明质酸酶引起的足踝部水肿有抑制作用;芳香苷能显著抑制大鼠创伤性水肿,并能阻止结膜炎及耳郭、肺水肿的发展。其活性成分为芸香苷及槲皮素。

(二)性味归经

苦,微寒。归肝、大肠经。

(三)功效主治

凉血止血,清肝泻火。用于血热迫血妄行的痔血、便血、崩漏下血、吐血等各种出血证;肝火上炎所致的目赤、头胀头痛及眩晕等。

（四）临床应用

1. 单方验方

（1）烫伤烧伤：取槐花 30 g，洗净，晾干，炒黄研末。用芝麻油 60 g 熬开，加入槐花粉调成糊状。涂擦患处，每日涂药 3 次。

（2）重型病毒性肝炎：取大黄、槐花各 50 g，用冷水 500 mL 浸泡 10 min 后煮沸 5～10 min，浓缩液为 200～250 mL，用纱布过滤去渣，凉至 37℃～40℃然后将药液倒入无菌输液瓶内，保留灌肠。

2. 配伍应用

槐花配侧柏叶：清热凉血止血。用于肠风脏毒。如槐花散（《普济本事方》）。

槐花配荆芥：清热凉血止血。用于肠风下血。如槐荆丸（《御药院方》）。

槐花配黄连：清热解毒，凉血止血。用于湿热或热毒壅遏肠胃，热伤阴络所致的便血及痔疮出血。如槐花散（《医宗金鉴》）。

3. 鉴别应用

（1）生槐花、炒槐花、槐花炭：生槐花以平肝明目，清热凉血，解毒疗疮为主，用于肝阳上亢、头目眩晕，火热壅盛、迫血妄行的出血证，及一切疗疮痈肿发背、红肿热痛等。炒槐花苦寒之性较缓，具有清喉利咽、杀虫消痔的作用，用于脑卒中失语、咽喉肿痛，喉痹，口干火盛等。槐花炭清热凉血作用极弱，具涩性，以止血力胜，用于大肠湿热，便血，痔血及咯血，衄血，痰中带血或崩中漏下等。

（2）槐花、地榆：两者均能凉血止血，用治血热妄行所致的各种出血证，因其性下行，故以治下部出血证为宜。

然地榆凉血之中兼能收涩，凡下部之血热出血，诸如便血、痔血、崩漏、血痢等皆宜；槐花收涩之性不及地榆，以治便血、痔血为佳。

（五）用法用量

水煎服，10～15 g。外用适量。止血多炒炭用，清热泻火多生用。

（六）制剂与成药

1. 槐花止血丸

槐花、棕榈炭按 2∶1 配比制成丸剂，每丸 10 g。用于月经过多，崩漏，便血。口服，每次 1 丸，每日 3 次。温开水送下。

2. 复方槐花注射液

每毫升含槐花、茯苓、黄芪各 0.5 g。用于肾炎血尿。肌内注射，每次 1～2 mL；穴位注射，每穴 0.3～0.5 mL。

（七）不良反应

槐花含服有过敏反应的报道。

（八）使用注意

本品所含大量芸香苷和槲皮素，长期服用有致突变性可能，故不宜长期服食本品水溶性制剂。脾胃虚寒者慎服。

五、侧柏叶

侧柏叶为柏科植物侧柏的嫩枝叶。

(一)药理研究

1. 止血

侧柏叶水煎剂可显著缩短小鼠凝血时间。

2. 抗炎

侧柏叶醇提取物对白细胞内白三烯 B4 及 5-羟廿碳四烯酸的生物合成有较强的抑制作用,其半抑制浓度(IC50)分别为含生药 0.4 mg/mL 及生药 0.41 mg/mL。侧柏叶醇提取物还可显著抑制血小板 12-羟十七碳三烯酸的生物合成。侧柏叶抗炎作用机制与抑制花生四烯酸的代谢有关。

3. 抗肿瘤

侧柏叶、种皮和种子挥发油对肺癌细胞 NCI-H460 有较高的抑制率。

(二)性味归经

苦、涩,寒。归肺、肝、脾经。

(三)功效主治

凉血止血,化痰止咳。用于血热吐血、衄血、尿血、血痢等出血证,肺热咳嗽等。外用可治血热脱发、须发早白。

(四)临床应用

1. 单方验方

(1)皮下出血:用鲜侧柏叶洗净捣烂,视出血面积大小确定用药量,加少许冰片(100 g 加冰片 2 g),用鸡蛋清调成糊状以 2 mm 的厚度均匀涂于麻纸或软布上外敷,用绷带包扎固定,每日换药 2 次,如局部有微热感不须处理,有灼热感可间歇敷药 4～6 h,每日 2 次,一次配药用不完,可放置冰箱冷藏 2～3 d。

(2)痄腮:活地龙(勿清洗)3～5 条,鲜侧柏叶 30 g,共捣如泥,外敷于肿大的腮腺表面,每日换药 2 次,5 d 为一个疗程。

(3)缠腰火丹:取鲜侧柏叶适量,捣成末,用鸡蛋清调成糊状外敷患处,每 6 h 更换 1 次。

(4)扁平疣:侧柏叶 100 g 水煎,早晚两次外洗。

(5)脚癣:取新鲜侧柏叶 500 g,用清水洗净,加食醋 500 g、水 2 000 mL,文火煎汤,沸腾后小火煎 30 min,过滤去渣,滤液泡脚用。每天早晚各一次,每次 2 h,7 d 为一个疗程,一个疗程累计泡脚时间不少于 20 h(秋冬季节要先把煎汤加温至 45 ℃左右,并注意保暖)。

(6)秃发:新鲜侧柏叶 25～35 g,切碎,浸泡于 60％～75％乙醇 100 mL 中,1 周后过滤备用。用棉签蘸药液涂擦毛发脱落部位,每日 3～4 次。

2. 配伍应用

侧柏叶配地榆:清热凉血,收涩止血。用于血热妄行的各种出血证。侧柏叶配槐花:清热凉血,收涩止血。用于血热妄行的尿血、便血、痔血等。侧柏叶配大黄、黄芩:清热解毒,凉血止血。用于肠风脏毒下血。如柏叶散(《医略六书》)。侧柏叶配黄连:清热凉血止血。用于下焦热盛迫血妄行之血痢。如柏叶丸(《圣济总录》)。侧柏叶配生地黄:凉血止血,清热养阴。用于血热妄行之吐血、咯血、尿血等出血伴阴津耗伤者。如四生丸(《妇人良方》)。侧柏叶配干姜:凉血止血,发散郁热。用于热伏阴分,郁而不得宣发,迫血妄行之吐血日久不止。如柏叶汤(《金匮要略》)。

3.鉴别应用

生侧柏、侧柏炭:生侧柏以凉血止血、祛痰止咳为主,用于血热迫血妄行的吐血、衄血、咯血及痰热阻肺的咳嗽气喘等。外用治秃发等常用鲜侧柏叶。侧柏炭寒凉之性趋于平和,功专收敛止血,用于各种出血证。

(五)用量用法

水煎服,10～15 g。止血多炒炭用,化痰止咳多生用。外用,常取鲜侧柏叶适量,捣或研末调敷、浸酒或水煎液涂擦。

(六)制剂与成药

1.侧柏叶片

每片相当原生药1.88 g。用于浸润性肺结核咯血的辅助治疗。口服,1 次 5～7 片,每日3 次。

2.生发丸

侧柏叶、当归、熟地黄各 500 g,何首乌 300 g,每丸重 10 g。用于斑秃、脱发。每服 1 丸,每日 2 次。并配合 100%侧柏叶煎液外擦。

六、白茅根

白茅根为禾本科植物白茅的根茎。

(一)药理研究

1.止血

白茅根可加速凝血过程,促进凝血酶原形成,缩短出血及凝血时间。白茅根对凝血第二阶段(凝血酶生成)有促进作用,可抑制肝病出血倾向。

2.利尿

缓解肾小球血管痉挛,从而使肾血流量及肾滤过率增加而产生利尿效果。同时改善肾缺血,减少肾素产生,使血压恢复正常。

3.抗菌

白茅根煎剂在试管内对弗氏痢疾杆菌、宋氏痢疾杆菌有明显的抑菌作用,而对志贺痢疾杆菌及舒氏痢疾杆菌却无作用。

(二)性味归经

甘,寒。归肺、胃、膀胱经。

(三)功效主治

凉血止血,清热利尿,清肺胃热。用于血热鼻衄、咯血、尿血、血淋、淋证、水肿;湿热黄疸,胃热呕吐,肺热咳喘等。

(四)临床应用

1.单方验方

(1)鼻衄:血余炭 30 g、白茅根 20 g、青蒿 10 g。水煎服,每日 3 次,每日一剂,3～5 天即可。

(2)血尿:取白茅根 45 g,加水 600 mL,文火煎 45 min,煎至 400 mL,分 2 次服用,每日一剂。

(3)尿路感染:白茅根 250 g,加水 3 碗,煎成 1 碗。每日分 2 次服完,连服 5 剂。

(4)小儿暑热:对小儿暑热烦渴、汗闭、多尿者可用白茅根 30 g、北沙参 15 g、青蒿 6 g,每日一剂煎服,连服 6～10 d。

(5)急性肾炎:取鲜茅根 250 g,洗净泥土拣去须根杂质与根外表膜质叶鞘,置石臼中捣烂,用纱布过滤去渣取汁,加冰糖、水适量加热炖服。

(6)病毒性肝炎:对于黄疸型和无黄疸型肝炎病情较轻者,单用白茅根 60～120 g,每日一剂,水煎,分 2 次服。

2.配伍应用

(1)用于凉血止血。白茅根配侧柏叶:凉血止血。用于血热妄行之鼻衄等多种出血。如十灰散(《十药神书》)。白茅根配栀子:清热凉血,清利湿热退黄。用于血热妄行的各种出血证及湿热黄疸。如茅根汤(《圣济总录》)。

(2)用于清热利尿。白茅根配滑石、木通:凉血止血,清热利尿。用于血热之尿血,血淋。如茅根散(《太平圣惠方》)。

白茅根配益母草:凉血止血,祛瘀利水。用于急性肾炎见血尿、水肿,慢性肾炎、肾功能不全(《施今墨对药》)。

(3)用于清热生津。白茅根配芦根:清热生津,和胃止呕。用于胃热呕吐、食入即吐之症(《备急千金要方》)。白茅根配葛根:清热生津。用于肺胃热盛,饮水呕恶者。如茅根汤(《小品方》)。

(五)用量用法

水煎服,15～30 g。鲜品加倍,以鲜品为佳,可捣汁服。多生用,止血亦可炒炭用。

七、苎麻根

苎麻根为荨麻科植物苎麻的根和根茎。

(一)药理研究

1.止血

可能是苎麻根所含酚类、三萜(甾醇)、绿原酸等成分具有类似肾上腺素的作用,或者通过诱导作用使血小板变形,释放生理活性物质(致密体),从而达到止血作用,或通过作用血小板膜上的疏基而发挥作用。

2.抑菌

苎麻根对革兰阳性菌和阴性菌均有抑制作用。

3.对子宫平滑肌的作用

苎麻根对哺乳动物子宫平滑肌的活动有一定作用,具有抑制怀孕子宫平滑肌活动的作用,即有安胎作用。

(二)性味归经

甘,寒。归心、肝经。

(三)功效主治

凉血止血,安胎,清热解毒。用于血热迫血妄行的各种出血证;血热胎动不安、胎漏下血;热毒痈肿等。

(四)临床应用

1.单方验方

(1)上消化道出血:用 200%～300%苎麻根液,每日 60～90 mL,分 3 次口服。并可用

30～60 mL苎麻根液,在胃镜直视下喷射于出血灶。两法合用效最佳。

(2)习惯性流产:苎麻根 25 g、莲子 15 g、糯米 20 g、黄糖适量,水煎服。

(3)痄腮:取鲜品苎麻根 60～100 g,压榨取汁,调捣苎麻叶(适量),外敷患处。

2.配伍应用

(1)用于凉血止血。苎麻根配大蓟:清热凉血止血。用于血热妄行的各种出血证及痈肿疮毒等。

(2)用于止血安胎。苎麻根配黄芩:凉血止血,清热安胎。用于血热胎动不安、胎漏下血等。苎麻根配阿胶:止血安胎。用于妊娠胎漏下血者。如苎根汤(《小品方》)。

(五)用量用法

水煎服,10～30 g;鲜品 30～60 g,捣汁服。外用适量,煎汤外洗,或鲜品捣敷。

(六)使用注意

本品寒凉,故胃弱泄泻者及无实热者慎服。

八、羊蹄

羊蹄为蓼科植物羊蹄或尼泊尔酸模的根。

(一)药理研究

1.抗菌

羊蹄根水煎液在体外对金黄色葡萄球菌、炭疽杆菌、乙型溶血性链球菌和白喉杆菌有不同程度的抑制作用。

2.抗真菌

羊蹄根水煎液对顽癣、汗疱状白癣的病原菌有抑制作用。

3.抗白血病

羊蹄根水煎剂浓缩后的乙醇提取物,可抑制急性单核细胞型白血病、急性淋巴细胞型白血病和急性粒细胞型白血病患者血细胞脱氢酶的活性。

4.止血

羊蹄根醇提取物中的大黄素及大黄酚抑制由激动剂诱导的豚鼠胸主动脉血管收缩反应。

5.抗氧化及防腐作用

羊蹄素具有抗氧化作用,可作为抗氧化剂添加于食物及化妆品中。在化妆品应用中,羊蹄素有效抑制黑色素的形成。羊蹄提取物可抗皮肤病光照性溶血,抑制卟啉光氧化反应等。

6.泻下

给予小鼠羊蹄叶水提取物灌胃可促进小鼠排便次数增加。

(二)性味归经

苦、涩、寒。归心、肝、大肠经。

(三)功效主治

凉血止血,解毒杀虫,泻下。用于血热出血证,疥癣,疮疡,烫伤,大便秘结。

(四)临床应用

1.单方验方

(1)手足癣、体癣:①羊蹄根 180 g,75%乙醇 360 mL。将羊蹄根碾碎入乙醇中 7 昼夜,滤过涂患处(《全国中草药汇编》);②先将新鲜羊蹄根洗净,取 50～100 g 捣成汁,加适量食醋调匀,涂于患处;或取干品 30 g 研成末,食醋 18 g 调匀,浸泡 5~6 h 后涂于患处,每次 30 min,每日 2 次。

(2)热郁吐血:羊蹄草根和麦门冬煎汤饮,或熬膏,炼蜜收,白汤调服数匙(《本草汇言》)。

(3)慢性腰腿痛:用羊蹄藤、鸡血藤,同煎服。

(4)乳核:羊蹄膏由羊蹄、黄柏、白矾 3 味药等份,共为极细面,加入蜂蜜,共调成软膏,外敷于病变中心处,每周更换 2 次,1 个月为 1 个疗程。

2.配伍应用

羊蹄根配地榆:清热凉血,收敛止血。用于血热妄行的吐血、衄血、便血、痔血、崩漏、紫癜等症。如榆羊丸(《洞天奥旨》)。羊蹄配白茅根:清热凉血止血。用于肝火犯肺之鼻衄。

3.鉴别应用

贯众、羊蹄两药均性寒,能凉血止血,用于治疗血热妄行的各种出血症。但贯众尤善治崩漏下血;羊蹄兼有苦涩之味,尚可收敛止血。

两药均能清热解毒,但贯众主要用于风热感冒,温毒发斑;而羊蹄主要用于疮疡,水火烫伤。两药均能杀虫,但贯众主要驱杀绦虫、钩虫、蛲虫、蛔虫等多种寄生虫;而羊蹄杀虫止痒,主要用于疥癣等皮肤疾患。此外,羊蹄尚能泻热通便,治疗大便秘结,故羊蹄又名土大黄,但其泻下作用较大黄弱得多。

(五)用法用量

水煎服,10~15 g;鲜品 30~50 g,也可绞汁去渣服用;外用适量。

(六)制剂与成药

羊蹄浸膏片:每片 0.5 g。用于血小板减少性紫癜,功能性子宫出血。口服,每次 4~6 片,每日 3 次。

(七)不良反应

如服食过量,易引起腹泻、腹胀、呕吐、胃肠炎。

(八)使用注意

脾胃虚寒,腹泻食减者忌服。

(许　娜)

第二节　化瘀止血药

一、三七

三七为五加科植物三七的干燥根。

(一)药理研究

1.止血

三七能缩短小鼠的凝血时间,并使血小板数量显著增加,主要通过机体代谢、诱导血小板释放凝血物质而产生止血作用,其活性成分为三七素。三七既有促进血凝的一面,又有使血块溶解的作用,即有止血和活血化瘀双向调节功能。

2.对心血管系统的作用

三七对血管内皮细胞缺氧损伤具有保护作用,抗动脉粥样硬化作用,对心肌缺血再灌注损伤具有保护作用。

3.对中枢神经系统的作用

三七具有镇静、镇痛和增智作用。

4.对消化系统的作用

三七可改善肝脏微循环,对血糖具有调节作用,能降低葡萄糖所致高血糖,拮抗胰高血糖素的升高血糖作用。

5.扩血管和降压

三七总皂苷能扩张血管产生降压作用,机制可能是三七总皂苷为钙通道阻滞剂,具有阻断去甲肾上腺素所致的 Ca^{2+} 内流的作用。

(二)性味归经

甘、微苦,温。归肝、胃经。

(三)功效主治

化瘀止血,活血定痛。用于衄血、吐血、便血、崩漏等各种出血证;跌打损伤或筋骨折伤,瘀血肿痛等。

(四)临床应用

1.单方验方

(1)上消化道出血:用三七炒研细末,凉开水冲服,每次 10 g,每日 3 次。腑热便秘者加服生大黄粉 5 g,每日 1 次;气虚者用红参 15 g(气阴虚用西洋参),水煎服,每日 1 次。

(2)高脂血症:口服三七红参粉(1:1),开水冲服,每日 3 次,每次 2 g。

(3)急性坏死性节段性小肠炎:三七粉每次 0.5 g,每日 3 次,温开水送服。

(4)防治脑出血围手术期并发应激性溃疡:对脑出血患者,行颅内血肿微创穿刺粉碎清除术的同时,加用大黄三七粉(大黄、三七等份研为末)内服(鼻饲),每日 2 次,可大大降低围手术期应激性溃疡的发生。

(5)压疮:将三七粉过 110 目筛,用碘甘油调成糊状备用,外敷前用生理盐水清洁创面,用碘酊、乙醇消毒,然后用消毒压舌板取药膏涂于创面,不宜太厚,涂药均匀后用无菌纱布包扎固定,2 d 换药 1 次,若有严重感染,可用 3% 过氧化氢冲洗,再用生理盐水冲洗干净,然后涂药包扎。

(6)冠心病心绞痛:三七 1.5 g、黄芪 10 g,以温开水 30 mL 冲服,每日 2 次。

(7)脑梗死:水蛭 15 g、天麻 50 g、三七 50 g,共为细末,每次口服 2.77 g,每日 3 次,90 d 为一个疗程。

(8)食管癌咽下困难:将三七、西洋参、冰片按 3:1:0.5 比例碾成细粉,密闭备用。每次取药粉 4.5 g,用温开水将其调成稀糊状徐徐服下,每日 3 次,饭前服用,连服 10 日为一个疗程。

2.配伍应用

(1)用于化瘀止血。三七配白及:止血化瘀。用于各种出血证,尤擅治肺胃出血证。三七配花蕊石、血余炭:化瘀止血。用于瘀血阻滞之咯血、吐血、衄血、便血、崩漏,外伤出血等。如化血丹(《医学衷中参西录》)。三七配大黄:化瘀止血,消肿止痛。用于各种出血证,疮疡初起肿痛。三七配当归：化瘀止血，养血。用于产后瘀血不去、新血不生所致的恶露不尽，少腹疼痛者。如三七汤（《外科集腋》）。三七配人参：益气活血，止血化瘀止痛。用于脾气虚弱、统摄无权的出血证，如吐血、衄血、尿血、便血及妇女崩漏下血；虚痨咳嗽，冠心病心绞痛等均可应用（《四川中药志》）。

（2）用于活血止痛。三七配丹参：活血化瘀止痛。用于冠心病心绞痛，有良好的止痛作用，缓解期用之可巩固疗效，预防复发。施今墨先生治疗此病时，在病变初起，尚无器质性改变者，重用丹参，少佐三七；反之，病程日久，又有器质性损害者，则主取三七，佐以丹参（《施今墨对药》）。三七配乳香、没药：活血化瘀，消肿止痛。用于跌打损伤或筋骨折伤，瘀血肿痛等。如七宝散（《本草纲目拾遗》）。

3. 鉴别应用

（1）三七、菊三七：菊三七，别名土三七（《滇南本草》）、散血草（《植物名实图考》）、紫三七（江苏）、血七（贵州）、水三七（河南）、紫蓉三七（湖南），为菊科植物三七草的根，虽有化瘀止血，消肿定痛功效，与三七相似，但药力薄弱。菊三七兼能解毒疗疮。临床多用于跌打损伤及咳血、衄血、便血等。煎汤服，5～10 g，研末服，1.5～3 g，外用适量，捣烂敷或研末撒。菊三七有毒，不宜过量服，也不宜泡酒制成药酒服，否则易发生中毒，主要造成严重肝损伤，导致腹胀腹痛，肝肿大，腹水，肝功能异常等。其所含吡咯里西啶生物碱是其主要毒性成分。

（2）三七、景天三七：景天三七为景天科植物费菜的根或全草，别名费菜（《救荒本草》）、土三七（《植物名实图考》）、活血丹（浙江）。有化瘀止血，消肿定痛功能，与三七相似，临床多用于咯血、衄血、便血、尿血及跌打损伤。但其药力较三七为弱。本品尚有除烦安神功能，可用于失眠等症。煎汤服，15～30 g，鲜品倍量。

（3）三七、竹节三七：两者均有化瘀止血，活血定痛功能。竹节三七为五加科植物竹节参的根茎，因其根茎状如竹节而得名。别名竹节参，竹鞭三七。味微甘、微苦，性温。其功能除了散瘀止血，消肿止痛外，尚有祛痰止咳，补虚强壮作用。主要用于虚劳咯血、吐血，咳嗽痰稠，也可用于跌打损伤，筋骨疼痛。煎汤服，6～9 g。外用，研末掺或调敷。

（4）云三七、广三七：产于云南的称云三七，由于生长于黑土中，表皮呈灰黑色。产于广西的称广三七，又称田七，因生长于红土中，表皮呈红黄色。三七是一种多年生草本植物，品质与其生长期长短有关，与产地无关。一般生长期 6 年以上采收的为上品，三四年采收的次一点。一般认为三七个大质重者品质为佳。药市上将三七按大小质量分等分级，如每 500 克 20 头者为一等，40 头者为二等，60 头者为三等。

（五）用量用法

研末吞服，每次 1～1.5 g；水煎服，3～10 g；亦入丸、散剂。外用适量，研末外掺或调敷。

（六）制剂与成药

1. 三七注射液

每支 2 mL，含生药 1 g。用于各种外伤出血、大咯血、胃出血。肌内注射，每次 2～4 mL。

2. 三七冠心宁片

每片含三七提取物 0.1 g。用于冠心病、心绞痛、高脂血症。口服，每次 2～4 片，每日 3 次，饭后服。

3. 三七片（胶囊）

用于咯血、吐血、衄血、便血、崩漏、外伤出血、胸腹刺痛、跌仆肿痛。口服，片剂每次

2～6 片,每日 3 次;胶囊每次 6～8 粒,每日 2 次。

4.云南白药(胶囊、酊)

由三七、雪上一枝蒿等组成。用于刀伤、枪伤、创伤出血,跌打损伤,吐血、衄血、咯血,红肿毒疮,妇科一切血证;咽喉肿痛,慢性胃痛,胃及十二指肠溃疡出血等。外用,适用于外伤出血,清创后直接将药粉适量撒于伤口,包扎;内服,适用于刀枪跌打损伤所致瘀血肿痛,或内伤出血,用酒调服;妇科血证,宜用温水调服。每次 0.25～0.5 g,每日 4 次,病情重者,每次 0.5 g,隔 4 h 一次。2～5 岁按成人量 1/4 服,5～12 岁按成人量 1/2 服。保险子用法:重症跌打损伤、枪伤,用酒送服 1 粒,轻伤及其他病症勿服。

5.骨刺宁胶囊

由三七、土鳖虫组成。用于颈椎病、腰椎骨质增生症的瘀阻脉络症,具有缓解疼痛、改善活动功能作用。口服,每次 4 粒,每日 3 次,饭后服。

6.伤科接骨片

由三七、红花等组成。用于跌打损伤、闪腰岔气、伤筋动骨等症。口服,成人每次 4 片,每日 3 次;10～14 岁,每次 3 片,每日 3 次,用温开水或黄酒送服;外用,先将糖衣剥去,再将药片压碎,用酒或鸡蛋清调成糊状,敷于患处。

(七)不良反应

三七单用研粉冲服每次剂量小于 1.5 g,一般无明显不良反应。偶见恶心、呕吐等胃肠道不良反应,及鼻衄、齿龈出血、月经增多等不良反应,大多在继续服药过程中症状减轻或消失,部分重者应注意减量或停药。大剂量内服,可影响心脏传导系统,引起二度房室传导阻滞和其他严重心律失常。口服三七粉、三七片有引起过敏反应的报道,主要表现为过敏性药疹、过敏性紫癜,严重者可出现过敏性休克。三七注射液及含三七总皂苷的多种注射剂,应用中有发生过敏性皮疹、瘙痒、紫癜及过敏性休克的报道。

(八)使用注意

掌握剂量,注意过敏反应的发生。孕妇慎用。

二、茜草

茜草为茜草科植物茜草的干燥根及根茎。

(一)药理研究

1.止血

茜草对凝血三阶段(凝血活酶生成、凝血酶生成、纤维蛋白形成)均有促进作用,而且其凝血作用可能与其抗肝素效能有关。

2.抗癌

茜草根甲醇提取物具有显著的抗小鼠 S180A 和 P388 白血病活性,从中分离到的环己肽类化合物对白血病、癌性腹水、P388、L1210、B16 黑色素瘤和实体瘤、结肠癌 38、Lewis 肺癌和艾氏腹水癌均有明显抑制作用。

3.抗氧化

茜草多糖可抑制自由基引起的脂质过氧化。茜草双酯能保护心肌超氧化物歧化酶(SOD)、谷胱甘肽过氧化物酶(GSH-Px)的活性,降低脂质过氧化物丙二醛(MDA)的产生,提示茜草在心肌缺血时可保护 SOD、GSH 的活性,间接说明其有清除自由基和抗脂质过氧化的作用。

(二)性味归经

苦,寒。归肝经。

(三)功效主治

凉血化瘀止血,通经。用于血热妄行的出血证;血瘀经闭,跌仆损伤,风湿痹痛等。

(四)临床应用

1.单方验方

(1)软组织损伤:茜草根 200 g、川军 100 g,研粗末,布包煮 20 min。先洗,温后包敷。

(2)末梢神经炎:茜草根 60 g,泡入白酒 1 000 mL 中,一周后滤去渣,每次饮服 30~50 mL,每日 2 次,2 周为一个疗程。

2.配伍应用

(1)用于化瘀止血。茜草配三七:止血化瘀。用于瘀滞出血及跌仆损伤,瘀血肿痛者(《医门补要》)。茜草配艾叶、乌梅:凉血止血化瘀。用于衄血无时。如茜梅丸(《普济本事方》)。

(2)用于凉血止血。茜草配大蓟:凉血止血,活血散瘀。用于血热妄行的各种出血证。如十灰散(《十药神书》)。茜草配栀子:泻火凉血止血。用于心肝火旺的吐血、咳血、小便出血等。如十灰散(《十药神书》)。

(3)用于养血化瘀止血。茜草配当归:养血活血。用于妇人瘀血经闭。如地血散(《扁鹊心书》)。茜草配阿胶:养血止血化瘀。用于衄血、血痢等多种出血病证。如茜根散(《太平圣惠方》)。

(4)用于益气化瘀止血。茜草配黄芪、白术、海螵蛸:补气摄血,止血化瘀。用于气虚血滞冲任不固之崩漏不止。如固冲汤(《医学衷中参西录》)。

(5)用于化瘀通经。茜草配桃仁、红花:化瘀通经。用于血滞经闭(《经验广集》)。茜草配乳香、没药:化瘀止痛。用于跌仆损伤。茜草配鸡血藤、海风藤:祛风湿,活血通络。用于风湿痹证。

3.鉴别应用

生茜草、茜草炭:茜草生品具有凉血止血,祛瘀通经之功,用于血热出血证,血瘀经闭,跌仆伤痛等。炒炭后寒性减弱,兼具收涩之性,以止血为主,用于各种出血证。现代药理实验证明,茜草炭的止血作用明显优于生品。

(五)用量用法

水煎服,10~30 g,大剂量可用 30 g。亦入丸、散剂。止血炒炭用,活血通经生用或酒炒用。

(六)制剂与成药

茜草片:每片含茜草提取物 100 mg。用于各种原因引起的白细胞减少,原发性血小板减少性紫癜,月经过多,月经淋漓不净等。每服 2 片,每日 2~3 次,可连续服用。月经过多,于经前 1 周或经期用药,一般用 7 天左右。

(七)不良反应

服茜草根煎剂,部分患者可致持久恶心和血压轻度升高。

三、蒲黄

蒲黄为香蒲科植物水烛香蒲、东方香蒲或同属植物的干燥花粉。

(一)药理研究

1.对凝血过程的作用

蒲黄能使家兔血小板增加,有明显缩短血液凝固时间的作用。生蒲黄具有延长小鼠凝血时间和较大剂量下的促纤维蛋白溶解活性,而炒蒲黄和蒲黄炭则能明显缩短小鼠凝血时间,无促纤维蛋白溶解活性。

2.降血脂及抗动脉粥样硬化

蒲黄具有明显的降血脂作用,能抑制脂质在主动脉壁的沉积,抑制胆固醇的吸收、合成,促进胆固醇排泄,维持 6-酮-前列腺素 $FI\alpha$ 及血栓素 B_2 的正常比值,具有明显的降低血清胆固醇及防止动脉粥样斑块发生和发展的作用。蒲黄可降低肠道吸收外源性胆固醇的速率,从而降低实验性动脉粥样硬化家兔血清胆固醇水平,并能增高饲喂高脂食物家兔粪便的胆固醇含量。

3.对心血管系统的作用

蒲黄提取液具有改善微循环的作用,可使家兔心肌梗死范围缩小,病变减轻;蒲黄能提高心肌及脑对缺氧的耐受性或降低心、脑等组织的耗氧量,对心、脑缺氧有保护作用。

(二)性味归经

甘,平。归肝、心包经。

(三)功效主治

止血,化瘀,利尿。用于血热妄行或瘀血阻络的出血证;跌仆损伤,痛经,产后腹痛,心腹疼痛等血瘀疼痛,血滞经闭,血淋尿血等。

(四)临床应用

1.单方验方

(1)早期体表血肿:用蒲黄粉约 100 g,加等比例的凡士林调匀,抹于棉垫之上,厚约0.5 cm。在血肿形成 48 h 内敷于血肿部位,同时用绷带加压包扎,2 d 后拆除。

(2)冠心病心绞痛:用生蒲黄,先制为浸膏,烘干为末,装入胶囊,每粒含生药 0.3 g,每服6 粒,每日 3 次。

(3)皮肤创伤大面积感染坏死:先用生理盐水冲洗感染创面,然后根据其创面大小撒上一层经高压消毒过的蒲黄粉末包扎即可。

(4)尿布性皮炎:先用温水洗净患处并晾干,用适量蒲黄粉外敷于患处,每日 3 次,治疗 3 d。

(5)疰腮:用生蒲黄 300 g,加陈醋 80 g 左右,拌匀,文火炒制。以药物炒干,色泽暗黄为宜。治疗时取醋炙蒲黄适量,冷开水调成糊状,涂敷于肿大的腮部表面皮肤上,保持湿润,每日更换 3 次。

(6)复发性口疮:用生蒲黄粉直接撒患处,以完全覆盖溃疡面及周围红肿处为度,每日上药6 次。

(7)高脂血症:用生蒲黄每次 10 g,布包置入 200 mL 沸水中浸泡 10 min 后饮。每日泡服3 次。

2.配伍应用

(1)用于化瘀止血。蒲黄配小蓟:化瘀止血,利尿通淋。用于血热妄行之尿血、血淋。如小蓟饮子(《严氏济生方》)。蒲黄配艾叶:温经散瘀止血。用于妇人下焦虚寒、血脉瘀滞之月经量多,淋漓不止。如蒲黄丸(《圣济总录》)。蒲黄配五灵脂:活血止血止痛。用于瘀血所致脘腹痛、痛经、产后腹痛甚者。如失笑散(《太平惠民和剂局方》)。蒲黄配郁金:凉血活血止血。用于肝经湿热郁结之小便出血不止。如蒲黄散(《圣济总录》)。

(2)用于化瘀利尿止血。蒲黄配生地、冬葵子:止血化瘀,利尿通淋。用于血热妄行之尿血、血淋。如蒲黄散(《证治准绳》)。

(3)用于养血化瘀止血。蒲黄配当归、阿胶:养血止血化瘀。用于妇人漏下不止等多种出血证,出血而兼血虚者。如蒲黄散(《太平圣惠方》)。

(4)用于清热化瘀止血。蒲黄配青黛:泻肝火,宁血络。用于肝火犯肺,灼伤肺络或肺热亢盛之衄血(《简便单方》)。

3.鉴别应用

(1)生蒲黄、炒蒲黄、蒲黄炭:蒲黄生品性滑,以行血化瘀,利尿通淋为胜,多用于瘀血阻滞的心腹疼痛、痛经、产后疼痛、跌仆损伤、血淋涩痛。炒蒲黄长于止血,各种出血证多用。蒲黄炒炭性涩,能增强止血作用。

(2)蒲黄、小蓟:两者均既能凉血止血,又能化瘀。然小蓟又有解毒的效用,用治痈肿疮毒;蒲黄性平,故无论出血证属寒属热,皆可选用,但以属实挟瘀者尤宜,又能化瘀止痛而用于心腹诸痛。

(五)用量用法
水煎服,3～10 g,包煎。外用适量,研末外掺或调敷。止血多炒用,化瘀、利尿多生用。

(六)不良反应
炮制蒲黄有过敏反应个案报道。

(七)使用注意
孕妇慎服。

四、花蕊石
花蕊石为变质岩类岩石蛇纹大理岩的石块。

(一)药理研究
1.促凝血
花蕊石混悬液能明显缩短小鼠凝血时间。

2.抗惊厥
20％花蕊石混悬液给小鼠灌胃,具有显著的抗惊厥作用。

(二)性味归经
酸、涩,平。归肝经。

(三)功效主治
化瘀止血。用于瘀血阻滞的出血证,吐衄、咯血等及外伤出血。

(四)临床应用
1.单方验方
(1)重症咯血:先服煅花蕊石粉10 g,必要时再增服5 g。然后再随证加减服用其他方药。

（2）崩漏：用花蕊石 30 g、血竭 3 g 为主药,化瘀止血塞流治疗崩漏,随证加减。

2. 配伍应用

花蕊石配蒲黄:化瘀止血。用于吐血、衄血、创伤出血等各种内外出血而兼有瘀滞者。花蕊石配硫黄:化瘀止血。用于创伤出血,妇人产后败血不尽等各种内外出血而兼有瘀滞者。如花蕊石散(《太平惠民和剂局方》)。

3. 鉴别应用

花蕊石、茜草:两药均能止血化瘀,广泛用于内外各种出血而兼有瘀滞者。但茜草苦寒泄降,能凉血止血,又能活血散瘀,多用于血热挟瘀的出血证,还能消瘀滞、通血脉、利关节,故尚可用于血滞经闭及跌打损伤、风湿痹痛等;花蕊石性平,无论寒热内外各种出血均可选用,多用于吐血、衄血、创伤出血等。

（五）用量用法

水煎服,10～15 g,包煎;研末吞服,每次 1～1.5 g。外用适量,研末外掺或调敷。

五、降香

降香为豆科植物降香檀的树干和根的干燥心材。

（一）药理研究

1. 抗血栓

降香挥发油灌胃给药可明显抑制大鼠实验性血栓形成,明显提高孵育兔血小板 cAMP 的水平,对兔血浆纤溶酶活性有显著促进作用,有抗血栓作用。

2. 对中枢神经系统的作用

降香乙醇提取物灌胃给药,明显抑制小鼠的自主活动,对抗电惊厥的发生,显著延长戊巴比妥钠的睡眠时间,且作用呈一定的量效关系,明显延缓烟碱所致惊厥的出现,缩短惊厥发作时间。

3. 镇痛

降香醇提取对热刺激致小鼠疼痛具有止痛作用。

（二）性味归经

辛,温。归肝、脾经。

（三）功能主治

化瘀止血,理气止痛。用于跌打损伤,内外伤出血;血瘀气滞之胸胁心腹疼痛。

（四）临床应用

1. 单方验方

①荨麻疹:降香 15 g,水煎,内服,每日 2 次;降香 30 g,水煎,外洗,每日 3～4 次。疗程最长 1 周,最短 3 d,平均 5 d。②冠心病心绞痛:降香 6 g,丹参 18 g,川芎、红花、赤芍各 9 g。水煎服(《新编药物学》冠心Ⅱ号方)。

2. 配伍应用

（1）用于行气活血。降香配五灵脂:行气活血,散瘀止痛。用于冠心病心绞痛及气滞血瘀之胸胁痛、胃脘痛、腹痛等(《施今墨对药》)。

（2）用于止痛,止血。降香配茜草:行气活血,化瘀止痛。用于出血兼有瘀滞者,无论内伤之吐血、衄血、崩漏、尿血、便血,或外伤之跌仆损伤均可选用。

3. 鉴别应用

降香、沉香：两药均辛温，具有行气止痛之功。但降香辛散温通，还能化瘀、止血，可用于气滞血瘀之胸胁心腹疼痛及跌仆损伤所致的内外出血之证，为外科常用之品。同时降香能降气避秽、和中止呕，可用治秽浊内阻脾胃之呕吐腹痛。沉香温中散寒，降逆止呕，用于脾胃虚寒之呕吐呃逆证。沉香既能降逆平喘，又能温肾纳气，故可治肾阳虚衰、阴寒内盛、肾不纳气的虚喘，也可用治上盛下虚、痰涎壅盛、气喘咳嗽之证。

（五）用量用法

水煎服，9～15 g，宜后下。外用适量，研细末敷患处。

（许　娜）

第三节　收敛止血药

一、白及

白及为兰科植物白及的干燥块茎。

（一）性味归经

苦、甘、涩，寒。归肺、胃、肝经。

（二）功效主治

收敛止血，消肿生肌。用于肺、胃出血及体内外诸出血证；痈肿疮疡，手足皲裂，水火烫伤等。

（三）临床应用

1. 单方验方

（1）消化道出血：用白及粉每次 3 g，或 10％白及浆，每次 30 mL，每日 3 次，对严重的消化道大出血患者，可以增加服药次数，每 2～3 h 服药 1 次，待出血控制后，再逐渐减少服药次数。

（2）鼻衄：将白及末调成膏状，加入适量黏膜表面麻醉剂丁卡因，均匀地涂在无菌纱条上。临床应用时先用鼻镜将鼻腔窥开，再用枪状镊将白及膏条直接填敷于出血处。48 h 更换一次，一般应用 3～5 次。

（3）手足皲裂：白及研细末，待晚上洗净手足后，取适量调温开水成膏状，敷于手足裂口处即可。

（4）伤口感染：取白及适量，研极细末备用。常规消毒感染伤口后，将白及粉撒入伤口内，约 2 mm 厚，纱布包扎。每天换药一次，换 3 次后改为 2 d 换药一次。

（5）药物中毒：生大黄 240 g，白及 120 g，粉碎碾细。洗胃后，取大黄白及散 30 g，加入生理盐水 50 mL 混合后，从胃管内注入，必要时可在 4 h 后重复注入一次。

（6）淋巴结核：生大黄、白及各等份，晒干研末备用。将药末和匀，温水蘸湿加鸡蛋清调成厚糊状（如粉饼）敷于病灶及周边外 0.5 cm，厚 0.3cm，覆以软塑膜加胶布固定即可，每 2～3 d 换药一次，5 次为一个疗程。

（7）体癣：将白及微火烘烤，研为细粉，加适量白醋调成糊状，用消毒刀片将病灶上的鳞屑轻轻刮去,涂上药糊,每日早晚各一次,5日为一个疗程。有感染者可酌情加服抗生素。

(8)胃溃疡:白及研末,每次3g,每日2次,10d为一个疗程,治疗3个疗程。

2.配伍应用

(1)用于止血。白及配海螵蛸:收敛止血制酸。用于胃痛,泛酸,呕血者。如乌及散。白及配阿胶:补肺收敛止血。用于肺痿咯血。如白及散(《医学启蒙》)。

(2)用于消肿生肌。白及配金银花、皂角刺:清热消肿,生肌排脓。用于热毒痈肿初起,或痈肿已成,或已溃者。如内消散(《外科集脓》)。白及配大黄、黄柏:解毒消痈。外用治一切疮疖痈疽。如铁箍散(《保婴撮要》)。白及配贝母、黄连:解毒散结,消肿生肌。外用于瘰疬脓汁不干。如白及散(《活幼心书》)。

3.鉴别应用

白及、三七:两药同为止血药,具有止血、消肿、补虚之功。但三七具有止血不留瘀的特点,对出血挟瘀者尤宜,用于跌打损伤、瘀血肿痛、痈肿疮毒;三七还能补益气血、强壮身体。白及收敛止血,适用于具有凉血泄热、消肿生肌之效,可用于内外各种出血证,及痈肿疮毒初起未溃或溃后,久不收口,水火烫伤,手足皲裂等。

(四)用量用法

水煎服,3～10g;大剂量可用30g。亦可入丸、散剂,每次用2～5g。研末吞服,每次1.5～3g。外用适量。

(五)制剂与成药

1.白及片

每片相当于生药0.25g。用于肺结核。口服,每次12片,每日3次。

2.快胃片

由白及、甘草、延胡索等组成。用于胃及十二指肠溃疡、浅表性胃炎、肥厚性胃炎、胃窦炎等。口服,成人每次6片,每日3次;11～15岁,每次4片,饭前1～2h温开水送服。

二、仙鹤草

仙鹤草为蔷薇科植物龙牙草的干燥全草。

(一)性味归经

苦、涩,平。归心、肝经。

(二)功效主治

收敛止血,止痢,补虚,解毒。用于咯血、吐血、衄血、便血、崩漏等各种出血证;久泻久痢,疮疖痈肿,阴痒带下;气血亏虚,脱力劳伤等。

(三)临床应用

1.单方验方

(1)梅尼埃病:以大剂量仙鹤草200g,加水500mL,煎30min,分3次口服,3d为一个疗程。

(2)消渴症:以仙鹤草35g水煎服用。

(3)阴道滴虫病:以仙鹤草制成200%的浓缩液。经妇科严密消毒后,以棉球蘸仙鹤草药液涂搽阴道壁。每日1～2次,1周为一个疗程。

(4)乳糜尿:用仙鹤草60g,水煎服,每日1剂。连续治疗10d为一个疗程。偏重于湿热下注者,加车前子(包煎)20 g、土茯苓 30 g;偏重于脾肾两虚者,加熟地黄 20 g、山药 15 g、芡实 20 g。服药期间,勿劳累,禁食高脂肪及辛辣刺激食品。

2.配伍应用

(1)用于止血。仙鹤草配生地黄:凉血止血。用于血热妄行之咯血、吐血、衄血等各种出血证。仙鹤草配炮姜:温中收敛止血。用于各种虚寒性出血。仙鹤草配阿胶:止血养血补虚。用于虚劳咯血、崩漏、尿血等兼有阴血亏虚者。

(2)用于补虚。仙鹤草配大枣:补脾健胃养血。用于脾虚血少之脱力劳伤之证(《现代实用中药》)。

3.鉴别应用

仙鹤草、鹤草芽:仙鹤草为龙牙草的全草,鹤草芽为龙牙草的带有不定芽的根茎。仙鹤草功效以收敛止血为主,鹤草芽功效则以驱虫为主。仙鹤草根芽中含有鹤草酚,具有良好的驱虫作用,主要用于绦虫病、阴道滴虫病及滴虫性肠炎。

(四)用量用法

水煎服,3～10 g;大剂量可用 30～60 g。外用适量。

三、紫珠

紫珠为马鞭草科植物杜虹花或紫珠的叶。

(一)药理研究

1.止血

紫珠强烈收缩肠平滑肌,缩短止血时间。紫珠草注射液可使人和兔血小板数升高,使出血时间、血块收缩时间和凝血酶原时间均缩短。局部滴药、肌内注射或静脉注射对家兔均有良好的止血作用,对纤溶系统有显著的抑制作用。

2.抗脂质过氧化

紫珠水提液可明显抑制大鼠肝、心、肾、脑匀浆脂质过氧化(LPO)及 H_2O_2 引起的小鼠红细胞 LPO 及溶血过程,可显著提高小鼠全血谷胱甘肽过氧化酶活力。

3.镇痛

紫珠醇提物对小鼠有明显的镇痛作用。

4.抑菌

紫珠对葡萄球菌、绿脓杆菌、大肠埃希菌、痢疾杆菌、伤寒杆菌等多种细菌具有广谱的抑菌作用。

(二)性味归经

苦、涩,凉。归肝、肺、胃经。

(三)功效主治

凉血收敛止血,清热解毒。用于衄血、咯血、吐血、尿血、崩漏下血、外伤出血等各种内外出血证,尤多用于肺胃出血之证;痈肿疮毒,水火烫伤等。

(四)临床应用

1.单方验方

(1)消化道出血:每天用全草 60 g,浓煎至 300 mL,分 3～4 次内服或胃管注入。

(2)烧伤:紫珠粉用于烧伤,每日或隔日换药 1 次。

2.配伍应用

紫珠配地榆:凉血止血,解毒疗疮。用于血热所致的便血不止及痈肿疮毒、水火烫伤。紫珠配侧柏叶:凉血止血。用于血热妄行之吐血、咯血、衄血等。紫珠配小蓟:凉血止血。用于下焦热盛之尿血。

3.鉴别应用

紫珠、白及:两药均苦涩,同属收敛止血药,且有解毒敛疮之功,可治各种内外出血证,尤宜治肺胃出血者,也可用于烧烫伤、痈肿疮毒。然白及长于消肿生肌,治疮疡痈肿,初起者可消痈散结,若痈肿已溃,久不收口者,可生肌敛疮;紫珠以清热解毒敛疮见长,可治热毒疮疡、毒蛇咬伤。

(五)用量用法

水煎服,10～15 g;研末,1.5～3 g。外用适量。

(六)制剂与成药

1.紫珠草片

用于消化道出血、便血及各种疾病引起的出血。口服,每次3～4片,每日2～3次。

2.紫珠草注射液

每2 mL含提取物0.02 g。用于内外伤出血,手术后出血及其他疾病引起的各种出血。肌内注射,每次2～4 mL,每日2次。

四、棕榈炭

棕榈炭为棕榈科植物棕榈的叶鞘纤维(即叶柄基底部之棕毛)。

(一)药理研究

1.止血

棕榈炭水煎剂和混悬剂均能明显缩短出血时间和凝血时间。

2.收缩子宫

棕榈炭粉醇提物能收缩子宫。

(二)性味归经

苦、涩,平。归肝、肺、大肠经。

(三)功效主治

收敛止血,止带。用于吐血、衄血、便血、尿血、血淋等多种出血而无瘀滞之证,尤善治崩漏出血。亦治久泻久痢,妇人带下等。

(四)临床应用

1.单方验方

妇人经血不止:棕榈皮(烧灰)、侧柏叶(焙)各一两(30 g)。上两味捣罗为散,酒调下二钱(6 g)。如棕榈皮散(《圣济总录》)。

2.配伍应用

棕榈炭配大蓟、侧柏叶:凉血止血。用于血热妄行之咯血、吐血、衄血等出血证。如十灰散(《十药神书》)。棕炭配蒲黄:收敛止血。用于赤白带下,崩漏等。如棕毛散(《普济方》)。棕榈炭配艾叶:温经收敛止血。用于崩漏下血等虚寒性出血证。如棕艾散(《圣济总录》)。棕榈炭配阿胶:补血止血。用于妊娠胎动,下血不止,脐腹疼痛。如棕灰散(《圣济总录》)。

3.鉴别应用

棕榈炭、血余炭:两药均有收敛止血的功效,用于出血之证。但血余炭又能化瘀,故不似棕榈之留瘀为患,各种出血均可用;兼能利尿,多用于小便不利、淋证尿血。此外,尚有止血生肌敛疮作用,可用于疮疡不敛、烫伤等。棕榈炭则多用于出血过多而无邪热瘀滞者,且能收敛止痢、止泻止带,用治久泻久痢、妇人带下等。

(五)用量用法

水煎服,3~10 g;研末服,每次 1~1.5 g。

五、血余炭

血余炭为人发经加工焖煅成炭。

(一)药理研究

1.止血

血余炭能明显缩短出血、凝血时间和血液复钙凝血时间;对 ADP 诱导大鼠血小板聚集有较明显的增强作用,并明显降低 cAMP 含量,具有促内源性凝血系统功能的作用。

2.抑菌、抗炎

血余炭对金黄色葡萄球菌、伤寒杆菌、甲型副伤寒杆菌以及福氏痢疾杆菌等有抑制作用;对小鼠二甲苯耳郭肿胀具有明显抑制作用。

3.抗炎

血余炭粗结晶小鼠腹腔注射,对二甲苯所致的耳郭炎症有明显的抑制作用。

(二)性味归经

苦、涩,平。归肝、胃、膀胱经。

(三)功效主治

收敛止血,化瘀利尿。用于衄血、咯血、吐血、崩漏、便血各种出血证;小便不利,淋证尿血等。

(四)临床应用

1.单方验方

(1)拔牙创口止血:将人发洗净后,经焙干研末,装入小瓶内,高压消毒后备用。拔牙后刮除创腔内的牙石、碎牙、碎骨片和肉芽组织,用棉签蘸适量血余炭粉撒入拔牙创内,出血较多者可反复撒 2~3 次,片刻拔牙创内凝血块形成。

(2)压疮:清洁创面,将血余炭 5 g,冰片 5 g 研成粉末,用小药匙将药粉直接均匀地撒在创面上,然后用红外线灯照射 30 min。待创面自然干燥后,用无菌纱布包扎。每 6 h 重复换药 1 次。

(3)带状疱疹:采用局部围刺法配合外敷血余炭治疗。

2.配伍应用

(1)用于止血。血余炭配棕榈炭:收敛止血。用于妇人崩漏不止。如止血散(《全国中药成药处方集》)。血余炭配侧柏叶:凉血止血。用于血热妄行之呕血、便血(《普济方》)。血余炭配花蕊石、三七:收敛止血。用于咯血、吐血。如化血丹(《医学衷中参西录》)。血余炭配蒲黄、生地黄:凉血化瘀止血。用于血淋。血余炭配地榆:凉血止血。用于便血。

(2)用于化瘀利尿。血余炭配车前子:化瘀消肿,通利小便。用于石淋,尿痛、尿赤、小便带血等(《太平圣惠方》)。血余炭配滑石:清热利尿,通淋止血。用于下焦湿热之小便出血。如滑石白鱼散(《金匮要略》)。

(五)用量用法

水煎服,6～10 g;研末服,每次 1.5～3 g。外用适量。

六、藕节

藕节为睡莲科植物莲的根茎节部。

(一)性味归经

甘、涩,平。归肝、肺、胃经。

(二)药理研究

藕节具有止血作用。实验证明,藕节能缩短出血时间。制炭后,其鞣质、钙含量相对增加,止血作用增强。

(三)功效主治

收敛、化瘀、止血。用于吐血、咯血、衄血等多种出血证。

(四)临床应用

1.单方验方

(1)鼻衄:鲜藕节 50 g,鲜白茅根 60 g。每日 1 剂水煎,早晚饭后分服。伴副鼻窦炎者加藿胆丸 6 g,每日 2 次,随饮剂服。14 周岁以下者药物剂量酌减。

(2)咯血:年老体弱、体质量小于 50 kg 者,每日取鲜藕节 30～40 g,洗净用开水冲洗后榨汁,分早晚 2 次服用。发作时每日服用,未发作时于每年夏季每周服用 2 次。年轻体质较好、体质量大于 50 kg 者,每日取鲜藕节 50～60 g,洗净用开水冲洗后榨汁,分早晚 2 次服用。发作时每日服用,未发作时于每年夏季每周服用 2 次。

(3)崩漏:取新鲜藕节 60 g 或干品 30 g 去须,洗净淤泥,切成片,放入砂锅内,加水 1 500 mL,煮开 5～10 min,趁热饮汁,吃藕节片,每天 2 次或 3 次,连服 2 d。

(4)鼻息肉:取藕节数个洗净焙干研末,加入适量冰片共研,过 100 目筛,避光密闭备用。用时以 0.1 mg 左右粉末行鼻腔局部外敷(若以喷粉器喷入更佳)。每日 4～5 次,10 d 为一个疗程。

(5)乳腺增生:用藕节 60 g,水煎分 3 次口服,每次 200 mL,饭后服。

2.配伍应用

藕节配生地黄:凉血止血。用于血热妄行之吐血、衄血、咯血。如藕节地黄汤(《医学探骊集》)。藕节配白茅根:凉血止血化瘀。用于肺经有热之鼻衄不止、咯血。如藕节地黄汤(《医学探骊集》)。

3.鉴别应用

藕节、棕榈炭:两者均为收敛止血药,具有收敛止血之功,用于各种出血证。但棕榈炭苦涩收涩性强,多用治出血过多而无邪热瘀滞者。藕节甘涩性平,收敛止血,兼能化瘀,止血而无留瘀之弊,对吐血兼有瘀者尤为适宜;又能入肺而治咯血。

(五)用量用法

水煎服,10～15 g;大剂量可用至 30 g;鲜品 30～60 g,捣汁饮用。

(黄 芬)

第四节　温经止血药

一、炮姜

炮姜为姜科植物姜干燥根茎的炮制品。

(一)性味归经

苦、涩,温。归脾、肝经。

(二)功效主治

温经止血,温中止痛。用于虚寒呕血、吐血、衄血、血痢、崩漏;虚寒性腹痛、腹泻等。

(三)临床应用

1.单方验方

(1)经血不止:干姜(烧过存五分性)一两(30 g),棕榈(烧黑灰)一两(30 g),乌梅一两(30 g),三味捣罗为散,每服一钱匕(2 g),乌梅汤调下,食前服。如如圣散(《圣济总录》)。

(2)中寒水泻:炮姜研末,饮服二钱(6 g)(《备急千金要方》)。

2.配伍应用

(1)用于温经止血。炮姜配棕榈炭:温经收敛止血。用于妇人虚寒崩漏不止。如如圣散(《圣济总录》)。炮姜配蒲黄:温经散寒止血,化瘀止痛。用于血瘀所致产后恶露不尽或胞衣不下等及脾胃虚寒失于固摄之便血。如黑神散(《太平惠民和剂局方》)。炮姜配阿胶、当归:温经养血止血。用于气血不足,血不归经之吐血,下血不止。如断红饮(《观聚方要补》)。

(2)用于温经止痛。炮姜配桃仁、当归:温经化瘀止痛。用于产后寒凝血瘀之恶露不尽、少腹疼痛。如生化汤(《傅青主女科》)。炮姜配高良姜:温中散寒止痛。用于脾胃伤冷,脘腹冷痛者。如二姜丸(《太平惠民和剂局方》)。

(四)用量用法

水煎服,3~6 g。

二、艾叶

艾叶为菊科植物艾的干燥叶。

(一)性味归经

辛、苦,温;有小毒。归肝、脾、肾经。

(二)功效主治

温经止血,散寒调经,安胎。用于下焦虚寒,崩漏不止;月经不调,痛经,宫寒不孕;胎漏下血,胎动不安。将艾叶捣绒,制成艾条、艾炷等,用以熏灸体表穴位,能温煦气血,透达经络,为温灸的主要原料。

(三)临床应用

1.单方验方

(1)滑胎:艾叶15 g,鸡蛋2枚,用砂锅文火同煮,清水2碗煎至1碗,取出鸡蛋,剥去蛋壳后再煎片刻,饮水食蛋。孕2月5 d服1次,孕3月7 d服1次,孕4月14 d服1次,孕5月至足月1月服1次。

（2）产褥感染：用洗净的艾叶约 400 g，水 2 500 mL，将艾叶放入水中煮沸 10～15 min，过滤后倒入事先备好的盆中，通过蒸汽熏蒸产妇会阴部，连续蒸汽坐浴、清洗 5～7 d 后，伤口愈合好，恶露少，无异味，无感染和中毒现象。

（3）寻常疣：将新鲜艾叶清洗干净备用。先将患处清洗干净，后取适量新鲜艾叶擦拭患处，每天 3～5 次，至疣自行脱落为止。

（4）妊娠中期皮肤瘙痒症：艾叶 100 g，加水 1 000 mL，文火久煎 30 min，取汁，待水温降至 35℃～40℃后，以汁熏洗皮肤瘙痒处，每次熏洗 10～15 min，每日 1～2 次。

（5）口腔念珠菌感染：取艾叶 60 g，加水 200～300 mL，煮沸 10 min 后，取出艾叶，将剩余液体继续加热浓缩至 50 mL，每日涂患儿口腔 3～4 次。或取鲜艾叶适量，捣碎，取其汁，每日涂患儿口腔 3～4 次。

（6）带状疱疹：用白酒浸泡艾叶（浓度约 20%），取其滤液与等量饱和石灰水混合后涂擦患处。每天涂抹 6～8 次。

2.配伍应用

艾叶配阿胶：温经止血。用于下焦虚寒之月经过多、崩漏、妊娠下血等。如胶艾汤（《金匮要略》）。艾叶配炮姜：温中散寒止血。用于中焦虚寒，脾不统血之吐血、便血、崩漏。如艾姜丸（《仁斋直指方论》）。艾叶配鹿角霜：温经散寒止血。用于冲任虚弱，月经不调，崩漏等。如固经丸（《杨氏家藏方》）。艾叶配香附、吴茱萸、肉桂：温经散寒，暖宫调经。用于下焦虚寒，月经不调，经行腹痛，宫寒不孕，带下清稀。如艾附暖宫丸（《仁斋直指方论》）。

3.鉴别应用

（1）生艾叶、醋艾叶、艾叶炭：生艾叶芳香，可以入血，辛温可以散寒，善于理气血、散风寒湿邪，多用于少腹冷痛、经寒不调、皮肤湿疹瘙痒。醋艾叶温而不燥，并能增强逐寒止痛作用，多用于虚寒之证。艾叶炭辛散之性大减，温经止血之力增强，多用于虚寒性出血证。

（2）艾叶、苎麻根：两药均能止血安胎，用于出血、胎动不安。但苎麻根能清热凉血，用治咯血、吐血、衄血、尿血、崩漏、紫癜属于热性出血者。艾叶长于温经止血，故虚寒性出血多用，尤以妇科崩漏下血者多用。此外，苎麻根还能清热利尿、解毒敛疮，适用于湿热下注、小便淋沥涩痛及痈肿疮毒，或毒蛇咬伤等。艾叶还能散寒止痛，多用于中下焦虚寒之证。

（四）用量用法

水煎服，3～10 g。温经止血宜炒炭用，余则生用。外用适量，捣成艾绒，制成艾条、艾炷，供熏灸体表穴位用。

（五）制剂与成药

①艾叶油气雾剂用于慢性支气管炎、肺气肿、支气管哮喘。每次喷吸 2～3 下，每日 3 次。②野艾栓：艾叶粉 0.45 g，白及粉 0.15 g，羊毛脂 0.1 g，柏油 1.5 g。用于内痔及直肠炎症。塞入肛门，每次 1 栓，每日 1 次。③艾条：用于风寒湿气流入经络，筋脉拘挛，骨节酸痛，四肢麻木，腰酸疼痛，关节炎等。点燃灸用。

（六）不良反应

艾叶煎剂口服，刺激胃肠道，使分泌增加；过量可引起胃肠急性炎症，产生恶心、呕吐、胃部不适、腹泻等不良反应，甚至引起肝细胞代谢障碍，致中毒性黄疸和肝炎。艾叶熏穴位或局部治疗，所含挥发油对皮肤有轻度刺激作用，少数可致接触性皮炎。

（时淑芳）

第二十五章　安神药

一、朱砂

(一)性味归经

甘,微寒;有毒。归心经。

(二)功效主治

镇心安神,清热解毒。用于心神不宁,心悸,失眠;惊风,癫痫;疮疡肿毒,咽喉肿痛,口舌生疮等。

(三)临床应用

1. 单方验方

(1)失眠:朱砂3~5 g,研成细面,用干净白布一块,涂糨糊少许,将朱砂均匀附于上,然后外敷涌泉穴,胶布固定,用前先用热水泡脚,睡前贴敷,两脚均贴。

(2)肛瘘:将朱砂与轻粉按1∶1比例配成混合均匀的粉末,冲洗瘘管后,将药粉布满瘘管,外瘘口敷纱布固定。每周治疗1次,4周为一个疗程。

(3)肿瘤患者化疗后盗汗:五倍子30 g、朱砂3 g研末和匀备用。治疗时取适量药末用凉开水调制成糊状,贴敷脐部。

临睡前敷,早晨起床后取下,每天一次,3~5 d为一个疗程,治愈后停药。用药期间不需应用其他止汗药。

(4)小儿夜啼:朱砂1.5~3 g(小于1岁者1.5 g,1~2岁者2 g,2~3岁者3 g)研细末,加入适量白酒摇匀。用示指蘸取混合物外涂双手劳宫穴、涌泉穴、百会穴、印堂穴、太阳穴;在涂抹的同时按揉上述穴位2~3 min,至局部红润温和。每晚睡前30 min一次。

2. 配伍应用

(1)用于镇心安神。朱砂配磁石:重镇安神,交通心肾。用于心肾不交、心肝火旺所致的神志不安、惊悸失眠、耳鸣耳聋等,亦治癫痫抽搐。如磁朱丸(《备急千金要方》)。朱砂配琥珀:清心平肝,镇惊安神。用于心肝火郁之心神不安、失眠多梦,或寐而不安、乱梦纷纭等。如琥珀安神丸(《活人心统》)。朱砂配牛黄、麝香:清心开窍,镇惊安神。用于温热病热入心包之神昏谵语、高热不退。如安宫牛黄丸(《温病条辨》)。

(2)用于清热解毒。朱砂配雄黄:清热解毒。用于疮疡肿毒、咽喉肿痛等。如紫金锭(《片玉心书》)。朱砂配冰片、硼砂:清热解毒。用于咽喉肿痛,口舌生疮。如冰硼散(《外科正宗》)。

3. 鉴别应用

朱砂、灵砂:两者的主要成分均为硫化汞。但朱砂为天然的辰砂矿石,是重镇、清心、安神定志的要药,内服主治心神不宁、心悸、失眠及癫痫、惊风诸证,又能清热解毒,用治疮疡肿毒、咽喉肿痛、口舌生疮等,内服、外用均可。

灵砂是人工合成品,以水银、硫黄为原料,经加热升华而成,含硫化汞99%以上,毒性较朱砂大,用治疥癣、恶疮,能攻毒杀虫,燥湿止痒,只作外用,不宜内服。

（四）用法用量

水飞炮制后入药。内服，只宜入丸、散剂，每次 0.1～0.5 g；不宜入煎剂。外用适量。

（五）制剂与成药

朱砂安神丸：由朱砂、黄连、地黄、当归、甘草组成，制成蜜丸。用于心火亢盛，心神不宁，胸中烦热，心悸易惊，失眠多梦。口服，每次 6 g，每日 1～2 次，温开水送服。

（六）不良反应

朱砂毒性和其他汞制剂相比要缓和得多。有资料表明按药典剂量每天服用 100～500 mg 推算，连服朱砂及其制剂的时间不宜超过 7 d，需长期服用者，应密切关注其不良反应。

临床朱砂中毒大多为慢性汞中毒，早期出现神经衰弱症状，如头昏、健忘、多梦等，或心悸、多汗、情绪不稳定。中期出现三大典型表现，即易兴奋症（如失眠或嗜睡、急躁、易紧张激动、发怒、情绪不能自控，甚至出现幻觉）、意向性震颤（手指、舌尖、眼睑明显震颤）、口腔炎（口中有金属味，黏膜充血、溃疡，齿龈肿胀、渗血，牙齿松动脱落）。

此外，朱砂吸收入血后，汞进入脑组织，由于代谢慢，半衰期为 240 d，很容易致脑中毒，损伤中枢神经，对大脑尚未发育成熟的婴幼儿、胎儿，可能会对其将来的智力、记忆力产生影响。

（七）使用注意

朱砂有毒，不宜过量或长期服用。朱砂须经水飞炮制后才能入药，以降低毒性。传统以朱砂挂衣的药物入汤剂，此法不宜提倡。以单独冲服朱砂末为宜，便于掌握剂量。忌火煅，火煅易析出汞，有剧毒。肝肾功能不全者、儿童及孕妇忌服。

二、磁石

（一）性味归经

咸，寒。归心、肝、肾经。

（二）功效主治

镇惊安神，平肝潜阳，聪耳明目，纳气平喘。用于心神不宁，惊悸，失眠，癫痫；肝阳眩晕，耳鸣耳聋；视物昏花，肾虚气喘等。

（三）临床应用

1. 单方验方

血管性头痛：将磁石破碎为 1 cm×1 cm 大小的块状，于太阳穴、风池穴、合谷穴、足三里穴以胶布固定。

头痛偏左者取右侧穴位，右侧取左侧穴位。5 d 为一个疗程，5 d 内头痛消失者可停止治疗；5 d 内头痛未彻底消失者间隔 2 d 后再治疗；5 d 内无效者则终止治疗。

2. 配伍应用

（1）用于镇心安神。磁石配紫石英：益肾平肝，镇心安神。适用于肝阳上亢所致的心悸失眠、耳鸣等。如吕景山用于治疗高血压病（《施今墨对药》）。

（2）用于聪耳明目。磁石配石菖蒲：益肾平肝，聪耳明目，豁痰开窍。用于肝阳挟痰，上蒙清窍之头痛头重，耳目不聪，夜寐失眠等。如磁石酒（《圣济总录》）。

（3）用于纳气平喘。磁石配五味子：补肾益精，聪耳明目，纳气定喘。用于肾虚耳鸣，耳聋以及肾虚摄纳无权之虚喘。如耳聋左慈丸（《重订广温热论》）。

3.鉴别应用

磁石、朱砂:两者均为常用的重镇安神药。

朱砂镇心、清心而安神,善治心火亢盛所致的心神不安、胸中烦热、惊悸不眠,安神作用较磁石强,但无补益之能;且能解毒疗疮,治疗疮疡肿毒等。

磁石长于益肾阴、潜肝阳、安神定惊,故常用于肾虚肝旺、肝火扰心所致的心神不宁、烦躁不安、心悸失眠,头晕、头痛等;又能纳气平喘、聪耳明目,可治肾虚气喘及肝肾不足、耳鸣、耳聋、视物昏花。

(四)用法用量

水煎服,15～30 g,宜打碎先煎。入丸、散剂,每次 1～3 g。镇惊安神、平肝潜阳宜生用;聪耳明目、纳气平喘宜醋淬后用。

(五)不良反应

磁石含毒性成分砷,但含量甚微。《药性论》记载有小毒,但临床迄今未见磁石中毒的报道。

(六)使用注意

脾胃虚弱者慎服。

三、龙 骨

(一)性味归经

甘、涩,平。归心、肝、肾经。

(二)功效主治

镇惊安神,平肝潜阳,收敛固涩。用于心神不宁,心悸失眠,惊痫癫狂;肝阳眩晕;煅用治滑脱诸证。

(三)临床应用

1.单方验方

(1)小儿盗汗:取龙骨、牡蛎(应煅制以加强收敛固涩的作用)各适量,研成细末,加入适量滑石粉,装入空爽身粉铁盒中,盖上盖子,上下混匀,取粉扑沾上药粉涂于患处。每日数次,7 d为一个疗程;一个疗程未愈者可行第 2 个疗程。

(2)骨鲠:成人 1 次用生龙骨 30 g,温开水 50～60 mL 冲服。小儿 1 次 15 g,用温开水30～40 mL 冲服。未愈者可立即重服 1 剂。

2.配伍应用

(1)用于平肝安神。龙骨配珍珠母:镇心安神,平肝潜阳。用于邪气凌心、神不内守而见心悸怔忡,惊狂烦躁,失眠健忘,神昏谵语等;也适用于肝阳上亢所致的头目眩晕、目赤、耳鸣、心烦易怒等。龙骨配龟甲、远志、石菖蒲:宁心益智,潜镇安神。用于心肾不足,痰火内扰之健忘失眠。如枕中丹(《备急千金要方》)。龙骨配赭石、牛膝:平肝潜阳,重镇降逆。用于肝阳上亢,气血上逆的眩晕,脑转耳鸣,目胀头痛等。如镇肝息风汤(《医学衷中参西录》)。

(2)用于收敛固涩。龙骨配桑螵蛸:补肾固精缩尿。用于肾阳虚衰、肾气不固之遗精、早泄、遗尿、白浊、小便频数等。如桑螵蛸散(《本草衍义》)。龙骨配莲须、芡实:固肾涩精止遗。用于肾虚遗精、早泄。如金锁固精丸(《医方集解》)。龙骨配黄芪:益气固涩。用于气虚冲任不固之崩漏带下,表虚自汗等。如固冲汤(《医学衷中参西录》)。

3.鉴别应用

(1)生龙骨、煅龙骨:生龙骨味甘涩,性微寒,以镇惊安神,平肝潜阳力胜,多用于失眠、怔忡、惊痫、癫狂、眩晕;煅龙骨味甘涩,性平,以收敛固涩力强,多用于自汗、盗汗、遗精、带下、久泻及疮疡不合等。

(2)龙骨、龙齿:两者均为古代多种大型哺乳动物的骨骼化石,龙齿为其牙齿化石。两者性味功效相似。但龙齿更长于镇惊安神,煅后略兼收敛之性,但收敛固涩和平肝潜阳功效均不及龙骨。

(四)用法用量

水煎服,15～30 g,宜先煎。外用适量。镇静安神,平肝潜阳多生用;收敛固涩宜煅用。

四、琥珀

(一)性味归经

甘,平。归心、肝、膀胱经。

(二)功效主治

镇惊安神,活血散瘀,利尿通淋。用于心神不安,心悸失眠,惊风,癫痫;痛经,闭经,心腹刺痛,症瘕积聚;淋证,癃闭等。

(三)临床应用

1.单方验方

(1)神经衰弱:朱砂 7 g、琥珀 7 g,研末,装入 21 粒胶囊,每晚 3 粒,7 d 为一个疗程。

(2)新生儿头颅血肿:用珍珠琥珀散(珍珠粉与琥珀粉比例为 1:2),每次 0.5～1.0 g,开水冲服,至血肿完全吸收。

2.配伍应用

(1)用于镇惊安神。琥珀配远志、石菖蒲:镇心定惊安神。用于心神不安,惊悸失眠,健忘多梦等症。如琥珀养心丹(《证治准绳》)。琥珀配胆星、天竺黄:化痰定惊止痉。用于小儿惊风、高热神昏抽搐以及癫痫抽搐等。如琥珀抱龙丸(《活幼心书》)。琥珀配人参、山药:健脾益气,镇惊安神。用于小儿慢惊风。如琥珀丸(《先醒斋医学广笔记》)。

(2)用于活血化瘀。琥珀配当归、莪术:活血祛瘀通经。用于血瘀气滞之闭经、痛经。如琥珀散(《灵苑方》)。琥珀配三七:活血定痛宁心。用于心血瘀阻之胸痹心痛。琥珀配水蛭、虻虫:化瘀止痛。用于血瘀经闭。如琥珀丸(《太平圣惠方》)。

(3)用于利尿通淋。琥珀配海金沙:利水通淋,化石散瘀。用于湿热蕴结之石淋、小便癃闭等。如琥珀散(《御药院方》)。琥珀配金钱草:清热利尿通淋。用于石淋、热淋证。

(四)用法用量

研末冲服,每次 1.5～3 g。外用适量。

(张　嫱)

第二十六章　药品管理

第一节　药品分类管理

一、药品分类管理的目的和意义

药品分类管理是根据药品安全有效、使用方便的原则，依其品种、规格、适应证、剂量及给药途径不同，对药品分别按处方药和非处方药进行管理，包括建立相应法规、管理制度并实施监督管理。实行处方药和非处方药分类管理，目的在于有效地加强对处方药的监督管理，防止消费者因自我行为不当导致滥用药物和危及健康。另一方面，通过规范对非处方药的管理，引导消费者科学、合理地进行自我保健。

药品实行分类管理的重大意义有三个方面：①有利于保障人民用药安全有效。药品是特殊的商品，它有一个合理使用问题，否则不仅浪费药品资源，还会给消费者带来许多不良反应，有的还会产生耐药性或耐受性而导致治疗困难。②有利于医药卫生事业健康发展，推动医药卫生制度改革，增强人们自我保健、自我药疗意识，促进我国"人人享有初级卫生保健"目标的实现；为医药行业调整产品结构，促进医药工业发展提供良好机遇。③有利于逐步与国际通行的药品管理模式接轨，有利于国与国间合理用药的学术交流，提高我国用药水平。

二、药品分类管理制度的发展

（一）国外实施药品分类制度情况

药品分类管理是国际上普遍认可与采用的管理模式。20世纪50～60年代，西方发达国家出于用药安全，对毒性、成瘾性药品的销售、使用进行管理和控制，将药品分为处方药和非处方药，制订了相应的法规。随着对药品分类管理法规和监管的日趋完善，以及世界医药工业和卫生保健事业的不断发展，目前各国都认识到实行药品分类管理对人们用药安全有效具有十分重要的作用。世界卫生组织（WHO）也向发展中国家推荐这一管理模式，并在1989年建议各国将这一管理制度作为药品立法议题。

（二）我国实施药品分类制度情况

1997年1月，中共中央、国务院在《关于卫生改革与发展的决定》中提出："国家建立完善处方药与非处方药分类管理制度。"1998年，国家对政府部门的职能进行了调整，将组织制订非处方药的工作划归国家药品监督管理局负责。国家药品监督管理局于1999年6月18日以第10号局长令印发了《处方药与非处方药分类管理办法（试行）》，并于2000年1月1日起正式施行。2001年第九届全国人民代表大会第二十次会议通过修订的《中华人民共和国药品管理法》第三十七条也明确规定国家对药品实行处方药与非处方药分类管理制度。

三、处方药与非处方药的分类管理

处方药与非处方药的分类不是药品的本质属性，而是对药品从管理方面做出的界定。

（一)处方药的管理

1. 处方药的特点

①麻醉药品、精神药品等易产生依赖性的药品；②毒性较大的药物，如抗癌药物等；③国家批准的新药；④使用时有附加要求，自我用药不安全，需医药工作人员指导的药品。

一般来说，这类药品专用性强，不良反应较大。按照药物剂型来分，注射剂、粉针剂、大容量注射液等由于自行用药不安全，大部分划为处方药；按照药理活性来分，麻醉药品、精神药品、放射性药品、医疗用毒性药品、心脑血管疾病用药绝大多数为处方药。

2. 处方药的管理

(1)在生产、经营方面的管理：处方药的生产销售、批发销售业务必须由具有《药品生产企业许可证》《药品经营企业许可证》的药品生产企业、药品批发企业经营。

(2)在广告方面的管理：处方药是解除病患的用药主体，必须依法进行严格监督管理，患者在医生指导下使用，不需更多了解其治疗功效，药品选择权在医生。因此，处方药只允许在专业性医药报刊和媒体进行广告宣传，不能在大众媒体上做广告，药品生产企业应根据处方药和非处方药的不同，进行相应的广告宣传。

（二)非处方药的管理

1. 非处方药的特点

①不需要医生的处方；②适应证是自我判断的病症；③应用相对安全；④不良反应发生率低。

一般来说，非处方药有高度的安全性，不会引起药物依赖性，毒性反应和不良反应发生率低，能减轻轻微疾病的初始症状或延缓病情的发展，由消费者自行按标签和说明书的指导来使用。

2. 非处方药的遴选原则

(1)应用安全：①根据文献和长期临床使用证实安全性大的药品；②药物无潜在毒性，不易引起蓄积中毒；③毒性反应和不良反应小；④不引起依赖性；⑤组方合理，无不良相互作用。

(2)疗效确切：药品的功能主治明确，无须调节剂量，连续使用不引起耐药性。

(3)质量稳定：质量可控，在规定条件下，不易变质。

(4)应用方便：消费者可自行使用，无须特殊检查。

3. 非处方药的分类及专有标志

为了使患者用药既安全又及时方便，国家根据非处方药品的安全性，将其划分为甲类非处方药和乙类非处方药。甲类非处方药须在药店由执业药师或药师指导下购买和使用；而对于非处方药中安全性更高的一些药品则划为乙类非处方药，其除可在药店出售外，还可在所在地设区的市级批准的超市、宾馆、百货商店等处销售。

非处方药专有标志图案为椭圆形背景下的 OTC 三个英文字母，是国际上对非处方药的习惯称谓。非处方药专有标志图案的颜色分为红色和绿色，红色专有标志用于甲类非处方药药品，绿色专有标志用于乙类非处方药药品。

4. 在生产、经营方面上的管理

非处方药的生产企业必须具有《药品生产企业许可证》，其生产品种必须取得药品批准文号。甲类非处方药品的经营企业必须具有《药品经营企业许可证》，乙类非处方药可在经省级食品药品监督管理部门或其授权的食品药品监督管理部门批准的其他商业企业开架销售。

5. 在广告、使用方面的管理

非处方药是治疗或减轻患者易于准确判断轻微病症的药品,使用时不需要医生的监控,药品选择权在消费者。因此,消费者是通过大众媒体进行的广告宣传和药品说明书,来了解药品性能和用药知识,并须按照说明书使用。

6. 处方药与非处方药的转换评价

(1)处方药向非处方药的转换:除以下规定情况外,申请单位均可对其生产或代理的品种提出处方药转换评价为非处方药的申请:①监测期内的药品;②用于急救和其他患者不宜自我治疗疾病的药品。如用于肿瘤、青光眼、消化性溃疡、精神病、糖尿病、肝病、肾病、前列腺疾病、免疫性疾病、心脑血管疾病、性传播疾病等的治疗药品;③消费者不便自我使用的药物剂型,如注射剂、埋植剂等;④用药期间需要专业人员进行医学监护和指导的药品;⑤需要在特殊条件下保存的药品;⑥作用于全身的抗生素、激素(避孕药除外);⑦含毒性中药材,且不能证明其安全性的药品;⑧原料药、药用辅料、中药材、饮片;⑨国家规定的医疗用毒性药品、麻醉药品、精神药品和放射性药品,以及其他特殊管理的药品;⑩其他不符合非处方药要求的药品。

(2)非处方药向处方药的转换:非处方药基本是从处方药中遴选出来的。非处方药目录制订实施后并非一成不变,在使用的过程中,3～5 年要进行再评价,以确保非处方药的安全性和有效性。一旦发现使用的非处方药存在着安全隐患,国家食品药品监督管理部门将迅速组织有关人员对其进行再评价,将不符合遴选原则的非处方药划为处方药,甚至撤销药品批准文号,不再作为药品使用。

例如,SFDA 于 2011 年 2 月 12 日发出通知,将夏天无片等 54 种药品(化学药品 9 种、中成药 44 种、生物制品 1 种)转换为非处方药;2008 年 4 月 8 日,将氨酚拉明片等 8 种药品转换为非处方药;2007 年 4 月 16 日,SFDA 发文将解毒痤疮丸等 4 种药品转换为甲类非处方药,同时将三维 B 片等 7 种非处方药转换为处方药。2005 年 12 月 30 日,将复方甘草片等 12 种非处方药转换为处方药。

(曲艳春)

第二节　国家基本药物管理

1977 年,世界卫生组织(WHO)首次提出了基本药物的理念,把基本药物定义为最重要的、基本的、不可缺少的、满足人民所必需的药品。公平可及、安全有效、合理使用是基本药物的三个基本目标。

1999 年,世界卫生组织基本药物专家组提出的基本药物的概念:"基本药物是那些满足大部分群众的卫生保健需要,在任何时候均有足够的数量和适宜的剂型,其价格是个人和社区能够承受得起的药品。"目前全球已有 160 多个国家制定了本国的《基本药物目录》,其中 105 个国家制定和颁布了国家基本药物政策。

一、我国基本药物政策

国家基本药物政策是指一个国家在公共医疗卫生事业中为推行安全、可及、价廉的国家基本药物目录所制定的一系列政策法规与行政措施,它是一个国家公共卫生政策的重要组成部分。基本药物制度是国家药物政策的核心内容之一。

我国基本药物制度主要包括三个方面:一是建立国家基本药物目录遴选、调整和管理机制,科学合理确定基本药物品种和数量。二是建立基本药物供应保障体系。政府举办的医疗卫生机构使用的基本药物,以省(自治区、直辖市)为单位公开招标采购、统一配送。国家制订基本药物零售指导价格,省级人民政府根据招标情况,在国家指导价格规定的幅度内确定本地区基本药物统一采购价格。政府举办的基层医疗卫生机构实行零差率销售。三是建立基本药物优先选择和合理使用制度。所有零售药店和医疗机构均配备和销售国家基本药物。基本药物全部纳入医保药品报销目录,报销比例明显高于非基本药物。可见,建立基本药物制度,实施国家基本药物政策,有利于规范用药行为,降低患者医药费用,并对维护全民用药权益、节约医疗资源、促进合理用药等方面发挥重要作用。

二、国家基本药物及其目录

1. 我国基本药物的含义

基本药物是"适应基本医疗卫生需求、剂型适宜、价格合理、能够保障供应、公众可公平获得的药品"。其基本特征是安全、必需、有效、价廉,政府举办的基层医疗卫生机构全部配备和使用基本药物,其他各类医疗机构也都必须按规定使用基本药物。具体来说,"适应基本医疗卫生需求"是指优先满足群众的基本医疗卫生需求,避免贪新求贵;"剂型适宜"是指药品剂型易于生产保存,适合大多数患者临床使用;"价格合理"是指个人承受得起,国家负担得起,同时生产经营企业有合理的利润空间;"能够保障供应"是指生产和配送企业有足够的数量满足群众用药需要;"公众可公平获得"是指人人都有平等获得的权利。

2. 我国基本药物遴选原则

2009年8月,卫生部、国家发改委等9个部委联合下发的《关于建立国家基本药物制度的实施意见》明确提出,要在充分考虑我国现阶段基本国情和基本医疗保障制度保障能力的基础上,按照"防治必需、安全有效、价格合理、使用方便、中西药并重、基本保障、临床首选"的遴选原则,结合我国用药特点和基层医疗卫生机构配备的要求,参照国际经验,合理确定我国基本药物品种(剂型)和数量,并实行动态调整。

纳入国家基本药物目录遴选范围的药物主要是常见病、多发病、传染病、慢性病等防治所需药品。

纳入目录中的药品必须符合两个基本条件:一是《中华人民共和国药典》收载的药品;二是卫生部、国家食品药品监督管理总局颁布药品标准的。除急救、抢救用药外,一些独家生产品种经过论证,也可以纳入国家基本药物目录。

3. 我国基本药物目录发展概况

我国1979年开始引入"基本药物"的概念。1982年,卫生部会同国家医药管理局颁布了我国第一个《国家基本药物目录(西药部分)》,共选入28类、278种药物,未收选中药。1992年,为配合公费医疗和医疗保障制度改革,我国成立了"国家基本药物领导小组",组织国家基本药物遴选和推行工作。1996年初公布了第一批国家基本药物目录。1998年到2004年,政府先后对基本药物目录进行了4次调整,每2年发布1次新的目录。2004年调整后的国家基本药物有中成药品种11类1260个处方,化学药品、生物制品制剂品种23类773个品种。2009 年 8 月 18 日,卫生部发布了《国家基本药物目录(基层医疗卫生机构配备使用部分)》(2009 版),该目录含化学药品 205 个、中成药 102 个,共 307 个药物品种,自 2009 年 9 月 21 日起正式施行。

(曲艳春)

第三节　药品不良反应监测管理

一、药品不良反应概述

(一)药品不良反应的定义

1.药品不良反应

药品不良反应(ADR)是指合格药品在正常用法用量下出现的与用药目的无关的有害反应。

根据上述定义,药品不良反应专指:①所有质量合格的药品引起的,不包括假药及质量不合格药品;②在给药途径及剂量正常的情况下出现的。超剂量用药、错误给药、患者不遵守医嘱及药品滥用而引起的药品不良反应和不良事件,不属此列。

2.新的药品不良反应

新的药品不良反应是指药品说明书中未载明的不良反应。说明书中已有描述,但不良反应发生的性质、程度、后果或者频率与说明书描述不一致或者更严重的,按照新的药品不良反应处理。

3.严重药品不良反应

严重药品不良反应是指因使用药品引起以下损害情形之一的反应:①导致死亡;②危及生命;③致癌、致畸、致出生缺陷;④导致显著的或者永久的人体伤残或者器官功能的损伤;⑤导致住院或住院时间延长;⑥导致其他重要医学事件,如不进行治疗可能出现上述所列情况的。

4.药品群体不良事件

药品群体不良事件是指同一药品在使用过程中,在相对集中的时间、区域内,对一定数量人群的身体健康或者生命安全造成损害或者威胁,需要予以紧急处置的事件。其中同一药品,是指同一生产企业生产的同一药品名称、同一剂型、同一规格的药品。

(二)药品不良反应的分类

根据世界卫生组织的分类,药品不良反应一般分为 A 型、B 型、C 型及相互作用引起的不良反应四类。各自特征如下。

1.A 型不良反应

可以预测,与常规的药理作用有关,反应的发生与剂量有关,发生率高而病死率低。包括不良反应、毒性反应、后遗效应、继发反应等。

2.B 型不良反应

难以预测,常规毒理学不能发现;与常规的药理作用无关;反应的发生与剂量无关,但对不同的个体来说剂量与不良反应的发生无关,对同一敏感个体来说药物的量与反应强度相关;发生率低而病死率高。可分为药物异常性和患者异常性,包括变态反应、特异质反应等。

3.C 型不良反应

背景发生率高;非特异性(指药物);用药与反应发生没有明确的时间关系;潜伏期较长,如妊娠期服用己烯雌酚,子代女婴至青春期后患阴道腺癌;反应不可重现;机制复杂,有些不清,尚在探讨之中。临床表现主要有致癌、致畸、致突变反应。

4.药品相互作用引起的不良反应

合并用药致药效或药动学方面的改变,一般可预测。

二、我国药品不良反应监测报告制度

(一)我国药品不良反应监测工作

药品不良反应监测是药品质量管理的一项重要内容,其根本目的是保障公众用药安全,防止历史上药害事件的重演。2004 年 3 月,国家食品药品监督管理总局和卫生部联合发布《药品不良反应报告和监测管理办法》,这是我国第一部药品不良反应报告和监测管理的行政法规;2011 年 5 月,卫生部发布了新修订的《药品不良反应报告和监测管理办法》,并于2011 年 7 月 1 日起开始执行。

(二)《药品不良反应报告和监测管理办法》的主要内容

1.立法宗旨

加强药品的上市后监管,规范药品不良反应报告和监测,及时、有效控制药品风险,保障公众用药安全。

2.监测机构及主要职责

国家和地方食品药品监督管理局主管全国和本行政区域内的药品不良反应报告和监测工作,各级卫生行政部门负责本行政区域内医疗机构与实施药品不良反应报告制度有关的管理工作。地方各级药品不良反应监测机构,负责本行政区域内药品不良反应报告和监测的技术工作。国家药品不良反应监测中心和省级药品不良反应监测机构负责全国和本行政区域内的药品不良反应报告和监测的技术工作。国家食品药品监督管理总局和地方各级药品监督管理部门在职责范围内,对已确认发生严重药品不良反应或者药品群体不良事件的药品依法采取相关的紧急控制措施。

3.法定报告单位

法定报告单位为药品生产企业(包括进口药品的境外制药厂商)、药品经营企业和医疗机构。同时国家鼓励公民、法人和其他组织报告药品不良反应。

4.报告与处置要求

药品生产、经营企业和医疗机构获知或者发现可能与用药有关的不良反应,须通过国家药品不良反应监测信息网络报告;不具备在线报告条件的,应当通过纸质报表报所在地药品不良反应监测机构,由所在地药品不良反应监测机构代为在线报告;报告内容应真实、完整、准确。各级药品不良反应监测机构应当对本行政区域内的药品不良反应报告和监测资料进行评价和管理。

5.报告范围与时限要求

①报告范围:新药监测期内的国产药品应当报告该药品的所有不良反应;其他国产药品,报告新的和严重的不良反应。进口药品自首次获准进口之日起 5 年内,报告该进口药品的所

有不良反应;满 5 年的,报告新的和严重的不良反应。②报告时限:药品生产、经营企业和医疗机构发现或者获知新的、严重的药品不良反应应当在 15 日内报告,其中死亡病例须立即报告;其他药品不良反应应当在 30 日内报告。有随访信息的,应当及时报告。药品生产企业应当对获知的死亡病例进行调查,详细了解死亡病例的基本信息、药品使用情况、不良反应发生及诊治情况等,并在 15 日内完成调查报告,报药品生产企业所在地的省级药品不良反应监测机构。

6. 报告程序

①个人报告途径:个人发现新的或者严重的药品不良反应,可以向主治医师报告,也可以向药品生产、经营企业或者当地的药品不良反应监测机构报告,必要时提供相关的病历资料;②群体不良事件报告:药品生产、经营企业和医疗机构获知或者发现药品群体不良事件后,应当立即向所在地的药品监督管理部门、卫生行政部门和药品不良反应监测机构报告,必要时可以越级报告。

7. 药品重点监测

为进一步了解药品的临床使用和不良反应发生情况,研究不良反应的发生特征、严重程度、发生率等,开展的药品安全性监测活动。药品生产企业要对本企业生产的新药监测期内的药品、首次进口 5 年内的药品及存在安全性问题的其他上市品种开展重点监测。省、国家药品监督管理部门可以要求药品生产企业对特定药品进行重点监测,必要时直接组织药品不良反应监测机构、医疗机构、科研单位对特定药品进行重点监测。

8. 不良反应的评价与控制

药品生产、经营企业和医疗卫生机构要经常对本单位生产、经营、使用的药品所发生的不良反应进行分析、评价,并采取有效措施减少和防止药品不良反应的重复发生。省级药品不良反应监测机构、国家药品不良反应监测中心应当每季度分别对收到的药品不良反应报告、严重药品不良反应报告进行综合分析、评价,提出风险管理建议。

省级药品监督管理部门、国家食品药品监督管理总局可根据分析评价结果,采取暂停生产、销售、使用和召回药品等措施,同时将采取的措施通报省级卫生行政部门、卫健委。

9. 信息管理

国家药品不良反应监测中心应当根据对药品不良反应报告和监测资料的综合分析和评价结果,及时发布药品不良反应警示信息。省级以上药品监督管理部门应当定期发布药品不良反应报告和监测情况。

10. 法律责任

药品生产企业、经营企业、医疗机构及各级药品监督管理部门、卫生行政部门和药品不良反应监测机构及其有关工作人员,违反本办法的行为应当承担相关责任。

三、药品上市后再评价

药品再评价是为保证上市药品的安全性、有效性而开展的一项工作。药品上市后再评价,是指根据医药学的最新学术水平,从药理学、药剂学、临床医学、药物流行病学、药物经济学及药物政策等方面,对已经批准上市的药品在社会人群中的疗效、不良反应、用药方案、稳定性及费用等是否符合安全、有效、经济的合理用药原则做出科学评价的活动。

一种药品批准上市后,并不意味着对其评价的结束,而是表明已具备在社会范围内对其进行更深入研究的条件。再评价与上市前评价的核心内容一致,是对药物风险效益的评价。通过再评价了解药品在广泛使用情况下的安全性和有效性,提升产品的安全性、有效性。目前,欧美许多发达国家已将药品上市后的再评价作为药品上市后监管的重要内容。

上市后药品再评价工作具有非常重要的意义。一方面通过再评价可以发现新药上市前未发现的风险因素。另一方面,还可以发现存在于药品生产环节、流通环节和使用环节的风险信号,为药品监管部门政策制定与实施提供依据,提高监管科学水平。此外,还有利于指导和规范临床合理用药,加快新药审批,促进临床药学和药物流行病学的研究,加强药品市场管理,鼓励创新药品的研究与开发。

四、药品品种的整顿与淘汰

(一)药品的整顿与淘汰

药品淘汰是药品监督管理部门确保公众用药安全有效的一项重要措施。尽管我国早已开展了药品淘汰的相关实践,但是从未清晰地界定药品淘汰的概念与内涵。一般认为,国家药品监督管理部门对已批准生产或者进口的药品,组织有关人员进行调查,将调查发现的问题提交给药品审评委员会,药品审评委员会根据科学实验的数据、临床用药实践和药品不良反应报告和监测等情况对药品进行再评价,将评价意见反馈给国家药品监督管理部门,由其决定该药品能否继续使用。这一过程称为药品的整顿。

对疗效不确切、不良反应大或者其他原因危害人体健康的药品,或者是由国家药品监督管理部门撤销其批准文号或者进口药品注册证书,这一过程称为药品的淘汰。通过药品整顿来决定药品的淘汰。

(二)我国淘汰药品的主要原因

药品淘汰大多数是由于疗效不确切、不良反应严重等医学或者药学原因,也有少数属于自然淘汰。

(1)药品虽然有效但不良反应(主要为毒副反应)大,或对患者有不可逆转的危害性,如1982年9月卫生部《关于公布淘汰127种药品的通知》中的部分药品、2001年6月国家药品监督管理局撤销含苯丙醇胺药品制剂生产批准文号的各种制剂。

(2)药品风险效益比发生改变,有较好的药品可以代替,如2007年甲磺酸培高利特制剂被要求撤出我国市场、2001年人用浓缩狂犬病疫苗被注销药品批准文号。

(3)组方不合理,临床疗效不确切,或多年不生产,如卫生部1989年6月《关于撤销"红升丹"等768种中成药地方标准的通知》中的药品。

(4)溶出差、生物利用度低或质量不可控,如2001年5月被淘汰的麦白霉素肠溶类制剂。此外,还有部分药品属于自然淘汰,被自然淘汰的药品多数是由于经济性问题而退出市场。一个药品品种,可能由于药品原料或制剂的价格、市场竞争成本过高、生产厂家过多致供过于求等多种原因而停产,停产时间超过国家规定的时限就被自然淘汰。如2001年国家对抗高血压药进行检查时发现,有207个企业长期未生产43个药品品种,以上生产企业的药品批准文号被宣布作废。

(三)对淘汰药品的处理

我国对淘汰药品的处理有以下几种情况。

(1)自文件下发之日起,所列品种立即停止生产,撤销品种批准文号或者进口药品注册证书。

（2）根据规定要求办理撤销被淘汰品种的药品标准手续。

（3）限期销售、使用已出厂的合格药品。

（曲艳春）

第四节　药品召回管理

为加强药品安全监管，保障公众用药安全，2007年12月10日，国家食品药品监督管理总局宣布《药品召回管理办法》正式实施。该办法明确了药品召回的定义、等级分类和责任主体，细化了药品召回的范围和操作程序，强调了药品生产经营企业对存在安全隐患的药品实施收回的法定责任，鼓励企业主动召回存在安全隐患的药品，同时，规范了药品监督管理部门的管理职能。药品召回制度是国际惯例，中国首部药品召回法规的颁布，进一步完善了我国的药品再评价法规体系，实现了与国际规则的接轨，对中国医药企业的发展和市场规范将产生深远影响。

一、药品召回的含义和分级

药品召回是指药品生产企业，包括进口药品的境外制药厂商，按照规定的程序收回已上市销售的存在安全隐患的药品。这里的安全隐患，是指由于研发、生产等原因可能使药品具有的危及人体健康和生命安全的不合理危险。

根据《药品召回管理办法》的规定，药品召回分两类、三级，这有利于风险控制。两类即主动召回和责令召回。三级是根据药品安全隐患的严重程度将药品召回分为不同的三个等级，安全隐患越严重，级别越高。一级召回是指使用该药品可能引起严重健康危害的；二级召回是针对使用该药品可能引起暂时的或者可逆的健康危害的；三级召回是针对使用该药品一般不会引起健康危害，但由于其他原因需要收回的。

目前，我国大多数的药品召回是由于生产原因使该药品的某些批次出现质量问题而召回，其他批次合格药品的整体风险效益不受影响。当药品暂停生产、销售和使用或者撤市时，药品生产企业通常也需要召回相关的药品。

二、主动召回和责令召回

（一）主动召回

1.召回主体

药品生产企业是药品召回的主体。《药品召回管理办法》规定，药品生产企业应当按照规定建立和完善药品召回制度，收集药品安全的相关信息，对可能具有安全隐患的药品进行调查、评估，召回存在安全隐患的药品。药品生产企业应当建立健全药品质量保证体系和药品不良反应监测系统，收集、记录药品的质量问题与药品不良反应信息，并按规定及时向药品监督管理部门报告。

进口药品的境外制药厂商也是药品召回的责任主体，与境内药品生产企业履行相同的义务。《药品召回管理办法》规定，进口药品的境外制药厂商在境外实施药品召回的，应当及时报告国家食品药品监督管理总局;在境内进行召回的,由进口单位按照有关规定负责具体实施。

2.实施流程

药品生产企业发现药品存在安全隐患→制订召回计划并组织实施,在规定时限内通知到有关药品经营企业、使用单位停止销售和使用,同时向所在地地级药品监督管理部门报告→调查评估报告和召回计划提交给所在地省级药品监督管理部门备案→省级药品监督管理部门将收到一级药品召回的调查评估报告和召回计划报告国家食品药品监督管理总局→省级药品监督管理部门据情组织专家进行评估,或采取扩大召回范围等更为有效的措施。

3.药品监督管理部门在主动召回中的职责

省级药品监督管理部门应当将收到的一级药品召回的调查评估报告和召回计划报告国家食品药品监督管理总局,并根据实际情况组织专家对药品生产企业提交的召回计划进行评估,认为药品生产企业所采取的措施不能有效消除安全隐患的,可要求药品生产企业采取扩大召回范围、缩短召回时间等更为有效的措施。

自收到生产企业的药品召回总结报告之日起,省级药品监督管理部门应当在 10 日内对报告进行审查,并对召回效果进行评价,必要时组织专家进行审查和评价。审查和评价结论应当以书面形式通知药品生产企业。经过审查和评价,认为召回不彻底或者需要采取更为有效措施的,药品监督管理部门可要求药品生产企业重新召回或者扩大召回范围。

(二)责令召回

1.定义

责令召回是指药品监管部门经过调查评估,认为存在安全隐患,药品生产企业应当召回药品而未主动召回的,应当责令药品生产企业召回药品。必要时,药品监督管理部门可以要求药品生产企业、经营企业和使用单位立即停止销售和使用该药品。

2.责令召回通知书

药品监督管理部门做出责令召回决定后,应当将责令召回通知书送达药品生产企业。通知书应包括:召回药品的具体情况,包括名称、批次等基本信息;实施召回的原因;调查评估结果;召回要求,包括范围和时限等。

3.召回程序和期限

药品生产企业在收到责令召回通知书后,应当按照规定通知药品经营企业和使用单位,制订、提交召回计划,并组织实施。

4.召回进展报告和效果评价

药品生产企业按照规定向药品监督管理部门报告药品召回的相关情况,进行召回药品的后续处理。药品监督管理部门应当对药品生产企业提交的药品召回总结报告进行审查,并对召回效果进行评价。与主动召回的审查评价一样,药品监督管理部门认为召回不彻底或者需要采取更为有效的措施的,可要求药品生产企业重新召回或者扩大召回范围。

三、法律责任

《药品召回管理办法》对药品生产企业、药品经营和使用企业以及药管部门的违法行为均做了详细规定。

(一)对药品生产企业违法行为的规定

(1)药品生产企业因违反法律、法规造成上市药品存在安全隐患。《药品召回管理办法》第二十九条规定,依法给予行政处罚;企业已经采取召回措施主动消除或者减轻危害后果的,从轻或者减轻处罚;违法行为轻微并及时纠正,无危害后果的,不予处罚。注意:药品生产企业主动召回药品的,并不免除其依法应当承担的其他法律责任。

(2)药品生产企业发现药品存在安全隐患而不主动召回的;SFDA 责令要求召回而拒绝召回的,该《办法》第三十条、第三十一条规定,责令召回药品,并处应召回药品货值金额 3 倍罚款;造成严重后果的,由原发证部门撤销药品批准证明文件,直至吊销《药品生产许可证》。

(3)药品生产企业未在规定时间内通知相关单位停止销售和使用需召回药品;未按照药品监督管理部门要求采取改正措施或者召回药品;未按规定处理药品。予以警告,责令限期改正,处 3 万元以下罚款。

(4)药品生产企业未按规定建立药品召回制度、药品质量保证体系与药品不良反应监测系统;拒绝协助药品监督管理部门开展调查;未按规定提交药品召回的调查评估报告和召回计划、药品召回进展情况和总结报告;变更召回计划,未报药品监督管理部门备案。该《办法》第三十五条规定,予以警告,责令限期改正;逾期未改正的,处 2 万元以下罚款。

(二)对药品经营和使用企业违法行为的规定

(1)药品经营企业、使用单位发现其经营、使用的药品存在安全隐患未停止销售或者使用、未通知药品生产企业、供货商、未向药品监督管理部门报告。该《办法》第三十六条规定,责令停止销售和使用,并处 1 000 元以上、5 万元以下罚款;造成严重后果的,吊销《药品经营许可证》或者其他许可证。

(2)药品经营企业、使用单位拒绝配合药品生产企业或者药品监督管理部门开展有关药品安全隐患调查或拒绝协助药品生产企业召回药品。该《办法》第三十七条规定,予以警告,责令改正;处 2 万元以下罚款。

(曲艳春)

第五节　麻醉药品管理

一、麻醉药品的定义

麻醉药品是指连续使用后易产生生理依赖性、能成瘾癖的药品。如吗啡、哌替啶、可卡因、美沙酮等。生理依赖性也称身体依赖性,是指机体对该药产生依赖适应状态。其主要特征:①强迫性地要求连续用药,为了用药不择手段;②由于人体对药物产生的耐受性,有加大剂量的趋势;③停药后产生戒断症状;④对用药本人及社会均易产生危害。

戒断症状是指机体对某种药物已产生依赖适应状态,当突然断药后产生的种种异常反应现象,称之为戒断症状。戒断症状的主要表现是:精神烦躁不安、失眠、疼痛加剧、肌肉震颤、呕吐、腹泻、散瞳、流涕、流泪和出汗等。

麻醉药是指临床手术时所用的全身或局部麻醉药品,能够暂时性地引起不同程度的意识和感觉消失,或者在低浓度时能阻断神经传导,使机体特定部位暂时性、可逆性的痛觉丧失,以便于医疗处置或在手术时不会遗留神经损伤的药物,如氯仿、乙醚等全身麻醉药和普鲁卡因、利多卡因等局部麻醉药。而这些药品虽然在药理上具有麻醉作用,能造成不同程度的意识消退,但通常不会使人产生依赖性而成瘾癖,这是它与麻醉药品的本质区别,因此它不属于麻醉药品管理的范畴。

二、麻醉药品的品种范畴

根据《麻醉药品和精神药品管理条例》第三条规定,麻醉药品是指列入麻醉药品目录的药品和其他物质。中医使用的罂粟壳及其种子也属于麻醉药品管理范围之内的品种。我国对麻醉药品品种范围实行动态管理。对上市销售但尚未列入品种范围的药品和其他物质发生滥用,已经造成或者可能造成严重社会危害的,国家将及时把该药品和该物质列入管制范围。

三、麻醉药品的管理

从管理属性上看,一方面麻醉药品是临床上常用的药品,它必须遵循药品管理法对药的各项制约条款和规定;而另一方面,麻醉药品又是特殊管理药品,国家对其药用原植物的种植、麻醉药品的研究、生产、经营、使用、储存、运输、邮寄等各个环节,均采用了区别于一般药品的特殊管理办法,具体规定和要求如下。

(一)种植、研究和生产

1.麻醉药品药用原植物的种植

国家对麻醉药品药用原植物的种植实行总量控制。国家药品监督管理部门和农业主管部门根据麻醉药品年度生产计划,制订麻醉药品药用原植物年度种植计划。麻醉药品药用原植物种植企业,由国家药品监督管理部门和农业主管部门共同确定,其他单位和个人不得种植麻醉药品药用原植物。

麻醉药品药用原植物种植企业,应当根据年度种植计划,种植麻醉药品药用原植物,并定期向国家药品监督管理部门和农业主管部门报告种植情况。

2.麻醉药品的研究

开展麻醉药品研究必须经国家药品监督管理部门批准,并应当具备下列条件。

(1)以医疗、科学研究或者教学为目的。

(2)有保证实验所需麻醉药品安全的措施和管理制度。

(3)单位及其工作人员2年内没有违反有关禁毒的法律、行政法规规定的行为。

有下列情况之一的,不得申请麻醉药品的研究。

1)医疗不得使用的麻醉药品。

2)仿制国内监测期内的麻醉药品。

3)仿制国内药品标准试行期内的麻醉药品。

4)含罂粟壳的复方制剂。

5)不符合麻醉药品生产企业数量和布局的规定。

6)申请人在药品实验研究或生产中曾有过违反有关禁毒法律、行政法规规定的行为。

7)其他不符合国家麻醉药品有关规定的情况。

研究单位申请麻醉药品的研究、成果转让等各种相关药品批准证明文件时,应当依照药品管理法及相关法律的规定办理。麻醉药品的临床试验,不得以健康人为受试对象。

药品研究单位在普通药品的实验研究过程中,产生本条例规定的管制品种的,应当立即停止实验研究活动,并向国务院药品监督管理部门报告。国务院药品监督管理部门应当根据情况,及时做出是否同意其继续实验研究的决定。

3.麻醉药品的生产

国家对麻醉药品实行定点生产制度。其企业由国家药品监督管理部门批准,并应当具备下列条件。

(1)有药品生产许可证。

(2)有麻醉药品实验研究批准文件。

(3)有符合规定的麻醉药品生产设施、储存条件和相应的安全管理设施。

(4)有通过网络实施企业安全生产管理和向药品监督管理部门报告生产信息的能力。

(5)有保证麻醉药品安全生产的管理制度。

(6)有与麻醉药品安全生产要求相适应的管理水平和经营规模。

(7)其药品生产管理、质量管理部门的人员应当熟悉麻醉药品以及有关禁毒的法律、行政法规。

(8)没有生产、销售假药、劣药或者违反有关禁毒的法律、行政法规规定的行为。

(9)符合国家药品监督管理部门公布的麻醉药品定点生产企业数量和布局的要求。

定点生产企业生产麻醉药品,应当取得药品批准文号,并严格按照国家批准的麻醉药品年度生产计划安排生产,不得委托加工,并依照规定报告生产情况。

(二)麻醉药品的经营

国家对麻醉药品实行定点经营制度。未经批准的任何单位和个人不得从事麻醉药品的经营活动。

1.麻醉药品的经营

国务院药品监督管理部门应当根据麻醉药品的需求总量,确定麻醉药品的定点批发企业布局,并根据年度需求总量对布局进行调整、公布。

2.麻醉药品定点经营企业应具备的条件

除应当具备《药品管理法》第十五条规定的药品经营企业的开办条件外,还必须具备下列条件。

(1)有符合本条例规定的麻醉药品的储存条件。

(2)有通过网络实施企业安全管理和向药品监督管理部门报告经营信息的能力。

(3)单位及其工作人员 2 年内没有违反有关禁毒的法律、行政法规规定的行为。

(4)符合国务院药品监督管理部门公布的定点批发企业布局。

3.麻醉药品定点经营企业的类型

麻醉药品的定点经营企业分为:①全国性批发企业,是指跨省、自治区、直辖市从事麻醉药品批发业务的企业;②区域性批发企业,是指在本省、自治区、直辖市行政区域内从事麻醉药品批发业务的企业。前者应经国务院药品监督管理部门批准,后者应当经所在地省级药品监督管理部门批准。

4.麻醉药品的进货渠道及销售对象

全国性批发企业应当从定点生产企业购进麻醉药品,向区域性批发企业或经批准取得麻醉药品使用资格的医疗机构以及批准的其他单位销售麻醉药品,并将药品送至医疗机构。医疗机构不得自行提货。

区域性批发企业应从全国性批发企业或定点生产企业购入麻醉药品,向区域内取得麻醉药品使用资格的医疗机构销售该类药品,并将药品送至医疗机构;区域性批发企业之间因医疗急需、运输困难等特殊情况需要调剂麻醉药品的,应当在调剂后 2 日内将调剂情况分别报有关药品监督管理部门备案。

麻醉药品不得零售,禁止使用现金进行麻醉药品交易,但是个人合法购买麻醉药品的除外。

(三)麻醉药品的储存

麻醉药品药用原植物种植企业、定点生产企业、全国性批发企业和区域性批发企业以及国家设立的麻醉药品储存单位,应当设置储存麻醉药品专库。该专库应当符合下列要求。

(1)安装专用防盗门,实行双人双锁管理。

(2)具有相应的防火设施。

(3)具有监控设施和报警装置,报警装置应当与公安机关报警系统联网。

麻醉药品药用原植物种植企业、定点生产企业、全国性批发企业和区域性批发企业应当将麻醉药品原料药和制剂分别存放,设专人负责管理,并建立储存麻醉药品专用账册。药品出入库双人验收复核,做到账物相符。专用账册的保存期限应当自药品有效期期满之日起不少于 5 年。

(四)麻醉药品的运输与邮寄

1.麻醉药品的运输

为加强麻醉药品和精神药品运输管理,国家食品药品监督管理总局、铁道部、交通运输部和中国民航局共同制定了《麻醉药品和精神药品运输管理办法》。麻醉药品药用原植物种植企业、生产经营企业、储存单位、医疗教学科研单位以及承运单位等通过铁路、航空、道路、水路等运输麻醉药品时,都应按照下列规定办理。

(1)办理运输证明:托运或者自行运输麻醉药品的单位,应当向所在地省级药品监督管理部门申领《麻醉药品运输证明》(简称运输证明)。运输证明有效期为 1 年。凭运输证明办理麻醉药品的运输手续。运输证明应当由专人保管,不得涂改、转让、转借。因科研或生产特殊需要,单位需派专人携带少量麻醉药品的,应当随货携带运输证明(或批准购买的证明文件)、单位介绍信和本人身份证明以备查验。

(2)注明"麻醉药品"并加盖公章:托运经办人在运单货物名称栏内填写"麻醉药品"字样,运单上应当加盖托运单位公章或运输专用章。收货人只能为单位,不得为个人。

(3)铁路、道路、水路运输各有规定:①铁路运输,应当使用集装箱或铁路行李车运输,采用集装箱运输时,应确保箱体完好,施封有效;②道路运输必须采用封闭式车辆,有专人负责押运,中途不应停车过夜;③水路运输应有专人负责押运。

(4)发生被盗、被抢、丢失的,承运单位应立即报告当地公安机关,并通知收货单位,收货单位应立即报告当地药品监督管理部门。

定点生产企业、全国性批发企业和区域性批发企业之间运输麻醉药品,发货单位应事先向所在地及收货单位所在地省、自治区、直辖市药品监督管理机构报送发运货物信息。

2.麻醉药品的邮寄

为加强麻醉药品和精神药品邮寄管理,确保邮寄安全,根据《麻醉药品和精神药品管理条例》等有关规定,国家食品药品监督管理总局和邮政局共同制定了《麻醉药品和精神药品邮寄管理办法》,对收寄麻醉药品规定了相关要求。

(1)指定收寄邮政营业机构:由省级邮政主管部门指定符合安全保障条件的邮政营业机构负责收寄麻醉药品。其邮政营业机构应有保证麻醉药品安全邮寄的管理制度;封装设备齐全;没有违反有关禁毒的法律、法规规定的行为。

(2)邮寄麻醉药品时,寄件单位要申办《麻醉药品邮寄证明》(简称邮寄证明):邮寄证明一证一次有效。寄件人应当在详情单货名栏填写"麻醉药品",并加盖寄件单位运输专用章,邮寄物品的收件人必须是单位,没有邮寄证明的不得收寄。邮寄证明保存1年备查。

(3)邮件到达时,经办人须到邮政营业机构领取麻醉药品,在详情单上签字并加盖收件单位收货专用章,同时出示经办人身份证明。

邮寄过程中发生麻醉药品丢失、损毁、被盗的,邮政营业机构按邮政有关规定赔偿。其中丢失、被盗的,还应报当地公安机关、邮政主管部门和药品监督管理部门。

(五)麻醉药品的使用

1.生产企业使用麻醉药品

药品生产企业需要以麻醉药品为原料生产普通药品的,须经国家药品监督管理部门批准后,向定点生产企业购买。食品、食品添加剂、化妆品、油漆等非药品生产企业需要使用咖啡因作为原料的,应当经所在地省、自治区、直辖市人民政府药品监督管理部门批准,向定点批发企业或者定点生产企业购买。

2.科研教学单位使用麻醉药品

科学研究、教学单位需要使用麻醉药品开展实验、教学活动的,应当经所在地省、自治区、直辖市人民政府药品监督管理部门批准,向定点批发企业或者定点生产企业购买。需要使用麻醉药品标准品、对照品的,应当经所在地省、自治区、直辖市人民政府药品监督管理部门批准,向国家药品监督管理部门批准的单位购买。

3.医疗机构使用麻醉药品

(1)办理《麻醉药品购用印鉴卡》:医疗机构需经有关卫生主管部门批准,取得《麻醉药品购用印鉴卡》(以下称印鉴卡),才能向定点批发企业购买麻醉药品。申请《印鉴卡》的条件:①有与使用麻醉药品相关的诊疗科目;②有获得麻醉药品和处方资格的执业医师;③具有经过麻醉药品培训的药学专业技术人员;④有保证麻醉药品安全储存的设施和管理制度。《印鉴卡》有效期为3年,有效期满前3个月重新申请,当《印鉴卡》中项目内容发生变更时,应当在变更发生之日起3日内办理变更手续。

(2)麻醉药品的处方管理:医疗机构对麻醉药品的处方采用专有样式、合理、限量使用、专册登记的管理模式。①医疗机构使用专用处方开具麻醉药品,处方的用纸为淡红色,处方右上角分别标注"麻"字样。②取得麻醉药品处方资格的执业医师,只准在本医疗机构开具麻醉药品处方,但不得为自己开具该种处方。③首次开具麻醉药品处方时,应当亲自诊查患者,建立病历,与其签署《知情同意书》,对确需使用麻醉药品的患者,应当根据临床应用指导原则,满足其合理用药需求。④在医疗机构外使用麻醉药品非注射剂型的患者,须持二级以上医院的诊断证明及相关身份证明后,方可为其开具药品处方,并每4个月复诊或者随诊一次。⑤麻醉药品注射剂仅限于医疗机构内使用,或者医师出诊至患者家中使用。⑥麻醉药品注射剂处方为一次用量,其他剂型处方不得超过3日用量,控缓释制剂处方不得超过7日用量。为癌痛、慢性中、重度非癌痛患者开具的麻醉药品注射剂处方不得超过3日用量;其他剂型处方不得超过

7日用量。⑦医疗机构对麻醉药品处方实行专册登记,加强管理,处方至少保存3年。

(3)对麻醉药品的管理:医疗单位应加强对麻醉药品的管理,指定专职人员负责麻醉药品的日常管理工作;定期对管理和专业人员进行法律法规、专业知识及职业道德的培训。

购买使用麻醉药品时,必须向其定点批发企业购买。对临床需要而市场无供应的药品,医疗单位可以持《制剂许可证》和《印鉴卡》申请配制制剂,经所在地省、自治区、直辖市药品监督管理部门批准后自行配制。配制的制剂只能在本医疗单位使用,不得对外销售。

医务人员为了医疗需要携带少量麻醉药品出入境的,应当持有省级以上药品监督管理部门的携带证明。因治疗疾病需要,个人凭医疗机构出具的医疗诊断书、本人身份证明,可以携带单张处方最大用量以内的麻醉药品。

门诊药房要设立固定的发药窗口,并要有明显标志,并由专人负责麻醉药品调配。储存麻醉药品,应按有关规定实行专人负责、专库专柜、双人双锁、专用账册、专册保存、出入库双人复核等一系列麻醉药品储存管理规定,并设防盗设施和安装报警装置。

(六)麻醉药品的审批程序和监督管理

1.麻醉药品的审批程序

对麻醉药品药用原植物的种植以及麻醉药品实验研究、生产、经营、使用、储存、运输活动中的各项审批事项,审批部门应当自收到符合要求的申请资料之日起40日内做出是否批准的决定;做出批准决定的,发给许可证明文件或者在相关许可证明文件上加注许可事项;做出不予批准决定的,应当书面说明理由。

确定定点生产企业和定点批发企业,审批部门应当根据布局的要求,通过公平竞争的方式初步确定定点生产企业和定点批发企业,并予公布。其他符合条件的企业可以自公布之日起10日内向审批部门提出异议。审批部门应当自收到异议之日起20日内对异议进行审查,并做出是否调整的决定。

2.麻醉药品的监督管理

(1)全国各级药品监督管理部门根据规定的职责权限,对麻醉药品药用原植物的种植以及麻醉药品的实验研究、生产、经营、使用、储存、运输活动进行监督检查。

(2)国家药品监督管理部门负责全国麻醉药品的监督管理工作,并会同国家农业主管部门对麻醉药品药用原植物实施监督管理。各省、自治区、直辖市药品监督管理部门负责本行政区域内麻醉药品的监督管理工作。

(3)国家公安部门负责对造成麻醉药品药用原植物、麻醉药品流入非法渠道的行为进行查处。县级以上地方公安机关负责对本行政区域内造成麻醉药品流入非法渠道的行为进行查处。

(4)国务院其他有关主管部门在各自的职责范围内负责与麻醉药品有关的管理工作。县级以上地方人民政府其他有关主管部门在各自的职责范围内负责与麻醉药品有关的管理工作。

(5)省级以上药品监督管理部门应根据实际情况建立监控信息网络,对定点生产、批发企业和使用单位的麻醉药品生产、进货、销售、库存、使用的数量以及流向实行实时监控,并与同级公安机关做到信息共享。尚未连接监控信息网络的单位,应当每月通过电子信息、传真、书面等方式,将本单位麻醉药品生产、进货、销售、库存、使用的数量以及流向,报所在地设区的市级药品监督管理部门和公安机关;医疗机构还应当报所在地设区的市级人民政府卫生主管部门。设区的市级药品监督管理部门应当每 3 个月向上一级药品监督管理部门报告本地区麻醉药品相关情况。

（6）对已经发生滥用，造成严重社会危害的麻醉药品品种，国务院药品监督管理部门应当采取在一定期限内中止生产、经营、使用或者限定其使用范围和用途等措施。对不再作为药品使用的应当撤销其药品批准文号和药品标准，并予以公布。

（7）药品监督管理部门、卫生主管部门发现生产、经营企业和使用单位的麻醉药品管理存在安全隐患时，应当责令其立即排除或者限期排除；对有证据证明可能流入非法渠道的，应当及时采取查封、扣押的行政强制措施，在 7 日内做出行政处理决定，并通报同级公安机关。

（8）药品监督管理部门发现取得印鉴卡的医疗机构未依照规定购买麻醉药品，应当及时通报同级卫生主管部门。卫生主管部门应当立即调查处理。必要时，药品监督管理部门可以责令定点批发企业中止向该医疗机构销售麻醉药品。

（9）麻醉药品的生产、经营企业和使用单位对过期、损坏的麻醉药品应当登记造册，并向所在地县级药品监督管理部门申请销毁。药品监督管理部门应当自接到申请之日起 5 日内到场监督销毁。医疗机构对存放在本单位的过期、损坏麻醉药品，应当向卫生主管部门申请，由卫生主管部门负责监督销毁。

（10）对依法收缴的麻醉药品，除经国务院药品监督管理部门或者国务院公安部门批准用于科学研究外，应当依照国家有关规定予以销毁。

（11）发生麻醉药品被盗、被抢、丢失或者其他流入非法渠道的情形的，案发单位应当立即采取必要的控制措施，同时报告所在地县级公安机关和药品监督管理部门。医疗机构发生上述情形的，还应当报告其主管部门。

（12）公安机关接到报告、举报，或者有证据证明麻醉药品可能流入非法渠道时，应当及时开展调查，并对相关单位采取必要的控制措施。

（曲艳春）

第六节　精神药品管理

一、精神药品的定义

精神药品是指直接作用于人体中枢神经系统，使之兴奋或抑制，连续使用能产生精神依赖性的药品。精神药品所产生的药物依赖是精神依赖性，它不同于麻醉药品连续使用所致的身体依赖，停药后不产生戒断症状。精神依赖性的主要特征：①有连续使用某种药物的要求，目的是追求使用该药后所产生的"舒适"效应（欣快感）；②没有加大剂量的趋势或这种趋势很小；③停药后一般不会出现戒断症状；④危害对象主要是用药本人。

二、精神药品的品种及分类

根据精神药品使人体产生依赖性的程度和危害人体健康的程度，我国将精神药品分为两大类，其中第一类精神药品比第二类精神药品更易于产生依赖性，如果滥用，其毒性和成瘾性更强。

三、精神药品的管理

国家将精神药品分为两类，对这两类精神药品的管理范围及管理程度有所不同。第一类精神药品对人体产生的精神依赖性较第二类精神药品强，滥用后造成的危害作用也较大；而精神药品的原料药容易被违法分子非法制成毒品，若管理不当，则后患无穷。基于上述原因，国家将第一类精神药品和精神药品原料药等同于麻醉药品的管理，即国家对麻醉药品的所有监管条款要求及规定，均适用于对第一类精神药品和精神药品原料药的管理。

（一）精神药品的研究

精神药品的实验室研究必须符合国家对麻醉药品实验室研究项下的所有规定和要求。包括实验室应具备的条件、研究立项的审批、研究成果的转让审批等。其中有一条款为"麻醉药品和第一类精神药品的临床试验，不得以健康人为受试对象"，而研究第二类精神药品时，不受此条款约束。

（二）精神药品的生产

国家对精神药品实行定点生产制度。第一类精神药品生产以及第二类精神药品原料药生产的企业，由国家药品监督管理部门批准；第二类精神药品制剂生产的企业，由所在地省、自治区、直辖市药品监督管理部门批准。精神药品的定点生产企业应具备的条件及生产方面的相关规定和要求同麻醉药品的生产管理要求一致，所不同的是，经批准定点生产的第一类精神药品和第二类精神药品原料药不得委托加工，而第二类精神药品制剂可以委托加工。

（三）精神药品的经营

国家对精神药品实行定点经营制度。未经批准的任何单位和个人不得从事精神药品经营活动。第一类精神药品只能批发，不得零售。对第二类精神药品的经营有如下规定。

（1）第二类精神药品定点批发企业可以向医疗机构、定点批发企业和符合规定的药品零售企业以及批准的其他单位销售第二类精神药品。

（2）零售第二类精神药品，应当凭执业医师出具的处方，经执业药师或其他依法经过资格认定的药学技术人员复核，按规定剂量销售，并将处方保存2年备查。

（3）禁止超剂量或者无处方销售第二类精神药品。

（4）不得向未成年人销售第二类精神药品。

（四）精神药品的储存

第二类精神药品经营企业应当在药品库房中设立独立的专库或者专柜储存第二类精神药品，并建立专用账册，实行专人管理。专用账册的保存期限应当自药品有效期期满之日起不少于5年。

（五）精神药品的运输与邮寄

运输第二类精神药品无须办理运输证明，托运经办人只在运单货物名称栏内填写"第二类精神药品"字样。其他相关精神药品的运输和邮寄规定同麻醉药品运输项下的各项规定。

（六）精神药品的使用

1. 生产企业对精神药品的使用

药品生产企业需要以第二类精神药品为原料生产普通药品的，应当将年度需求计划报所在地省、自治区、直辖市人民政府药品监督管理部门，并向定点批发企业或者定点生产企业购买。

2.科研、教学、医疗机构对精神药品的使用

科研、教学单位需要使用精神药品,必须经批准后才能购买使用。医疗单位必须从定点批发企业购买精神药品。对临床需要而市场无供应的精神药品,可以持《制剂许可证》申请,经所在地省、自治区、直辖市药品监督管理部门批准后配制。配制的制剂只能在本医疗单位使用,不得对外销售。第一类精神药品的各项管理与麻醉药品的各项管理要求相一致。第一类精神药品处方的用纸同麻醉药品一样为淡红色,处方右上角分别标注"麻""精一";第二类精神药品处方的用纸为白色,处方右上角标注"精二"。第一类精神药品注射剂处方不得超过3日用量;其他剂型处方不得超过7日用量。第二类精神药品处方不得超过7日用量。并对处方进行专册登记,加强管理,处方至少保存2年。

医疗机构储存精神药品应同麻醉药品一样实行专人负责、专库专柜、专用账册、专册保存、双人双锁管理。

(曲艳春)

第七节　医疗用毒性药品管理

医疗用毒性药品(以下简称毒性药品)是指毒性剧烈、治疗剂量与中毒剂量相近、使用不当会致人中毒或死亡的药品。如果对毒性药品管理不严而发生流失,将会对社会造成重大影响和危害,因此国家十分重视医疗用毒性药品的管理工作。1964年4月卫生部、商业部、化工部发布了《管理毒性、限制性剧毒药暂行规定》;1964年12月卫生部、商业部发布了《管理毒性中药的暂行规定》;1979年6月卫生部、原国家医药管理总局发布了《医疗用毒药、限制性剧毒药管理规定》。为了进一步加强毒性药品的管理,确保人民用药安全,国务院于1988年12月27日发布了《医疗用毒性药品管理办法》,对毒性药品的定义、生产、经营、储运和使用做了规定。2008年7月21日,国家食品药品监督管理总局、卫生部联合下发了《关于将A型肉毒毒素列入毒性药品管理的通知》,目的就是防止发生中毒等严重事件的发生,确保人民用药安全有效。

一、医疗用毒性药品的定义和品种

1.医疗用毒性药品的定义

毒性药品系指毒性剧烈、治疗剂量与中毒剂量相近,使用不当会致人中毒或死亡的药品。

2.医疗用毒性药品的品种分类

毒性药品分为中药、西药两类,其中毒性中药27种,毒性西药11种。值得注意的是,许多教科书上标明毒性中药28种,而其中的红升丹与红粉为同物异名,故毒性中药为27种而非28种。

毒性中药品种:砒石(红砒、白砒)、砒霜、洋金花、闹羊花、生川乌、生马钱子、生甘遂、生草乌、生白附子、生附子、生巴豆、生千金子、生半夏、生天仙子、生南星、生藤黄、雪上一枝蒿、红娘虫、白降丹、斑蝥、青娘虫、蟾酥、生狼毒、轻粉、红粉、雄黄、水银。

毒性西药品种:去乙酰毛花苷C、阿托品、氢溴酸后马托品、氢溴酸东莨菪碱、水杨酸毒扁豆碱、毛果芸香碱、洋地黄毒苷、亚砷酸钾、士的宁、三氧化二砷、升汞。

上述所列的毒性药品,西药品种是指原料药,中药品种系指原药材和饮片。

二、医疗用毒性药品的管理

(一)毒性药品的生产与炮制

毒性药品年度生产、收购、供应和配制计划,由省级药品监督管理部门根据医疗需要制订下达给指定的毒性药品生产、收购、供应单位,并抄报国务院药品监督管理部门和国家中医药管理局。生产单位不得擅自改变生产计划自行销售。

生产毒性药品的企业,必须建立严格的管理制度,由医药专业人员负责生产、配制和质量检验,严防与其他药品混杂。生产毒性药品及其制剂,必须严格执行生产工艺操作规程,在本单位药检人员的监督下准确投料。每次配料必须经 2 人以上复核无误。生产记录须完整准确,保存 5 年备查。生产过程中所有盛放毒性药品原料、半合成品、成品容器,必须贴有黑白相间并标有"毒"字样的毒药标志;所产生的废弃物,须妥善处理,不得污染环境。

毒性中药的加工炮制,必须按照《中国药典》或者省级药品监督管理部门制定的《中药饮片炮制规范》的规定进行。

(二)毒性药品的经营

毒性药品的收购、经营,由各级药品监督管理部门指定的药品经营企业负责;配方用药由定点药店、医疗机构负责。其他任何单位或者个人均不得从事毒性药品的收购、经营和配方业务。

收购、经营、加工、使用毒性药品的企业必须建立健全保管、验收、领发、核对等制度,严禁与其他药品混杂,做到划定仓位三专,即专库(柜)、专人、专账管理。

毒性药品的包装容器上必须印有毒性标志。在运输过程中,应采取有效措施,防止发生意外或事故。

(三)毒性药品的使用

医疗机构供应和调配毒性药品时,应凭医生签名的正式处方;经营企业供应和调配毒性药品,应凭盖有医生所在的医疗机构公章的正式处方。每次处方剂量不得超过 2 日极量。调配处方,必须核对无误,按医嘱要求,并由配方人员及具有药师以上技术职称的复核人员签名盖章后方可发出。对处方未注明"生用"的毒性中药,应当付炮制品。处方一次有效,保存 2 年备查。

科研和教学单位所需的毒性药品,必须持单位的证明信,经县以上药品监督管理部门批准后,经营单位方能销售。

对民间单、秘、验方需用毒性中药,购买时要持有本单位或者街道办事处、乡(镇)人民政府的证明信,经营企业方可销售。每次购用量不得超过 2 日极量。

(四)处罚

对违反上述管理规定,擅自生产、收购、经营毒性药品的单位或者个人,《医疗用毒性药品管理办法》中规定,由县以上食品药品监督管理部门没收其全部毒性药品,并处以警告或按非法所得的 5~10 倍罚款。情节严重、致人伤残或死亡,构成犯罪的,由司法机关依法追究其刑事责任。

三、A 型肉毒毒素及其制剂的管理

在国家食品药品监督管理局、卫生部《关于将 A 型肉毒毒素列入毒性药品管理的通知》

中,明确规定 A 型肉毒毒素的生产、经营、储存、使用等方面,必须遵循毒性药品管理的各项规定和要求。

(一)A 型肉毒毒素简介

A 型肉毒毒素是肉毒杆菌在繁殖中分泌的一种有毒性的蛋白质,为白色疏松体,生理盐水溶解后为澄清透明或淡黄色溶液。是现今毒性最强的生物及神经毒素。肉毒毒素诞生早期,主要被用于生化武器的研究。1960 年,美国科学家制备出 A 型肉毒杆菌毒素,能抑制周围运动神经末梢突触前膜乙酰胆碱释放,引起肌肉的松弛性麻痹。由于其有阻断神经支配作用,从而减少或者消除肌肉的不自觉的收缩,因此,该毒素医用临床主要用于肌肉张力性疾病的治疗,如眼肌痉挛、面部抽搐、肌肉痉挛性斜颈及痉挛性发生困难等疾病,并取得了良好的效果。1989 年该毒素正式注册成为商品,商标为"botox",并被美国 FDA 核准用于 12 岁以上的肌肉张力性疾病。由于 A 型肉毒毒素可以麻痹肌肉,使肌肉没有跳动能力,从而消除皱纹,2002年,该产品被核准用于整形美容如面部皱纹的治疗。目前世界上能生产该制剂的国家,只有中国、美国和英国。国内该产品只有兰州生物制品研究所的"衡力",进口的则是葛兰素史克的"保妥适"。

(二)A 型肉毒毒素的管理

A 型肉毒毒素最初是被用于治疗斜视、眼肌痉挛、面部抽搐等疾病,但在临床使用过程中,被发现具有消除皱纹功效,于是美容界广泛应用,素有"一针除皱"美称。事实上,它是一种神经毒素,是世界上最毒的物质之一,1 克能毒死数万人。而美容行业滥用 A 型肉毒素造成的毁容、致残、致疾甚至死亡等事故屡见不鲜,因此,2008 年 7 月 21 日,为加强对 A 型肉毒毒素的监督管理,卫生部、国家食品药品监督管理总局联合下文,决定将 A 型肉毒毒素及其制剂列入毒性药品管理。具体要求如下。

(1)经批准生产 A 型肉毒毒素制剂的药品生产企业应严格按照《病原微生物实验室生物安全管理条例》的要求,加强对生产 A 型肉毒毒素制剂用菌种的保藏管理,未经批准,严禁向任何单位和个人提供菌种。

(2)药品生产企业应制订 A 型肉毒毒素制剂年度生产计划,严格按照年度生产计划和药品 GMP 要求进行生产,并指定具有生物制品经营资质的药品批发企业作为 A 型肉毒毒素制剂的经销商。

(3)药品生产企业应当将 A 型肉毒毒素年度生产计划、生产情况及指定经销商的情况及时报所在地省级食品药品监督管理部门备案,药品生产企业所在地省级食品药品监督管理部门应当将生产企业指定经销商的情况通报相关省(区、市)食品药品监督管理部门。

(4)药品批发企业只能将 A 型肉毒毒素制剂销售给医疗机构,未经指定的药品经营企业不得购销 A 型肉毒毒素制剂。药品零售企业不得零售 A 型肉毒毒素制剂。

(5)医疗机构要切实加强对 A 型肉毒毒素制剂的管理。医疗机构应当向经药品生产企业指定的经销商采购 A 型肉毒毒素制剂;对购进的 A 型肉毒毒素制剂登记造册、专人管理,按规定储存,做到账物相符;医师应当根据诊疗指南和规范、药品说明书中的适应证、药理作用、用法、用量、禁忌、不良反应和注意事项开具处方,每次处方剂量不得超过 2 日用量,处方按规定保存。

(6)进口 A 型肉毒毒素制剂的流通和使用按照上述规定执行。

(曲艳春)

第八节　合理用药应注意的问题

一、应用非处方药物(OTC药物)

应学习掌握基础的医药学知识,提高自我保健的能力。正确选用国家统一标志的非处方药物。用药前详细阅读药品说明书,仔细检查是否有批准号,是否在有效期内,说明书所述适应证,是否适用本人病情;弄清楚用法用量、不良反应、禁忌证,严格按说明书服药,不得擅自超量、超时用药。对于有破损、霉变等质量问题的药品切勿服用,按要求储存在小儿不易触及处。用药时应分清哪些药可以一起服,哪些药不能一起服,如有疑问应及时请教医药人员。

二、对于危重患者

应以拯救生命为主,因此选择用药时,应以能迅速起到疗效为首选药,迅速决定用药品种,争分夺秒给患者用上药物。

三、对于特殊生理情况的患者

对于老年人、儿童、孕妇、哺乳期妇女等特殊生理情况的患者,应根据其生理条件的不同,采取不同的选药方式,除应按普通人选药方法选药外,还应特别注意以下事项。

(一)老年人用药

随着年龄增长,体内生理生化功能以及药物动力学和药效学也发生了一系列变化。加上老年人体弱多病、用药复杂。因此对老年患者用药,既要注意提高治疗效果,还要注意防止药物的不良反应。

1.老年人用药的药代动力学特点

(1)吸收:老年人胃黏膜萎缩、胃酸分泌减少、胃液pH增高、胃肠道血流减少,一定程度地影响对药物的吸收。但由于老年人胃肠蠕动减弱、胃排空减慢,药物在胃肠道停留时间延长。因此,口服药物的被动吸收,如阿司匹林、保泰松等,其吸收速率与吸收量无显著影响。对于主动吸收的药物,如半乳糖、葡萄糖、铁、钙、维生素等,因为需要人体能量与载体参与,老年人对这些药物吸收则会减弱。此外,老年人血循环较差,肌肉萎缩,皮下及肌内注射药物吸收也较差。

(2)分布:随着年龄增长,老年人体内水分和细胞内液均减少,脂肪比例增多。因此,水溶性药物如乙醇、吗啡、哌替啶、对乙酰氨基酚、安替比林等分布容积随年龄增加而减少,血药浓度升高。脂溶性药物,如利多卡因、地西泮等则分布容积增大,血药峰值降低,药物作用时间延长。老年人血清蛋白浓度降低,药物与蛋白质结合率减少,游离型药物浓度增高,从而药物作用加强,不良反应也增多。临床上应用苯妥英钠、华法林、氯丙嗪、地西泮、洋地黄毒苷、水杨酸盐、吗啡、哌替啶等蛋白质结合率高的药物时,应注意用药间隔和剂量。如果同时使用两种蛋白质结合率均高的药物,给药时间必须相隔2 h以上,以免血药浓度突然增高导致不良反应。此外,随着年龄增长,药物与红细胞结合也减少,对药物的分布也有一定影响。

(3)代谢:老年人功能性肝细胞减少,肝微粒体酶活性降低,肝血流量减少,药物的肝代谢能力减退,易造成某些主要经肝代谢的药物蓄积,如保泰松、苯巴比妥、对乙酰氨基酚、氨茶碱、三环类抗抑郁药、利多卡因等血浓度增加,半衰期延长。老年人肝药酶(如催化异烟肼、肼屈嗪、普鲁卡因胺代谢的乙酰化酶及催化苯二氮䓬类结合反应的葡糖醛酸转移酶)活性减弱也存在个体差异,因此用药剂量应个体化。此外,对需经肝活化才有效的药物也有较大的影响。

(4)排泄:老年人肾血流量及肾小球滤过率均减少,肾对药物的清除率降低。肾脏排泄药物的能力下降,易造成老年人发生药物蓄积中毒。因此老年人使用经肾排泄的药物如地高辛、氨基糖苷类抗生素、磺胺类、头孢菌素类、四环素、青霉素、苯巴比妥等,必须减量。

2.老年人药物药效学的特点

老年人药物药效学的特点是对大多数药物敏感性增高、作用加强,对少数药物敏感性降低,对某些药物的耐受性下降,药物相互作用增多,不良反应发生率增加。

(1)老年人中枢神经功能减退,对中枢神经系统抑制药如氯丙嗪、吗啡、苯巴比妥、苯二氮䓬类、三环类抗抑郁药,以及中枢降压药的作用加强,或用后不良反应较明显。因此,老年人应用中枢抑制药时应适当减量,并且不宜使用巴比妥类。

(2)老年人 β 受体数量或密度随年龄增加而减少,亲和力降低,环腺苷酶活性也发生变化,同时心血管的压力感受器敏感性降低,血压的生理调节功能降低,对异丙肾上腺素增加心率的反应减弱,而使用降血压药容易引起直立性低血压。

(3)老年人体温调节能力降低,应用氯丙嗪、乙醇、强镇痛剂等,易引起体温下降。

(4)老年人同化代谢小于异化代谢,使用促进异化代谢的糖皮质激素易致骨质疏松,甚至自然骨折。

(5)老年人凝血能力减弱,对肝素、华法林等抗凝剂敏感性增高,抗凝药量应相应减少。

(6)老年人对损害肝脏的药物如异烟肼、利福平等和损害肾脏的药物如氨基糖苷类抗生素、重金属盐等耐受力下降,氨基糖苷类的耳毒性也随年龄而增加,老年人要慎用。

(7)老年人呼吸、循环功能降低,特别要慎用药物。老年人由于肾调节功能和酸碱代偿能力较差,对排泄慢或易引起电解质失调的药物耐受性下降,使用时要注意调整剂量及间隔时间。

(8)老年人往往病情复杂,常常同时合用多种药物,药物相互作用常会影响疗效或引起不良反应,必须加以注意。

3.老年人用药时的注意事项

(1)老年人除急症和器质性病变外,一般应尽量少用药物。

(2)老年人用药剂量应个体化,应从小剂量开始,然后逐渐达到个体的最适用量。《中国药典》中规定老年人用药量原则:60岁以上者,一般用药剂量主张为成人量的3/4,但由于个体差异大,具体用量应根据医生诊断及有关个体药代动力学参数而定。

(3)老年人联合用药时应注意药物的相互作用,以防不良反应的发生。对肝、肾、心脏有损害的药物慎用。

(4)选用适当剂量和容易记忆的用药方法。

(5)注意观察用药后的反应,防止不良反应的发生,并积极开展对药物不良反应的监测,发现问题及时解决。

(6)老年人停用降压药、抗心律失常药、精神类药物、激素等药物时要逐渐减量。

(二)小儿用药

小儿的肝肾功能、中枢神经系统、内分泌系统尚未发育完全,某些在肝内代谢的药物易引起中毒。如新生儿胃肠道处于发育阶段,对有些药物(如磺胺嘧啶)吸收较成人低,有些药物

(如氨苄西林)吸收较成人高。肾上腺皮质激素影响钙、磷代谢,长期应用可影响小儿发育。患儿的性别、精神状态、体质量、营养等都可影响药物的疗效。因此,选择小儿用药应充分考虑小儿的生理特点。无论应用哪种药物,都要保护好儿童的内脏和神经系统,因药物引起的中毒,对小儿来说往往不可逆转。如应用庆大霉素造成的耳聋,将使儿童终生难愈。另外,小儿处于身体发育阶段,用药剂量的计算,一般是根据小儿年龄、体质量或体表面积按成人剂量折算。小儿的用药量在年龄、体质量、营养状况等具体情况方面有很大差别,同一年龄儿童也可依治疗目的或用药途径的不同,而剂量相差数倍。所以必须谨慎计算剂量。因体表面积与体质量有关,体表面积与代谢速率成比例,所以按体表面积推算小儿用药剂量更合理。小儿剂量的计算方法如下。

1.根据体质量推算儿童剂量

(1)小儿体质量计算。

半岁以下小儿估计体质量(kg)＝月龄×0.6＋3。

6～12 个月小儿估计体质量(kg)＝月龄×0.5＋3。

1 岁以上小儿估计体质量(kg)＝实足年龄×2＋8。

(2)儿童剂量＝儿童体质量×成人剂量/60(成人平均体质量 kg)。

儿童剂量每次或每日＝儿科药量/kg(次或日)×儿童估计体质量。

2.根据体表面积计算儿童剂量

小儿用量＝成人剂量×某体质量小儿体表面积/1.7[其中 1.7 为成人(70 kg)的体表面积]。

小儿体表面积(m²)＝体质量(kg)×0.035＋0.1 m²(30 kg 以下小儿的体表面积计算)。

30 kg 以上小儿的体表面积可按下法增加,即体质量每增加 5 kg,体表面积增加 0.1 m²(30 kg 儿童的体表面积为 1.1 m²)。实际小儿体表面积计算公式为如下。

体表面积(m²)＝0.0061×身高(cm)＋0.0128 ×体质量(kg)－0.1529。

(三)妊娠期妇女用药

妊娠期是一个特殊的时期,通常是指妊娠 28 周至产后 7 d。妇女在这一时期患病需要药物治疗。由于妊娠期母体有生理方面的变化,对药物的作用产生一定的影响。在这时期,不但要考虑母体生理生化功能变化特点对药物作用的影响,更要注意药物对胎儿或新生儿的作用。

1.妊娠期用药的药代动力学特点

妊娠过程,由于母体生理生化改变以及激素的影响,药物在孕妇体内的吸收、分布、代谢和排泄过程,均与非妊娠时有很大不同。

(1)吸收:妊娠早期和中期,胃酸分泌减少、胃排空延迟、肠蠕动减弱,加之早孕反应恶心、呕吐,造成药物肠道吸收减慢、减少。

(2)分布:妊娠期血浆容积约增加 50%,脂肪和体液含量亦有所增加,从而药物的分布容积增大,药物被稀释,血药浓度低于非妊娠期。同时,妊娠期血浆容积增大,血浆蛋白的浓度相对较低;药物与蛋白质结合减少,游离型药物增多。因此药效增强的同时,不良反应和药物进入胎盘也可增多。

(3)代谢:妊娠期激素水平可影响药物的肝代谢,例如孕激素可使肝药酶活性增加,提高对某些药物的肝清除。但雌激素使肝微粒体酶活性降低;此外,高浓度雌激素使胆汁在肝脏淤积,药物从胆汁和肝脏清除减慢。

（4）排泄：妊娠期心排出量增加，肾血流量及肾小球滤过均增加，肾排出药物加快，尤其一些主要从尿中排出的药物如注射用硫酸镁、地高辛、碳酸钾等肾排出加快。当妊娠高血压症时，孕妇肾功能受影响，药物又可因排泄减少而在体内蓄积。妊娠晚期，仰卧位使肾血流减少，造成肾排药物减慢。

2.药物的胎盘运转

妊娠过程，大多数药物都可从母体血中通过胎盘合体细胞层和毛细血管壁转运给胎儿。胎盘对药物的转运，受药物的理化性质的影响。一般脂溶性高、离子化程度低、分子量小、血浆蛋白结合力低的药物，比较容易进入胎儿。胎盘血流量变化也对胎盘转运有显著的影响，例如子宫收缩、孕妇体位、脐带受压等，子宫胎盘血流量减少而影响药物的转运。此外，妊娠早期胎盘较厚，药物较难扩散，妊娠晚期胎盘较薄，药物易于扩散。当妊娠合并先兆子痫、糖尿病，母体全身严重感染或中毒时，可致胎盘病变，胎盘屏障功能受破坏，正常情况下不能通过的药物也可通过，从而影响胎儿的发育。

胎盘中有多种代谢酶，可代谢某些药物而影响其转运。如可的松、泼尼松通过胎盘代谢活性降低而适于孕妇使用，而地塞米松通过胎盘不经代谢即可进入胎儿，故可用于胎儿治疗。有些药物通过胎盘代谢活性加强，要注意对胎儿毒性。

3.胎儿的药代动力学特点

自胎盘转运到胎儿的药物，其分布及消除过程与成人有显著差异。胎儿的血脑屏障未成熟，尤其在妊娠的前半期，许多药物都可透过胎儿的血脑屏障。胎儿的肝体积相对较大，血流量多，药物有 60%～80% 经脐静脉进入胎儿肝内。脐静脉血还可经门脉或静脉导管进入下腔静脉而到达右心房，减少药物在肝内代谢，因此心脏、肝脏和中枢神经系统药物浓度增高。此外，胎儿的肝肾功能发育未完全，药物易蓄积，可能对胎儿器官造成影响。

4.药物对胎儿的影响

妊娠期用药，经胎盘进入胎儿血循环的药物由于药物种类及药代动力学不同，药物的效应和毒性各有差异，特别在妊娠不同阶段，其所造成的后果差别很大。

（1）胚芽生成期：从卵子受精到着床，约 6～8 d，药物损害常导致胚胎死亡或流产。如只有部分细胞受损，补偿功能可使胚胎继续发育。

（2）器官形成期：受孕 3～8 周末，药物损害可影响器官形成，导致畸形。此期用药要特别慎重。有些药物致畸并不立即出现，而在多年后才显现出来。例如孕期服用己烯雌酚致生殖道畸形或阴道癌，至青春期才表现。

（3）胎儿期：从受孕 9 周到足月，此期牙齿、神经系统和女性生殖系统还在继续发育，药物毒性可使胎儿发育迟缓或某些功能缺陷。如妊娠 24 周后使用四环素，可致肢体短小、牙齿黄褐色。

5.妊娠期用药的分类

根据药物可能对胎儿有不良影响，美国食品药品监督管理局（FDA）根据动物实验和临床实践经验，对妊娠期用药分为 A、B、C、D、X 五类。

（1）A 类：动物实验和临床观察未见对胎儿有损害是最安全的一类，如青霉素钠。

（2）B 类：动物实验显示对胎畜有危害，但临床研究未能证实，或动物实验未发现有致畸作用，但无临床验证资料。多种临床常用药属此类，如红霉素、磺胺类、地高辛等。

（3）C 类：动物实验对胎畜有致畸或杀胚胎作用，但在人类缺乏研究资料证实，如庆大霉素、氯霉素、盐酸异丙嗪等,使用前要权衡利弊。

(4)D 类:临床有一定资料表明对胎儿有危害,但治疗孕妇疾病的疗效肯定,又无代替的药物,效益明显超过其危害,如抗惊厥药苯妥英钠等。

(5)X 类:证实对胎儿有危害,为妊娠期禁用的药物。

6.妊娠期用药原则

妊娠期用药单药有效时,避免联合用药;用有疗效肯定的老药时,避免用尚难确定对胎儿有无不良影响的新药;用小剂量有效的,避免用大剂量。早孕期间避免使用 C 类、D 类药物,若病情急需,要应用肯定对胎儿有危害的药物,则应先终止妊娠再用药。妊娠的中晚期,药物对胎儿的致畸可能性减少,但此时的牙、神经系统和女性生殖系统还在继续分化发育,药物的不良影响主要表现在上述各系统、各器官发育迟缓和功能异常,此时期用药也应慎重,根据用药适应证权衡利弊做出选择。此外,对需长期应用而安全性较小的药物应进行药物治疗监测,根据测定结果分别增加或减少用量。如抗癫痫药在妊娠期间因抗癫痫药肝消除加快、母体—胎儿的细胞外液和组织容积增加、补充维生素和铁剂等均影响药物的吸收,使抗癫痫药的血药浓度下降,而产后血药浓度又重新升高;锂和地高辛在妊娠期间肾排泄加速,血药浓度下降;产后排泄恢复正常,导致血药浓度增高和中毒危险性增加,因此,有必要进行血药浓度监测,直至血药浓度稳定在妊娠前水平。妊娠期合理用药应注意的问题:①采用对于药物代谢有清楚说明的药物;②已证明药物对灵长目动物胚胎是无害的;③开药时需清楚地了解妊娠周数,因为很难确定何时是胚胎器官形成的最终时刻,所以用药最好能在妊娠足 4 个月以后开始;④用药需有明确指征,用可能对胎儿有影响的药时,要权衡利弊后给药。

(四)哺乳期妇女用药

由于相当多的药物可通过乳汁转运被乳儿吸收,故哺乳期临床合理用药日益受到重视。

药物从乳汁中排出的数量和速度与药物的性质、乳腺的血流量和乳汁中脂肪含量和药物与蛋白质结合的程度等有关。药物分子量小于 200、游离型浓度高、脂溶性高、呈弱碱性者,在乳汁中含量高。但不同药物、不同个体、药物在母乳中含量可有较大差异。

药物进入新生儿体内后,因其血浆白蛋白含量少、与药物结合能力差,使具药理活性的游离型药物增多。同时,新生儿肝、肾功能尚未健全,易导致药物在新生儿体内蓄积中毒。因此哺乳期用药必须认真掌握适应证,适时适量地应用。如果哺乳期需要用药,而且是一种比较安全的药,应在婴儿哺乳后(即下次哺乳前 3～4 h)用药。目前,已知某些药物通过哺乳进入新生儿体内,可能造成不良的影响,需禁用或慎用。

1.哺乳期应禁用的药物

激素类、避孕药、抗代谢药、甲状腺功能抑制剂、溴化物、麦角碱类、锂制剂、单胺氧化酶抑制剂、氯霉素、克拉霉素、利福喷汀、甲硝唑、阿苯达唑、噻苯达唑、舒林酸、曲唑酮、酮康唑、伊曲康唑、抗焦虑药、苯茚二酮以及有放射性的同位素制剂等药物,如必须进行同位素检查时,应待同位素排清后再哺乳。

2.哺乳期应慎用的药物

如镇静剂、抗惊厥药、抗心律失常药、抗精神失常药、阿司匹林、青霉素、磺胺药、广谱抗生素及可吸收的导泻剂等。

3.哺乳期宜暂停授乳的药物

喹诺酮类、头孢克肟、头孢泊肟酯、甲吲洛尔等。

四、注意给药时间和给药方式

不同的药物给药时间不同。口服药物主要应注意是饭时还是饭前或饭后服药;是睡眠前还是在晨起时服药。有些药物需要在发病时服药,如退热药、索米痛片(去痛片)等;有些药物需隔数小时一次,如抗生素;促胃肠排空的药物甲氧氯普胺、多潘立酮等宜饭前半小时服用,而抗酸药餐后服的效果比空腹服好,因排空延缓所以有更多的缓冲作用。静脉滴注的药物要注意掌握好滴注速度,不同的药物要求的滴速不同。如用20%甘露醇治疗脑水肿,要求在30~60 min内滴入体内。除给药时间外还应注意给药方式,口服片剂尽量用温开水送服,有些片剂需咬碎了服用才能发挥疗效,而胶囊剂最好用凉开水送服,并且要吞服。一般口服药物后应多喝开水,另外,不要用茶水服药。

五、注意选择最佳给药途径

给药途径不同,药物的吸收和效应不同。用药途径的选择应视患者的具体情况和药物本身的特点而定。口服药是能产生全身效应最安全最常用的方法;抢救患者时,多采用静脉给药,以使其尽快达到疗效;不能口服的高热小儿可用退热栓剂肛门给药,以达退热的目的。针剂应注意注射部位。

六、注意药物疗程和用量的选择

疗程的长短主要视病情而定,药物疗程过短达不到应有的效果,过长易发生不良反应。多数疾病应在症状消失后停药,以防疾病复发,这种情况应用药物无固定疗程。有些疾病用药有明确的疗程,如抗结核病药物的应用。应注意的是,有些药物引起的不良反应,只有在停药后才能消失,应与疾病症状相区别。如服用含氯苯那敏的感冒药物引起的嗜睡只有停药后才能逐渐消失。药物疗程的长短还应根据药物毒性的大小及机体对药物的反应而定,如治疗甲状腺功能亢进的药物甲巯咪唑,轻症者服用半年即可,重症者服1~2年才能逐渐停药。疗程关系到疗效,应给予充分注意。另外,用药剂量达不到要求亦影响治疗效果。如口服头孢氨苄片,要求成人一次口服0.25~0.5 g,每6 h服一次,对于体表面积大的人,一次应服0.5 g的量,而对于体表面积小的人一次应服用0.25 g。一般药物的剂量都有一定的范围,应根据具体情况而定。

七、注意药物对检验值的影响

药物进入机体以后随血液分布到全身各组织器官,经转化后排出体外,这一过程中,许多药物或代谢产物参与或影响了机体的生化反应,因此,不可避免对生化检验或其他检验结果发生影响,使检验值升高或降低,从而干扰疾病的诊断。如服用噻嗪类利尿药时,可致糖耐量降低,血糖、尿糖、血胆红素、血钙、血尿酸、血胆固醇、三酰甘油(甘油三酯)和低密度脂蛋白升高,血镁、钾、钠及尿钙降低。服用卡托普利的患者可有尿醋酮试验假阳性,并偶有血清肝脏酶升高。

八、其他应注意的问题

1.注意药品质量

虽然药品在出厂后都经过严格的检验,合格后才能让患者应用,但药品在运输、储存过程中由于各种原因,使药品质量发生变化,因此在用药时应先检查一下药品外观,疑有药品质量问题应停止应用。对于注射剂更应仔细检查,如发现有破损、不明原因的混浊、沉淀物等应停止使用;对于大输液剂,用前必须仔细检查;确定质量可靠才准用于患者。输液时如出现患者寒战、高热则可能是发生了热原反应,应立即终止输液。

2.注意药品的配伍禁忌

除了应注意药物体内配伍禁忌外,对于注射剂更要注意体外配伍禁忌,因为有些注射剂在体外配伍时可能发生药理或物理化学方面的变化,使药液产生沉淀、混浊、效价降低、毒性增加等。

3.注意是否需要做过敏试验

有些药物在注射前需要做过敏试验,如青霉素、破伤风抗毒素、普鲁卡因、泛影葡胺造影剂等。现在新药品种越来越多,使用新药时,更应注意是否需做过敏试验。另外,同类药物常有交叉过敏反应,如对青霉素过敏的患者对头孢菌素类也有交叉过敏反应,用药时应慎重。

(吴晓娇)

第九节　临床查房与药学查房

医疗质量是医院管理工作的首要内容,而查房则是医院最重要和最基本的医疗活动,是医疗质量保障体系中的关键环节。它不仅体现了医疗质量的水平,更是医患之间双方权利、义务的集中体现。依据相关法律法规,查房过程中,各级医务人员应自觉参加、严肃对待。查房过程中应做到准备充分、态度认真、记录翔实,避免造成不利于患者康复的影响或伤害。

卫生部颁布的《医疗机构药事管理规定》与《临床药师培训试点工作方案》要求临床药师应当全职参与临床药物治疗工作,不仅要进入病区参与临床查房、病例讨论及用药方案制订,还应通过药学查房了解药物的疗效、不良反应,并对患者进行用药教育,指导患者安全用药。

一、查房前的准备

(一)临床查房

医师查房是临床诊疗过程的重要内容之一,通过查房可以充分了解和分析病情,观察病情变化和诊疗情况,对当前的治疗方案做出评估并作为是否需要调整治疗方案的依据。临床药师参与临床医师查房的目的在于了解临床医师的工作方法及治疗思路,掌握临床常见疾病的性质特点和治疗方法,常见疾病的临床治疗原则、临床常用辅助检查和生化检验知识以及各种指标变化的临床意义。

临床查房前的准备如下。

1.知识储备

熟悉本专业主要疾病的发病机制、临床诊断等临床知识;了解国内外最新诊治指南、指导原则、专家共识、循证医学;掌握常见疾病治疗原则;能正确阅读、理解和分析所参与的临床专业病历。

2.熟知病情

(1)参加临床查房:早交班临床药师需认真听取医师、护士交班内容,了解住院患者病情变化情况,重点关注危重症患者。评价药物治疗效果,分析与药物治疗的相关问题,必要时提出停药、换药、推荐用药、剂量调整或改变给药途径的意见或建议;了解新入院患者的一般病情,记录其姓名、床号,便于交班后查阅病历,审核、点评用药医嘱;了解拟出院患者的情况,便于进行出院带药的用药教育。

(2)查阅病历:对于新入院患者要关注以下几点。①患者基本情况,包括此次入院的主诉、现病史、既往史、用药史、过敏史等;②要关注其目前的生命体征,体格检查中的异常情况,医师所做的初步诊断;③目前的用药情况。而对于住院患者,除查看昨夜至今晨其生命体征的变化外,还需查看检验报告单及其他检查结果,进一步了解病情变化或进展情况。

3.掌握药物

熟悉并掌握本专业的常用药物,前期一般不少于 50 种,扩展期应掌握 100 种为宜。熟知患者所用药物的药理作用、适应证、禁忌证、用法用量、药动学、相互作用与配伍禁忌、药品不良反应与注意事项、药物剂型和制剂特点等。

4.工作能力

主要有获取信息的能力、制订个体化给药方案能力、发现潜在用药问题的能力、用药经验积累能力等,并能将其用于系统分析,逐步达到在制订最佳优化治疗方案时,具有正确选择用药的能力。

在具备以上基础的情况下,临床药师参与医疗查房,听取医生对患者病情的分析,关注药物在患者个体使用的情况,包括疗效及不良反应,获得临床第一手资料,逐步培养临床药师在药物使用中发现问题的职业敏感性。临床药师在查房过程中参与临床药物治疗方案的制订,与医师、护师共同讨论患者用药的有关问题,将对患者用药治疗更加负责,提高临床合理用药能力。

(二)药学查房

药学查房是为了完成对患者药物治疗过程的追踪和监护,它是追踪和监护药物治疗过程的一种手段,是临床药学的重要内容。由于药学学科在医院的特殊性、药学科学的不断发展,药学所涵盖的知识面和信息量的不断扩增,临床合理用药越来越亟需临床药学的参与。因此,提高临床药师查房质量,为患者提供安全、有效、经济、适宜的用药方案具有极其重要意义。

药学查房前的准备如下。

1.知识储备

为了成功实施对患者的药物治疗,药学人员必须不断更新药学知识,获取最新的药物信息,掌握本专业常用药物的名称、规格、剂型、适应证、禁忌证、用法用量、不良反应与注意事项、药动学、药效学、配伍禁忌、药物相互作用及机制等知识。

2.能力培养

临床药学查房以临床药师为主,需要较强的交流与沟通能力,要具有一定的亲和力,以取得患者的信任和配合。药学查房时,尽量避免使用较难理解的医学和药学专业术语,应将其转换成通俗易懂的语言,更易使患者理解,便于交流。

3.熟悉患者

在参加临床医师查房时,临床药师应初步解了患者的病情;详细查看患者的病历和药历,着重关注患者疾病诊断与所用药物的选择是否适宜、用法用量及应用频率是否正确;静脉滴注药物的顺序与滴速是否合理;口服药物的服用时间、频次、服用方法是否正确;吸入药物的方法是否需要明确告知患者；有无药物、食物之间的配伍禁忌；及时发现已经发生或潜在的用药问题及严重药品不良反应。

4.制订药学查房计划

依据患者的基本情况进行药学评估，提前做好患者的用药指导单，判断患者所需的药学服务方式，关注药品安全性和临床疗效，有针对性地对患者进行药学知识宣教，指导患者安全合理用药。

二、查房的内容

（一）临床查房

临床药师参与所在临床科室的三级医疗查房，关注患者在药物治疗过程中可能发生的药物相关问题。此外，临床药师还应特别重视患者疾病的变化、转归及治疗方案调整，提出对药物治疗的意见或建议，同时为临床医师提供药物相关信息。临床药师参与临床查房过程中，需要关注的主要内容如下。

1.认真听取医生对患者病情的分析，并做好记录

对于新入院患者，重点关注其诊断结果及初始治疗方案，而对于在院患者，需关注其病情变化，对药物治疗效果进行评估。

2.参与用药方案的制订

发现不合理用药，如重复用药、选药不合理、溶媒不合理、存在对心、肝、肾、脑或严重皮肤毒性等患者不适宜、药品用法用量错误等，及时向医师提出并共同商讨、制订解决方案。

3.加强与护士的沟通

查房过程中，观察输液速度、溶媒及药液有无混浊、沉淀、变色等异常。对溶媒、滴速或补液先后顺序有特殊要求的药物应特别关注，发现异常及时与护士联系并予以纠正。总结药品使用经验，归纳成书面材料并与护士分享，以加强合理用药的知识宣教。

4.监测药品不良反应

为保证用药安全，在查房过程中，对患者病情的异常变化是否与用药有关做出判断，并初步考虑及确定由哪种药物引起，同时提出解决方案。

5.查找资料，解答问题

查房中，尽量即刻、准确地解答医护人员或患者的提问，对于不能立即回答的疑问，务必详细记录，待查阅资料后予以解答。

（二）药学查房

药学查房是临床药师工作的一个重要组成部分。临床药师主要面向所在临床科室的患者，根据患者入院不同阶段制订药学查房计划，包括初入院药学评估，医嘱重整，初始药学教育；住院期间确定药物治疗方案，在方案更改时给予患者用药依从性教育和正确应用药物的指导；出院前用药交代；特需患者可延伸到出院后定期药学随访的全程药学服务；对危重患者实施药学监护；找准临床"切入点"，做好合理用药咨询；与医护人员加强交流合作并与医师共同参与药物治疗，制订用药方案，进行用药监护和不良反应监测。药学查房的主要内容有以下几方面。

1.自我介绍

首次查房时，临床药师需先主动进行自我介绍，说明自己是临床药师，适时、简明地说明临

床药学服务的目的、意义及对患者可能提供的帮助,以便患者及其家属了解临床药师,最大限度地获得患者及家属的认同、配合和参与。

2.病史及用药

了解患者本次就诊的原因、病情、用药情况、对治疗的反应,有无不适及治疗前后的变化。通过询问,了解患者对自身使用药物的知情程度,必要时做补充、说明、辅导或更正。同时,临床药师要对患者使用的每一种药物可能出现的不良反应有充分的认识,并确定需要询问或观察的指标,如症状、体征及检验指标变化等。有时需要询问有无恶心、呕吐、食欲缺乏等症状,但是一般不应做诱导式提问。有时需要监测肝肾功能、血常规等指标。对于初诊患者,临床药师初次查房过程中应重点关注患者的基础疾病、既往用药史、过敏史及既往药品不良反应处置史,以及身高、体质量、年龄等可能影响药物选择及用量的因素;对于特殊人群,如老年、妊娠、哺乳、新生儿、小儿患者,或重要器官心、肝、肾、肺、脑功能异常患者,应给予特别关注,必要时及时向临床反馈。

3.关注药品相关性事件

在熟悉相关疾病及药品的基础上,了解患者治疗前后的变化、治疗过程中是否出现一些不适症状,如属于药品一般不良反应,对其进行针对性的用药教育,主要内容如下。

(1)关注患者用药依从性:由于受到医学知识水平的限制,患者对药品信息的了解时常是片面的,临床上由于患者对药品不良反应的恐惧而拒绝服药现象普遍存在。在查房过程中,当患者对用药医嘱产生怀疑时,药师应积极与患者沟通,运用所掌握的医学和药学知识,尽量用通俗易懂的语言为患者解读,解除患者的疑惑与后顾之忧。此外,在临床药学实践中,临床药师可发挥自身优势以弥补医师在治疗方案制订、用药教育、用药方法指导等方面的不足,纠正护理人员在实施药物治疗过程中的错误,进而改善并提高患者的用药依从性。

(2)告知患者药物的使用方法和注意事项:目前,药品种类繁多,为了保障患者的用药安全,临床药师应积极发挥自己的专业特长,告知患者正确的用药方法和注意事项,以弥补医师可能出现的告知不足。例如,某75岁的老年男性患者,同时患有高血压、肺源性心脏病及心房纤颤等多种疾病。目前,因真菌感染,需口服伊曲康唑胶囊治疗。临床药师需告知患者伊曲康唑胶囊应与食物同时服用,以保证最大的吸收率。此外,因患者出院后需继续口服伊曲康唑,而伊曲康唑与地高辛等合用,可发生危及生命的心律失常;与非洛地平、硝苯地平等合用,可抑制这些药物的代谢,增加其毒性反应(头晕、头痛及周围性水肿等)。因此,患者出院时,应告知其出院后不要随意服用其他药物,如需服用,需先咨询医师或者临床药师。

(3)告知患者药物可能出现的不良反应及处理方法:例如,某37岁的男性患者,入院后予以利福平口服治疗。临床药师应告知患者服用利福平后,小便会变成红色,是正常的药物反应,不必担忧。服药时,最好空腹,即餐前1h或餐后2h服用会提高疗效。另一男性患者,73岁,自诉服用班布特罗后出现手臂颤抖。临床药师分析其用药方案后,告知患者班布特罗减量或停药后症状通常可缓解,手臂颤抖的反应是服用班布特罗后可预期的不良反应,不必紧张。但是,在告知患者可能出现的不良反应时,应注意沟通技巧,避免出现患者因心理压力过大而拒绝使用药物的情况。

(4)提供出院用药指导:临床药师要对患者出院带药进行用药交代,对院外继续服用的药物进行用药指导,阐明使用方法、注意事项、不良反应、疗效监测方法及药量的调整指标等。通过电话、邮件、网络及复诊等方式,进行随访,确保收到完整信息,了解患者用药治疗情况,如病情发生变化嘱其速来诊治不得延误。

4.查房后及时与医师沟通

注意观察患者出现或亲属反映的用药问题,及时向医护人员反馈药物治疗信息,关注患者病情变化。

在充分研究有关资料、掌握相关实验数据的前提下,以适当的方式与临床医师进行交流讨论,以解决临床治疗中的难题。

三、医嘱审核与合理用药

(一)医嘱审核

临床医嘱审核是临床药师的基本工作之一,是促进合理用药,提高临床用药质量,保障医疗安全的重要手段。

1.医嘱审核的定义

通过纸质病历或医院电子病历系统,对临床医师的用药安全性、有效性、经济性、适宜性进行评价与监测,从而实现医嘱用药的事前干预。

2.医嘱审核的标准

参照药品说明书、临床诊疗指南、相关专业书籍、临床路径等。

3.医嘱审核的一般策略

(1)审核医嘱的范围:临床药师需审核所在病区的医嘱。静脉用药调配中心的临床药师需审核医院所需配制的长期医嘱和临时医嘱。

(2)综合评价医嘱合理性:临床药师从临床获取患者的详细信息(如年龄、性别、体质量、病理状态和精神因素等),结合药物方面的因素(如药理学特性、给药途径、剂型、理化性质、药物相互作用等)对用药合理性进行综合评估。

(3)及时向临床反馈:对现行医嘱存在的问题应当及时反馈给开具医嘱医师,以便及时调整用药。

(4)记录、归档并写出审核报告:将每次审核存在的问题进行整理记录,分析并给出改进方案。

4.医嘱审核的特点

(1)突出药学专业技能:发挥药学人员的专业特长,以药动学、药物治疗学、药效学、药物制剂特点、药品使用要求等专业知识为基础,参与患者的药物治疗,促进合理用药。

(2)与临床医师沟通:在医嘱审核过程中发现的问题,可以通过电话、书面或当面方式与临床医师沟通,从药学专业角度提出意见或建议。

5.医嘱审核的方式

医嘱审核的方式分为纸质病历审核与电子病历审核。我国部分基层医疗机构尚未建立计算机医疗网络系统,可采用对病区现行病历进行用药合理性的审核。实现电子病历系统联网的医疗机构,可利用在线电子病历系统对医嘱进行审核,电子病历医嘱审核的优点包括能覆盖更多患者,能覆盖患者治疗全过程,可利用合理用药系统提高医嘱审核效率、达到实时监控。

6.医嘱审核对临床药师的要求

(1)扎实的临床与药学专业知识:临床药师应掌握扎实的药学专业知识,凭借专业优势获得临床医师的认可;同时也要具备相应的临床知识,掌握诊断学、病理学和生理解剖学等知识,能够读懂常规检查报告单以及一些辅助检查结果,如肝肾功能检查、血和尿等常规检查等。

(2)良好的医护患沟通能力:能够与医师、护士和患者建立互相理解、信任的关系,达到良好的配合、沟通,使临床医师、护士更容易接纳临床药师的用药建议,使药师在医疗团队中能够更好发挥作用。

(3)一定的查阅文献与学习能力:临床药师除了可以当场提供简单的药学信息,复杂的问题往往需要通过查阅专业书籍、文献资料、用药指南或药品说明书来解答,以保证所提供信息的完整性和准确性。

(二)合理用药

合理用药(rational use of drugs)是临床药学的核心任务,目的在于防止因药物过度使用、药物相互作用、药品不良反应、用药过量导致中毒等原因引发的伤害和药源性疾病,使得药物治疗达到预期、令人满意的结果。合理用药的目标是使患者获得安全、有效、经济、适宜的药物治疗。为实现合理用药,需要多学科医师、药师、护士等人员多方面的通力合作。随着医院药学的转型及学科快速发展,临床药师已逐步成为医院合理用药团队中的重要成员。合理用药贯穿在临床药学工作的始终,从药学查房了解患者用药史,到参与用药会诊,提出用药方案;从面对患者的用药咨询,到面对医师的处方与医嘱审核等,都以实现安全、有效、经济、适宜的合理用药为目的。

(三)审核医嘱促进临床合理用药

1. 安全性

安全性是药物治疗的前提,强调对患者的保护,防止因药品不良反应、药物不良配伍、药物过量导致中毒、药物过度使用等引发的伤害以及药源性疾病。当前,重视并提高临床药物的安全性具有深远的意义。临床过度使用抗菌药在国内外均相当普遍。据调查,在美国每天有1.5亿张的处方开具的药物中含有抗菌药物,而经专家分析后认为至少有50%的抗菌药物并非必须使用。在我国,这种情况更为严重。抗菌药的过度使用可使致病菌产生耐药性,造成不必要的经济浪费,甚至可导致严重的不良反应,如庆大霉素、链霉素可致耳毒性和肾毒性,头孢菌素类、青霉素类可致过敏性休克反应,红霉素可致肝毒性等。

用药安全性包括药物本身的安全性、药物用法的安全性和患者个体差异影响的用药安全性。

(1)药物本身的安全性评估,应以不良反应的监测为主。药品不良反应是指合格药品在正常用法用量下出现的与用药目的无关或意外的有害反应。不良反应的发现与上报是药师的重要工作内容。不良反应的发现需要药师、临床医师、护士、患者及时沟通,了解患者用药后的状况,及时做出判断。一旦确定严重不良反应已经发生或潜在发生,药师应及时与医师联系,建议立即停用相关药物,防止药物对机体的进一步损害并视病情采取相应的治疗措施。对患者不良反应及时处理后,按规定上报不良反应。

(2)药物用法的安全性:药物用法的安全性是临床药师的审核重点,如适应证、重复给药、遴选药物、联合用药、用法用量、禁忌证与配伍禁忌等。发现问题时,应及时与医师沟通。纠正不合理用药医嘱,应争取从源头上最大限度防止不安全用药。如确属不合理医嘱且沟通无效时,可建议调剂药师拒绝调配并将情况登记、汇总后定期在医院药事管理与药物治疗学委员会中进行讨论,将决议下发至临床,规范其用药行为。

(3)特殊人群用药安全性:特殊人群通常包括新生儿、婴幼儿、儿童、妊娠和哺乳期妇女、老年人以及肝、肾功能不全等慢性疾病患者。这部分人群常因为其生理、生化和病理状况与普通患者存在较大差异,其药动学和药效学也与普通患者不同。在用药时,则更易发生不良反应。因此,药师需根据其人群特点合理用药,从而确保用药安全性。临床药师在审核这一部分患者病历医嘱时,应熟悉各种因素对药物作用的影响,了解医师是否根据患者个体情况,选择适宜的药物或正确的用法用量,制订个体化用药方案。必要时,建议对患者进行血药浓度监测或基因型鉴定,提高个体化用药水平,将用药风险降至最低。

2.有效性

有效性是选择药物的重要标准。药学服务的最终目标是确保药物治疗获得预期、令人满意的结果。

(1)药物选择:临床药师审核处方或医嘱时,应审核患者有无使用该药的适应证、适应证是否适宜。目前,药品品种及剂型均较多,治疗同一种疾病可选择不同的药物,同一类药品也可以有不同疗效。这就需要临床药师在掌握药品说明书、专业书籍和相关指南的同时,还要综合评价患者的疾病现状和精神心理状况。

(2)用法用量:正确的用药方法和给药剂量是临床合理用药的基础和保障。临床药师需要关注的方面包括药物剂量、剂型、给药频次、溶媒选择和给药途径等几个方面。浓度依赖型药物需要保证给药剂量,从而维持有效血药浓度;而时间依赖型药物,则需要保证其给药频次。例如,β-内酰胺类为时间依赖型的抗菌药物,该类药物浓度在最低抑菌浓度(minimal inhibitory concentration,MIC)的 4~5 倍时,杀菌速率达饱和状态。同时,该类药物的杀菌活性与药物浓度超过 MIC 的持续时间长短有关。因病原菌的差异,药物浓度超过 MIC 的持续时间大于给药间隔的 40%~50% 时,多可达到最大抗菌作用。但由于某些病原菌,需大于给药间隔的 60%~70%。以 β-内酰胺类抗菌药为例,根据患者实际情况,确定给药频次为每 6 h 或每 8 h 1 次时,可满足以上要求,而每日 1 次则达不到抗菌效果。

(3)药物配伍:住院患者联合用药的情况比较普遍,不合理的药物配伍可降低药物的疗效。例如,胰岛素＋葡萄糖酸钙、胰岛素＋维生素 C 等配伍,均可导致药效降低。

3.经济性

药物治疗的经济性是消耗最低的药物成本,达到最好的治疗效果。它主要体现在以下几个方面:控制有限药物资源的浪费与不合理配置;控制药物需求的不合理增长和盲目追求新药与高价药;控制被利益驱动的不合理和过度的药物治疗。用药经济性的审核,要从患者整个医疗过程的成本考虑,不仅包括药品费用,还要包括住院费、诊疗费以及治疗药源性疾病的医疗费用和非医疗费用。有些情况下,质量好的药品价格相对较高,但起效快、疗效好且不良反应较少,可极大提高患者的治疗效率,节省住院时间以及陪护成本,是符合用药经济性的一种选择。在中国,药品费用占卫生总花费的比例已高达 50%,而美国、英国和日本的比例分别为 7%、10% 和 30%。药品比例高的现状,与我国医疗体制特点和国家的经济水平密切相关。新的医改方案中已经将药物的经济合理性与药物的安全、效用和质量可控性共同纳入了药物评价系统,体现了国家对药品经济学的重视。该举措旨在改善目前临床上药物过度使用的现象,同时能指导合理用药,控制药品费用过度上涨,并在一定程度上可减少因药物过度使用带来的不良后果和耐药现象。药品经济学旨在于成本和收益之间寻求一个平衡点,以有限的医疗卫生资源实现公众健康状况最大限度的改善。因此,临床药师审核医嘱的经济性不是单纯比较药品的药价,而需从宏观角度综合分析效益比。

住院患者用药医嘱审核是临床药师的核心工作之一。以往,我国医院的处方审核工作一直以门诊处方为主,而住院患者用药医嘱审核的环节较为薄弱。临床药师应积极参加住院患者用药医嘱的审核工作,监控不合理医嘱,及时控制、纠正不合理用药,提出安全合理用药意见或建议,不断改进并提高合理用药水平。

四、常见问题处理

临床药师深入临床参与查房和医嘱审核等临床药学工作,使医、药、护三方相互协调紧密合作,更好地为患者服务,达到合理用药的目的,这些均为新时期临床药学工作者的使命。在开展临床药学服务过程中,会遇到一些问题。这里针对临床药师在临床工作中的常见问题进行探讨。

(一)如何找准临床切入点

如何找准切入点是临床药师参与临床治疗团队的最大难题。首先,设立专科临床药师是临床药师制的发展方向之一。作为一名临床药师,了解所有药物的作用、用法是其职责。但是,要做到精通所有药物在疾病状态下的正确应用却比较困难。临床药师不仅要掌握必备的药学知识,还要了解相关的医学、检验和特殊诊断知识,只有做到对某专科相关知识的了解甚至精通,才能更好地参与临床合理用药。开展治疗药物监测也是药师与临床结合的切入点,临床药师以实验室提供的实验数据为依据,建议调整临床药物治疗方案,从而科学指导临床合理用药。

(二)如何与患者沟通交流

药师面向患者提供药学专业技术服务,需要熟练掌握多个专业的技术与技能。其中,与患者的沟通交流技能是最重要却又是最易忽视的技能之一。药师与患者进行良好的沟通,其主要目的在于及时发现和处理所有与药物治疗相关的问题,从而提高患者用药的依从性,保证治疗方案的顺利实施。首先,临床药师要充分掌握住院患者的基本情况、病情、用药情况,并做好详细记录。查房时,到病床前与患者或其家属进行交流,了解疾病治疗前后的变化、治疗过程中是否出现不适症状等,获取药物疗效和不良反应的第一手资料。在沟通过程中,尽量使用患者易懂或能够理解的语言,尊重患者、态度真诚。避免使用模棱两可或比较含糊的语句;善用问句、引导话题,避免使用简单的"是"或"否"来回答,与患者互动交流获取更全面的信息;及时核实倾听到的信息,可以通过重复对方话、将对方陈述中模糊或不完整不明确的语言提出疑问等方式,以取得更客观、具体、明确的答复。其次,临床药师在病房对患者进行用药教育时,应避免急于给患者"灌输"全部的用药信息,否则容易适得其反。患者由于医疗知识欠缺等原因,真正记住的信息很少或只记住一些信息的"碎片"而漏掉了关键的信息,因而临床药师一定不要急于求成,而要遵循学习规律,及时根据患者对信息的掌握程度,通过多次用药教育逐渐使患者增加认知,必要时写出书面指导材料,使患者能接受药物治疗方案,提高依从性。

(三)如何与医护人员和谐相处

药师到临床科室开展工作,首先要取得医护人员的信任。在与医护人员沟通时,要摆正自身位置,明确临床药师走入临床的目的是为临床提供药学技术服务。临床药师应多渠道向医师介绍和宣传临床药学理念、服务内容及工作程序;根据医师对临床药师的认知度,首先采取医师较易接受的"提供最新的药物信息"的方式来建立良好的协作或合作平台;及时解决临床急需药品的供应,以获得医师信任;努力学习医学知识,虚心请教用药经验,以具备交流的共同语言;为医师提供合理的药物治疗建议,尊重并维护医师的信誉。良好的沟通方式,使药师与医师有了沟通的桥梁,奠定与医师共同探讨药物治疗方案的基础,做好医师用药参谋和助手。在与护士合作中,由于护士负责落实具体的医嘱用药,需掌握药品的特性和用法。药师可以多与护理人员交流,指导他们按照要求控制好输液速度;关注药物配伍禁忌、用药先后顺序、特殊药物剂型的使用方法等,以临床药学知识为临床提供更多的帮助,获得护理人员的尊重和支持。药师在深入临床的过程中,要谦虚谨慎,尊重对方,团结协作,相互信任,支持工作,从而使医师、护士和药师真正实现在同一平台,共同为患者提供最佳的临床和药物治疗。

(四)与医师治疗意见不一致时

与医护人员保持良好关系,对临床药学工作者能够顺利开展工作起着至关重要的作用。药师在药物使用方面如果有自己的见解或发现医师用药可能有不妥之处时,应该有技巧地提出问题,既要体现自己的用药见解,又要使医师能够接受。同时,药师必须时刻牢记药师与医师同属一个治疗团队。在情况未明时,药师应避免随意对患者发表任何关于治疗方案的意见,更不可以武断绝对的语气加以批评,否则会激发医患矛盾。同时,也会增加医师对药师的抵触情绪。临床药师经与医师共同确认用药方案确实有误后,药师可以用委婉的语气提出更好、更恰当的用药建议。药师只有通过其良好的职业素养和熟练的药学专业技术能力,才能得到医师、护师和患者的尊重和信任,也会进一步增加患者对医院和医务人员的认可。

(五)遇到疑难问题时

在参与临床治疗过程中,临床药师可能随时需要提供药学服务。包括药品的基本信息,所在医院的基本药品供应目录、药品通用名、所属类别、药动学与药效学特点、配伍禁忌、常见不良反应等与药品相关的问题;也包括与药物治疗相关的深层次的技术服务,如特殊情况下药物的体内代谢过程及其对药物疗效的影响,少见的不良反应与不合理用药的关系,专业领域理论研究新进展等。临床药师提供的药物技术服务不同于仅提供可查到的基本信息服务,多需要经过专业知识和经验的判断和灵活运用。

作为临床药师,首先,应熟练掌握药学相关知识,在临床治疗工作需要时,应能及时给出准确的解答,并通过临床实践活动的经验积累,加强对药品作用、不良反应及药品相互作用的认识与理解,增强药学知识在临床的应用能力,并针对问题进行强化学习。其次,药师应结合临床实际情况灵活运用药学知识,这就要求临床药师在参与药物治疗时,应对患者的病情有充分的了解,包括病因和诱发因素、发病机制、病理生理及诊断的分型、分期、分度、并发症和转归等。同时,还应了解患者的其他病史,如家族史、过敏史、伴发疾病与合并用药等情况。第三,临床药师还应掌握相应的医学基础知识,能从医学的角度讨论病情,并结合药学知识帮助医师分析用药情况并选择药物。最后,临床药师除了在药物治疗中承担起应有的职责之外,还需要关注本专业的前沿进展,掌握专业相关的课题研究方向,及时向临床传递最新的药物信息,为临床治疗和科研提供帮助。

(吴晓娇)

第十节　药学监护

药学监护也可称为药学保健或药学照顾,是医院药事管理与药物治疗的重要环节,也是21世纪医院药学工作模式改革的一个重要方面。药学监护的主要任务是为实现安全有效的药物治疗目标制订监护计划;评估患者药物治疗需要及其有效性;对治疗结果进行记录和评价。药学监护是以患者为中心,开展合理用药,安全用药监护;以全面提高医疗质量,提高药物治疗水平,改善患者的生活质量为目的。应用药学专业知识及技术为患者和医护人员提供与药物有关的建议和指导,使医院用药更加规范合理、安全有效,为患者提供更易于接受的医疗技术服务。在实施药学监护时,医师、护士与药师组成临床治疗团队,共同对患者治疗用药负责。

一、药学监护模式

药学监护在我国各医疗机构的开展水平尚不均衡,部分起步较晚,进步较慢。虽然借鉴了一些国外的先进经验,但是我国目前的药学监护仍待完善,监护效果有待实践检验。根据医改的要求及医院分级管理评定标准的规定,三级医院必须开展临床药学工作。许多医院已培养了一定数量的临床药师,并开展了药学监护。目前,较为常用的药学监护模式如下。

(一)参与临床交班与查房

临床药师参加病区每日医护交接班,及时了解住院患者状况,需特别关注危重症患者病情变化,评估用药后的疗效、不良反应,同时关注拟出院患者的出院带药,制订出院带药指导。

在临床查房过程中,临床药师应认真聆听医师对患者的问诊及患者的主诉。同时,仔细观察查体情况,做好记录。根据临床交班、查房、患者主诉及家属交谈所获得的疾病诊疗情况,分析用药,审核医嘱。必要时与医师共同讨论重新制订或修改患者的用药方案,保证临床用药安全有效,将治疗药物监护工作落到实处。

(二)建立药历,做好记录

对于危重症患者、特殊人群(如老年人、新生儿、儿童、孕妇、哺乳、免疫功能低下、心、肺、脑、肝、肾功能不全患者)、应用特殊药品或需要进行治疗药物监测的药物(如华法林、地高辛等)及多药联合治疗的患者,均应建立药历。记录患者的一般情况、现病史、家族史、过敏史及既往用药的品种、数量、疗程、疗效及不良反应等,制订用药监护方案并及时根据药物治疗方案的变化调整监护计划,观察患者疗效,监测不良反应。药历不仅是药师的工作记录,也体现了药师正确分析用药、获得临床用药经验的能力,促使药学监护工作不断完善提高。

(三)开展药学查房

在临床查房中,医师思路主要以疾病诊断为主,根据诊断制订药物治疗方案。在药学查房中,药师的思路主要是审核医嘱,对医师制订的药物治疗方案做出合理性评估。

由于患者病种、病情各异,药物的选择也各有不同。通过药学查房,临床药师共同参与分析,可提出更合理的用药建议。患者应用多种药物联合治疗时,药学查房应重点关注其可能存在的药物相互作用与潜在的用药问题。问诊时应了解患者用药方法,告知其服药期间的注意事项并回答患者提出的用药问题。此外,药师通过在查房过程中的自我介绍,可让更多的人了解临床药师工作的重要性,进而获得患者的认同、配合与支持。

(四)医嘱审核

药师应认真审核患者用药医嘱的适宜性和合理性,主要包括:①规定必须做皮试的药品是否实施皮试,是否注明皮试结果;②医嘱药物是否与诊断相符;③选用剂型与给药途径是否合理;④用法、用量是否合适;⑤是否有重复用药现象;⑥是否有药物相互作用及配伍禁忌;⑦其他不适宜情况。

(五)加强与患者的沟通,做好用药教育

如果患者需要服用药物的种类较多,使用方法和禁忌证各有不同,临床药师应对患者进行用药教育,包括药品使用方法、注意事项、对于可能出现不良反应的防治措施。对于已经发生的药品不良反应,及时通报医师予以观察或处理;对于严重药品不良反应/事件,应及时发现并配合医师积极救治使损害降到最低。通过告知和用药教育,可极大提高患者用药依从性和有效性。患者出院带药时,药师也应对其进行用药交代,确保用药安全、有效。

(六)关注药品配制,及时与护士沟通

临床药师需要密切关注药品的储存、配制、给药时间、配伍禁忌等。通过与护士沟通,了解医嘱的执行情况,将药物的合理使用信息传递给护士,使其能够理解药物使用的时间、剂量及给药途径对治疗效果的影响,从而认识到合理用药的重要性。另外,可以通过开展护理工作的相关讲座,将存在的共性问题向护士进行讲解以达成共识,借以提高临床合理用药水平,减少错误,提高治疗质量。

(七)治疗药物监测

做好治疗药物监测(TDM)工作需要涉及多学科的综合知识,包括药动学、药效学、药物分析、临床药理学、毒理学和实验室技术等。进行 TDM 后,临床药师应根据患者的血药浓度结果,结合患者自身状况及联合用药情况,进行结果分析,协助临床医师科学制订个体化给药方案。

(八)药品不良反应/事件监测

药师应关注药品不良反应/事件。一方面,指导患者及家属做好预防及护理,如预先提醒患者哪些不良反应是常见的、哪些不良反应需要密切注意,必要时,应及时告知医护人员。另一方面,认真观察、记录患者应用药物后出现的不良反应,并给予准确评估,使医护人员认识到临床药师的作用,体现临床药师的价值。但是,在告知患者可能出现的不良反应时,应注意沟通技巧,避免造成患者心理压力过大而拒绝服用药物,给临床治疗带来困难。

(九)接受医护人员及患者咨询

对于临床医师、护师及患者提出的用药问题,应及时、准确地回答。不能立即回答的,应留下咨询者的联系方式,查阅相关资料后再尽快回复。回答问题时,应有理有据,可参考药品说明书、《中国药典》、有关药品法律、法规、规章、权威性的药品手册、各种指南、指导原则及专家共识等权威性资料,并及时填写咨询记录。

(十)患者院外随访

临床药师应定期对患者进行电话随访,准确评价药物的治疗效果。必要时,及时与临床医师沟通,调整治疗方案,保障患者院外药物治疗安全、有效。

二、药学监护记录与常见问题处理

在药学监护过程中,临床药师应做好工作记录,要求记录真实、资料完整、建立药历、保存

完整的用药信息。

医师需要将其对患者实施的诊治工作内容完整记录于病历,护士需要将其对患者实施的护理工作内容完整记录于护理工作记录。同样,临床药师作为治疗团队中的重要成员,其所提供服务的全部内容也需要有完整的记录。建立药历是治疗团队成员间交流患者治疗情况的原始材料,并可用于教学(如培训医药相关专业学生)、研究(如临床药物评价)、医疗质量评价(如考察医务人员对临床路径或指南的遵循情况)等方面。

药学监护在保证患者用药安全、有效、经济、适宜等方面均已发挥了不可替代的作用,无工作记录某种程度也等同于一切都未发生。

目前,由于尚无法规要求,临床药师自身不重视工作记录或不知道如何记录,也使得临床药师在参与临床药物治疗过程中的作用常被忽视,不利于临床药师经验的积累及水平的持续提高。临床药师在工作过程中发现问题,做出判断并给予建议时,应完整书写并记录。美国医院药师学会(ASHP)建议,应将临床药师提出的重要建议写入医疗文书中。医院药学部门应制订相应的制度,以协助临床药师做好药学工作记录的书写工作。

ASHP列举了几种常见的临床药师需要在医疗文书中记录的信息,分述如下。①患者的既往用药史,包括药物过敏史且应详细记录过敏发生时的情况。②与患者药物治疗相关的治疗团队其他成员的意见。③药物的剂型、用法用量,以及给药途径的调整。④试验药物的应用。⑤需要密切监护已发生的或潜在的药源性问题。⑥监测药物治疗过程中涉及的问题,包括药物用法用量的合理性;治疗方案中有无重复给药;患者的依从性;已发生的或潜在的药物—药物、药物—食物、药物—实验室检查,以及药物—疾病相互作用;与所用药物有关的临床症状和实验室检查指标;已发生的或潜在的药物毒性和不良反应;提供与所用药物相关的用药教育及咨询服务。

除了上述这些记录外,我国临床药师的药学监护记录还包括查房记录、用药干预记录、临床路径监护记录、医嘱点评记录、药历、随访记录等。

随着我国临床药师制度的实施,我国临床药学发展必将会迎来前所未有的机遇,书写工作记录文件也应成为临床药师重要的工作内容。目前,我国对药学监护及其记录尚无法规上的明确要求,药学监护与药历书写文件等涉及法规的问题仍有待解决。

(一)药学监护记录的格式

临床药师工作记录文件格式目前缺少统一标准。其中,SOAP(subjective objective assessment plan)文件格式是美国芝加哥大学伊利诺分校讲授并沿用至今的一种最为经典的文件格式。SOAP文件主要包括4部分内容。

1. 主观性资料(subjective)

患者或监护人口头陈述的症状,这些资料可以帮助医师或药师全面了解患者病情严重程度、功能障碍水平、疾病进展以及疼痛程度等。

2. 客观性资料(objective)

医师或药师观察到的体征(生命征象、脉搏、体温、皮肤颜色和水肿),以及实验室检查结果(生化指标、血药浓度、影像学检查结果、病原学培养结果)等。

3. 评估(assessment)

临床诊断以及对药物治疗过程的分析与评价,将涉及患者治疗存在的问题按轻重缓急进行排序。

4. 方案(plan)

针对临床问题(包括药物治疗相关问题)进行处理的方案及执行步骤。具体内容可能包括提出的实验室或诊断学检查建议,药物治疗方案或生活方式方面的建议,针对特殊问题的说明,对进一步治疗安排的建议,患者自我监测方法指导,以及随访时间安排等。

另外,还有 TITRS,标题(title)、引言(introduction)、正文(text)、建议(recommendation)、签名(signature);FARM,发现的问题(findings)、评估(assessment)、建议(recommendation)或提议(resolution)、处理(management)等文件格式也比较常用。SOAP 侧重于药师干预内容的记录,TITRS 侧重于药物治疗评估内容的记录,FARM 则强调对药物治疗的监测。

(二)药学监护记录的保存方式

1. 与患者的病历、护理记录共同保存

美国、加拿大等发达国家的多数医疗机构,临床药师的工作记录通常与临床医师书写的病历以及护士书写的护理记录共同保存。或者,临床药师将发现的药物治疗相关问题及所提合理用药建议,直接记录在患者病历中。医师、临床药师和护士甚至包括其他医疗专业人员(如检验师、营养师等)的所有相关医疗工作记录文件,完整地装订成一册,方便治疗团队所有成员间的相互信息交流,体现出临床多学科协作和信息资源多学科共享的特征。在国内,尽管在病历中记录药学监护工作内容是临床药师的职责,但临床医师在初期可能不习惯或不赞同这样的方式。因此,这种记录方式需要获得治疗团队其他成员(主要是医师)的支持,而且需要经过医疗机构有关部门的批准和授权。

2. 保存于药学部门

由于国内目前没有法规要求药师在医疗病历中记录药学监护工作内容,临床药师工作记录通常由临床药师自行书写,在药学部门保存。虽然这些自行保存的记录文件对评价临床药师的工作非常重要,但这些资料未实现与医护人员信息共享与交流,在全面提高医疗质量方面未能发挥应有作用。

3. 电子记录文件

随着计算机的广泛应用和信息技术的快速发展,国内外相继出现了一些用于记录临床药师工作内容的电子记录软件。这一类软件具有录入、查询、统计分析功能,适合临床药师记录工作内容、分析监测数据和总结用药经验。例如,美国的 TD-S Health care 4000、Pharm Care 和 Care-Trak 等软件。目前,国内也有医院根据本单位工作特点开发了一些药历软件,如血药浓度药历管理软件及根据 SOAP 模式建立的药历软件,以电子文件形式记录的临床药师工作内容,通过院内局域网,促进治疗团队成员间的交流。

三、合理用药指导

临床药学是医学和药学相互结合、以指导合理用药为己任的一门新兴学科,其重要意义在于直接面向患者、以患者为中心研究与实践临床用药,提高药物治疗水平,从而最大限度地保障患者用药的安全、有效、经济、适宜。临床药学的核心是合理用药,合理用药指导是对药物的疗效、不良反应、药物治疗费用等诸多因素的优化,在已经确定了药物的安全性、治疗费用等因素的情况下,优化给药方案、充分发挥药物的疗效、减少耐药和不良反应的发生。作为一名合格的临床药师除具有充足的知识储备,还应具备良好的沟通能力,在完善的药学知识构架下不断提高自我。在临床用药治疗中,用药剂量和所产生的药理效应受很多因素影响。

影响药物药效的因素如下。①药物剂型、剂量和给药途径：不同的制剂可能影响药物起效时间、作用强度和维持时间等诸多方面，另外，不同的给药途径可能产生不同的药效作用；②机体因素：年龄、性别、营养状况和饮食结构、遗传因素以及种族差异等均可影响药效，如婴幼儿的血—脑脊液屏障功能不完善，药物易进入中枢神经系统；高蛋白饮食可使氨茶碱代谢加快等；③病理状态：疾病状态可通过改变药动学或直接影响药物的作用，从而改变药物的效应；④长期给药引起机体对药物的反应性改变：反复、长期用药可能引起机体对药物的反应发生变化，常表现为耐受和依赖性等，停药后可能引起停药反应；⑤其他：心理因素。

临床用药选择除了考虑上述客观因素外，往往还需结合患者的经济承受能力等综合考虑并进行合理选择。临床药师与医师共同制订用药方案及参与合理用药讨论时，除了需要考虑不同药物的药理作用、机制及药动学特点外，还应考虑影响药效的其他相关因素。临床药师最终服务的对象是患者，一定要关注特殊患者的安全用药需求，做好合理用药指导。

（一）妊娠期用药指导

妊娠期用药不仅考虑药效学，更要注意药物对胎儿的影响。某些药物能够透过胎盘屏障影响胎儿的生长发育，甚至导致畸形，故妊娠期用药应遵循以下原则。

（1）尽量使用疗效肯定，已知对胎儿影响小的经典药物。

（2）尽量避免使用尚未确定对胎儿是否有影响的新药。

（3）单药有效时避免联合用药。

（4）小剂量有效时不用大剂量。

（5）早孕期间不使用 FDA 孕妇安全用药分类中的 C 类、D 类药物，若病情急重不得不使用肯定对胎儿有害的药物时应权衡利弊，充分告知，必要时需要终止妊娠。

（6）C 类、D 类药物若确需使用，无药替代，必须向患者及家属详尽说明利弊，签署知情同意书后方可实施。

（二）老年人用药指导

由于老年人常患多种疾病，用药机会大、品种多、时间长，容易发生体内药物相互作用问题。此外，由于老年人记忆力减退等因素，对医师处方的依从性也较差。诸如此类的老年人用药问题，应值得关注。

（1）必须在诊断明确的前提下选择用药，严防滥用药物。

（2）选用的药品种类不宜过多，尽量减少联合用药的品种和数量。选择疗效肯定、能缓解症状、纠正病理过程或消除病因的药物，能少用就少用，能不用就不用，可用可不用的药应不用。

（3）老年人用药应从小剂量开始，逐渐增加至个体最合适且可获得满意疗效的治疗剂量。老年人一般常规剂量为成年人剂量的 3/4。对于肝、肾功能有变化者，最好根据血药浓度监测结果与肝、肾功能情况调整剂量实行个体化治疗。

（4）根据具体情况选择合适剂型，如对于吞咽困难者，不宜选用片剂、胶囊剂，可选择液体制剂；必要时，采用注射给药。

（5）对老年人需进行反复的用药教育，特别是医嘱用药依从性的教育。

（三）儿童用药指导

按出生时间划分，出生至 28 d，称为新生儿；28 d 至 1 岁，为婴儿；1～3 岁，为幼儿。儿童因机体生理情况与成人不同，其神经系统、胃肠道、肝肾功能和内分泌系统发育尚不健全，对药物代谢及药物效应变化较大。

1. 新生儿用药

新生儿对药物的敏感性与成年人不同,其体质量大部分是水,约占体质量的 80%,而且主要存在于细胞外液。因此,新生儿对于泻药、利尿药特别敏感,易导致脱水。此外,新生儿体内的脂肪量较少,应用脂溶性药物时,要特别注意血中的游离药物浓度增加引起不良反应。

2. 婴幼儿用药

婴幼儿在药物代谢方面已较新生儿成熟,但由于自身特点,对其用药也应特别注意,包括注意选择合理剂型、口服药宜选择溶液剂或糖浆剂、病情危重时宜采用静脉用药途径等。一般婴幼儿,可按千克体质量(mg/kg)或体表面积(mg/m²)计算给药量。但此方法的原理是单纯将婴幼儿看成缩小的成年人,也欠科学,应根据患儿个体情况设计给药量。

针对儿童用药,应明确是否必须使用药物治疗。如需药物治疗时,选择何种药物、何种剂型及哪种给药途径最合适。另外,应注意微量元素与维生素等营养成分的补充问题,如儿童长期、过多使用鱼肝油或维生素 D 制剂时,致使体内维生素 A、维生素 D 浓度过高,则可能出现胃肠道不适、头痛、骨与关节压痛、高钙血症等慢性中毒症状。

(四)肝功能不全患者用药指导

肝是许多药物代谢的主要场所。当肝功能不全时,药物的代谢必然受到影响,药物生物转化减慢,血中游离药物增多,从而影响药物的效应并增加毒性。因此,必须减少给药剂量及用药次数,特别是给予肝毒性药物时更需谨慎。

肝功能不全患者用药原则如下。

(1)明确诊断、根据肝功能情况合理用药。

(2)避免或减少使用对肝毒性大的药物,选用对肝无毒性或毒性较小的药物。

(3)注意药物相互作用,特别应避免肝毒性药物的合用。

(4)开始用药时宜小剂量,必要时进行治疗药物监测,做到给药方案个体化。

(五)肾功能不全患者用药指导

肾是许多药物及其代谢物排泄的主要器官。当肾功能不全时,肾排泄药物的能力大为减弱,主要经肾排泄的药物消除减慢,影响药物的疗效并增加毒性。此时,必须酌减用药剂量及用药次数,特别是给予肾毒性药物时更需慎重。

1. 肾功能不全患者用药原则

(1)明确诊断、根据肾功能情况合理用药。

(2)避免或减少使用对肾毒性大的药物,应选用无肾毒性或肾毒性较小的药物。

(3)注意药物相互作用,特别应避免肾毒性药物的合用。

(4)肾功能不全而肝功能正常者可选用具有双通道排泄的药物。

(5)根据肾功能情况调整给药间隔,必要时进行血药浓度监测,设计个体化给药方案。

2. 肾功能不全时给药方案的调整方法

(1)减少给药剂量:肾功能不全时药物排泄减少,对于主要由肾消除的药物应减少剂量。可先给予正常的首次剂量,然后根据肾衰竭程度按正常间隔时间给予较小的维持量。按该法药物的有效血药浓度可维持较长的时间,药效优于延长给药间隔时间法,但该法不适合血肌酐浓度>884 μmol/L(10 mg/dL)、肾功能严重损伤的患者。此时,即使每次给予较小的剂量,也可能达到中毒水平。

(2)延长给药间隔:对于主要经肾排泄的药物,每次用药剂量不变,只延长给药间隔时间也可以维持药效,此法给药间隔较长,药物血浓度波动较大,维持有效血浓度时间短而可能影响药效。

3.根据群体药动学参数或血药浓度监测结果制订个体化给药方案

该法不适用于肾毒性较大的药物,如氨基糖苷类抗菌药、万古霉素等。

我国合理用药的定义是安全、有效、经济和适宜。合理用药是临床药学的技术核心,指导临床用药、制订个体化用药方案、进行患者的用药教育都是以合理用药为目标。临床合理用药多建立在经验用药和目标用药基础之上,所以,合理用药是相对的而不是绝对的。合理用药工作是临床药学的重要任务,实现这一目标任重而道远。

四、药历的书写

药历是临床药师在临床药学实践中形成的患者药物治疗过程的记录,也是临床药师对患者进行药物治疗过程全面、客观的记录和评价,包括对患者进行与用药治疗有关的教育与指导,药师对药物治疗过程的干预及干预后治疗效果评价等。

(一)药历的基本内容

药历的内容主要来自患者药物治疗过程的客观记录,同时要体现药师为保证用药安全、有效所提供的专业技术服务。其中对客观内容的记录可由病历直接采集转换,其余部分应由药师书写建立,包括药物治疗中药师的主观分析、判断、意见或建议等。

药历的基本内容应包括以下4部分。

1.患者基本情况

姓名,性别,年龄,身高,体质量,住址,不良嗜好,联系方式,过敏史(药品、食物、营养品、其他),药品不良反应及临床处理过程,既往病史,现病史及家族史,诊断,检查指标及结果等。

2.药品治疗经过

药品名称,生产商,用法用量,给药方法及途径,时间间隔,起止时间,执行者,治疗药物监测结果分析及对临床方案的建议。

3.药师指导管理

①药物治疗效果评价:患者主观症状改善,检查指标变化,预期治疗达标情况;②药物应用评价:药品不良反应,用药依从性,治疗方案特点等;③药师干预计划:对医师处方及给药方案调整建议,对患者用药相关的教育及指导;④干预效果随访:干预计划被临床采纳与否的结果,患者是否依从,治疗效果和安全性是否提高,以及药师对药物治疗方案的分析。

4.其他

治疗费用情况,是否有医疗保险等内容。

(二)药历书写要求

(1)对重点药学监护患者书写药历。

(2)药历应如实记录患者药物治疗过程、临床药师对用药干预、评估及对患者用药指导等具体情况。

(3)药历书写应当客观、真实、准确、及时、完整。

(4)药历书写应当使用医学、药学术语。通用的外文缩写和无正式中文译名的症状、体征、疾病名称等,可以使用外文。药品应当使用通用名称。

（5）药历应当按照规定的内容书写,并由临床药师本人签名。实习、试用期临床药师书写的药历,应当经过认定的临床药师审阅、修改并签名。

（6）首次药历是指患者入院后的第一次药物治疗记录,应当在患者入院后 24 h 完成。

（7）日常药物治疗记录是经常性、连续性的记录,病情有变化、药品品种及剂量有调整时均要及时记录。

（8）对于手术患者,要对其手术前、手术中和手术后应用的药物进行记录,内容包括手术时间、术中诊断、麻醉方式、手术方式,术前、术中及术后使用药物情况,如对术前预防性使用抗菌药物要记录药品名称(通用名)、剂量、溶媒、给药时间、给药速度、记录用药特别注意事项等。

（三）药历书写对象

1.特殊患者

（1）特殊生理阶段患者,如老年人、小儿、孕妇、哺乳期妇女。

（2）特殊病理状况患者,如心、肺、脑及肝、肾功能损害。

（3）过敏体质患者。

（4）有药品不良反应史的患者。

（5）病情危重的患者。

2.可能存在用药问题的患者

（1）患有多种疾病,需要同时使用多种药物,药物治疗方案复杂。

（2）药物治疗效果欠佳。

（3）使用的药品有较严重药品不良反应。

（4）使用治疗窗较窄的药品。

（5）使用新上市的药品。

3.其他

需要重点药学监护的患者。

（四）药历的书写模式

我国的临床药师工作尚处于起步阶段,因此药历作为一种新兴事物,其具体内容和格式缺少统一的规范和要求。国外的一些标准药历模式已逐渐被国内药师学习和借鉴,其中 SOAP 式药历是 ASHP 推荐的药历书写格式,也是美国大多数临床药师采用的一种格式。目前,国内一些临床药学工作开展较好的大医院已尝试应用此模式记录药历。

（五）教学药历与工作药历

1.教学药历

由中国医院协会药事管理专业委员会编制的教学药历是针对初学者或刚开展临床药学工作的药师设计的,其格式类似于医师书写的大病历,要求书写内容全面,主要包括:患者基本情况,临床诊断、诊疗计划、实验室及辅助检查要点、现病用药史、药物治疗日志、药物治疗总结等。教学药历需要有药学带教老师和临床带教老师定期对药物治疗日志的点评,以及对药物治疗总结的评语等。各地区、各医院及不同临床专科的临床药师在应用教学药历中,可结合自身实际情况进行适当修订。另外,临床药师在药历中记录的信息还可以根据各类疾病的治疗指南与不同患者的疾病治疗特点有所侧重。

2.工作药历

目前,由于国内医疗机构临床药师的数量有限,为节省时间和精力,对于有一定临床经验的药师可采用简化的药历格式作为日常工作药历。日常工作药历中,减免了大量的文字叙述,主要以治疗药物的使用情况包括时间、疗效评价,药品不良反应及药师干预情况等,作为主要记录内容。该药历风格简明,一目了然,是一种既全面又简单易行的药历模板。

(吴晓娇)

第十一节　常用统计方法的选择

在新药研究与评价中,统计分析方法的选择可按以下步骤进行:第一,判断要分析的资料属于哪种类型,是计量资料、计数资料还是等级资料;第二,判断资料所属的设计方式,是完全随机设计、配对设计还是随机区组设计等;第三,判断资料是否符合拟采用的统计分析方法的应用条件,必要时可考虑变量更换。

一、资料类型

1.计量资料

计量资料又称数值变量资料,是用仪器、工具或其他定量方法获得的结果,一般带有度量衡单位,如血压(mmHg)、心率(次/分钟)、体质量(kg)等均属于计量资料。计量资料内涵的信息较为丰富,是药效统计分析中最常用的资料类型。

2.计数资料

计数资料又称无序分类变量资料,或质反应资料,是将观察单位按某种属性或类别分组技术,分组汇总各组观察单位后而得到的资料。可分为二项分类变量和多项分类变量资料。二项分类如观察某药的疗效时,其结果可归纳为有效和无效两类。两类间相互对立、互不相容。多分类如某人群的血型分布,其结果一般可分为 A、B、AB、O 四种。

3.等级资料

等级资料又称有序分类变量资料,是将观察单位按某种属性的不同程度分成等级后分组计数,分类汇总各组观察单位数后而获得的资料,是半定量的结果。例如临床检验中常以一、±、+、+ +、+ ++等表示若干等级;观察某药疗效,结果常分为治愈、有效、无效、恶化四个等级。

二、常用统计分析方法

统计分析包括统计描述、统计推断、因素之间关系。

1.统计描述

统计描述是统计推断的基础,它的作用是通过绘制统计图表和计算数据分布特征的基本统计量来了解样本观察值的分布特征,为进一步的统计推断打下基础。

(1)计量资料的统计描述:包括集中趋势和离散程度的描述。描述集中趋势的主要统计指标有算数均数、几何均数、中位数、百分位数等。描述离散趋势的主要统计指标包括全距、标准差、方差、变异系数等。

(2)计数资料的统计描述:在统计学中,有时仅计量资料的描述是不够的,例如某新药的临床试验研究发现,受试药物入组 300 人,治愈 150 人,对照药物入组 260 人,治愈 130 人,虽然新药治愈较对照药物多了 20 人,但不能肯定新药的疗效较对照药物好。这时,计算治愈率,即受试药物与对照药物都用 100 做基数就便于分析比较了。从计算结果来两者的治愈率均为 50%。因此,如果要深入进行统计分析就必须计算相对数。常用相对数的指标有比、率等。

（3）等级资料的统计描述:根据数据可以用构成比或率来计算。如临床疗效可表示为治愈率、好转率等。腹痛根据程度分为无、轻、中、重,可计算各程度的构成比。即用各种程度患者数除以总例数,各构成比之和应为 100%。

2.统计推断

统计推断是根据统计量的分布和概率理论,由样本统计量来推断总体的参数,包括统计假设检验和参数估计两部分内容。其中统计假设检验又称显著性检验,是根据某种实际需要,对未知的或不完全知道的总体参数提出一些假设,然后根据样本的实际结果和统计量的分布规律,通过一定的计算,做出在一定概率意义下应当接受哪种假设的方法。显著性检验的方法很多,常用的有 t 检验、方差分析、χ^2 检验、秩和检验等。

（1）计量资料的显著性检验:计量资料的显著性检验方法可分为两大类,即"参数统计"和"非参数统计"。参数统计常需要有一个总体分布的前提,一般是要求数据资料的分布情况符合"正态分布",即数据虽然有大有小,但中等居多,集中分布在均数附近,特别大或特别小的数据很少。数据的分布可形成一个高峰位于中央（均数所在处）、两侧均匀对称的钟形曲线,称正态曲线。多数情况下,计量数据的分布符合正态规律,因而参数统计方法是常规的分析方法。但在新药评价中也会遇到一些数据资料不符合正态分布,或有时分布情况不能确定,在这种情况下,可通过数据转换的方法转为正态分布然后采用相应的分析方法,但如果不能进行转换,通常的统计方法就不再适用,只能采用非参数统计方法。一般而言,符合正态分布及方差齐性的计数资料的显著性检验可采用 t 检验、方差分析等参数统计,而不符合的则可采用非参数统计如秩和检验。

1）t 检验与方差分析:对于分组呈正态分布的计量资料,如果是两组比较,可用 t 检验。t 检验有两种方法,取决于资料是成组比较还是配对比较。新药研究中对每一患者治疗前后的比较,如应用利胆药物后胆红素水平前后的比较,或应用保肝药物后白蛋白水平的前后比较多属于配对比较。有许多研究无法进行配对,如新药与对照药物的比较,通常都是治疗组与对照组进行成组比较。在选用 t 检验时,这两种 t 检验的方法是不同的,配对资料的比较可选用配对 t 检验,而成组比较则采用两样本均数 t 检验。

对两组以上资料比较,采用方差分析,方差分析也有两种方法,取决于研究设计。例如,研究血液放置时间对血糖测定值的影响,对 8 名健康人抽血后将每一个体的血液分成 4 份,分别放置 0 min、45 min、90 min、135 min 后测定血糖浓度,这种设计每 4 份血糖测定值均来自同一个体,称为随机区组随机,需要用随机区组方差分析。同样,如果我们的目的是比较三种不同降糖药物的治疗效果,采用随机化方法将患者分为三组,每种药物应用于一组患者,三组患者最终的血糖比较则用完全随机设计方差分析。在进行方差分析时,例如对 A、B、C 三种药物的疗效进行比较时,无效假设为三组疗效相同,即 H0:A = B = C,差异有统计意义而推翻此无效假设时,其备选假设 H1 为三种药物的疗效全部相同或不全相同,这时并不能区分是哪两种药物疗效相同,哪两种不同。比较合理的做法是在方差分析后作多重比较,即两两比较,两两比较的方法很多,常用的有 SNK-q 检验、Dunnett-t 检验、LSD-t 检验等。

2）数据转换:如果数据属于某种特殊分布或数据具有一定特征,经过一定转换后可转换成正态或方差齐性,则分析效果更好。如水中细菌数、单位时间放射性计数等符合泊松分布,数据可通过平方根转换;非传染病患病率、白细胞百分数、淋巴细胞转换率等符合二项分布,数据可通过平方根反正弦函数转换;滴度资料等可通过对数转换。

3)非参数统计:当 t 检验或方差分析的前提条件不能满足而对数据的总体分布不能确定或没有适当的转换方法时,可以用非参数统计方法。非参数统计方法很多,其中秩转换的非参数检验,也称秩和检验,在非参数统计中占有重要的地位。秩转换的非参数检验是首先将定量数据从小到大,等级数据从弱到强转换成秩后,再求秩和,计算检验统计量——秩统计量,做出统计推断。相应于参数检验中配对比较的设计,非参数统计采用符号秩和检验(Wilcoxon法);两组比较采用两样本秩和检验(Wilcoxon Mann and Whitney ranksum 法)或中位数检验;配伍组设计比较采用 M 检验(Friedman 法);多组比较采用 H 检验(Kruskal and Wallis)。

(2)计数资料的显著性检验:研究两组或几组资料的性质是定性或分类的,通常用率或构成比描述各组的特征。比较组间率或构成情况间的差异是否有统计学意义可以用 χ^2 检验。

1)四格表资料的卡方检验:当比较两组定性或计数资料且资料的属性只有两种时,通常采用 χ^2 检验,如研究幽门螺杆菌(Hp)感染与胃癌关系时,胃癌病例组 100 例,Hp 感染 80 例(感染比例 80.0%),慢性胃炎对照组 100 例,Hp 感染 60 例(感染比例 60%),是否胃癌病例组 Hp 感染率高于慢性胃炎组,即 Hp 感染与胃癌有关是否真实存在而不是由于抽样误差引起,统计学检验时即可采用四格表卡方检验。一般计算 Pearson χ^2,仅表示两组构成比不同,有一般联系。四格表中如果数据较少,理论值(根据无效假设计算得到的每格应有的数值)<5,特别是总观察数<40 时,或有理论数<1 时,需要用精确(Fisher)检验法。

2)行×列表 χ^2 检验:如果要比较两组以上的计数资料,可将四格表扩大为行×列表,分析时先将各观察值列表,再进行分析。通常仍计算 Pearson χ^2,表示一般联系的检验,即行变量与列变量都是计数或定性资料,变量的各水平之间都没有等级关系,检验的结果仅表示两变量之间是否存在联系。例如,用惊厥法测定某药抗小鼠电休克的疗效,使用了口服、皮下、腹腔三种给药方法,欲比较给药方法与抗电休克疗效间有无关系,可用行×列表资料的 χ^2 检验。如果行变量为名义变量(定性),而列变量为等级变量时,可以采用非参数检验、趋势 χ^2 或用行平均得分差进行检验。单纯 Pearson χ^2 检验往往不能说明问题。对组内分组资料的 χ^2 检验或内部构成不同的两个率差异的统计意义检验,可采用加权 χ^2 检验或 M-H χ^2 检验。而如果需要分层的因素很多或者影响结果的因素很多,而分层太多样本量又无法满足时,回归分析常为首选。

3)对生存率资料的比较:常采用寿命表法描述,除了可计算生存率并进行 χ^2 检验外,还可直接对生存曲线进行比较,通常采用 Log Rank 检验。

(3)等级资料的显著性检验:等级资料的显著性检验方法也应采用非参数检验,如果是两组等级资料的比较,可采用两组等级资料的秩和检验,而多组等级资料的比较则可采用完全随机设计的或随机区组设计的秩和检验。

两组比较时采用秩和检验或中位数检验。如比较两种胃动力药治疗功能性消化不良的疗效,疗效评价按显效、有效、好转、无效分为 4 个等级,两组比较可采用 M-W 秩和检验。完全随机设计的多组比较时采用 H 检验,随机区组设计者可采用 M 检验。如果想进一步了解每两组间有无差异,可做样本间的两两比较,如 Nemenyi 检验等。

(齐　蕊)

参 考 文 献

［1］陈新谦,金有豫,汤光.新编药物学[M].17版.北京:人民卫生出版社,2011.

［2］葛淑兰,惠春.药物化学[M].北京:人民卫生出版社,2013.

［3］邸利芝,邓庆华.实用药物学基础[M].北京:中国医药科技出版社,2017.

［4］杨宝峰.药理学[M].北京:人民卫生出版社,2017.

［5］丁丰,张庆主.实用药物学基础[M].北京:人民卫生出版社,2017.

［6］陈吉生.新编临床药物学[M].北京:中国中医药出版社,2013.

［7］李淑敏,崔成红.药物化学[M].济南:山东人民出版社,2014.

［8］张庆.药物学基础[M].北京:高等教育出版社,2010.

［9］贾焕金.药理学与药物治疗学基础[M].北京:科学出版社,2010.

［10］姚苏宁,张健.药物学基础[M].武汉:华中科技大学出版社,2011.

［11］李海菊.现代药物治疗学基础[M].太原:山西科学技术出版社,2013.

［12］李学军,梅其炳.药理学[M].西安:第四军医大学出版社,2012.

［13］郭永洋.实用临床药物学基础与应用[M].北京:科学技术文献出版社,2012.

［14］程斯珍,刘银花.药理与药物治疗学基础[M].北京:北京大学医学出版社,2011.

［15］邹宇,马晓星,丛欢.药物学理论及新进展[M].北京:中国纺织出版社,2016.

［16］高尚轸,董其坤,李延杰.临床实用药物学[M].上海:第二军医大学出版社,2010.

［17］臧萍,薛军,孙勇国,等.实用临床常用药物学[M].天津:天津科学技术出版社,2011.